Cognitive-Behavior Therapy for Children and Adolescents

儿童与青少年认知行为疗法

伊娃·西盖蒂（Eva Szigethy）

［美］约翰·R. 魏斯（John R. Weisz） ／主编

罗伯特·L. 芬德林（Robert L. Findling）

王建平　王珊珊　闫煜蕾　谢秋媛　等／译

傅　宏／审校

中国轻工业出版社

图书在版编目（CIP）数据

儿童与青少年认知行为疗法／（美）西盖蒂（Szigethy,
E.）等主编；王建平等译. —北京：中国轻工业出版社，
2014.10（2025.1重印）
ISBN 978-7-5019-9894-4

Ⅰ.①儿…　Ⅱ.①西…②王…　Ⅲ.①少年儿童–
认知–行为疗法　Ⅳ.①R749.055

中国版本图书馆CIP数据核字（2014）第198831号

版权声明

责任编辑：孙蔚雯　　　　责任终审：杜文勇
策划编辑：孙蔚雯　　　　责任校对：刘志颖　　　　责任监印：吴维斌

出版发行：中国轻工业出版社（北京鲁谷东街5号，邮编：100040）
印　　刷：三河市鑫金马印装有限公司
经　　销：各地新华书店
版　　次：2025年1月第1版第4次印刷
开　　本：710×1000　　1/16　　印张：34
字　　数：346千字
书　　号：ISBN 978-7-5019-9894-4　　　　定价：78.00元
读者热线：010-65181109
发行电话：010-85119832　　　010-85119912
网　　址：http://www.chlip.com.cn　　http://www.wqedu.com
电子信箱：1012305542@qq.com
版权所有　侵权必究
如发现图书残缺请拨打读者热线联系调换
241959Y2C104ZYW

Cognitive-Behavior Therapy for
Children and Adolescents

儿童与青少年认知行为疗法

伊娃·西盖蒂 (Eva Szigethy)

[美] 约翰·R. 魏斯 (John R. Weisz) ／主编

罗伯特·L. 芬德林 (Robert L. Findling)

王建平　王辰怡　王珊珊　闫煜蕾　李毅飞　何　丽　张　怡 ／译

徐　慰　唐　淼　唐　谭　陶　璇　符仲芳　尉　玮　谢秋媛

（以上按姓氏笔画数排序）

傅　宏／审校

中国轻工业出版社

译者序

近几年，我与澳大利亚著名青少年认知行为治疗专家 Run Rapee 合作交流较多，听闻他们开发的一个青少年团体认知行为治疗项目——"Cool Kids"干预项目——在帮助儿童与青少年应对各种情绪问题方面，取得了很好的效果。因此，我于 2011 年春天将 Rapee 教授请到中国，进行了 "Cool Kids" 项目的培训。参加培训的部分中学心理老师也加入了我们的研究团队。此后，我带领学生们和北京部分中学心理老师开始了青少年团体认知行为治疗的干预研究。在此过程中，正好中国轻工业出版社"万千心理"的编辑邀请我组织翻译这本《儿童与青少年认知行为疗法》。而我此前在国外便已接触过本书，正有翻译的打算，因此便欣然接受了"万千心理"的邀约。所以，这本书的翻译与我的青少年团体的干预项目正好是同时进行的，也对这两方面的工作起到了极大的互相促进作用。

以往的文献以及我们自己的筛查结果显示，很多青少年都处于高焦虑状态，其比例可达 30% ～ 40%。这些心理问题对他们的学业、社交能力以及健康成长会造成不良的影响。因此，社会迫切需要有针对性、效果好的干预方法和资料，来为儿童和青少年群体提供帮助。

从 20 世纪 90 年代起，认知行为疗法中的发展性因素受到了极大的关注。认知行为疗法可以用来治疗儿童与青少年的多种心理问题或障碍，比如抑郁焦虑情绪障碍以及品行障碍等，美国儿童与青少年精神病学会（American Academy of Child and Adolescent Psychiatry，AACAP）特别推荐用有最多证据支持的认知行为疗法。国外研究者在近十几年来已经开发了一些结构化、系统化的有针对性的个体或团体认知行为干预方案，并验证了其干预效果，但在国内还没有看到类似的资料。而本书正好可以弥补我国这方面的空缺，因此特将其引进国内并进行翻译，推荐其作为青少年认知行为治疗实务的教材，期待有更多的中小学心理健康教师学习和实践认知行为治疗这一有实证支持的短程高效的心理干预方法，用更科学、更专业的服务帮助孩子们。

这本书的语言通俗易懂，提供了许多鲜活的案例，实用性非常强。本书每一章都有临床实践方面的建议，从干预的次数、结构、形式到会谈内容、时间，再到如何与患者开展治疗，等等，所介绍的内容非常细致，可读性与实用性兼具。在本书的各个章节里，作者们还会细心地提醒读者可能需要特别关注的发展性因素与文化性因素，以及如何识别与处理治疗中面临的挑战与阻碍。

本书的翻译由我和我的硕士及博士研究生完成。在翻译过程中，我们的团队在实验室认知行为疗法实务例会中边翻译边学习，根据翻译的进展安排报告和讨论，对翻译风格以及用词等方面进行了统一，并两两相互审校；同时结合对认知行为疗法的学习和从事青少年团体认知行为干预项目的经验，一起讨论翻译过程中的问题。整个翻译的过程也是一个学习的过程，大家都感到很有收获，对于青少年认知行为治疗的实践工作很有启发，也希望可以将这个学习的过程和收获带给本书的广大读者朋友。

各章翻译的具体执笔情况为：第一章，王珊珊、徐慰；第二章，符仲芳；第三章，尉玮；第四章，闫煜蕾；第五章，王辰怡；第六章，张怡；第七章，何丽；第八章，李毅飞；第九章，陶璇；第十章，王珊珊、唐淼；第十一章，唐谭；第十二章，王辰怡；第十三章，谢秋媛。初稿完成后，王珊珊在我的指导下负责对全书的体例、术语等方面再次进行了统一，最后由青少年心理健康专家、南京师范大学心理学院院长傅宏教授进行了审校。所以翻译者为本书的翻译定稿付出了巨大心血。在此，对他们的辛勤努力表达深深的谢意，也对傅宏教授在百忙中的最后审校和建设性的意见表示诚挚的感谢，最后还要感谢"万千心理"和孙蔚雯编辑为本书的出版付出的努力。

尽管我们努力做到最好，但由于语言文字能力和时间所限，译作难免出现错漏之处。诚请各位专家和读者不吝指正，以便今后进一步修订和完善，在此先致以真诚的感谢！我的邮箱是 wjphh@bnu.edu.cn。

王建平

2014 年 7 月于美国

序 言

本书由三位发展心理病理学领域的专家编写，它的出版正是广大临床工作者和接受临床训练的人员汲汲以求的！Eva Szigethy 是一位儿童与青少年精神科医生，并且她有着神经心理学的学士学位以及神经解剖学的博士学位。她很幸运地接受了初级、中级控制增强训练（Primary and Secondary Control Enhancement Training，PASCET），这是认知行为疗法的一种。另一位主编 John Weisz 博士也在她完成儿童与青少年精神病的奖学金项目时，曾跟随 Eva 一起学习。这启发了作为精神科医生的 Eva，让她去系统性地开创与验证一种特别的有创造性的认知行为治疗模式，以同时适用于青少年的慢性医学疾病（炎症性肠病）与抑郁的治疗。John Weisz 是儿童心理健康治疗研究领域的先驱，无论是在大学的研究还是在社区的临床工作都做得十分出类拔萃。本书的最后一位主编 Bob Findling 是医学博士，他是一位儿童与青少年精神科医生兼儿科医生，对于儿童心理病理治疗的现象学、药理学方面的研究有着全面而又深入的体会。

目前市场上有许多非常出色的认知行为疗法的书籍，但是精神科医生与心理学家协力彰显了本书的独一无二。本书是儿童与青少年精神科医生使用的治疗技术的完整介绍，而不仅仅是一纸处方笺。

心理健康专家，尤其是精神科医生，以及临床方向的学生、住院医生与研究员常常会觉得，严格依据手册指导进行心理治疗是令人生畏的，也很难将其运用在现实的带着多重生物、心理与社会问题的患者与家庭中。这本教材正是为治疗师和他们的患者而写，非常通俗易懂。尽管每种干预都有实证的支持与理论的基础，但为了便于实际操作，本书特意省略了大量的文献综述。这些内容包括临床上的智慧箴言、案例、关键的临床要点、推荐的拓展阅读书目，以及自评问题与答案。每一章都有临床实践方面的建议，建议读者如何针对某种障碍或综合征制订治疗计划，包括干预，特别是干预的次数、结构、形式以及会谈内容、时间，如何与患者开展治疗等内容。各个章节的作者都讨论了可能需要特别关注的发展性因素与文化性因素，以及如何据此调整相应技术。在每一章里，最有趣也是最实用的一个部分就是：如何识别与处理治疗中面临的挑战与阻碍。

　　这本治疗手册从介绍儿童与青少年的认知行为治疗开始，共 13 章。第一章特别澄清了大众对认知行为治疗的传言与误解。在第二章中，著名的发展心理病理学的专家 Judy Garber 博士从发展的角度参与了写作。第三章介绍了对来自多元文化的儿童的治疗。第四章对认知行为治疗与精神药理学进行了综合阐述——这一领域太容易被忽视了。接下来的章节针对若干心理障碍，由许多杰出的大师参与了这些章节的写作。他们依次是：David Brent 博士，负责第五章抑郁与自杀行为；Mary Fristad 博士，负责第六章双相障碍；Philip Kendall 博士，负责介绍第七章儿童期焦虑障碍："应对焦虑的猫"项目；Judy Cohen 博士，负责第八章儿童创伤后应激障碍；John March 博士，负责第九章强迫症；John Lochman 博士，负责第十二章破坏性行为障碍。另外，还有一些章节则关注有躯体表现的心理问题：第十章关注儿科慢性躯体疾病，以肠道炎为例；第十一章关注肥胖症与抑郁，并聚焦于多囊卵巢综合征的治疗；第十三章关注遗尿和大便失禁——业界公认，一旦儿童长大，不再适合用星星图或简单的儿科行为干预时，这一疾病便极其难治。

Mina K. Dulcan，医学博士
Margaret C. Osterman 儿童精神病学教授
美国儿童纪念医院儿童与青少年精神病学部主任
美国西北纪念医院沃伦莱特青少年项目组组长
精神病学与行为科学教授和儿科教授
美国芝加哥西北大学费恩伯格医学院儿童与青少年精神病学系主任

前　言

　　放眼世界各国，儿童都是处于危险中的。全世界儿科精神病的患病率正在上升，这一现象也与环境压力的增大以及压力与人类基因和遗传变化的相互作用有关。幸运的是，临床科学的进步让我们对于环境与相关神经机制有了更多的了解，干预科学的发展也保证了治疗中有更充足的医疗设备，这些都为我们的生活带来了影响。在这些循证治疗中，认知行为疗法对儿童与青少年的治疗效果尤为明显，而且这些疗效是跨疾病的，具有长达几十年的实证效度。在脑功能及潜在神经通路具有最佳可塑性的童年期、青春期这样的关键发展期，认知行为疗法为改变神经通路的失调功能带来了希望的曙光。

　　认知行为疗法会运用心理治疗技术矫正错误思维，改变适应不良的行为，在移情性咨访关系中，效果尤其理想。尽管认知行为疗法对于各种精神障碍的治疗效果有越来越多的实证支持，临床工作者们仍对认知行为疗法有普遍的一个抱怨，那就是他们在学习认知行为疗法这一已被实证检验有效的治疗方案时感到困难，因此他们无法让自己熟练掌握这些强有力的干预措施。在负责治疗患有各种精神障碍的儿童和青少年的治疗师中，这种情况尤为常见。

　　如何让临床实践者真正掌握这一行之有效的治疗方法，这是本书的每一位参与者真正关心的。作为心理治疗研究者与美国匹兹堡儿童医院医学应对诊所的医学部主任，Eva Szigethy 博士有机会在肠胃科诊室建立了一个行为健康诊所，以筛选那些抑郁并有行为困扰的儿科病人。这一背景令 Szigethy 和她的同事发现，认知行为疗法对于改善抑郁、腹部疼痛以及健康方面的生活质量等问题有显著的效果，同时对医院也有财政上的积极影响——可以减少急诊室的使用率和住院率。另外一名主编，John Weisz 博士，是一名心理治疗的研究者及大学教授，贝克法官儿童诊疗中心（Judge Baker Children's Center）的院长兼首席执行官，也是美国专业心理学会认证的心理学家（ABPP）。不论是在临床心理学家于社区诊所进行的随机治疗效果试验中，还是在贝克法官儿童中心实施的认知行为疗法对于学校及诊所的促进干预项目中，John Weisz 博士都看到了认知行为疗法的潜力。而 Robert Findling 是医学博士和工商管理硕士，同时他也是一名儿科医生、儿童精神科医生、医学院教授以及治疗研究者，他曾在医学研究中心领导儿童与青少年精神科系。Robert Findling 对于将循证治疗与日常临床看护相结合时会遇到的那些阻碍非常熟悉，同时在解决这些问题上有丰富的经验。

本书对认知行为疗法的介绍有助于填补在儿童与青少年心理治疗中，临床科学与临床实践之间的鸿沟。我们致力于提供一本实用而又通俗易懂的认知行为疗法理论与应用指南，这一指南由世界各国的认知行为疗法专家执笔，介绍了多种有实证支持的能治疗各种心理障碍的认知行为治疗技术。这些专家介绍了这一方法的核心原理、治疗程序、临床案例以及一些来自各种工作手册的资料。本书的另一特点是介绍了认知行为疗法如何治疗有慢性躯体症状的儿童的心理障碍。这些治疗方法也特别重视儿童的发展水平，执笔专家会提醒咨询师在使用技术时，要针对不同年龄组的儿童和不同的父母参与水平进行必要的调整。在这些章节中，有关认知行为治疗模型在儿童一般性发展上以及文化、伦理方面的考虑，都会在几个导入性章节中加以介绍。越来越多的证据显示，认知行为疗法能有效促进药物治疗的效果，我们还会介绍一些计算该效果的方法。

本书专为临床工作者而写，无论你是在儿科、精神科、心理学还是社会工作，或是在其他领域工作，我们都希望你会觉得本书通俗易懂。另外，由于在心理治疗能力的训练中，越来越强调有层次的、专业的训练，因此希望本书无论是对于实习生还是有经验的临床治疗师来说，都是实用易读的。我们希望这一资源可以将关于认知行为疗法的专业知识向全世界的临床治疗师传播，在庞大的并且越来越壮大的临床科学家和实践家的队伍的支持下，让有这些心理疾病的儿童与青少年从这一治疗方法中获益。

我们在此要向为完成此书做出巨大贡献的同事们致以特别的感谢，谢谢你们在专业上以及此书的出版上对我们的帮助。特别是哈佛大学的 David DeMaso 博士和 William Beardslee 博士、杜克大学的 John March 博士、匹兹堡大学的 David Kupfer 博士、波士顿大学的 David Barlow 博士。我们也感谢各章节的作者，他们对本书的贡献最多，也是他们精湛的写作使本书兼具学术上的严谨性以及教学上的艺术性。我们感谢美国西北大学的 Mina Dulcan 为本书所作的深刻的序言，Mina Dulcan 博士是美国的儿童精神科医生中的带头人以及这个领域中的模范。

目　录

第一章

认知行为疗法：导言

Sarah Kate Bearman　哲学博士

John R. Weisz　哲学博士，美国专业心理学委员会

自 2000 年来，许多对儿童心理治疗的关注与讨论都聚焦在循证治疗上——心理干预的效果已经在科学研究中得到证实，儿童与青少年循证心理治疗也取得了新的进展。研究发现，对于儿童与青少年心理健康问题，有 46 种不同的治疗方案能够满足 Chambless 与 Hollon（1998）提出的"有效"或"可能有效"的疗法的标准（Silverman and Hinshaw，2008）。大多数被确定为"有效"的疗法在广义上都属于认知行为疗法（Cognitive-Behavior Therapy，CBT）。它们囊括了儿童与青少年的多种心理疾病的治疗，包括自闭症谱系障碍、抑郁症、焦虑障碍、注意力障碍与破坏性行为、创伤后应激反应，以及物质滥用等。

认知行为疗法中有许多"品牌产品"，如：针对创伤的认知行为疗法、应对焦虑的猫项目（Coping Cat Program）、儿童抑郁应对课程；所有的这些疗法都基于统一的理念，即个体的思维、行为与情绪都是密不可分地联系在一起的，适应不良的认知与行为会导致心理社会功能受损。而且，所有认知行为疗法的共识是：改变来访者的认知与行为，有可能会使令其痛苦的情绪与功能受损得到改善。在本章中，我们将概述各种认知行为疗法中共同的关键概念。鉴于目前认知行为治疗的发展主要是关注成年人，然而最富有影响力的理论

与应用研究，不仅包括成年人，还包括了对儿童与动物被试的研究。因此，第二章将介绍在对儿童与青少年使用认知行为疗法时，治疗师应考虑到的一些特定的发展性议题。

发展简史

人们对于世界的体验与感受很大程度上是由自己的想法与行为所决定的，这样的观念在心理学产生之前就存在，但是它们确实奠定了现代认知行为疗法的思想基础。值得一提的理论先驱有巴浦洛夫（Pavlov，1927，1928），他使用知名的经典条件反射进行了动物实验，强调先前经验与自动反应的联系；还有华生（Watson，1930），他强调对可观察行为的研究，以及有机体习得新行为的能力，从而提出学习理论；还有斯金纳（Skinner，1953），他详细分析了操作性条件作用下的强化过程，拓宽了学习理论的范畴。学习理论可以说为后来的行为疗法奠定了基础，许多著名的人物也为这一理论做出了卓越贡献，包括 Lazarus（1971）、London（1972）与 Yates（1975），他们提出，适应不良的行为在很大程度上是习得的。这意味着人们可以运用新的学习经验来修正适应不良的行为，从而促进功能的改善。Jones（1924）较早地实践了这一理念，他运用建立愉快经验与恐惧刺激的联结来治疗一个患恐惧症的儿童。

沃尔夫（Wolpe，1958）是早期综合运用条件技术进行心理干预的最知名的人士之一。基于其动物实验与交互条件作用的研究，沃尔夫提出，通过诱发拮抗的副交感神经的反应（如放松、自信的反应或性的唤起）可以抑制人类的焦虑情绪。同样地，埃森克（Eysenck，1959）通过逐级接触恐惧的物体或情境，结合放松训练来治疗恐惧症。这一方法的起源可以追溯到系统脱敏法、自信训练（assertiveness training）以及性唤醒的相关措施，这些技术直到今天仍然被使用。早期的这些运用行为技术进行心理治疗的方式，主要聚焦在如何通过可操作的强化物塑造可测量的行为，以及如何对恐惧刺激的重复暴露来松动刺激与焦虑反应的联结。然而，这些方式在很大程度上忽视了引起心理功能障碍的潜在认知过程。

20 世纪 60 年代，两种疗法同时诞生——认知疗法与理性情绪疗法，它们将认知推到了心理治疗的最前沿。认知疗法由贝克提出（Beck，1963，1964，1967），它假定一个人对事件的看法，对生活所赋予的意义是治疗的关键。具体地说，贝克认为，抑郁的人之所以会在他们观察世界、获取信息时形成负性的图式，或是戴着消极的有色眼镜，常常是早期生活经验或负性生活事件所致——例如，失去了所爱的人或被其拒绝。这一图式在情境中被激活，唤醒个体先前的学习经历，引发个体关于自己、世界与未来的适应不良的消极观念；个体对这三者的消极观念综合起来可以叫作认知三面向（cognitive triad）。认知三面向导致消极的思维歪曲，即个体对事实与经验的误解，从而基于消极的偏见对自己、世界与将来做出假设（图 1–1）。贝克的认知疗法最初用于治疗抑郁症；在 20 世纪 70 年代，贝克又将认知理论扩展到了对其他心理疾病的治疗上（例如，Beck，1976）。

负性信念

情境	自我	世界	将来
考试考砸了。	"我不够聪明。"	"这个课不好，浪费我的时间。"	"我再也考不好了。"

图 1–1　贝克的认知三面向

贝克的认知理论关注临床实践中对来访者的心理教育，主要是涉及思维与感觉的关系，帮助来访者对情绪变化之前的思维有更多的觉察。治疗师可以通过温和的提问技术，更好地理解产生这些思维的潜在假设是什么。例如，一个认为"我考试失败了"的人可能有一个更深层次的信念是"只有我是聪明的，其他人才会爱我"。一旦来访者能够熟练地注意到这些瞬间的、无意识的、"自动"的思维的发生，贝克便鼓励他们质疑这一认知的可信度与正确性。因为这些思维通常是迅速发生的，而事实上，它们的精确性几乎从没有得到检验，因此治疗的大部分工作就是在帮助来访者考虑他们的思维是否可能是不准确的、无益的，或者是歪曲的。这一理论认为，一旦我们反复挑战这些想法，就会导致感觉与行为的逐渐改变。

同时推动认知理论发展的是埃利斯（Ellis，1958，1962）提出的理性情绪疗法（rational emotive therapy，RET），后改作理性情绪行为疗法。与认知疗法相似，RET 理论认为个体的感受在很大程度上并不取决于客观环境，而是取决于个体观察现实世界的方式。这种方式是个体通过他的语言、评判性的信念以及对世界、自己或者他人的哲学观念形成的。来访者通过理性情绪疗法学习运用 ABCDE 模型去理解思维、感受、行为间的关系，即诱发性事件或先行事件（Antecedents，A）"引发"了当事人对事件的意义的看法或信念（Belief，B）。如果看法是比较僵硬、功能受损的或者绝对化的，那么结果（Consequence，C）可能会是自我挫败的或是消极有害的。

与此相反，如果一个人对于客观事件的看法是灵活的、理性的、建设性的，结果可能就是有益的。因此，在理性情绪疗法的模型中，看法在事件与情绪行为结果之间起了中介的作用。RET 理论假定，人们在一定程度上有些相似的非理性信念，并确定了三大绝对化信念。这些绝对化信念是存在问题的：① "我必须有成就，否则我就是个无用之人"；② "他人必须公平地对待我，否则他们就是坏人"；③ "事情必须如我所愿，否则我就无法忍受我的生活"（Ellis，1999）。尽管来访者可能并没有完全意识到这些观念，他们还是会在被治疗师质疑或激发时表达出这样的意思——换句话说，这些信念是无意识的，而且可能并没有得到检验或完全表达出来。

在临床实践中，来访者通过与 RET 治疗师一起工作，会发现自己生活中的 ABC 序列引发的痛苦。于是治疗师可以教来访者使用一系列的思维辩论（Disputing thought，D）来挑战或驳斥那些功能不良的信念。特别是，理性情绪疗法强调把对客观事实的陈述与可能是非理性的陈述区分开来。一旦信念被驳斥了，一个更灵活有效的思维（Effective thought，E）就形成了，这样可以用来替换原来的信念。RET 认为来访者具有选择的权利，这个选择权是个体本身所具备的。一方面，他们可以选择让自己的希望、期待以及偏好变成绝对化的、僵化的要求，从而导致情绪、行为上的紊乱；另一方面，他们也可以选择更灵活地对待自己的希望、期待以及偏好，从而形成健康的、自我帮助的行为方式。图 1–2 提供了一个 ABCDE 模型的例子。

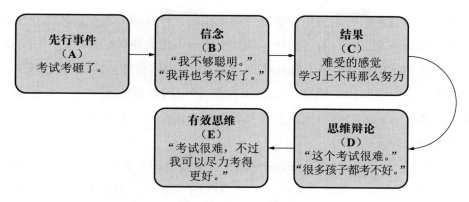

图 1–2 ABCDE 模型

　　尽管认知疗法与 RET 明确地提到认知过程，但贝克与埃利斯后来都强调，认知是行为的一个方面，而行为这一成分在两种理论中都被反复提到。事实上，在认知疗法中，治疗师一直在努力通过使用行为实验来检测来访者的观念的真实性。对于一位感觉自己会被喜欢的人拒绝的来访者，治疗师可能会鼓励他采取一些行动，来驳斥自己所持有的功能不良的信念（Beck et al., 1979）。同样，RET 也运用行为疗法来治疗，例如，鼓励一位来访者做他所害怕的事情，从而证明某些想法的非理性（Ellis, 1962）。然而，贝克与埃利斯的认知模型都主要是针对成人的治疗。

　　在现代认知行为疗法的发展史上，另一个核心的著名人物唐纳德·梅肯鲍姆（Donald Meichenbaum）既关注成年人，也关注对儿童的治疗。他认为：人的自我陈述，或者自我指导，似乎常常会引导他们做出相应的行为。Meichenbaum 的许多工作都是关注冲动与攻击性儿童的。与冲动行为少的儿童相比，冲动行为多的儿童较少使用有益的自我陈述（Meichenbaum and Goodman，1969，1971）。这些发现使人们受到启发，开发了自我指导训练（self-instructional traing，SIT）。在 SIT 中，治疗师与来访者一起工作，用那些有利于控制挑逗攻击的言语和行为的自我陈述来代替那些引发适应不良的情绪与行为反应的自我陈述（例如，挫败的与有攻击性的表述）。

　　在具体操作上，SIT 采用的形式是：首先，治疗师在儿童面前示范自我指导，治疗师会进行有声的自我对话。其次，儿童需要在治疗师的指导与鼓励下完成同样的任务。儿童会在随后大声重复指导语，然后再小声地、柔和地说。这一技术最开始是用于帮助冲动儿童的，让这些儿童在表现类的任务中能够平静下来，在没有任何痛苦的情况下逐渐地修正他们的行为。同样的技术对于焦虑的儿童也是十分有效的，这些儿童原本可能会使用自我挫败的、诱发焦虑的自我陈述（例如，"这件事我不行""我会受伤的""所有人都会笑我"）。如今，治疗师的示范以及有益的自我陈述是一些现代认知行为疗法用于治疗焦虑障碍的良药。

同样值得一提的是，Meichenbaum 明确提出把认知与行为疗法这两种传统方法结合在一起，形成统一的方法，并用于儿童的治疗。在 20 世纪八九十年代期间，认知与行为疗法的理论与技术被进一步融合，而它们的应用领域也在不断地拓展，包括强迫症（obsessive-compulsive disorder，OCD）、其他焦虑障碍、破坏性行为障碍、抑郁，以及其他的一些心理疾病，例如我们将在随后的章节讨论的各种心理障碍。尽管如此，仍有一些极端的行为论者或认知论者会去强调单独使用行为疗法或是认知疗法的优势，但大多数的观点还是赞同认知与行为疗法是相辅相成的。于是"认知行为疗法"这一术语便得到广泛使用，来形容认知疗法与行为疗法相互配合、相互补充的情况。

共同原则

正如我们提到的，认知行为疗法是一个很宽泛的概念，包括针对一系列障碍及问题的各种治疗方法。每一种疗法都有特定的技术、模型和目标人群等。尽管每种疗法都有其独特性，但它们仍可以确定一些共同的认知行为治疗原则。下面我们围绕埃伦的案例来介绍这些共同原则。

案　例

埃伦，一位 9 岁女孩，被诊断为重度抑郁症并发注意缺陷 / 多动障碍（attention deficit/hyperactivity disorder，ADHD）。当埃伦 5 岁的时候，她妈妈被诊断患了一种严重的疾病，同时埃伦自己开始服用中枢神经兴奋剂来治疗 ADHD。该药物对埃伦有诸多的副作用，她的妈妈在接受高强度治疗时，她在学校会变得脾气非常暴躁、攻击性极强，并且什么都做不了；埃伦甚至还曾短期住过院。住院治疗后，埃伦的攻击性与易激惹的行为有所缓解。然而，由于她对兴奋剂不敏感，她的 ADHD 症状并没有得到缓解。埃伦在学校很努力，尽管她也很聪明，她的学业表现并不好。于是她被安排到一个特殊教育的教室以帮助她提高成绩。也就是在这个时候，埃伦开始接受治疗，她还经历了一段时间的重度抑郁：她常常感到悲伤、情绪低落，不再对以前喜欢的活动或事情感兴趣，感到绝望、自责，很难做决定，而且注意力集中困难。当遇到有压力的情境时，特别是与学习有关的事情，埃伦很容易哭泣，说"我做不了""没有人会帮我"。在行为上，她常常会放弃学习任务，拒绝再次尝试，并且存在回避行为。面对埃伦的这些行为，她的照料者和老师通常会感受到挫败，并给予消极反馈，最终也就放弃了。

1．来访者及其问题要以认知和行为的术语概念化。

没有人会反驳早期学习与生活经历对一个人的重要性，而且生物性的因素及易感性的作用也广为人知（在埃伦的案例中似乎尤为明显）。尽管如此，认知行为疗法的个案概念化在很大程度上关注的是适应不良的思维与行为是如何维持的，它们怎样引发来访者的痛苦与功能损伤。综合早期生活经历、情境性应激源、生物及遗传因素、潜在的信念以及当前的思维和行为，治疗师会形成一个"工作假设"，来解释来访者的心理疾病是如何形成和维持的。根据这一假设，会形成一个治疗方案。

对于像埃伦这个案例的个案概念化而言，通常会考虑她的生物与医学易感性，以及早期的生活经历对消极的自我图式的形成所造成的影响。埃伦目前就会通过这种消极的自我图式来获取新信息，特别是面临压力时这个自我图式也会被激活。比如在学习上所面临的挑战会提醒埃伦她先前的失败经验，进而验证她的信念——她没有能力解决问题，她得不到他人的帮助，随后会引发相应的消极行为或者闷闷不乐的表现。这些行为又令大人们不愉快，最后导致更为消极的后果，进一步强化了埃伦的观点——她得不到帮助。图1-3呈现了这个过程是怎样发生的。

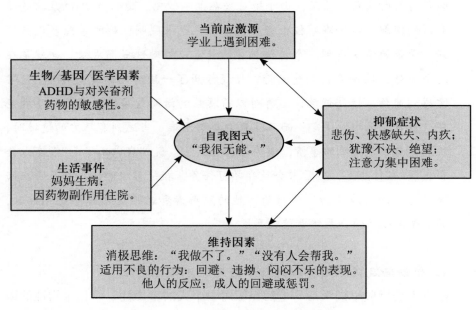

图1-3　认知行为疗法的个案概念化

在埃伦的案例中，许多因素都是相辅相成的：症状的维持因素进一步验证了她的图式，尽管这一图式也是由这些因素引起。同样，抑郁症状、学业压力和维持因素都会相互影响。尽管认知行为疗法的个案概念化都会考虑这些因素，但是个案概念化的核心要素是来访者的认知与行为。而改变思维与想法是干预的核心。

2. 认知行为疗法很大程度上是聚焦当下的。

第二条原则与第一条原则是相关联的，即认知行为疗法并不像其他一些心理治疗，会假定适应不良的认知或行为的"根本原因"或根源。尽管了解来访者的成长史，考虑过去经历如何影响现在的功能，也具有很大的价值，但认知行为疗法更为强调的是当下正在发生什么。开始治疗时，来访者通常会认为他们需要很详尽地深度探索其早期童年经历。尽管认知行为疗法的治疗师会从"来访者现在的思维与行为方式是如何形成的"这一角度去留意有关的事件，然而治疗师并不赞成"来访者对早期经历的深刻理解才是有效的"这一观点。

　　　　埃伦在学校表现出攻击性，及其入院的这段时间，家人对她的支持也较为缺乏。这样的早期经历无疑加剧了她的"我是无助的、无能的"这样的信念。当她面临学业挑战时，她的这一信念连同注意缺陷／多动障碍共同被激活，导致她的行为总是招来惩罚，进一步让她验证了自己得不到帮助的想法。然而，治疗师不可能改变过去已经发生的事。事实上，鲜有证据表明探讨过去经验有助于改善她当前的行为。现在，她的想法（"这件事我不行""没有人会帮助我"）以及由这些想法引发的行为，如放弃、拒绝做任务、回避与愤怒等，均维持了她对于自己、他人和世界的消极看法。她的这种想法与行为的直接后果又再次验证了她对于自己、他人与世界的看法的正确性。因此，认知行为治疗师通常会从考察此时此地引发来访者问题想法与行为的环境着手。

　　当然，也有一些重要的例外情况。当过去的事件直接关系到来访者当下的想法与信念时，这些过去经验可能在治疗中成为关注焦点，这在对创伤后应激障碍的治疗中尤为常见。然而，即便在这种情况下，治疗的焦点也不在于过去事件本身，而是要调整来访者在当下对于过去的看法，或者改变对当前行为的记忆。

3. 假定适应不良的行为与认知是习得的。

　　尽管人们都认为不合理的想法与适应不良的行为与先前的不良学习经验有关，然而现代认知行为疗法更强调已经形成的学习原则的重要性（如经典条件作用、操作性条件作用），以便更好地理解思维与行为是如何维持的。

　　某些因素可能会影响一个人形成适应不良的思维与行为的潜在倾向，如基因与生物易感性。例如，一个对焦虑线索很敏感的孩子，可能会感到很难忍耐一些躯体感受，于是他可能试图去回避这样的经验。一个执行功能有缺陷的孩子可能很难抑制冲动行为，于是他可能去破坏规则。并且，学习经验会强化或者消退行为与认知，导致来访者从原本仅仅有适应不良的行为，逐渐发展为会引起功能损害的、持久的行为模式。

　　ADHD 的症状导致埃伦很难忍耐挫折，她之所以在面临学业上的压力时更容易选择放弃也与此有很大的关系。同时，这一行为也通常会被其结果所强化：老师会惩罚她（如叫她去教室外待一会儿）或者从她身边走开——无论是哪种情况，都会让她得以逃避自己所讨厌的学习任务。这些结果又强化了她不能够完成这些任务的信念，增加了她在下次面临相似任务时重复相同想法的可能性。虽然如此，她也有完成了挑战性任务的经历。但是她的这些成功经历很大程度上被忽视了，埃伦并没有得到应有的表扬，这无意中减少了她再次成功完成挑战性任务的可能性。因此，尽管生物因素与她的问题的形成有关，但她在环境中的经历也在影响她的认知与行为。

4．认知行为疗法关注具体、清晰、明确的目标。

在治疗的早期阶段，认知行为治疗师会和来访者（或和他们的照料者）一起设定目标，这些目标常常要以客观的和可观察的方式来描述。例如，如果来访者的目标定为"感到好些"，可能就需要进一步的阐述：他怎样才能知道自己是否实现了这个目标呢？其行为和想法会有什么不同？是否在治疗过程中，需要反复回顾设定好的目标，他们同时还会回顾那些阻碍他们达到既定目标的适应不良的想法和行为。重要的是，认知行为疗法中的目标不仅仅是清晰地界定行为目标的专业术语，它们对于来访者与治疗师都应是通俗易懂的。也就是说，它们是透明化的，而且治疗中的干预也要尽可能用来访者或其照料者能够理解的语言，使来访者明白治疗从理论上是如何帮助他们达到治疗目标的。认知行为疗法并不会做无意义的假设。比如，认为来访者是由于无意识的欲求与冲动才无法真正知晓是什么在困扰着他们。相反，认知行为疗法倾向于认为来访者明确表达出来的困惑的确是"真正的"问题，而且干预也是围绕着解决这些困惑而设计的。

当咨询师询问埃伦，在治疗中她想要解决什么问题时，埃伦首先回答的是，她想要受到更正常的教育，不想继续待在特殊教育班了。由于这个目标可能无法实现，治疗师用提问的方式让她理解，如果她不再被当作需要额外帮助的学生，她的生活可能会有什么样的不同。通过对这些问题的回答，埃伦认为，如果仍然要留在特殊教育班，她希望可以找到一些策略去完成她的课堂作业与家庭作业，在学业方面表现更好些。另外，埃伦希望自己对学习环境不再那么焦虑，并且可以交到更多的朋友。这些清晰的目标，有利于让埃伦和治疗师能够跟进治疗进程，清晰地评估她的进步。而这些目标也为治疗师的干预提供了治疗方向。

5. 认知行为疗法是合作式的，主张来访者是专家。

认知行为疗法的透明化不仅限于目标与目的；治疗师还要力争让来访者在他自己的治疗中更为主动。为了实现这一目标，认知行为治疗师强调来访者与治疗师都有各自专长：治疗师是改变思维、行为与感受的专家，而来访者（及照料者）是了解儿童的专家。这样的"联合专家团"对于成功的治疗是非常有用的，认知行为治疗师鼓励来访者说出自己独特的经验。此外，面对来访者，治疗师对于来访者的问题与治疗方面的专业知识并不是保密的。相反，治疗师希望对来访者进行教育，让其了解自己的疾病以及治疗策略，从而让来访者最终成为自己的治疗专家。

换句话说，认知行为疗法的目的并不仅仅是帮助来访者设立目标，识别、评估适应不良的想法和行为，并且对这些想法和行为进行调整，也包括教育来访者学习做这些事情。在与儿童工作时，认知行为治疗师常常会用"教练"做比喻来解释这一角色。教练会通过教授新的策略，鼓励多进行练习和提供支持来帮助运动员磨炼技能。然而，运动员必须主动参与练习，把学到的技术付诸行动才能学好。同样，CBT是来访者与治疗师进行"团队合作"的过程。

鼓励来访者成为自己的治疗专家，很重要的一部分工作就是教育。认知行为疗法通常会从对心理疾病性质相关的心理教育开始，包括介绍心理疾病的症状、起因、病程与流行率等信息。这个过程会让人得到极大的安慰。例如，可以让来访者了解到他们所经历的那种可怕的感觉原来是有名称的，叫作惊恐发作，这种疾病相对普遍，是对一些无害的身体感觉的误解引起的。为了进行有关疾病的教育，治疗师也会从认知行为疗法的角度介绍疾病形成机制，即来访者的想法、感觉与行为相互影响，导致他们感到痛苦或功能受损。

对来访者的教育内容也包括介绍所有的治疗计划的治疗原则。在认知行为疗法中，治疗师并不使用来访者不熟悉的技术进行治疗，相反，治疗师要向来访者解释治疗的过程和来访者所设定的目标的关系。因此，当一位治疗师开始询问一系列关于来访者负性思维的问题时，来访者就会知道问这些问题的目的是为了检验那些支持负性思维的证据。当来访者被要求用缓慢、分等级的方式反复面对所害怕的情境时，他就可以明白，随着时间的流逝，他感到的恐惧会慢慢减少。

最后，认知行为治疗师在计划以及实施干预时，可以不再承担核心角色，而是鼓励来访者独自运用这些技术。认知行为疗法要教会来访者识别、寻找、重估他们自己的适应不良的想法与行为。这一过程的关键是采用苏格拉底式提问技术，即治疗师委婉地问一系列的关于想法与行为的效用的问题。这样做有双重目的：一方面，通过一种间接询问的方式告诉来访者其想法或者行为是适应不良的、无根据的，这样治疗师就能够通过使来访者自己得出结论，增加来访者的效能感，使得来访者成为自己的治疗师；另外，询问问题也会鼓励来访者更仔细地考察客观证据，从而判断思维、行为的效用，而不再依赖于治疗师的观点，或者自己的主观情感。

　　埃伦的治疗中的一个重要部分涉及对来访者及其家人、老师进行有关 ADHD 与重性抑郁症的教育。埃伦知道自己"患有 ADHD"，但是并没有意识到，这种疾病在许多儿童中是很常见的。ADHD 就像过敏等其他的医学疾病一样，虽然会导致一些麻烦，但仍与环境的改变相关，这样的信息对于埃伦和她的父母来说都是有用的。另外，向埃伦生活中的成年人介绍与儿童抑郁相关的真实信息也很重要，包括除了较为常见的悲伤反应外，抑郁的儿童还可能会有怎样的易激惹的表现。反过来，埃伦本人、她的父母、老师也可以向治疗师反馈埃伦在日常生活中的具体症状表现，这对于帮助埃伦的个体化治疗至关重要。

6. 认知行为疗法是结构化的，争取在有限的时间内治疗。

除了诊断以外，认知行为治疗师会通过设置议程来组织每次会谈。这一工作也是透明的，治疗师会告知来访者每一次会谈的目标，并邀请来访者主动参与议程中的话题或活动。和其他疗法一样，来访者通常会在前一周拟订他们想要讨论或关心的议题，尽管这些议题不见得是治疗会谈的内容。认知行为治疗师并不会就此放弃议程，而是将这一议题或者关心的事融合进原有议程中——这是一种具体的融合方式，既可以是把它和已经计划好的话题联系在一起，也可以是把它列为额外的话题，不需要替换原来计划好的议题。

会谈开始时，他们通常会简短地回顾上一周的状态，主要是与来访者的目标相关的内容。其次，治疗师会和来访者一起回顾和修正议程。如果之前布置了家庭作业，就讨论作业中遇到的阻碍或没有预料到的困难。此外，需要讨论议程中的话题，并布置新的家庭作业，请来访者总结会谈内容。治疗师与孩子一起工作时，会谈通常会以一些参与性的活动结束，例如做一个游戏，然后他们会告知照料者在会谈中做了什么。事实上，照料者在治疗会谈之外对儿童练习新技术的支持，常常是产生治疗效果的关键。

埃伦的会谈常常是从她与她父母最近想讨论的事件开始的。比如，完成作业时发脾气，或情绪的突然爆发。通常，治疗师会把这些话题加入议程，而并不改变原本计划讨论的内容。比如，某次会谈原来计划是学习放松肌肉、深呼吸来获得平静，以减少歪曲思维与破坏性行为。此时治疗师可以熟练地运用新技术来改变来访者刚提到的情况，使埃伦和她父母了解到新技术的重要性，同样这些特例也是让来访者识别和评估消极思维的机会，从而让其检验自己的想法、行为和情绪之间的关系，并且可能会对这些想法和行为做出调整。这样看来，认知行为疗法既强调了来访者关心的事件，又能够以结构化的方式进行下去。

在治疗之初，治疗师会向来访者及其照料者对治疗的疗程做一个概要的介绍。随着治疗的进展，他们也会反复回顾这一内容。例如，在早期的会谈中，会谈开始时，治疗师会先讲解一些和来访者疾病相关的信息，比如想法、行为、感觉之间是如何相互影响的。治疗师会以某一心理障碍为目标，向来访者介绍相关的治疗性的干预，以便来访者可以预期：他们要学习检验自己的想法是否真实，学习如何解决问题，或者开始逐渐地面对引起他们焦虑的情境。治疗师会告诉来访者，等到他们能够独自完成任务，继续朝着他们的目标行进的时候，才能去练习新的技巧，并且治疗是有时间限制的。

尽管许多手册化的认知行为治疗都有关于特定会谈次数的规定，但在实践中，具体的治疗时间有很大的差异。通常有效的干预8～20次会谈。而对一些问题比较严重的来访者来说，这些次数是远远不够的。尽管会谈次数的差异比较大，认知行为疗法通常还是有时间限制的。它强调减轻症状，促进疾病的缓解，改善来访者的功能，训练来访者应对将来复发的技术，当这些工作都完成时，就会结束治疗。认知行为治疗的来访者可能会返回治疗，如在他们遇到复发时做支持性的会谈。认知行为疗法强调帮助来访者学会识别他们的症状，这样他们就能够判断何时返回治疗可能对自己是有帮助的。然而，一旦症状波动的情况维持在合理的时间长度，认知行为治疗师不会没有限制地一直支持来访者。

7. 认知行为疗法是根据来访者具体的需要量身定制的。

认知行为疗法用认知行为的框架来对来访者的问题进行个案概念化，重视经过科学实证检验的治疗干预方案，并以学习理论的原理为基础。然而，认知行为疗法并非万金油式的治疗方法。

相反的，运用于适应不良的行为和认知的具体技术是针对非常具体的维持因素的，正是这些因素阻止了来访者达到自身的目标。因此，每一个治疗都是可以识别的，可以根据来访者的具体状况量身定制。

比如对拒绝上学的两个孩子来说，尽管治疗目的都是要增加到校率，但是这两个孩子拒绝上学的原因是不同的。一个孩子拒绝上学是因为如果在教室里被点名，他会感到很窘迫，他因为不知道在学校会发生什么无法预测的事情而焦虑。另一个孩子拒绝上学是因为他和其他花大量时间看电视、玩游戏的孩子一样缺乏注意力，他已从照料者那里获得了有益于注意力发展的一对一的指导。不去学校而选择在家接受指导，对于降低焦虑的想法和感受很有帮助。这两个孩子拒绝上学的原因明显不同，因此会谈也是不同的。对于来访者，反复的评估和暴露可能是必要的。而仅仅为了学校出勤率就要求其做出认知和行为的改变，其结果是无法预知的。

例如，埃伦的治疗要求通过会谈处理她内在的信念和意志行为问题，但也要结合改变环境去塑造新的认知行为模式、放弃旧的行为模式。我们有必要理解埃伦行为的功能，这能让我们知道如何去治疗行为问题。例如，在埃伦的案例中，由于治疗在一开始就是在一个非强化的环境中展开的，因此，埃伦被送出教室是一种无效的惩罚。换句话说，被惩罚实际上是提供了一种安慰的作用。通常，治疗师会采用一种叫作双贯穿的办法来应对这些困境：①发现埃伦适应不良行为的结果；②从改善埃伦对老师的看法入手开始工作。新的方法要求埃伦的信念发生实质性的改变（治疗师与埃伦的老师们一起更加频繁地对埃伦的积极行为进行表扬），并对其信念进行评估。

8. 认知行为疗法要求治疗师具有主动性。

一个富有效率的教练不是简单地坐在副驾驶位置上观察操作者工作，同样，一位有效率的认知行为治疗师在治疗中需要扮演一个活跃的、积极投入的指导性角色。因为学习是认知行为治疗的关键内容，所以认知行为治疗师与其他治疗取向的人比较起来，需要扮演更多教师的角色，以促进来访者的学习。认知行为疗法强调治疗师要善于对有心理障碍的人灌输希望，并鼓励来访者参与治疗。认知行为疗法同样突出来访者与治疗师之间的协作性。在每一次会谈期间，治疗师和来访者要努力地投入到需要关注的部分。对每次治疗会谈，治疗师都要最大程度地通过指导来实施对来访者有帮助作用的治疗，使会谈结构化。治疗师还要使用来访者提供的材料来阐明认知和行为是如何与情绪联系在一起的。在此基础上，治疗师重新确认或修改之前制订的用于个案概念化的"工作假说"。随着时间的推移，来访者会更为深入地进入到会谈结构之中，而对于治疗师来说，为了进一步提高来访者的行为目标，治疗师需要一直非常深入地进入到治疗计划之中。

与那些提倡跟随来访者自身的引导而进行的治疗不同，认知行为疗法从一开始就非常具有指导性。来访者当前的想法和行为通常是自我否定的，并由此引发了当前的困境。所以，来访者需要采取新的策略来走出当前的困境。治疗师应该考虑采用何种策略会对来访者最有效，并将其介绍给来访者。在这个过程中，治疗师需要保证来访者能够掌握心理干预的内容，在此基础上，治疗师要制订针对来访者的困难进行治疗的计划。治疗师经常会要求来访者尝试采用完全不同的方式进行思考和行动，而来访者本人并没有义务去发现何种策略对于克服当前困境是最好的。因此，推荐各种新的策略、讲授令人信服的治疗原理，是治疗师的本职工作。

埃伦的治疗再次提供了这种体现治疗师的主动性的例子。基于她早期治疗的经历，埃伦会期待在治疗中进行大量的讨论和游戏。因此，治疗师最初需要扮演一个非常具有指导性的角色来建立每次会谈的架构，并设置一些指导方针来告诉来访者每次会谈应该怎样进行。治疗师还要提供一些建议，告诉来访者何种技术对其问题有帮助。治疗师告诉埃伦，治疗需要先聚焦于学习新的方法来掌控悲伤、失落或愤怒的感受。因此，埃伦需要学习新的技术，以在她的"工具箱"中添加"新工具"。所以，学习不同的策略——比如，识别和改变消极想法，运用放松策略管理焦虑所致的身体反应，或者按顺序解决问题——就成为很多早期会谈的目标。一旦埃伦对这些策略比较熟悉了，并且适应了会谈结构，她就能够更为投入地计划每一次会谈内容，在需要额外注意的地方提出自己的建议，并积极把握那些可以练习治疗技能的机会。

9. 认知行为疗法需要在真实世界、在治疗室之外达到效果。

不同于其他的主要以室内互动为中心的疗法，认知行为治疗师在很大程度上更关注治疗中发生的现象与来访者日常生活经历的联系。这就需要考虑如何使得治疗重点突出，同时注重灵活性和创造性。提供一些实践的机会、让来访者可以从中使用新的策略或检验自己的信念，这远比只是简单地在室内讨论治疗策略和不合理信念更为有效。同样，采用角色扮演的方法表演治疗室之外所发生的事情也对治疗有极大的推进作用。治疗师必须积极地为这些活动做计划，甚至在一些情况下越过一些其他疗法不能越过的界限。比如，一位来访者害怕人群，认知行为治疗师就要尽力去创造一个让来访者和人群待在一起的机会。如果来访者的照料者无法创造一个家庭奖励计划去刺激目标行为，治疗师就需要自己花时间制订出奖励计划。埃伦的个案提供了一个实施现实干预的例子。

埃伦已练习了积极的自我陈述技术，并已经在她的人际互动过程中，尤其是在她烦恼的时候，可以运用这项技术。通常，埃伦要在会谈中练习这项技术，和她的治疗师进行角色扮演，甚至为自己录像，来矫正言语或非言语行为。埃伦和她的治疗师都同意让其面对曾经非常难以面对的老师，来进行积极的自我陈述。为了教会埃伦这项技术，治疗师可以去学校与这位老师进行交流，初步讨论相应的计划，并与老师分享之前在与埃伦的实际交流过程中发现的她所需要达成的目标。这次干预需要治疗师制订详细的计划，而埃伦自身与老师的成功沟通最终纠正了她之前的很多信念。她以前所认为的在沟通中可能发生的很多事情都没有发生。而如果仅通过咨询室内的讨论或角色扮演，这一目标是很难完成的。

认知行为治疗师在现实中进行治疗的另一种方法就是鼓励来访者利用两次会谈的间隙去积极练习学到的策略。认知行为治疗师每周都会布置作业，来访者有可能难以完成作业，因此认知行为疗法也会处理对家庭作业不依从的问题。一些治疗师会把对家庭作业的不依从看作一种反抗或是对咨访关系不认同的特殊行为，而认知行为疗法会首先考虑强化完成家庭作业的方法。例如，是不是家庭作业让来访者觉得反感，因此不做作业可以逃离这种感受？有没有可能强化完成治疗作业的动机？认知行为疗法并不认同"治疗师不能比来访者更加努力"这种假设。认知行为治疗师会和来访者共同工作，找出完成家庭作业的潜在阻碍，并设计一次会谈来解决这一问题。

信念的作用

　　之前已经讨论到，贝克和埃利斯都假定，个人所持的信念和态度部分来自于早年生活经验和生理缺陷。这些信念和态度在压力形成的过程中被激活，并形成一个"透镜"来处理之后的新信息。在深层次水平上，这些信念和态度被称为核心信念——这是一种深层的根深蒂固的观念，涉及来访者最根本的对自我、对世界和对无法预知的未来的感知。核心信念通常并不会在日常生活中被检验，相反，它们往往被看作"事情的本来面目"。再次回到埃伦的例子，她从来不会表达"她是无助的"这一信念，在她的观点里，别人是不会给她提供帮助的。然而，她所遭遇的所有新的或潜在的压力情境，都伴随着一个深层信念，即她永远不会成功。与这一信念不一致的经验会很快被遗忘或错误归因（例如，她通过了一次考试，她会认为这只是因为考试简单而已）。来访者通过低估或忽视那些能够驳斥核心信念的经验，并忽略掉核心信念不准确之处，而使得核心信念得以维持。

　　我们也会在本书中讨论自动思维，自动思维是指一些具体的实际的想法和图像，这些想法和图像是来访者头脑中对具体情境的反应。自动思维是核心信念的表层表现——即一些易产生的、转瞬即逝的想法。比如，当面临需要完成的任务时，埃伦认为"没人会帮我"或"我没法做好这件事"。在认知的两个水平（核心信念和自动思维）之间的，是一些规则、态度以及假设，它们被称为中间信念。中间信念将核心信念和自动思维联系起来。例如，埃伦有好几个管理压力的规则："如果我现在不能理解一些事情，我就永远不能理解它""如果人们不给我提供帮助，那是因为我不值得被帮助""如果不努力，我一定会失败"。

识别想法和信念

　　识别来访者的自动思维，是刚着手认知行为治疗时要做的工作，因为这对来访者来说是最可行的。对于儿童来说，一开始就识别自动思维，会存在各种各样的困难。"思考自己的想法"或元认知，不是像往常一样问儿童几个问题。有时候需要营造一些触发情境，然后问儿童："刚才有什么闪过了你的大脑？"通常这种方式会比较有帮助。采用一些漫画书中常用的想法泡泡的卡通图片也是有帮助的。尽管来访者也许可以在别人的帮助下评价他们的自动思维的真实性，但需要注意的是进一步的关于想法的问题仍然会揭示一系列适应不良的假设或规则，它们也可能会发展出更多的相似的想法。

认知行为疗法中有一种常见的技术被称作引导性发现，它能帮助来访者从自动思维深入至中间信念，甚至可能揭示出核心信念。治疗师运用这种技术不断地询问来访者关于想法，以及想法和来访者、他人、这个世界的关系所代表的意义。这项工作有时被描述为"箭头向下技术"（Burns 1980）。它以失调的自动思维作为开端，一步一步让来访者对自动思维的意义有进一步了解。在每一个步骤中，治疗师在假设自动思维真实存在的情况下，提出相应的问题。以下是这项技术的实例。

治疗师：你说你在数学小组中学习时，突然感到十分挫败，那一刻你头脑中有什么想法

来访者：我不知道，那之前我也没注意，突然就感到很挫败。

治疗师：想象一下我是你的老师，我在讲分数的知识，你突然开始回过神来，你想到了……

来访者：我听不懂。

治疗师：嗯，所以你的想法是"我听不懂"，然后你就感到很挫败。

来访者：嗯，然后我就说"你根本讲不清楚"，于是我的老师就叫我出去在外面待着。

治疗师：哦，明白。所以我有些好奇，"我听不懂"这一想法和感到挫败，以及你对老师说话这三者的联系中还有没有别的什么。我想要知道为什么那个想法会让你如此不安。让我们假设你现在就不理解老师在讲什么。那意味着什么呢？

来访者：那样我就不会做练习题了。

治疗师：嗯，好，那如果你不会做练习题，会怎么样呢？

来访者：老师就会问我为什么不做。

治疗师：如果老师问你为什么不做呢？

来访者：每当我说我听不懂，她就会说我没注意听。她总是这样讲！

治疗师：这样的话最糟糕的结果是什么呢？

来访者：她不会帮我；她从来都不帮我！她总认为我是故意的，其实我不是，我只是不知道怎么做这些数学题。我就是不会做，我永远都不会。

治疗师：这对你来说意味着什么呢？你觉得，如果真的是这样的话，如果你不会做这些数学题，这意味着什么呢？

来访者：我什么事都做不好！

"我做不到"这个想法是来访者最能够想到的，而这个想法的消极性来源于更为根深蒂固的信念。这个信念认为，做不好数学题仅仅是来访者所认为的"我什么事都做不好"的一个例子。进一步地探索可能会发现来访者的自我觉知是不恰当的。无论如何，"我什么事都做不好"是一个明显的扭曲的想法，治疗师可以同来访者一起工作，来检验这一想法的准确性及其对来访者产生的影响。

对想法和信念的重新评估

尽管不同的技术常针对具体的疾病或问题，但认知行为疗法常常会采用合作性经验主义（collaborative empiricism）的方式仔细检验适应不良的想法和信念的真实性和实用性。通过这一过程，来访者和治疗师认真考虑了所有支持适应不良认知以及那些不支持适应不良想法或信念的有效证据和确切线索。可以通过列出一个呈现所有支持和反对适应不良想法的证据的清单，或者通过一系列的提问，来完成规范的合作性经验主义。有时候行为实验会用来检验信念——例如，想出一个行为，看这个行为的结果是否如来访者预期的那样，或者让来访者进行一项小调查，问问别人在类似情况下的经验。

虽然一些人错误地认为，检验一个想法的目的是使来访者达成一个更为积极的想法，实际上，真正的目的仅仅是批判过于吹毛求疵的、威胁性的或扭曲的想法或信念。运用挑战扭曲想法的证据，可以形成一个更加现实的想法。但这种策略在一些情况下对来访者用处不大。比如来访者认为自己"总是在数学方面非常棒"，然而紧接着她就遇到了很难的数学题这样的情况。这个想法首先是不现实的。并且，如果来访者当下的想法是"一旦我不明白，我就永远也不明白了，因为我做什么都不行"，这也是不准确的。更加有帮助和正确的想法应该是："这可是个挑战，但如果我保持平静，寻求帮助，我可能会对这道题有更好的理解。"当试图去重新评估儿童扭曲的认知时，有时候引用侦探寻找线索的这一比喻将大有帮助。其他比喻包括呈现例子的正反面给"思想法官"（Stark et al., 2006）或先戴上墨镜观察情境，然后摘下墨镜，看看是否能看到事物的不同之处。通常，儿童会在开始的时候努力寻找反对那些扭曲信念的证据，因此，运用一系列可以让儿童思考自己的想法的提问会很有帮助。以下是一些例子（Beck，1995）：

（1）证明这个想法正确的证据是什么？不正确的证据是什么？

（2）还有其他的解释吗？

（3）最坏的情况会是什么？我能承受得了吗？最好的情况会是什么？最现实的结果是什么？

（4）如果我相信这个想法，将会发生什么？如果我改变自己的想法，会发生什么？

（5）如果我朋友在同样的情况下有这样的想法，我们会告诫他些什么？

请记住大多数来访者已经同他们扭曲的信念和想法一起生活了相当长的时间，他们对这些认知都非常熟悉，这一点很重要。开始的时候，更多现实性认知可能看起来没那么"真实"。这种从熟悉的、适应不良的想法到更为现实性的解释的转变有点像脱掉老的、磨破的鞋子而换上新鞋子：新鞋子穿起来更舒服，但还是需要一段时间来适应这种感觉。因此，如果来访者声称他们仍然坚信原来的、适应不良的想法或信念时，治疗师不必感到沮丧。伴随着持续不断的练习，来访者最终会发现新的信念可能更加准确。即使来访者对原有想法的改变极其细微，这种细微的改变仍然是朝着更加有益的和准确的思维方向进行的。

强化原理的作用

　　识别、评估与调整适应不良的思维十分重要，同样，认知行为疗法的核心目标是识别问题行为，以及思考这些行为是如何维持的。简单来说，无论一个行为后面紧接着发生了什么，都会影响这一行为重复的可能性。正强化指通过某一事件、行为、好处或物质奖励增加一个行为发生的概率。负强化指用撤除厌恶刺激的方式来奖励。消退指通过在行为发生时采取非强化方式来减少行为发生的概率或完全消除这一行为，而惩罚指对不想要的行为给予负面的反馈。在认知行为疗法的个案概念化中，治疗师会用所有的基本原理来解释来访者的想法或行为是如何维持的。

　　先前我们注意到埃伦表现出了对于记忆失败经验的认知偏差，或者说认知偏好，但她的行为也因为她每次面临学业挑战时随后发生的事而得到维持。在教室中，当埃伦说了不当的话或者不好好完成课程任务时，常常会被请出去休息。这样反而让她可以逃离讨厌的体验，因而这种"惩罚"实际却会强化埃伦的不当行为。从条件作用的观点来看，她已经"习得"了某些行为和从讨厌的体验中逃脱之间的联系，这些行为因而得到了负强化。

　　另一方面，当埃伦偶尔能够把注意力集中在老师布置的任务上，用积极的态度来完成它或是十分努力时，却很少能得到关注。从老师还有其他成年人的角度来看，这些行为没什么——它们仅仅是一个学生应该做的。然而，由于这些良好的行为发生后并没有得到强化，这种行为也就直接消退了。

　　在认知行为疗法中，行为原理是很重要的，因为它们可以阐明行为是如何形成并得以维持的。行为原理也为如何通过干预改变行为提供了路线图。一旦想要的行为被识别出，认知行为治疗师就可以和来访者或者看护者一起工作，消除维持这些行为的强化物。同理也可以辨别出新行为，当它们发生时给予强化，并且塑造这些行为，让其更频繁地出现。

想法和行为并非彼此割裂的，记住这点很重要；相反，认知行为疗法的核心理念认为两者是相互作用的，并且与情绪密不可分。因此，同时考虑想法与行为才是比较明智的，即便当次会谈的主要内容更多聚焦在某一个方面或另一个方面。可以提醒来访者，一部分人由于认知加工错误会更关注那些可以验证消极信念的经验，所以行为实验对这些人来说收效甚微。因此，意识到负性认知是很重要的，即使会谈可能强调的是对行为的干预。例如，假设来访者有蜘蛛恐惧，而整个治疗会谈全程都是在反复地面对罐子里的活蜘蛛，来访者见到蜘蛛的恐惧也随着时间逐渐降低。更重要的是，要和这样的一位来访者确认他是如何看待这一过程的。来访者可能有这样的想法："我只能在治疗师陪着我的时候面对这只蜘蛛，我一个人的话永远都做不到。"在这个案例中，把成功归于外因，在某种程度上削弱了暴露练习的效果。

同样，行为可以强化负性认知，因而强调行为与适应不良的想法的关系在治疗中是很有益的。例如，有的抑郁的来访者会觉得"我永远都快乐不起来了"，这样的想法会让他们拒绝社交邀请，孤立自己。通过这样的方式，行为的确验证了他们的信念。治疗师引入一些基本的行为干预，如布置一些愉快的、增强型的活动作为家庭作业，或许可以让来访者得到一些反对这一信念的证据。这种技术叫作行为激活，有可能激发能量，增加希望感。简而言之，尽管一些认知行为治疗的方法可能强调行为干预（例如，通过行为教养训练并治疗有破坏性行为障碍的儿童），而另一些更强调认知过程（如用认知疗法治疗抑郁症），但是治疗师认识到想法和行为相互影响的方式方法，无论对于个案概念化还是对于干预都是有帮助的。

常见的误解

尽管有许多治疗师在使用认知行为治疗技术，但是对此仍然有一些"负面观点"需要更正。

1. 认知行为疗法中的治疗关系不重要。

尽管认知行为疗法确实不像其他一些流派那样把治疗关系看作治疗产生

效果的原理，但是认知行为疗法仍然把治疗关系看作治疗成功的重要因素。就像所有好的治疗一样，认知行为治疗师努力地创设温暖的、支持性的、真诚的治疗环境。所谓的"非特异性"治疗因素，如共情、确认与积极关注，在认知行为疗法中同样是很重要的。

　　然而，准确地说，认知行为疗法把这些非特异性因素看作治疗有效的必要非充分条件。除了温暖、真诚、共情之外，认知行为疗法的治疗关系的特点是强调我们之前所讨论过的合作精神。这种工作联盟所基于的理念是，来访者与治疗师都是治疗方面的专家，双方的团队合作共同促进来访者的成长。为了形成这样的联盟，认知行为治疗师会直截了当、清晰明了地告诉来访者其问题的性质以及治疗的内容。同时，为了培养来访者，使之成为自己的治疗师，治疗者会对来访者的目标保持好奇的态度，通过寻找来访者自己生活中的例子来解释心理教育材料中的内容，并且会反复核查来访者对于治疗的看法。

　　很多关于各种疗法中的治疗关系的研究表明，治疗关系的好坏与治疗效果有关（Shirk and Karver，2003）。研究者通过多种测量方法，发现治疗关系能够预测认知行为疗法在治疗多种问题的来访者时的效果（Hughes and Kendall，2007；Karver et al.，2008；Keijsers et al.，2000）。尽管一些批评者认为使用认知行为治疗，特别是手册化的治疗方案，会阻碍治疗关系，但少有实证研究支持这一观点。事实上，一项研究表明用合作的态度与儿童来访者一起工作的治疗师能够与来访者形成最好的治疗联盟（Creed and Kendall，2005）。另一项研究发现，与常规看护组相比，接受手册化认知行为治疗的抑郁症儿童与治疗师有更紧密的治疗关系（Langer et al.，2011）。简而言之，好的治疗关系是认知行为疗法的关键成分，而且认知行为疗法强调通过合作性经验主义来改变来访者的想法和行为，这可能会增强——而非削弱——治疗师与来访者的联盟。

2. 认知行为疗法处理症状而非解决根本问题。

　　某些取向的治疗理论认为仅处理症状而不理会导致问题的根本原因，会导致症状随后复发，或出现"症状替代"的现象，即原来的症状被新的症状取代了。这样的理论的支持者认为，治疗师仅有针对症状的治疗是不够的。还有一些学派的观点则强调治疗师应该对引起疾病的潜在的、可能是无意识的原因进行工作。

在认知行为疗法中，疾病潜在原因正是个案概念化与干预过程的一部分，但同时疾病的成因也使得适应不良的认知与行为得到强化与维持。

> 先前的治疗师认为埃伦的行为与她的抑郁是因她对母亲的愤怒引起的，因为埃伦的潜意识认为在她很小的时候，母亲生病时"抛弃"了她。治疗师认为表达这样的愤怒对于埃伦是有威胁的，她把愤怒转向让自己患上抑郁症的人，又把愤怒转向其他的权威的成年人，比如老师。然而，认知行为疗法认为，行为与抑郁是埃伦的消极信念（"我很无助"）与她所在环境的交互作用所引起的，环境强化了她对厌恶体验的逃避，而没有能够强化她所做的积极的行为。

尽管两种解释可能都是对的，但是从后一种个案概念化中，能够得到可检验的假设，这种假设可以通过干预来验证。而前一种个案概念化则依赖于看不见摸不着的主观建构，很难被验证。

至于症状替代的概念，许多对于儿童认知行为干预的后续研究结果，并不支持消除的症状会以其他的形式复发这一观点。然而，我们确实应该注意疾病自然的发展规律，症状可能会随着时间的推移而发生改变。例如，一个患有强迫症的儿童可能刚开始表现的是强迫洗手的症状，而后来发展为应对焦虑的其他的仪式化反应。成功的认知行为治疗会预先告知来访者可能会有这样的情况发生，并提前计划好，如果症状暂时复发，来访者该如何应对。在为治疗结束做准备的过程中，治疗师将帮助来访者及其看护者提前考虑将来可能发生的问题，比如，如何处理症状复发，以及如何区分究竟是治疗失效还是症状复发。

3. 认知行为疗法限制治疗师的创造性与灵活性。

也许新手对于认知行为疗法的最大误解，莫过于认为使用这些技术会阻碍治疗师与来访者工作时的自发性、创造性与自主性。事实上，在有效的认知行为疗法中，治疗师能够根据即时的会谈内容，让认知行为疗法的原理融入来访者的生活中。认知行为疗法是内容生动有趣、丰富多彩的疗法，治疗师会借助来访者的想法和行为，来解释这些想法和行为是如何令其产生困扰的。

例如，假定治疗师要从非语言的方式（没精打采地坐着，回避目光接触，目光飘移不定，叹气，等等）入手与来访者一起工作，让来访者知道这些非语言的行为强化了他的信念（"没有人喜欢我"），也会引起和他人的人际冲突。当治疗师说话时，来访者似乎表现得比较冷淡，感到无聊。这时就是个很好的契机，治疗师可以提醒来访者他的非语言行为，询问他的想法，建议在接下来的五分钟里做一个小实验：来访者挺直坐好，与治疗师保持目光接触，并且感兴趣时要点头。看看这些非语言行为是如何影响来访者的想法和行为的？

认知行为治疗师可以有很多自由的空间去自主地、创造性地设计会谈内容，这仅仅是一个例子。正如一位好老师可以通过活动，引导学生参与，让课堂更生动有趣一样，好的认知行为治疗师亦如是。事实上，认知行为疗法强调采用创造性的方式使来访者习得新的行为，改变原有的想法。

新的进展与挑战

如今，认知行为疗法是被研究得最为彻底的心理干预方法之一，最近的研究也检验了认知行为疗法对于多种问题的适用性。认知行为疗法越来越成为心理卫生保健的核心资源，在取得新进展的同时，也面临新的挑战。

从效力到效果

尽管认知行为疗法在最理想的设置下，已取得了令人鼓舞的成果，然而也有一些证据显示，认知行为疗法在典型的临床实践中，可能会没有严格控制的研究那么有效（Weisz et al., 2006）。尽管认知行为疗法通常比只采用常规临床护理的对照组的效果好，但随着治疗从学术研究迁移到一线的治疗现场，临床的有效性就没有那么高了。探索这些因素是如何削弱效果的，着重考察如何使认知行为疗法在临床现场得到更好的运用，这些都开始成为研究者与治疗师关注的重要议题（Weiszand Gray，2008；Weiszand Kazdin，2010）。

"新浪潮"

随着认知行为疗法的发展，近年来出现了大量的融合了认知行为疗法理念的新疗法，产生像正念、接纳、辩证和价值观这样一些概念。这些技术源于东方医学传统，如用开放、接纳与好奇的非评判态度聚焦当下体验（如感觉、知觉、认知与情绪状态），而非回避这些体验，即便这些体验并不是你想要的或者令人愉悦的。所谓的认知行为疗法的第三浪潮（Hayes，2004），更多地强调改变来访者与他们的内在体验的关系，而弱化了改变想法与行为的形式或内容。例如，治疗师并不会挑战来访者的负性认知，而是会鼓励来访者观察他的想法，意识到它仅仅是转瞬即逝的想法，并没有反映现实，来访者只需要继续做原来在进行的事就好了。

这些新形式的认知行为疗法也开始得到实证研究的检验，有一些疗效显著，为认知行为治疗师增加了可用的技术资源。尽管像接纳与承诺疗法、辩证行为疗法，还有一些其他的疗法可能不那么强调想法的改变，而更多的是增加来访者与这些想法的距离，然而想法、行为与情绪的因果联系仍然是治疗的核心理念。

总 结

认知行为疗法起源于相差甚远的两大传统治疗派别——认知疗法与行为学习理论，现已成为应用最广泛、研究最彻底的心理治疗方法之一。如今认知行为疗法继续发展，融合了一些管理适应不良的认知与行为的新技术，来减少这些想法、行为对情绪的影响；认知行为疗法也逐渐从研究环境转向了临床应用环境，如医院、诊所与学校。正如随后的章节所示，认知行为疗法有丰富的技术去治疗各种各样的疾病，减少对功能的不良影响，缓解来访者的痛苦，让其更加适应环境，改善日常生活的功能。

❑ **本章要点**

● 认知行为治疗最早可追溯到动物研究和学习理论，强调想法、行为和情绪的关系。

● 改变来访者的认知、行为，可能会令其痛苦的情绪与功能受损得到改善。

● 尽管有许许多多的认知行为疗法，但大多聚焦在认知与行为上，关注当下，强调通过合作的、主动的和结构化的方式，来实现清晰的、操作化的目标。

❑ **自测题**

1.1　最常见的核心信念的形式叫什么？

1.2　什么是负性图式？

1.3　解释合作性经验主义的含义。

1.4　行为是如何得到强化的？又是怎样被消退的？

❑ **参考文献**

Beck AT: Thinking and depression, I: idiosyncratic content and cognitive distortions. Arch Gen Psychiatry 9:324–333, 1963

Beck AT: Thinking and depression, II: theory and therapy. Arch Gen Psychiatry 10:561–571, 1964

Beck AT: Depression: Clinical, Experimental, and Theoretical Aspects. New York, Hoeber, 1967 (Republished as Beck AT: Depression: Causes and Treatment. Philadelphia, University of Pennsylvania Press, 1970)

Beck AT: Cognitive Therapy and the Emotional Disorders. New York, Basic Books, 1976

Beck AT, Rush AJ, Shaw BF, et al: Cognitive Therapy of Depression: A Treatment Manual. New York, Guilford, 1979

Beck JS: Cognitive Therapy: Basics and Beyond. New York, Guilford, 1995

Burns DD: Feeling Good: The New Mood Therapy. New York, Signet, 1980

Chambless DL, Hollon SD: Defining empirically supported therapies. J Consult Clin Psychol 66:7–18, 1998

Creed TA, Kendall PC: Therapist alliance-building behavior with a cognitive-behavioral treatment for anxiety in youth. J Consult Clin Psychol 73:498–505, 2005

Ellis A: Rational psychotherapy. J Gen Psychol 59:35–49, 1958

Ellis A: Reason and Emotion in Psychotherapy. Secaucus, NJ, Citadel, 1962

Ellis A: Why rational-emotive therapy to rational emotive behavior therapy? Psychotherapy (Chic) 36:154–159, 1999

Eysenck HJ: Learning theory and behaviour therapy. J Ment Sci 105:61–75, 1959

Hayes SC: Acceptance and commitment therapy, relational frame theory, and the third wave of behavioral and cognitive therapies. Behav Ther 35:639–665, 2004

Hughes A, Kendall P: Prediction of cognitive behavior treatment outcome for children with anxiety disorders: therapeutic relationship and homework compliance. Behav Cogn Psychother 35:487–494, 2007

Jones MC: A laboratory study of fear: the case of Peter. Pedagogical Seminary 31:308–315, 1924

Karver M Shirk S, Handelsman JB, et al: Relationship processes in youth psychotherapy: measuring alliance, alliance-building behaviors, and client involvement. J Emot Behav Disord 16:15–28, 2008

Keijsers GP, Schaap CP, Hoogduin CA: The impact of interpersonal patient and therapist behavior on outcome in cognitive-behavioral therapy: a review of empirical studies. Behav Modif 24:264–297, 2000

Langer DA, McLeod BD, Weisz JR: Do treatment manuals undermine youth-therapist alliance in community clinical practice? J Consult Clin Psychol 79:427–432, 2011

Lazarus AA: Reflections on behavior therapy and its development: a point of view. Behav Ther 2:369–374, 1971

London P: The end of ideology in behavior modification. Am Psychol 27:913–920, 1972

Meichenbaum DH, Goodman J: Reflection, impulsivity, and verbal control of motor behavior. Child Dev 40:785–797, 1969

Meichenbaum DH, Goodman J: Training impulsive children to talk to themselves: a means of developing self-control. J Abnorm Psychol 77:115–126, 1971

Pavlov IP: Conditioned Reflexes: An Investigation of the Physiological Activity of the Cerebral Cortex. Translated by Anrep GV. New York, Oxford University Press, 1927

Pavlov IP: Lectures on Conditioned Reflexes, Vol 1. Translated by Gantt WH. London, Lawrence and Wishart, 1928

Shirk S, Karver M: Prediction of treatment outcome from relationship variables in child and adolescent therapy: a meta-analytic review. J Consult Clin Psychol 71:452–464, 2003

Silverman WK, Hinshaw SP: The second special issue on evidence-based psychosocial treatments for children and adolescents: a 10-year update. J Clin Child Adolesc Psychol 37:1–7, 2008

Skinner BF: Science and Human Behavior. New York, Macmillan, 1953

Stark KD, Simpson J, Schnoebelen S, et al: Therapist's Manual for ACTION. Broadmore, PA, Workbook Publishing, 2006

Watson JB: Behaviorism. New York, Norton, 1930

Weisz JR, Gray JS: Evidence-based psychotherapies for children and adolescents: data from the present and a model for the future. Child Adolesc Ment Health 13:54–65, 2008

Weisz JR, Kazdin AE (eds): Evidence-Based Psychotherapies for Children and Adolescents, 2nd Edition. New York, Guilford, 2010

Weisz JR, Jensen-Doss A, Hawley KM: Evidence-based youth psychotherapies versus usual clinical care: a meta-analysis of direct comparisons. Am Psychol 61:671–689, 2006

Wolpe J: Psychotherapy by Reciprocal Inhibition. Stanford, CA, Stanford University Press, 1958

Yates AJ: Theory and Practice in Behavior Therapy. New York, Wiley, 1975

第二章

对儿童期发展性问题的考量

Sarah A. Frankel　理科硕士

Catherine M. Gallerani　理科硕士

Judy Garber　哲学博士

认知行为疗法可以用来治疗儿童和青少年中的多种心理障碍，包括抑郁（Weisz et al.，2006）、焦虑（Kendall et al.，2002）和品行障碍（Litschge et al.，2010）。儿童认知行为治疗的效应值中等，一般在 0.3 ～ 0.6（Durlak et al.，1991；Litschge et al.，2010；Weisz et al.，2006）。导致治疗效果一般的一种可能的解释是认知行为疗法超出了儿童的能力。也就是说，认知行为疗法之所以对一些儿童效果较差是因为他们在认知、情绪和社交方面的发展水平不足以理解治疗所教授的各种技巧，并将它们运用到生活中。实证研究表明，认知行为疗法的治疗效果因年龄的不同而不同。例如，一个对 150 项儿童或青少年心理治疗研究的元分析表明，青少年的治疗效果好于儿童（Weisz et al.，1995）。同样，一项更早的元分析研究发现 11—13 岁的儿童较 5—11 岁的儿童更能从认知行为疗法中受益（Durlak et al.，1991）。但是很少有研究能够明确地对儿童的发展水平进行测量或者检验发展水平是否会降低治疗效果（Grave and Blissett，2004；Holmbeck et al.，2006）。

一直以来，不少研究者试图将对发展性问题的考量与治疗计划相结合（Eyberg et al.，1998；Ollendick et al.，2001；Shirk 1999；Vernon 2009）。然而，在

实际的临床实践过程中，治疗师很少考虑发展心理学等基础学科的研究发现（Holmbeck and Kendall，1991；Shirk，1999）。一些干预方案针对儿童的发展水平进行了修改，但这些修改都非常肤浅（例如，只是修改了措辞），并没有系统性的、有实证推动的改善（Masten and Braswell，1991；Ollendick et al.，2001）。

许多针对青少年的认知行为干预方案都是从针对成年人的治疗手册改编而来（Eyberg et al.，1998; Stallard 2002），只有很少一部分是为儿童量身定制的认知行为治疗手册，如《应对焦虑的猫》（*Coping Cat*；Kendall，1990），通过改编以供青少年使用（Kendall et al.，2002）。由于针对儿童和青少年的认知行为疗法部分源于针对成人的认知治疗理论，所以其所依据的认知行为模型是否适合这一未发展成熟的群体，我们不得而知（Grave and Blissett，2004）。目前所有改编而来的针对儿童和青少年的治疗方案无意中坚持的假设是，不同发展水平的同一个体在疾病层面是同质的，因此对治疗的反应也应是相似的（Holmbeck et al.，2006；Shirk 1999）。尽管大多数临床治疗师和研究者不同意这一观点，但他们依然很难在实践中依据个体真正的发展水平来开展工作。

在发展性观点下调整认知行为疗法的重要性

在治疗方案的设计和计划中结合发展性的观点会提升治疗的效果。如果我们了解了儿童发展的规律，并将治疗的策略与儿童的能力相匹配，儿童将会在治疗中受益良多（Holmbeck et al.，2006；Weisz and Hawley，2002）。然而认知行为疗法的各种治疗策略所需要的个体发展水平并没有得到确认，这（如果不能更清晰地理解所需要的个体发展水平）就导致了认知行为疗法在儿童中使用的效果不尽如人意，治疗师可能会对认知行为疗法是否能用于治疗儿童产生错误的假设（Spritz and Sandberg，2010）。另外，如果没有考虑儿童的发展水平，干预方案会设计得太基础或者太高级，导致治疗进程过慢或难以进行下去。由于认知行为疗法对一些孩子的治疗效果良好，所以我们推断，当特定的认知行为治疗技术以适合儿童发展水平的方式呈现时，认知行为疗法依然有效。例如，对于认知发展水平较低的孩子来说，关注具体的概念要比关注抽象的规律有效得多（Stallard，2002）。

案 例

凯伦是一个 11 岁的小姑娘，她来接受治疗是因为她无法安安静静地坐在教室里，不想上学，无法集中注意力，睡不踏实，常常坐立不安，并且整体心情很差。在首次评估会谈中，治疗师觉得凯伦是一个谈吐得体、善于社交的女孩。之后对于她社交技能的评估确实发现，凯伦在社交方面完全合格。但是对认知水平的评估表明，凯伦无法很好地对自己的思维和情绪进行反思，并且无法进行抽象推理和假设推理。所以，治疗师决定利用凯伦社交能力强的优点，更多地基于实际生活的情景让凯伦进行角色扮演（例如，与她的老师交流），而不是利用抽象的、假设的（例如，假如的句式）和指向未来的情境。这样，将治疗技术和凯伦实际的认知水平相匹配，治疗师就可以逐渐改变凯伦的行为。

尽管大多数临床治疗师意识到在治疗过程中，考虑儿童各方面能力（如认知、社交、情绪等）发展水平的重要性，但是没有相关的理论指导他们如何在治疗中避免由于发展上的局限性而对儿童获取和运用所学的各种技术产生的负面影响（Shirk，1999; Weisz and Hawley，2002）。此外，在发展过程中，儿童在不同情境中所使用的技能也不同。也就是说，即使儿童在某种情境中掌握了某种技能，但他们在其他情境中可能并不能运用这种技能（Sauter et al.，2009）。临床治疗师在考虑儿童运用各种技能时是否有人帮助时（如治疗师或家长），同样应该意识到最近发展区的存在，也就是在有人和无人帮助时，儿童所获得的知识之间的区别（Vygotsky，1978）。

在临床工作中，年龄和发展水平这两个术语通常可以互换，但实际上它们并不等同（Durlak et al.，1991; Holmbeck and Kendall，1991）。发展水平远比随时间线性增长的年龄复杂。所以，临床治疗师不能简单地假设年龄较大的儿童在认知行为治疗中的受益总是大于较小的儿童。例如，一些研究发现青少年在焦虑症的认知行为治疗中比年幼的儿童得到了更多的改善，而另外也有研究得到了相反的结果（Sauter et al.，2009; Weisz et al.，1995）。青少年所特有的发展特点可能会影响他们参与治疗的意愿和练习治疗技巧的能力（Weisz and Hawley，2002）。另外，由于发展的异质性，并不是所有的青少年（甚至包括成年人）都有足够的能力去理解和接受认知行为疗法中所包含的抽象的、假设的成分。

同时，临床治疗师也需要注意临床症状和发展水平之间的联系以及个体发展各方面间的联系（例如，认知水平、社交能力和情绪发展之间的联系）。因为临床症状可能会使个体偏离正常发展的路径，所以治疗的一个目标应当是让儿童返回更为正常的发展轨道上（Shirk，1999）。另外，当发现个体某一方面出现了发展延迟，应当考虑是否是由其他方面的发展困难而导致的。

通过以上所述，我们发现设计和计划治疗方案时，发展性因素是如此重要，但是为什么一直都没有基于发展水平的以及实证支持的通用的标准化干预措施呢？这是因为将个体的心理发展规律应用到实践中会相当复杂，因此发展心理学和临床实践的结合一直以来都是一个挑战（Holmbeck et al.，2006；Ollendick et al.，2001）。在下一节里，我们会具体描述在基于发展水平来调整青少年认知行为治疗的过程中已经做了哪些尝试，以及我们对这一过程的一些建议。

基于发展上的考量对认知行为疗法的调整

研究者和临床工作者已经开始在实施治疗时更多地去关注与发展相关联的背景因素了。例如，随着儿童发育成熟而产生的人际关系变动（如同伴越来越重要、朋友圈的形成和脱离父母变得独立），在某些治疗计划中得到了较高的重视（Holmbeck et al.，2006）。临床上，影响儿童社交发展水平的一个复杂因素是父母在治疗中参与的程度和类型。相比来说，对于年幼的儿童，基于家庭的干预更为有效；而年长的儿童则更适合个体治疗（Ruma et al.，1996）。对于自主性不断增强的青少年来说，在这个发展阶段，让父母充当指导性角色甚至是生活中的教练，可能是禁忌的，当然，这也取决于其他一些因素，例如青少年的性格和亲子关系的质量等。父母如果对青少年进行适当的控制，并对孩子所获得的新技能给予支持，那么这些孩子在治疗中更容易从父母的参与中获益。

案　例

凯文是一个 14 岁的男孩，学习成绩中等，经常和朋友一起玩耍。6
个月前，凯文变得特别急躁，很容易受挫，对学校和社交活动不再感兴
趣。继而他被诊断为重度抑郁发作和对立违抗障碍。治疗师开始对凯文
进行个体认知行为的干预，试图激活更多的行为，对他社交风格的改变
进行干预。尽管凯文和他的母亲一直关系不错，但这种关系很显然在两
人不断的争吵中迅速恶化，特别是面对凯文对自主性的错误要求时（例
如，要求打破宵禁制度）。在凯文的允许下，治疗师让其母亲加入治疗，
帮助她理解凯文对独立自主的需要。最后，治疗师和凯文决定尝试解决
这一家庭问题，凯文同意试着与母亲平静而尊重地进行一次谈话。渐渐
地，他的母亲开始在确保凯文安全和守法的前提下给予他更多的自由。
凯文开始在家里运用他在治疗中学到的认知行为技术以改善母子之间的
关系，并以此获得与年龄相当的自由和权利。

现在市面上流行的青少年治疗手册大多是治疗儿童的焦虑障碍的（Sauter
et al.，2009）。例如，Chorpita（2007）针对儿童焦虑问题的认知行为治疗手册
分为几个单元，每个单元都会根据儿童的认知能力来选取一些认知行为治疗
技术。其他针对焦虑障碍的 CBT 手册有专门为 7 岁及以上儿童设计的《应对
焦虑的猫》（Kendall，1990）和《我该如何赶走强迫症》（*How I Ran OCD Off
My Land*；March and Mulle，1998）。Kendall 等人（2002）还对儿童焦虑手册
进行调整，以便适用于不同发展水平的青少年。然而，这些更具发展敏感性
的手册并没有得到广泛而适当的应用。

针对儿童的最常见的认知行为疗法是利用适合年龄的活动来说明治疗技
术，将对儿童更有亲和力的材料、简单的预演和卡通画纳入其中。例如，治
疗师利用思维泡泡来帮助儿童辨识他们在想什么（Kendall，1990）。对于小
一点的儿童，治疗师可以采用更具体的图片或讲故事的方式、行为激活的技
术和激发想象力的活动（Grave and Blissett，2004）。一些治疗项目描述认知

扭曲来自一个"思维的大怪兽"（Leahy，1988）或"垃圾兽"（Stark et al.，2007）。然后让儿童与怪兽做斗争（如在一个守护神的帮助下），或在团体和治疗师的帮助下，让儿童与怪兽对话。同样，对于较年幼的儿童，我们建议运用稍微简单的行为技术，年长的儿童则可采用略为复杂的行为技术（Doherr et al.，2005；Eyberg et al.，1998）。

　　系统脱敏同样被调整成适用于年幼的儿童的版本（Ollendick et al.，2001）。由于年幼儿童注意广度较窄，且抽象思维能力欠缺，这些都阻碍了传统的渐进式肌肉放松程序和由此引导的想象，所以在引导儿童放松时，可采用具体想象的肌肉放松技术，如像挤柠檬一样放松和握紧双手（Christophersen and Mortweet，2002）；或将想象脱敏替换为现实体验。一种适合儿童的脱敏技术可以包含想象在一个喜爱的超人的帮助下面对令人恐惧的情景（Lazarus and Abramovitz，1962）。当典型的放松技术，如肌肉放松、引导想象等无法对儿童发挥作用时，治疗师要考虑其他对抗条件反射作用的方法，如玩耍、音乐或食物等（Ollendick et al.，2001）。另外，我们还推荐教儿童简单的、针对特定场景的应对陈述，随着儿童逐渐长大，这些可以慢慢转为较为一般化的自我指导。当儿童进入青少年时期，则采用更为普遍的陈述。辨识思维错误、检查深层信念和苏格拉底式提问等技术更适合应用于认知功能达到更高水平的青少年（Stallard，2002）。当面对与自己信念相违背的信息时，儿童要比成人花费更多的精力来修正自己的想法（Shirk，1999）。一些儿童认知行为干预项目将认知重建的过程进行简化，仅仅将负面思维替换为更为积极的想法。尽管这种替换的技术能够让认知能力较低的儿童完成某种形式上的认知重建，但对于教儿童学会检查他们的信念和认知扭曲，进而生成准确而现实的对立思维而言，它并没有显示出更好的效果。

　　Merrell（2001）在他的关于适应儿童发展水平的认知行为疗法的概要中，将适用于患抑郁症和焦虑症的儿童、青少年的策略按照年龄段进行了划分。例如，为了帮助儿童识别情绪紧张的程度，Merrell 推荐治疗师画一个"情绪温度计"，上面标注不同层级，这样儿童就可以用它来确认不同体验所带来情绪紧张程度的不同。这一练习可以用于所有年龄的来访者，但 Merrell 建议对于小一点的孩子来说，情绪等级要划分得尽量简单。

同样，为了识别自动思维，Merrell 推荐利用思维预报的方法，让儿童设想某一情节来预测他们在这些场景下可能出现的想法和感受。与情绪温度计相反，思维预报只提倡用于稍微年长的儿童和青少年，因为"较小的儿童可能会觉得这种练习太过抽象，可能无法设想出未来现实的场景"。总之，Merrell 建议，对于较小的孩子，临床工作者应当利用更为具体和简化的例子和问题来进行治疗，同样也要提供足够的支持、结构和反馈。

Merrell（2001）的书中提供了很多临床工作者可以教给不同年龄段儿童的技术范例，当然它们也有一些局限。所有推荐的活动要么可应用于所有孩子，要么适用于"年长的""认知成熟"的儿童和青少年。很少有专门为更小的儿童设计的活动。此外，他的书中并没有给临床工作者提供具体的如何判断儿童认知成熟水平的信息。年龄仅仅是一个对儿童发展水平粗略的、不精确的评估。

在 Vernon（2009）的针对青少年的理性情绪行为疗法的指导手册中，他根据各种策略的适应范围将其划分为对儿童的和对青少年的，并提供了多数活动的发展性基本原理。例如，"再见，悲伤"活动是用来帮助儿童想办法对抗抑郁的感受的，Vernon 提出，"大多数孩子有时会经历悲伤，但由于他们感受的时间很短，所以如果他们无法有效地处理自己的感受，就很容易产生沮丧的感觉。这一技术可以让他们找到能使自己快乐起来的方法"。同样，在"不要沮丧"活动中，青少年将他们能够想到和做到的，以及当自己抑郁时能够求助的对象都具体化。Vernon 指出，"鉴于青少年注重当下，他们很容易在抑郁的时候不知所措，感到无望。所以，使他们学会不同的有效地处理情绪的方法很重要，因为在他们情绪低落的时候很难去想办法摆脱沮丧"。另外，Vernon 的书中包含一部分名为"对典型的发展性问题的干预"的内容，在这部分中，她详细介绍了促进自我接纳、改善人际关系和进行平稳过渡的方法。Vernon 的这本书介绍的方法有效结合了基于年龄的发展性考量。

20 世纪 90 年代以来，认知行为疗法中的发展性因素受到了极大的关注。实证研究中提到发展问题的百分比从 1990—1998 年的 26% 上升到 1999—2004 年的 70%（Holmbeck et al., 2006）。然而，对于发展敏感的治疗策略的形成并非总是受到实证驱动的，有时候是一个非正式化的过程。未来的研究需要关注如何根据儿童特定的发展水平而不是年龄来将治疗技术个体化。在更为精细的治疗指导方法出现之前，临床工作者都需要在对儿童发展的相关领域进行评估的基础上对治疗进行相应的改动。

临床工作者如何使基于发展水平调整后的认知行为疗法更为有效

为了使认知行为疗法更为适合儿童的发展水平，临床工作者需要：①识别发展性技能和临床技术之间的联系；②理解相关发展性技能的常规发展轨迹；③利用合适的评估工具来判定儿童的发展能力；④将以上的信息整合进个体的治疗计划。在接下来的部分里，我们将详细阐述这些建议，大体描述一些认知行为疗法中包含的特定临床技能，同时讨论儿童的认知、社交和情绪发展如何影响治疗。

1. 识别发展性技能和临床技术之间的联系。

认知疗法是基于这样一种假设：不合理或适应不良的认知图式（态度和信念）、认知产物（思维和意象）和认知操作（加工）共同影响着问题行为。治疗的目标就是帮助儿童去识别可能存在的认知缺陷和认知歪曲，用事实检验它们，然后教授新的思维技巧或去挑战他们的不合理思维或信念，最终用更为理性的思考去代替它们。（Grave and Blissett，2004，p.401–402）

Grave 和 Blissett（2004）认为，在临床应用中，儿童需要学习多种认知、社交和情绪发展技能（例如，元认知、观点采择和对不同情绪的理解）。确认临床工作中的哪种具体任务与哪种发展性技能相联系，既不简单也难以凭借直觉来判断，部分是由认知行为疗法所含技术的异质性导致。Durlak 等人（1991）对儿童认知行为疗法项目进行总结后提出 8 个核心成分：任务导向的问题解决、社交问题解决、自我指导、角色扮演、奖赏、社交认知训练、社交技能训练和其他认知行为疗法元素。在他所综述的 64 项研究对这 8 项技能进行了 42 种不同的排列组合。这样看来，认知行为疗法实在是一个融合了广泛而多样的心理治疗技术的大熔炉（Durlak et al.，1991；Stallard，2002）。

我们将 14 本不同的认知行为治疗手册中针对儿童、青少年抑郁的治疗技巧一一列举，表 2-1 中列出 19 种主要的临床技巧以及包含该技巧的临床项目的数量。许多认知行为疗法的核心技巧有许多不同的组合，这些技巧分别又以不同的方法来教授。例如，"理解认知模型"在每个手册中会被分解为不同的成分，根据不同的治疗项目来让儿童建立不同的联系（见表 2-2）。

表 2-1 14 本青少年抑郁认知行为治疗手册中，核心临床技能的出现频率

核心临床技能	在治疗手册中出现的次数
理解认知模型	14
在会谈外利用临床技能 / 练习 / 家庭作业	14
认知重建	13
设立目标	12
行为激活	12
发展 / 维持 / 寻找社会支持	12
治疗中的动力	12
识别概念组成	11
思维类型	11
其他应对技巧 / 情绪调节	11
会见陌生人 / 对话技巧	10
预防复发计划	10
社交问题解决 / 冲突解决	9
放松训练	8
可控和不可控应激源	8
问题解决	7
自信行为训练	6
理解抑郁	6
正念	5

表 2-2　在 14 本治疗手册中"理解认知模型"成分出现的频率

子技术	频率（治疗手册数）
心境评分	10
识别思维	13
识别情境	7
识别感受	7
识别行为	3
连接情境和思维	7
连接情境和感受	8
连接思维和感受	11
连接思维和行为	3
连接感受和行为	10
连接情境、思维、感受	8
连接思维、感受、行为	8
连接情境、思维、感受、行为	4

2. 理解相关发展性技能的常规发展轨迹。

　　要使对治疗方案的修改对不同发展水平的儿童有效，我们必须先来了解相关技能发展的常规轨迹。了解了孩子习得某一技能所需的典型的时长后，临床工作者就可以判断出某个孩子在学习中是超前、正常还是落后。发展常模的知识有助于提高对儿童干预的质量，建立正确的预期和减少错误的假设（Spritz and Sandberg，2010；Weisz and Weersing，1999）。例如，全或无思维方式、过度概括化和选择性负面关注(negative filtering)都是在成人认知行为研究中经常提到的认知歪曲类型（Beck et al.，1979；Grave and Blissett，2004）。但是这些认知歪曲可能正是青少年思维发展中的常态表现（Spritz and Sandberg，2010）。此外，对于社交和情绪发展的知识也可以帮助我们提供全面、有效的治疗（Eyberg et al.，1998；Masten and Braswell，1991）。

3. 利用合适的评估工具来判定儿童的发展能力。

在根据儿童特定发展水平来进行治疗的修正时，必须对儿童进行全面的发展评估。因为按年代计算的年龄并不一定准确反映一个孩子的发展水平，所以要对儿童在相关领域的实际能力进行全面的评估，以便使用与儿童具体能力相匹配的临床策略（Durlak et al., 1991；Holmbeck and Kendall，1991）。尽管研究者一再强调这种全面评估的重要性（Holmbeck et al., 2006；Sauter et al., 2009；Shirk，1999），但在实践中很少有人完成。临床评估聚焦于评估孩子的症状继而进行诊断，而不是为儿童建立发展水平的剖面图来指导治疗计划。

由于施测背景和评估形式的不同（如使用的语言、提供的支持等），评估方法可能会高估或低估儿童的能力（Grave and Blissett，2004）。所以，在选取评估儿童能力的成套测验以便进行修正治疗时，临床工作者应当选取生态效度最佳的方法，这种方法要能同时体现治疗情境下和更具有挑战性的真实生活中的儿童的能力。少数研究已经试图撇开年龄，而利用智力水平或学习成就测验来评估发展水平。然而，智力测验并不能检验全部与认知行为疗法相关的所有认知能力，也不能对社交或情绪能力进行有效评估（Sauter et al., 2009）。

4. 将与发展相关的知识整合进入治疗计划。

我们应该如何将临床技能、典型发展特征和评估的结果整合进入治疗计划呢？至少可以采用以下两种方法：①修正治疗方案以适应某一个孩子或某一特定层面群体的发展水平（Weisz and Weersing，1999）；②提高儿童的相关能力，让他能够更好地接纳高级的治疗技术（Holmbeck and Kendall，1991）。治疗修正的范例包括选择有点儿复杂的、具体的、偏重行为的、认知的或形象的活动（Sauter et al., 2009；Stallard，2002）。另外，应当根据儿童不同的发展成熟度来设计不同版本的治疗方案（Holmbeck et al., 2006）。这些修正都应当基于对儿童发展水平的系统性评估，而非年龄。

另一个常见的修正方法包括临床工作者通过启动某些发展性技能来开展治疗，并在儿童的最近发展区提供支持（Vygotsky，1978），这种方法将会促进认知行为技术的应用（Holmbeck et al., 2006；Sauter et al., 2009; Shirk，

1999）。一些实证研究也表明，这种方法可以促进发展（Keating，1990）。例如，Doherr 等人（2005）发现接受提高思考技能训练的孩子比接受更为典型的课程的孩子在认知行为任务上的表现更好。所以，儿童在不同领域的发展水平影响了治疗计划的方方面面，从个案概念化、设定治疗目标到选择干预方法和疗效评估，都不能不考虑它。

　　总之，对治疗技术进行适当的修正需要许多步骤。图 2–1 概要地展示出应用于儿童的临床治疗技术，而这些技术与发展水平之间的联系依然需要实证研究的支持。首先，我们需要列举出针对不同儿童的认知行为疗法手册中描述的临床步骤，然后将儿童学习和使用每一技术所需要的发展能力具体化。一旦各项技术所需要的发展能力得到确认，我们接下来就需要构建一个可靠而有效的评估体系来对这些能力进行评估，以此来创建儿童能力的剖面图。最后，在这些实证数据的指引下，临床工作者就可以安排使用某一成套评估测验来对儿童的发展水平进行测量，创建个体不同领域能力的剖面图，继而形成一个对发展具有敏感性的治疗计划。

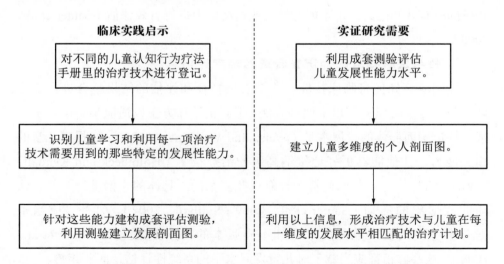

图 2–1　基于发展性考虑调整认知行为疗法，以适应儿童和青少年的实证步骤以及给临床
　　　　工作者的实践启示

不同的发展领域

认知发展

在认知行为疗法所要教授的复杂的认知策略都要求儿童具有一定水平的认知功能，以便于进行信息加工，并理解和应用相应的治疗技术（Holmbeck et al.，2000；Shirk，1999）。所以，对儿童认知发展的评估可以指导认知行为治疗技术的选择（Sauter et al.，2009）。尽管对参与认知行为治疗所需要的特定认知能力并没有具体的实证研究，但元认知、自我反思和推理能力的影响仍显得尤为突出（Grave and Blissett，2004；Holmbeck et al.，2000；Sauter et al.，2009）。元认知包括关注自己的思维；自我反思是仔细回想自己本身的信念、感受和行为的能力；推理则是将这些反思连接起来的能力。

与认知行为治疗技术的联系

认知行为疗法的核心成分包括对思维、感受和行为的反思，并在它们之间建立因果联系的能力，与推理、元认知和自我反思有关的发展技能尤为重要（Grave and Blissett，2004；Harrington et al.，1998）。对认知进行质疑需要建立对事件不同的解释，这需要推理假设的能力。通过检验证据来探索适应不良的认知需要逻辑性和系统性思考的能力。其他认知行为治疗技术是多步骤的过程。即使儿童拥有了一些在特定活动中所需要的发展性技能，他们同样还会在流畅使用它们的过程中遇到困难（Holmbeck et al.，2006；Weisz and Weersing，1999）。也就是说，儿童可能掌握了某一种临床技巧的某些方面，如辨识场景、想法、感受和行为；但如果将这些放在一起，如将场景、想法、感受和行为联系起来，理解同一场景中不同的想法与不同的感受之间的联系，就会出现困难。这种整合需要更复杂的认知发展水平，如因果推理、假设推理、系统推理、逻辑推理和抽象推理。

大多数认知行为疗法治疗的一个重要组成部分是将新技能实际运用到治

疗之外的情境。为了辨识应用这些技能的适当时机，个体需要有抽象的推理能力来将一个特殊的事例推广到其他现实生活的场景中。治疗师有时要求来访者进行角色扮演和想象未来的相关场景来作为一种更为具体的实践，并为治疗环境外应用所学的技能做准备。然而这些练习在很大程度上需要假设和对未来思考的能力。简单的具体化练习对于儿童来说还不够。对儿童认知发展的一般规律有所了解有助于促进临床工作者对某一背景下特定儿童的能力进行概念化。

认知技能的一般发展

在临床案例中，打乱的或提前的发展路径都可能成为心理病理的因和果，年龄自身并不能作为发展水平的一个准确标志。鉴于发展和心理病理学的双向关系，理解人们是如何获得某种认知技能的，以及技能如何发展，对临床工作者更有帮助，而不仅仅是了解哪些技能在哪个年龄段更为典型。年龄通常可作为发展的指南针，这是由于这种表达方式比较简单，但如果没有对儿童的认知发展能力更精确的了解，仅仅用年龄作为评估发展水平的标准，会降低甚至破坏干预的效果。

皮亚杰（Piaget，1964/2006）早期工作的开创性在于他提出了儿童认知发展的阶段，分为感知运动阶段、前运算阶段、具体运算阶段和抽象运算阶段。他认为在发展过程中，儿童的思维会变得更加抽象、有逻辑、复杂和系统化。最近，发展心理学家已经逐渐摈弃了皮亚杰对于发展的阶段性模型，认为发展更多的是一个连续的过程。而且，一些处于皮亚杰发展模型较早阶段的儿童能够拥有更为复杂的思维，超过了理论模型对他们的预期（Grave and Blissett，2004）。然而，皮亚杰对我们理解认知发展提供了重要的基础。

不同形式的推理，包括抽象、因果、假设和逻辑推理随着时间推移逐渐发展。神经的发展直接导致了抽象推理能力的提高（Sauter et al.，2009）和具象思维的减少（Vernon，2009）。因果推理能力在整个童年直到成年都在改变，从关注外界的、可见的和具体的联系，到关注内在的、基于心理的联系，这成为了将思维、感受和场景联系在一起的能力基础。

随着儿童的不断发展，他们变得更容易对某些事件的结果进行预期

（Keating，1990）。尽管某些认知发展较差的儿童也可以想到解决问题的策略，但还是需要更高级的认知能力来利用手段 – 目的的思考方式（Means-end Thinking）对这些问题解决方法进行评估（Holmbeck and Kendall，1991）。假设推理的成熟程度首先取决于对未来的假设的结果的想象能力（例如，如果我下次这样做会发生什么？），接着对于过去的假设性思维的理解得到提高（例如，如果我做了这件事会发生什么？）（Robinson and Beck，2000）。当假设的结果与目前的信念不一致时，这些任务对于认知发展较差的儿童来说会非常困难。同样，逻辑检验的能力也在发展，它体现在同时想到互相对立的证据和能够区别理论和现实（Harrington et al.，1998；Holmbeck et al.，2006）。在发展中，儿童逐渐可以检验一种场景的不同方面，而反思中的偏见也减少了（Vernon，2009）。

　　推理能力达到特定的复杂水平的标志是能够进行类比推理（Grave and Blissett，2004），也就是说，能够看到两件事情之间内在的联系，而不仅仅是认识到外在的相似之处。临床工作者有时利用类比推理来帮助儿童通过联系旧知识来理解新知识。然而，如果儿童缺乏理解和应用类比的推理能力，采用这种方法只会让孩子更为迷惑。

　　另一项对于认知行为疗法的应用相对重要的认知技能是元认知，元认知是思考自己的思考本身的能力。儿童首先学会检测他们自己的想法，然后认识到自己能够知道自己知道些什么，即使他们尚不能思考这种知识的含义。在发展中，儿童获得了将自己所思所想报告给他人的能力（Grave and Blissett，2004）和观察他们想法的一致性和准确性的能力（Keating，1990）。儿童逐渐变得越来越容易辨识自己的想法，将行为和想法区别开来，之后，儿童就会发展出更为精细的能力来区别思考和所见所思（Doherr et al.，2005；Sauter et al.，2009）。当儿童变得具有心理分析的能力时，他们就可以对自己的思维有更多的自动的反思（Grave and Blissett，2004；Sauter et al.，2009），继而有意识地去调节他们的思维（Doherr et al.，2005）。

　　最后，自我反思是个体将这些推理和元认知技能应用于他们自己的信念和行为中的能力。例如，思考一种情境的不同方面和检验互相对立的证据的能力让认知发展较好的儿童从各方面理解他们自身的优势和劣势，而不是认为自己要么好要么坏（Grave and Blissett，2004）。随着时间的推移，儿童就会发展出"内心独白"，包括思考他们内在生命的能力（Sauter et al.，2009；Shirk，1999），从而逐渐发展出自我，并不断加固，变得难以改变（Hoffman，2008）。

　　不幸的是，认知逐渐成熟的同时，某些心理障碍出现的可能性也增加了。例如，当孩子变得更容易进行自我评价时，他们同样也会更倾向于进行自我批评（Masten and Braswell，1991）。同样，发展越成熟的孩子越容易辨认出自己的不足之处，并且相信这些缺陷是稳定的、无法改变的特质。所以，临床工作者需要意识到认知发展在症状的减少和增加过程中是如何起作用的。

评估

　　由于认知技能随着时间会不断改变，所以在任何特定的时间点对儿童的发展水平进行评估都很重要。一些日常使用的评估方法常被用来收集元认知、系统性思考、认识后果和想出备选方法等信息（Holmbeck et al.，2006）。用到的问题例如，"当……时，你想到了什么""你现在想到了什么"等。智力测量同样被用来评估认知发展，例如，在儿童的韦氏智力测验（第四版，WISC- Ⅳ）中，相似性分测验就可以用来评估儿童的抽象推理能力（Sauter et al.，2009）。然而，智力测验的分量表可能并不能作为一个充分的、全面的指标来表明儿童的思维（Spritz and Sandberg，2010）。所以，尽管智力测验很有用，但一般不能对儿童认知发展的水平提供完整的描绘。如果有一套更正规的评估相关认知发展的体系，临床工作者就可以收集更多详细的信息来更为恰当地设计治疗方案。

　　我们在附录 2-A 中列出了几种现存的测量认知发展的工具。尽管其中并没有囊括所有可能的工具，但起码提供了一些评估儿童认知发展的几个重要方面的常用评估量表。并不是每种测量工具都要逐一使用，相反，我们应当在考虑哪种测验能指导对特定儿童制订治疗计划的前提下，逐步选择测量工具来获得信息。

对治疗计划的实践建议

　　尽管长期以来，研究者都在强调制订治疗计划时，评估个体的发展性技能的重要性，但这种因人而异的评估仍然处于起步阶段。在附录 2-B 中，我们推荐了几种方法来让临床工作者将发展和临床的知识相结合，来改进治疗计划，提高治疗效果。

社会性发展

在制订治疗计划时，同样需要对儿童社会性发展水平进行评估（Eyberg et al.，1998；Masten and Braswell，1991）。精神病理学的许多表现都影响人际关系或被人际关系所影响。对儿童心理问题发生的社会背景和儿童在处理他们的人际纷争时的表现进行研究，对治疗来说很关键。

与认知行为治疗技术的联系

社交技能的定义是"学会社交场合接受的行为，学会开始和维系一段与同伴和成人之间积极的关系"（Royer et al.，1999）。大量治疗期刊中的研究都致力于研究如何提升儿童与他人成功互动的能力（见表2-1）。认知行为治疗手册强调诸如与陌生人会面、交谈技能、处理社交问题、解决冲突、自愿行为和寻求社交支持等社交技能。例如，有情绪和行为问题的孩子可能在与同龄人打交道和正确评价社交场合的过程中面临困难（Quinn et al.，1999）。此外，一些孩子与跟他们相似的孩子（例如，有同样症状的小孩）结为朋友，这样就更加剧了他们的沉默或不正常行为。

认知行为治疗关注多种社交认知能力，例如观点采择、共情和亲社会行为。特别是，孩子们需要用观点采择技能来预期自己的行为会对别人产生何种影响（如Grave and Blissett；2004；Holmbeck et al.，2006；Weisz and Hawley，2002）。当要求儿童想象在假设的场景中他们和其他人会如何表现时，儿童的观点采择能力很可能影响他们的回答（Weisz and Weersing，1999）。角色扮演是认知行为疗法常用的一项技术，这种技术同样需要儿童从他人的角度来看问题。所以观点采择是一项关键的社交技能，在为特定儿童制订治疗计划时，应当考虑和评估儿童的观点采择能力。

社交能力的一般发展

认知行为疗法的一个重要目标是增强儿童的社交能力。一般来讲，儿童在发展过程中会通过人际关系来学习和掌握社交技能。社交技能的出现和表达起源于多种因素，并与发展的其他领域包括认知、情绪和生物方面相联系（Beauchamp and Anderson，2010）。

观点采择的能力只是正常社交能力发展的一部分。Selman（1980）将观点采择定义为"理解人的观点如何与他人的观点相联系、相协调，也就是说，这是人类理解自身以外的人的想法、需要和信念最核心的能力"。这种站在他人角度看问题的方式是有效互动的基础。

从童年到成年到观点采择的能力大致呈线性发展（Elfers et al.，2008）。社交能力未全面发展的儿童在这方面能力较差，他们不能超越自己看到他人的观点，甚至都不能意识到存在异于自己的观点（Fireman and Kose，2010）。这样就导致儿童用一种"自我中心"的方式交流，在这种情况下，他们通常会忽略他们的聆听者想知道什么的关键信息。渐渐地，儿童开始懂得存在不同于自己的视角。他们开始明白人们都有自己的目标、目的和期望，尽管他们可能并不能判断出具体是什么。

观点采择的能力具有多面性，它的不同成分在人不同的发展阶段出现。例如，儿童能够理解别人有不同于自身的观点，但却可能会认为他人的观点是错误的，只有自己的看法才能够反映现实。所以，儿童对社交信息的"正常"加工可能在成人看来会是扭曲的（Grave and Blissett，2004）。当儿童的社交性越来越成熟，他们通过他人视角来对自己的行为进行反思的能力会得到增强。这种能力的发展让年轻人逐渐学会了持有一个更公正客观的立场。

在社交能力发展的同时，随之而进行的认知的发展能够促使儿童理解观点是由头脑产生的，并非对现实的简单复制，相反，观点是对这个世界的解释和描述。这种觉察让儿童懂得了同一情境是如何产生不同观点的，外界和内在因素如何同时影响着个体观点的产生以及与之相联系的行为（Fireman and Kose，2010；Keating，1990）。

与观点采择的产生有关的另外一个重要方面是采纳别人观点的动机增强，这通常与亲社会行为的意图相联系（Eisenberg et al.，2009）。尽管观点采择的动机通常是社交能力健康发展的一种标志，但一些青少年还是试图提前预知人们在想什么，并且假设自己是别人关注的焦点；这种信念通常被称为假想观众（Keating，1990）。这种想法部分是由于正常的发展所致，但当它表现为自我意识过度膨胀或强迫性穷思竭虑时，就可能会存在问题。

儿童通常是在遭遇了不同种类、富有挑战性的社交情境后，逐渐获得了社交能力（Spence，2003）。具有适应性的社交技能能够帮助儿童形成积极的同伴关系，它包括表达自己积极的情感、参与同伴的活动、表现出关照的行为（例如，帮助和分享）、变得平易近人以及能够角色互换（例如，能够替对方着想）。总之，一旦儿童学会开始和维持积极的社会交往，好的同伴关系就会形成。

随着儿童的社交能力逐渐增强，他们开始发展出自控能力，这样就可以参加到有规则限制的游戏中，表现出更多亲社会行为，提高在同伴间的接纳度，避免被拒绝（La Greca and Prinstein，1999）。同时，早期获得的一些社交技能也很重要，如分享、帮助和合作。此外，亲社会的特征，如对他人友善、体贴，也会影响自身的接纳度。

当在解决人际冲突的时候，社交能力发展较弱的儿童倾向于使用身体攻击性更强的方式来应对；随着逐渐长大，儿童能慢慢学会利用更为间接的、关系攻击的方式来处理。一些孩子，尤其是那些有社交回避或情感反复无常的儿童，就可能成为受害者，被群体孤立。相反，那些擅长社交的孩子在解决人际冲突方面会采取较为合适的策略，并通常能有效地抑制和改变冲动和攻击性行为（Bierman et al.，2010）。

儿童所面临的关键社交挑战之一就是获得他人（尤其是同伴）的接纳。没有得到同伴接纳的青少年在解决冲突时会面临困难，无法得到朋友的支持。那些起码有一个朋友的孩子要比一个朋友也没有的孩子在情绪的处理上有更多的进步。可见，发展友谊的重要性和同伴的影响在逐渐增强（Crosnoe and Needham，2004）。社交能力较强的儿童之间的友谊更可能比较亲密，尤其对于女生来说，她们的友谊会表现出良好的沟通、自我暴露和信任（La Greca and Harrison，2005）。亲密感来源于社交观点采择的技能、成熟的对话技能以及逐渐生出的忠诚和共情。所以，儿童这些迅速发展的社交能力：采纳他人的观点、对社交问题想出多种解决方法以及在有所行动前思虑再三，都对亲密友谊的形成和成功建立社会关系有所助益（Parker and Asher，1993）。

当孩子的社交能力和认知能力都发展得较为完善时，他们的抽象和反思的能力也同样会带来新的社交痛苦。例如，青少年通常会在与同龄人的对比中对自己进行评价，并基于朋友的社会地位来判断自我的价值。青少年必须学会去找寻自己的社交位置、社交群体，对同伴的影响做出回应等。能够有效处理同伴压力的儿童，其社交和认知发展都更为超前，在富有挑战性的社交环境中更为自信（Bierman et al.，2010）。

评估

对儿童社会性发展的评估，特别是考虑到他们的同伴关系和友谊，对建立一个适合其年龄的治疗计划具有重要意义（La Greca and Prinstein，1999）。对儿童的社交能力和技能，常是通过角色扮演的图画或问卷来进行评估的（Maston and Wilkins，2009）。尽管多方法、多受测人的评估策略很花费时间和金钱，但它更容易提供最翔实的儿童社交优势和劣势的信息（Spence，2003）。

La Greca 和 Prinstein（1999）提出评估儿童社会功能的四个关键方面：

（1）孩子的同伴如何看待他？

（2）孩子的朋友和友谊是怎样的？

（3）孩子对自己与同伴间的交往有什么感受？同伴之间发生过不愉快的经历吗？

（4）孩子的人际技能有哪些？

在修正成人认知行为疗法来适应特定儿童的社交水平的过程中，这四个问题对治疗师来说非常重要。尽管一些行为评估量表（例如，儿童行为量表；Achenbach，1991）包括了关于社交能力的条目，但大多数量表并没有提供重点评估社交技能的测验，无法对治疗计划提供帮助。当然一些评估社交技能的测验也与青少年认知行为疗法密切相关，例如，对观点采择和沟通技能的测评。附录2-A列出了一些能够用来评估儿童社会性发展的成分的量表。

社交技能的获得和表现与解决人际问题能力的差别，与对社会性发展的评估有密切联系（Gresham，1997；Spence，2003）。例如，尽管一个孩子可能学会了某项社交技能，如开展一段对话，但在现实生活中，他可能无法有效地应用这种知识。行为表现的缺陷可能是由于强烈的感情（情绪紧张）、闯入性或焦虑的思维（想法）以及高情绪唤起（Gresham，1997）。所以，尽管问卷是评估社交技能知识的最常用的方法，但它们也并不能有效捕捉到技能获得和技能表现之间的不一致。对儿童社会技能的优势与劣势的观察将会是评估儿童与他人互动模式的一种辅助方式。

对治疗计划的建议

附录 2–B 中列举了一些利用儿童社交能力的发展来选择治疗的策略。其中一些建议旨在提高儿童的社交能力和特定的社交技能，而其他的建议则在于减少人际关系中的问题行为。不管临床工作者采用的是基于优势还是基于劣势的方法，临床建议在儿童认知行为治疗中改善社交互动都是一个核心的关键（La Greca and Prinstein，1999）。根据儿童的具体发展水平来设计治疗方案能够提高儿童更好地理解所教内容的可能性，让他们将所学的技巧应用于生活中，从而改善症状。

情绪发展

人类的一整套情绪技能让个体得以与世界有效地进行交流，研究者从不同方面对这些技能的概念进行了解释。Salovey 和 Mayer（1990）将情绪智力定义为"能够监控和分辨自身和他人的感受和情绪，并利用这些信息进行思考和行动的能力"。这些能力包括察觉和辨识情绪、利用情绪来帮助思考、理解情绪和管理情绪。Bar-On（1997）提供了一种对情绪智力不同的解释，他将其描述为"一系列非认知能力、资质和技能，能够影响个体成功应对环境需求和压力的能力"。他将情绪智力归为五类：个人内心、人际关系、压力管理、适应性和一般心境。Saarni（1999）将情绪能力分为八类：个体对自己情绪状态的觉察、识别他人的情绪、使用情绪词汇、共情和同情、能够区别内在情绪状态和外在情绪表达、适应性的应对、对人际关系的了解和情绪自我效能感。尽管我们对这些情绪技能的命名不同，但情绪智力和情绪能力有着不容忽视的重叠之处，并会共同发展。

与认知行为治疗技术的联系

与认知行为治疗密切相关的情绪技巧如下：

（1）认识和辨认情绪，能够觉察到自己和他人的情绪，拥有自己的情绪词汇库。

（2）理解情绪和情绪之间的关系，利用过去的情绪来预测将来的体验，辨识出内在情绪状态和外在情绪表达之间的区别。

（3）情绪管理，包括利用自我调节来降低情绪的强度或持续时间，能够自我管理并帮助他人。

理解认知模型中各成分的联系、参与认知重建和进行行为激活都需要关注自我的情绪能力。例如，要理解不同的想法带来不同的感受，个体必须学会意识到情绪，对其命名以及辨识不同的情绪。此外，对情绪强度和持续时间的觉察也是在治疗外监控情绪体验的一个必要部分，而一个情绪词汇库则可以让我们在治疗中对这些情绪进行讨论。

认知行为治疗也需要聚焦于他人的情绪智力。与别人相识、建立和维持一段社交关系都需要对他人情绪体验的理解。在解决社交问题或冲突时，个体必须能够将理解自身和他人情绪的技巧相结合。个体的情绪管理系统越发达，就越容易将在认知行为治疗中学到的技能用来进行情绪调节（Suveg et al.，2009）。

情绪技能的一般发展

儿童情绪的复杂性与日俱增（Saarni，1999）。情绪尚未成熟的孩子在描述他们的情绪体验时通常会诉诸躯体疾病或行为，且一次只会报告一种情绪（Bajgar et al.，2005）。情绪觉察的发展从对一般感受状态的识别（如"我感觉很好"），到更为具体的情绪（如"我感到愉快"），再到更为复杂的情绪（如"我感到尴尬""我感到内疚"），进而到能够同时识别多种甚至有所冲突的情绪（如"我又爱又恨"）（Ciarrochi et al.，2008）。

当儿童能够对自己的情绪状态进行更为复杂的解释时，他们也就开始能够意识到自己的情绪如何对自己生活的其他领域产生影响（Bajar et al.，2005）。另外，儿童也开始理解不同效价的情绪之间能够互相影响，例如，负面的感受在积极情绪的体验下可以有所缓解（Donaldson and Westerman，1986）。一旦孩子认识到自己复杂的情绪体验，他们也更能够对他人的情绪有所觉察（Ciarrochi et al.，2008）。所以，孩子是先将广泛的信息整合，然后再对自身的情绪进行理解和描述，继而才能对他人的情绪反应有同样的理解（Karniol and Koren，1987）。

当儿童开始理解情境和情绪之间的联系以及情绪体验的多样性时，他们更容易进行情绪推理（Grave and Blissett，2004）。情绪的发展让他们能够反思自己过去的感受，进而促进他们对目前情绪体验的理解（Saarni，1999）。这些技能正是从事认知行为治疗的核心能力。

情绪调节能力的发展贯穿了整个儿童期和成年期。随着儿童能够在管理自身感受的同时更好地整合他人情绪的信息，他们所拥有的情绪管理技巧会更为复杂。儿童逐渐会更多地谈论他们的情绪，女孩的这项技能发展更快一些（Wintre and Vallance，1994）。随着情绪能力的提升，儿童能够更好地对自己的内部情绪体验和外部情绪表达进行区分。与此相对，他们也开始学会去管理自己的情绪表达，以此来影响他人的情绪体验，例如，掩藏自己的情绪来避免伤害他人（Ciarrochi et al.，2001；Saarni，1999）。

评估

目前可用的测量儿童情绪智力的工具较少（Luebbers et al.，2007；Stough et al.，2009）。许多工具要么是新构建的，要么有待开发。一篇对儿童情绪能力的评估方式的综述文章总结道，现存的大多数测量方法聚焦于儿童的社交能力，几乎没有专门用来测量情绪能力的方法（Stewart-Brown and Edmunds，2003）。

现存的对情绪能力的测量方法包括父母或老师的观察、自陈量表和对儿童表现的评估。然而，这些不同的测量方法并不相关，所以它们可能评估的是情绪智力的不同方面（Ciarrochi et al.，2001）。一些对儿童表现的评估测量了多种情绪能力（如 Mayer-Salovey-Caruso 的情绪智力测验；Mayer et al.，2002），另外一些则注重测量一种特定的情绪技能（例如，辨识情绪化的面部表情的能力；Nowicki and Duke，1994）。附录 2–A 中呈现出一些现存的测量儿童和青少年情绪智力或能力的测验方法。

对治疗计划的实用建议

附录 2–B 中列举了一些如何利用儿童情绪能力的发展水平来选择治疗的策略。这些建议强调要帮助儿童学会辨识自己的情绪、建立情绪词汇库、管理自己的情绪以及意识到自己的行为如何影响他人的情绪。评估儿童在情绪能力方面的优势劣势是制订一个有效的认知行为治疗计划的不可或缺的一部分。

其他重要的发展性考虑

（1）语言和词汇。尽管只修正成人治疗手册中的语言并不足以达到基于发展水平改编的目的，但语言的改变依然必要。在对儿童进行认知行为治疗时应当使用清晰、简单和专用于儿童的词汇（Sauter et al.，2009）。临床工作者要意识到儿童能够接受的语言与其能够表达的语言之间的差距，会影响儿童理解或对治疗性需要进行回应的能力。

（2）执行功能。执行功能的发展与儿童的认知、社交和情绪能力的发展同时发生，执行功能可以让儿童有效地参与治疗（Grave and Blissett，2004）。所以，研究者需要对儿童的执行功能和认知行为疗法的目的之间的联系进行探索。

（3）治疗形式。实施治疗的背景（家庭、个人还是团体）是否合适或有效，取决于儿童的发展水平，尤其是在社交能力方面。

（4）性别、种族、社会经济地位、文化。发展常模的制订通常不会结合性别、种族、社会经济地位和文化等其他方面因素，但这些都对发展产生了重要影响。

（5）治疗细节。发展水平同样可以影响治疗会谈的长度、会谈的频率（一周两次、每周一次、每两周一次、一个月一次）、会谈次数和治疗整体持续时间（几周或几个月）。儿童保持注意力的能力、是否能记住会谈中讨论的内容、是否能在治疗外应用学会的新技能，都会影响在治疗进程中对这些治疗细节的决定。

总结和对未来的展望

在对儿童和青少年的认知行为干预中，根据来访者的发展水平修改治疗方案能够改善治疗的效果。现存的修改治疗方案的策略有如下几种：

（1）改变父母在治疗中的角色（如对于较小的儿童来说，父母应进行较多的主动辅导）。

（2）利用专门为该年龄设计的治疗手册。

（3）将特定治疗活动调整得具体化、复杂化、认知化、行为化或形象化一些。

以上这些修改是基于儿童的年龄，而不是根据对儿童发展水平进行多方面的系统评估后做出的改动。

临床工作者在利用认知行为治疗干预儿童和青少年的过程中，要注意识别每项认知行为治疗技术和儿童不同的能力发展之间的联系，同时要理解这些能力发展的一般轨迹，并学习一些评估这些能力发展的方法。我们要能够辨识与认知行为治疗过程有关的能力发展，包括认知、社交和情绪能力，能够提供这些能力发展的典型轨迹的信息，能够知道评估儿童发展水平的一些工具。最后，我们在书中提供了一些利用发展性评估的信息来安排治疗计划的建议。在未来的研究中，研究者应当进一步弄清具体临床技巧和能力发展之间的关系，进一步确认针对各领域（也就是认知、社交和情绪）特定发展水平的儿童进行治疗的最有效的方法。

当对儿童和青少年进行认知行为治疗干预时，临床工作者应当利用发展性的框架来确定所使用的干预策略是否是最有效的。同时，使用合适的评估儿童各方面发展水平的工具，能够使临床工作者在初始访谈时收集到有用的信息，进而设计治疗计划。基于发展水平的治疗计划修订能够影响认知行为疗法如何对儿童、青少年起作用，这样就可以加快症状减少的步伐，提高孩子的社会功能。

❑ **本章要点**

● 当治疗与儿童的能力发展相结合时，治疗会更加有效。

● 年龄和发展水平并不总是一致的。

● 临床工作者应当对认知、社交和情绪能力的正常发展有所了解，并要知道这种发展在多大程度上影响了儿童学习和实践治疗策略的能力。临床工作者应当将对儿童发展水平的评估作为治疗计划的一部分。

● 认知行为疗法通常被用作大范围临床技能的上位概念，其中的一些技术要比其他治疗技术更适合用于解决发展性问题。

● 发展性技能在认知行为疗法的应用过程中尤为重要，它包括认知（如推理、元认知和自我反思）、社交（如观点采择和共情）和情绪（如情绪感知、情绪辨识、情绪理解和情绪调节）。

❑ **自测题**

2.1　判断对或错：青少年在应用认知行为策略时总是优于更年幼的儿童。

2.2　如果要在治疗计划中采用有发展敏感性的框架，那么以下哪项不是使用这种策略的理由？

　　A. 不同的治疗策略需要不同发展性技能。

　　B. 发展水平影响儿童学习和应用治疗技能的能力。

　　C. 各方面的发展水平在每个年龄段都是统一的。

　　D. 不同方面如认知、社交和情绪方面的发展是相互依存的。

2.3　在治疗中，治疗师要求小强尼来辨识当他在想"不管怎么样，这场数学考试我都会考砸的"时的感觉，他感到沮丧，并不怎么想去准备考试了。在以下四种发展性技能中，哪一项是理解这种联系时必须用到的？

A. 元认知和观点采择。

B. 因果推理和情绪识别。

C. 自我反思和社交技能。

D. 假设性思考和情绪管理。

2.4　判断对或错：将成人的语言改为更适合儿童的语言是为儿童改编认
知行为疗法的最主要的方法。

2.5　临床工作者在＿＿＿＿＿＿＿＿＿＿，应当对儿童的发展水平进行评估。

A. 治疗前

B. 介绍一种新的具有挑战性的发展技能之前

C. 实施用来提高发展性技能的策略之后

D. 以上所有

□ 参考文献

Achenbach TM: Integrative Guide for the 1991 CBCL/4–18, YSR, and TRF Pro-
files. Burlington, University of Vermont, Department of Psychiatry, 1991

Artman L, Cahan S, Avni-Babad D: Age, schooling and conditional reasoning. Cogn
Dev 21:131–145, 2006

Bacow TL, Pincus DB, Ehrenreich JT, et al: The Metacognitions Questionnaire for
Children: development and validation in a clinical sample of children and ad-
olescents with anxiety disorders. J Anxiety Disord 23:727–736, 2009

Bajgar J, Ciarrochi J, Lane R, et al: Development of the Levels of Emotional Aware-
ness Scale for Children (LEAS-C). Br J Dev Psychol 23:569–586, 2005

Bar-On R: The Bar-On Emotional Quotient Inventory (EQ-i): A Test of Emotional
Intelligence. Toronto, ON, Canada, Multi-Health Systems, 1997

Bar-On R, Parker JDA: Emotional Quotient Inventory: Youth Version (EQ-i:YV).
Toronto, ON, Canada, Multi-Health Systems, 2000

Beauchamp MH, Anderson V: SOCIAL: an integrative framework for the develop-
ment of social skills. Psychol Bull 136:39–64, 2010

Beck AT, Rush J, Shaw BF, et al: Cognitive therapy of depression. New York, Guil-
ford Press, 1979

Bierman KL, Torres MM, Schofield HL: Developmental factors related to the as-
sessment of social skills, in Practitioner's Guide to Empirically Based Mea-
sures of Social Skills (ABCT Clinical Assessment Series). Edited by Nangle
DW. New York, Springer, 2010, pp 119–134

Bornstein MR, Bellack AS, Hersen M: Social-skills training for unassertive children: a multiple-baseline analysis. J Appl Behav Anal 10:183–195, 1977

Bryant BK: An index of empathy for children and adolescents. Child Dev 53:413–425, 1982

Cartwright-Hatton S, Mather A, Illingworth V, et al: Development and preliminary validation of the Meta-Cognitions Questionnaire—Adolescent Version. J Anxiety Disord 18:411–422, 2004

Chorpita BF: Modular Cognitive-Behavioral Therapy for Childhood Anxiety Disorders. New York, Guilford, 2007

Christophersen ER, Mortweet SL: Treatments That Work With Children: Empirically Supported Strategies for Managing Childhood Problems. Washington, DC, American Psychological Association, 2002

Ciarrochi J, Chan AY, Bajgar J: Measuring emotional intelligence in adolescents. Pers Individ Dif 31:1105–1119, 2001

Ciarrochi J, Heaven PC, Supavadeeprasit S: The link between emotion identification skills and socio-emotional functioning in early adolescence: a 1-year longitudinal study. J Adolesc 31:565–582, 2008

Crosnoe R, Needham B: Holism, contextual variability, and the study of friendships in adolescent development. Child Dev 75:264–279, 2004

Delis DC, Kaplan E, Kramer JH: The Delis-Kaplan Executive Function System. San Antonio, TX, The Psychological Corporation, 2001

Doherr L, Reynolds S, Wetherly J, et al: Young children's ability to engage in cognitive therapy tasks: associations with age and educational experience. Behav Cogn Psychother 33:201–215, 2005

Donaldson SK, Westerman MA: Development of children's understanding of ambivalence and causal theories of emotions. Dev Psychol 22:655–662, 1986

Durlak JA, Furhman T, Lampman C: Effectiveness of cognitive-behavior therapy for maladapting children: a meta-analysis. Psychol Bull 110:204–214, 1991

D'Zurilla TJ, Nezu AM, Maydeu-Olivares A: Social problem solving: theory and assessment, in Social Problem Solving: Theory, Research, and Training. Edited by Chang EC, D'Zurilla TJ, Sanna LJ. Washington, DC, American Psychological Association, 2004, pp 11–27

Eisenberg N, Morris AS, McDaniel B, et al: Moral cognitions and prosocial responding in adolescence, in Handbook of Adolescent Psychology, Vol 4: Individual Bases of Adolescent Development, 3rd Edition. Edited by Lerner RM, Steinberg L. Hoboken, NJ, Wiley, 2009, pp 229–265

Elfers T, Martin J, Sokol B: Perspective taking: a review of research and theory extending Selman's developmental model of perspective taking. Adv Psychol Res 54:229–262, 2008

Eyberg SM, Schuhmann EM, Rey J: Child and adolescent psychotherapy research: developmental issues. J Abnorm Child Psychol 26:71–82, 1998

Fireman GD, Kose G: Perspective taking, in A Clinician's Guide to Normal Cognitive Development in Childhood. Edited by Sandberg EH, Spritz BL. New York, Routledge/Taylor & Francis, 2010, pp 85–100

Flavell JH, Green FL, Flavell ER: Development of children's awareness of their own thoughts. J Cogn Dev 1:97–112, 2000

Goodnow JJ: A test of milieu differences with some of Piaget's tasks. Psychol Monogr 76:555, 1962

Grave J, Blissett J: Is cognitive behavior therapy developmentally appropriate for young children? A critical review of the evidence. Clin Psychol Rev 24:399–420, 2004

Gresham FM: Social competence and students with behavior disorders: where we've been, where we are, and where we should go. Educ Treat Children 20:233–249, 1997

Gresham FM, Elliot SN: The Social Skills Rating System. Circle Pines, MN, American Guidance Services, 1990

Halpern-Felsher BL, Cauffman E: Costs and benefits of a decision: decision-making competence in adolescents and adults. J Appl Dev Psychol 22:257–273, 2001

Harrington R, Wood A, Verduyn C: Clinically depressed adolescents, in Cognitive-Behaviour Therapy for Children and Families. Edited by Graham P. Cambridge, UK, Cambridge University Press, 1998, pp 156–193

Hoffman ML: Empathy and prosocial behavior, in Handbook of Emotions, 3rd Edition. Edited by Lewis M, Haviland-Jones JM, Barrett LF. New York, Guilford, 2008, pp 440–455

Holmbeck GN, Kendall PC: Clinical-childhood-developmental interface: implications for treatment, in Handbook of Behavior Therapy and Psychological Science: An Integrative Approach. Edited by Martin PR. Elmsford, NY, Pergamon, 1991, pp 73–99

Holmbeck GN, Colder C, Shapera W, et al: Working with adolescents: guides from developmental psychology, in Child and Adolescent Therapy: Cognitive-Behavioral Procedures, 2nd Edition. Edited by Kendall PC. New York, Guilford, 2000, pp 334–385

Holmbeck GN, O'Mahar K, Abad M, et al: Cognitive-behavioral therapy with adolescents: guides from developmental psychology, in Child and Adolescent Therapy: Cognitive-Behavioral Procedures, 3rd Edition. Edited by Kendall PC. New York, Guilford, 2006, pp 419–464

Janveau-Brennan G, Markovits H: The development of reasoning with causal conditionals. Dev Psychol 35:904–911, 1999

Karniol R, Koren L: How would you feel? Children's inferences regarding their own and others' affective reactions. Cogn Dev 2:271–278, 1987

Keating D: Adolescent thinking, in At the Threshold: The Developing Adolescent. Edited by Feldman SS, Elliot GR. Cambridge, MA, Harvard University Press, 1990, pp 54–89

Kendall PC: The Coping Cat Workbook. Ardmore, PA, Workbook Publishing, 1990

Kendall PC, Choudhury MS, Hudson JL, et al: The C.A.T. Project Manual: Manual for the Individual Cognitive-Behavioral Treatment of Adolescents With Anxiety Disorders. Ardmore, PA, Workbook Publishing, 2002

La Greca AM, Harrison HM: Adolescent peer relations, friendships, and romantic relationships: do they predict social anxiety and depression? J Clin Child Adolesc Psychol 34:49–61, 2005

La Greca AM, Prinstein MJ: Peer group, in Developmental Issues in the Clinical Treatment of Children. Edited by Silverman WK, Ollendick TH. Needham Heights, MA, Allyn & Bacon, 1999, pp 171–198

Lazarus AA, Abramovitz A: The use of "emotive imagery" in the treatment of children's phobias. J Ment Sci 108:191–195, 1962

Leahy RL: Cognitive therapy of childhood depression: developmental considerations, in Cognitive Development and Child Psychotherapy: Perspectives in Developmental Psychology. Edited by Shirk SR. New York, Plenum, 1988, pp 187–204

Litschge CM, Vaughn MG, McCrea C: The empirical status of treatments for children and youth with conduct problems: an overview of meta-analytic studies. Res Soc Work Pract 20:21–35, 2010

Lohman DF, Hagen EP: The Cognitive Abilities Test: Form 6. Itasca, IL, Riverside Publishing, 2001

Luebbers S, Downey LA, Stough C: The development of an adolescent measure of EI. Pers Individ Dif 42:999–1009, 2007

March JS, Mulle K: OCD in Children and Adolescents: A Cognitive-Behavioral Treatment Manual. New York, Guilford, 1998

Masten AS, Braswell L: Developmental psychopathology: an integrative framework, in Handbook of Behavior Therapy and Psychological Science: An Integrative Approach. Edited by Martin PR. Elmsford, NY, Pergamon, 1991, pp 35–56

Matson JL, Wilkins J: Psychometric testing methods for children's social skills. Res Dev Disabil 30:249–274, 2009

Matson JL, Rotatori AF, Helsel WJ: Development of a rating scale to measure social skills in children: the Matson Evaluation of Social Skills with Youngsters (MESSY). Behav Res Ther 21:335–340, 1983

Mavorveli S, Petrides KV, Shove C, et al: Investigation of the construct of trait emotional intelligence in children. Eur Child Adolesc Psychiatry 17:516–526, 2008

Mayer JD, Caruso DR, Salovey P: Emotional intelligence meets traditional standards for an intelligence. Intelligence 27:267–298, 2000

Mayer JD, Salovey P, Caruso DR: Mayer-Salovey-Caruso Emotional Intelligence Test (MSCEIT): User's Manual. Toronto, ON, Canada, MHS Publishers, 2002

Merrell K: Helping Students Overcome Depression and Anxiety: A Practical Guide. New York, Guilford, 2001

Nowicki S, Duke MP: Individual differences in the nonverbal communication of affect: the Diagnostic Analysis of Nonverbal Accuracy Scale. J Nonverbal Behav 18:9–35, 1994

Ollendick TH, Grills AE, King NJ: Applying developmental theory to the assessment and treatment of childhood disorders: does it make a difference? Clin

Psychol Psychother 8:304–314, 2001

Parker JG, Asher SR: Friendship and friendship quality in middle childhood: links with peer group acceptance and feelings of loneliness and social dissatisfaction. Dev Psychol 29:611–621, 1993

Petrides KV, Sangareau Y, Furnham A, et al: Trait emotional intelligence and children's peer relations at school. Soc Dev 15:537–547, 2006

Piaget J: Development and learning (1964), in Piaget Rediscovered. Edited by Ripple RE, Rockcastle VN. Ithaca, NY, Cornell University, School of Education, 2006, pp 7–20

Quinn M, Kavale KA, Mathur SR, et al: A meta-analysis of social skill interventions for students with emotional or behavioral disorders. J Emot Behav Disord 7:54–64, 1999

Robinson EJ, Beck S: What is difficult about counterfactual reasoning? in Children's Reasoning and the Mind. Edited by Mitchell P, Riggs KJ. Hove, East Sussex, UK, Psychology Press, 2000, pp 101–119

Ross JD, Ross CM: Ross Test of Higher Cognitive Processes. Novato, CA, Academic Therapy Publications, 1976

Royer E, Desbiens N, Bitaudeau I, et al: The impact of a social skills training program for adolescents with behaviour difficulties. Emotional and Behavioural Difficulties 4:4–10, 1999

Ruma PR, Burke RV, Thompson RW: Group parent training: is it effective for children of all ages? Behav Ther 27:159–169, 1996

Saarni C: The Development of Emotional Competence (Guilford Series on Social and Emotional Development). New York, Guilford, 1999

Salovey P, Mayer JD: Emotional intelligence. Imagin Cogn Pers 9:185–211, 1990

Sauter FM, Heyne D, Westenberg PM: Cognitive behavior therapy for anxious adolescents: developmental influences on treatment design and delivery. Clin Child Fam Psychol Rev 12:310–335, 2009

Sauter FM, Heyne D, Blote AW, et al: Assessing therapy-relevant cognitive capacities in young people: development and psychometric evaluation of the Self-Reflection and Insight Scale for Youth. Behav Cogn Psychother 38:303–317, 2010

Selman RL: The Growth of Interpersonal Understanding: Developmental and Clinical Analyses. New York, Academic Press, 1980

Shirk S: Developmental therapy, in Developmental Issues in the Clinical Treatment of Children. Edited by Silverman WK, Ollendick TH. Needham Heights, MA, Allyn & Bacon, 1999, pp 60–73

Spence SH: Social skills training with children and young people: theory, evidence, and practice. Child Adolesc Ment Health 8:84–96, 2003

Spritz BL, Sandberg EH: The case for children's cognitive development: a clinical-developmental perspective, in A Clinician's Guide to Normal Cognitive Development in Childhood. Edited by Sandberg EH, Spritz BL. New York, Routledge/Taylor & Francis, 2010, pp 3–19

Stallard P: Cognitive behavior therapy with children and young people: a selective review of key issues. Behav Cogn Psychother 30:297–309, 2002

Stark KD, Goldman E, Jensen P: Treating Depressed Children: Therapist Manual for "ACTION." Ardmore, PA, Workbook Publishing, 2007

Stewart-Brown S, Edmunds L: Assessing emotional intelligence in children: a review of existing measures of emotional and social competence, in Educating People to Be Emotionally Intelligent. Edited by Bar-On R, Maree JG, Maurice J. Westport, CT, Praeger Publishers/Greenwood Publishing Group, 2003, pp 241–257

Stough C, Saklofske DH, Parker JD: Assessing Emotional Intelligence: Theory, Research, and Applications (Springer Series on Human Exceptionality). New York, Springer Science and Business Media, 2009

Suveg C, Sood E, Comer JS, et al: Changes in emotion regulation following cognitive-behavioral therapy for anxious youth. J Clin Child Adolesc Psychol 38:390–401, 2009

Vernon A: More of What Works When With Children and Adolescents: A Handbook of Individual Counseling Techniques. Champaign, IL, Research Press, 2009

Vygotsky L: Interaction between learning and development, in Mind and Society. Edited by Cole M, John-Steiner V, Scribner S, et al. Cambridge, MA, Harvard University Press, 1978, pp 79–91

Weisz JR, Hawley KM: Developmental factors in the treatment of adolescents. J Consult Clin Psychol 70:21–43, 2002

Weisz JR, Weersing VR: Developmental outcome research, in Developmental Issues in the Clinical Treatment of Children. Edited by Silverman WK, Ollendick TH. Needham Heights, MA, Allyn & Bacon, 1999, pp 457–469

Weisz JR, Weiss B, Han SS, et al: Effects of psychotherapy with children and adolescents revisited: a meta-analysis of treatment outcome studies. Psychol Bull 117:450–468, 1995

Weisz JR, McCarty CA, Valeri SM: Effects of psychotherapy for depression in children and adolescents: a meta-analysis. Psychol Bull 132:132–149, 2006

Wintre MG, Vallance DD: A developmental sequence in the comprehension of emotions: intensity, multiple emotions, and valence. Dev Psychol 30:509–514, 1994

附录 2-A 认知、社交和情绪方面发展性技能的评估工具

发展性技能	评估方法	引用出处	年龄
认知发展			
决策	决策情境	Halpern-Felsher, Cauffman 2001	6—12 年级和年轻人
抽象、系统性、因果和逻辑推理	Delis-Kaplan 执行功能系统（DKEFS）	Delis et al., 2001	8—89 岁
条件和逻辑推理	条件三段论测试	Artman et al., 2006	7—9 年级
假设和因果推理	多选项生成任务	Janveau-Brennan, Markovits 1999	1—6 年级
条件推理	条件推理任务	Janveau-Brennan, Markovits 1999	1—6 年级
推理和问题解决	认知能力测验，表 6	Lohman, Hagen 2001	5—18 岁
系统性推理	联合任务（CT）	Goodnow 1962	10—11 岁
批判性思维	高级认知过程 Ross 测验	Ross, Ross 1976	4—6 年级
元认知	儿童元认知问卷（MCQ-C）	Bacow et al., 2009	7—17 岁
元认知	青少年元认知问卷（MCQ-A）	Cartwright-Hatton et al., 2004	7—17 岁
元认知	思维任务	Flavell et al., 2000	5 岁到成年
自我反思和内省	青少年自我反思和内省量表	Sauter et al., 2010	9—18 岁

续表

发展性技能	评估方法	引用出处	年龄
社会性发展			
社交观点采择	人际理解访谈	Selman 1980	4.5—32 岁
社交技能	社交技能评分系统（SSRS）	Gresham, Elliot 1990	幼儿园到 6 年级
社交技能	青少年社交技能 Matson 评估问卷	Matson et al., 1983	4—18 岁
自信；社交问题解决技能	社交问题解决量表修订版（SPSI-R）	D'Zurilla et al., 2004	13 岁
友谊质量	友谊质量问卷	Parker, Asher 1993	7—12 岁
共情	Bryant 儿童、青少年共情能力指标	Bryant 1982	1、4、7 年级
自信；社交技能	儿童自信行为测验（BAT-C）	Bornstein et al., 1977	8—13 岁

续表

发展性技能	评估方法	引用出处	年龄
情绪发展			
情绪知觉、情绪理解、情绪管理	青少年斯文本大学情绪智力测验（A-SUEIT）	Luebbers et al., 2007	11—18 岁
情绪知觉、情绪理解、情绪管理	情商量表：青少年版（EQ-i：YV）	Bar-On, Parker 2000	7—18 岁
情绪知觉、情绪识别、情绪管理	情绪智力问卷：儿童版（TEIQue-CF）	Mavorveli et al., 2008	8—12 岁
情绪知觉、情绪识别、情绪管理	情绪智力问卷：青少年版（TEIQue-AF）	Petrides et al., 2006	13—17 岁
情绪识别	非言语行为诊断分析量表，表 2（DANVA2）	Nowicki, Duke 1994	6—10 岁
情绪知觉、情绪理解、情绪管理	Mayer-Salovey-Caruso 情绪智力测验：青少年版	Mayer et al., 2002	12—18 岁

附录 2-B 根据认知、社会性和情绪发展制订治疗计划的实践性建议

治疗需要	发展性技能	临床建议
认知发展		
问题解决 a. 产生解决方法 b. 评估解决方法	假设、系统性、逻辑和因果推理	推理能力发展尚未成熟的儿童可能需要治疗师花更多时间来教授其如何检验每个解决方法，在评估可能的解决方案时进行更多的练习，在这个过程中他们需要治疗师和父母提供支持。
连接想法、感受和行为；使用"如果……那么……"句式（例如，"如果我想到……，那么我会感到……"）	条件和假设推理	对于尚未发展出假设推理能力的儿童，治疗师应避免使用"如果……那么……"句式。应用生动形象的活动激发儿童的情绪，帮助儿童通过当下的体验来建立联系。 治疗师练习给原因和结果贴上详细的标签。 当解释想法、感受和行为之间的联系时，治疗师要检查儿童是否了解了三者中任意两者之间的关系，确保认知发展不全面的儿童能够在进行下一步治疗前理解这些联系。
区分想法、感受和行为；意识到三者之间的关系	抽象和因果推理	在儿童的抽象推理发展尚未成熟时，我们建议治疗师采用更为具体、视觉化的方法。 在角色扮演中，治疗师可利用卡通人物或玩偶、图画（例如，脑袋里有想法，胃里或心里有感受，手上的行为）或几何图案表现复杂概念。 将想法、感受和行为用线连在一起）能够帮助儿童更好地理解复杂概念。 这些技术更适合于容易理解外界构造，对内部心理解理解有困难的儿童。
认知重建；检验支持和驳斥了儿童信念的证据	系统性和逻辑推理	认知能力发展不成熟的儿童需要花很多努力才能做到无偏见，同时会给支持自己观点的证据赋予更多权重。 儿童在将客观事实和自己的信念分离的过程中会遇到困难，而这种分离对于认知尚未成熟的儿童来说是必要的。 治疗师可利用其他认知重建的技术来预防认知尚未成熟的儿童（例如，有两个可选择的解释，有帮助和没有帮助的想法）。

续表

治疗需要	发展性技能	临床建议
认知发展		
思维监控和认知重建；反应过去和将来思维的模式	关于过去和未来的假设推理	对于过去的假设推理的发展一般会滞后于对未来的推理。对于认知发展尚未成熟的儿童，治疗师首先应当关注当下，而非过去或者未来。问儿童"当你……的时候，你会感到……"，然后再问更进一步"下次你想到……的时候，你会感受到……"或"如果你之前这么想，你可能会感到……"
利用类比和类喻的方法来表达信息	抽象和类比推理	尽量简单。尽管类比喻可以使信息更容易被记忆和掌握，但当儿童发展出这类推理能力时，他们仍会感到很困惑。
辨认和意识到儿童的认知扭曲以便进行修正	逻辑推理	一些"认知扭曲"可能正常，并且与心理病理学无关。典型的但适应不良的思维错误可能非常棘手。临床工作者需要训练儿童让他们学会接个度思考（例如，除了黑黑白白之外，还要看到灰灰）。
辨识自己的思维；意识到负性思维和认知扭曲。	元认知；自我反思	儿童首先需要有能力辨认他们的整体想法，然后他们才能意识到自己的负性思维。首先应当教儿童学会辨别思维，然后帮助治疗师向儿童解释思维。 对于元认知能力发展不成熟的儿童，思维泡泡的卡通能够帮助治疗师向儿童解释思维，尽管这对于元认知尚未成熟的儿童依然比较难以理解。 询问儿童"你喜欢什么"，然后帮助他们看到自己的回答就是一个思维。"例如，你，你的头脑告诉你，你喜欢……" 在会谈中辨认儿童当下的和过去的想法，而不是去让孩子回想某个情境，进而来辨识过去的思维之间，后者需要较少的认知能力。

治疗需要	发展性技能	临床建议
认知发展		
反省；理解自我，改变自我的动机	自我反思	儿童在自我形成的过程中，面对威胁到他们脆弱自我的信息时，会感到焦虑，这可能会阻碍治疗的进展。动机性会谈技术可能会有助于促进儿童做出改变的决定，这样比起治疗师直接指导儿童改变更为有效。
将治疗中学到的新技能应用到日常生活中	自我反思；无认知	对于认知尚未发展成熟的儿童，他们在治疗之外不能很好地反思自己的想法，这时，看护者就需要提供支持。父母可以在家当教练的角色，来鼓励儿童对自己的思考进行思考。临床工作者可以帮助儿童意识到自己生理上的感觉或情绪上的反应，这些会引导他们对自己的思考进行反思。
社会性发展		
挑战负面思维；站在他人的视角看问题，学会采纳别人的观点	高级的观点采择；意识到他人观点的存在和有效性。	对于没有表现出高级观点采择能力的儿童，有效的治疗不应较多地去挑战儿童的错误思维。相反，治疗师应当更多地训练儿童的社交技能，来纠正其问题行为。
学习解决社交问题	在解决社交问题时反思自己行为的能力；找出使适应不良行为在延续下来的因素。	治疗师应从多个途径（通过父母和老师）评估儿童的社交能力和劣势。治疗师应创建儿童的优势和劣势的剖面图；针对儿童特定的人际交往技能缺陷进行干预方案的设计；治疗师应通过心理教育，做榜样，角色扮演，表现反馈，强化和日常生活中的练习来巩固儿童已有的技能。

续表

治疗需求	发展性技能	临床建议
社会性发展		
自信训练；理解自己的言行对别人的影响	理解与他人交往中的因果对应关系；预测他人的社交行为	对于自信心的培养，治疗师首先应当让儿童学会掌控自己自信行为，然后帮助他们完整认识到自己的行为是如何影响他人的。治疗师和儿童利用简单的角色扮演和设计情境来展示儿童行为可能导致的不同结果。
面见陌生人；开始、维持和结束对话	角色采择的技能；转换和假设观点视角的能力	对于社交能力发展尚未成熟的儿童，他们完成角色扮演可能会有困难。首先，要让他们学会面见陌生人时具体的行为（比如，介绍自己、友善地、积极倾听）；然后让儿童观看适当的视频，学会辨认他人如何成功或失败地与人交往，以此来代替角色扮演或多方观点采择。
发展和维持同伴关系；理解心情、对话和行为如何对对关系产生影响；关注别人而非自己	共情	有些自我调节困难的孩子可能会在共情方面出现问题，例如，他们对他人痛苦的共情会使自己的痛苦程度上升，并且极有可能导致情绪过度唤起、焦虑和对自己不断加重的痛苦的回应。他们也可能会通过不再与他人来往，以此作为对他人痛苦的回应。临床治疗师可以帮助管理自己由于共情而产生的痛苦，维持对自己情绪的控制。
理解同伴关系如何影响心情	自我反思；观点采择	尽管孩子们会说自己有一群健康的朋友，但还是当对他们的友谊的质量和状态进行评估。帮助儿童识别自己社交关系和心情之间的联系。教会孩子们在近些关系的背景下监测自己的心情。
寻求社会支持；增强社交技能	自我反思；社交技能	对于在社交方面比较擅长，没有表现出明显社交困难的儿童，临床治疗师可以提升孩子们人际间的力量，并且将寻求社交支持作为对应对压力的一种潜在应对策略。

续表

治疗需要	发展性技能	临床建议
改善、提升同伴关系	社交技能（例如，对话技巧，学会提问）	社交技能发展不成熟的儿童与成人交谈的能力还有欠缺，并且无法掌握细微的人际技能，如利用提问未开始对话或对他人进行积极微妙的评论。有些社交技能对社交能力有欠缺的儿童未况应当首先掌握。例如，进行目光交流、微笑，友善地打招呼等。
解决冲突；人际协商	观点采择；合作；互惠主义；评价他人的意愿	配对对治疗中的两个小儿童的观点采择能力和人际协商的技能应当相当，这样才能促使他们之间更好地沟通。配对咨询用未为较为攻击型的、回避型的儿童提供帮助，咨询中的两名儿童的沟通方式会相互对立，以此未进行社交技能的训练，帮助他们互相学习。在同伴治疗中，未访问父母或儿童的父母，儿童可以选择一名同伴参加一到两次会谈。利用生动具体的场景（例如，共同反思）辨识进而修正适应不良的交往模式。
情绪发展		
监控感受；意识到自己的、同时出现的多面的、的感受	知觉、辨认和觉察到自己的情绪强度；体验到瞬时多面化的情绪。	没有能力反思自己情绪体验的儿童面对现实中复杂的行为时，可能不能很好地进行情绪的监控。治疗师帮助儿童生动地命名和描述情绪体验。治疗师教会父母帮助孩子未描述治疗之外的情绪中的情绪体验。为了提升儿童对同时产生的不同情绪的觉察能力，治疗师可以教儿童在情绪出现时，对不同的感受进行扫描。

续表

治疗需要	发展性技能	临床建议
认识到思维或行为的变化会影响情绪	知觉、辨认和理解自己的情绪	尚不能描述自己情绪强度的不同发展水平的儿童在注意自己情绪的变化如何由想法或行为引起时,会遇到困难。 治疗师利用视觉表征(如情绪温度计)帮助儿童意识到表明自己情绪强度的指标(如躯体的感受)。
描述情绪体验	情绪词汇	对于情绪词汇库有限的儿童,治疗师应当试着拓展他们对于情绪体验的理解,治疗师可以帮助儿童通过感受确认或练习定义未定义的情绪,谈论情绪,继而让他们意识到自己在不同情境下的情绪体验。 治疗师利用呈现不同面孔表现的图片这来帮助儿童将情绪标签与外在的情绪感受联系在一起(如面部表情卡或面孔区域拼图等)。

情绪发展

治疗需要	发展性技能	临床建议
发展和维持社交关系	意识到他人的情绪;情绪管理	治疗师帮助情绪发展尚未成熟的儿童发展出对自身情绪的认识,以更好地理解他人。 治疗师练习描述自己或父母的情绪体验;鼓励父母在家里多谈论自己的情绪,帮助孩子建立情绪、他人际情境和情绪表达之间的联系。 治疗师利用他人的小故事(通过讲述或展示小玩偶)来展示他人的情绪体验。
解决社交问题;解决冲突	意识到自己和他人的情绪;情绪管理	设计提高对他人情绪体验的理解的活动,能够帮助儿童更好地解决冲突。 在会谈中,练习在角色扮演中的放松技术能够帮助儿童能够调节自己的情绪体验,帮助儿童准备好去面对现实生活中的冲突情境。 如果儿童的情绪管理技能基本没有发展出来,那么在期望儿童进行有效的社交问题解决之前,应当提高儿童的情绪调节技能。 家长在解决冲突方面可以进行示范,可以教导孩子在冲突发生和冲突发生前和冲突发生中如何有效利用情绪调节技术。

第三章

多元文化下的儿童与青少年

Rebecca Ford-Paz　哲学博士
Gayle Y. Iwamasa　哲学博士

在多元文化日益兴盛的现代社会，治疗师必须学会在面对具有不同社会背景的来访者时，还能保持较高的工作效率。所谓文化，就是具有相同属性的一个特定群体，这个群体拥有相同的传统、相同的信仰，还有相同的规范与价值观（U.S. Surgeon General，2001）。一般而言，文化对于塑造个体的身份会起到至关重要的作用，而且包括来自不只一种少数文化群体的个体。种族、民族、国家、宗教、年龄、移民身份、性别、能力、性取向与收入水平，这些因素都有可能影响治疗关系、诊断与治疗。

在本章中，我们会重点讨论文化的重要性，考察对于不同文化背景的个体使用认知行为疗法的利与弊，并识别哪些因素是影响不同文化背景儿童治疗的首要因素。我们还会尝试临床推荐的内容，以补充来自不同文化背景的儿童与青少年对认知行为治疗的反应。

到目前为止，已经有大量的文献对文化胜任力这一问题做出了讨论（见Sue and Sue，2003；Sue et al.，2009），所以本章就不再聚焦于文化胜任力这一议题了。一般而言，一个好的认知行为治疗师会根据来访者的情况，形成个案概念化，并制订出相应的治疗计划，因而个体差异应该是影响治疗过程的一个核心要素。遗憾的是，在心理健康培训项目中，多元文化这一问题并没有得到足够的重视（Iwamasa，1996），因而治疗师接受的培训就不够全面，这也阻碍了认知行为治疗师同时兼顾临床疗效与文化差异。由于来自少数文化群体的治疗师与其他治疗师接受的培训是一样的，因而现有的培训体系假设：治疗师本人的肤色或其所在的文化群体对其治疗能力没有影响，治疗师没有文化偏见，而且还有与生俱来的跨文化的专长（Iwamasa，1996）。我们知道，事实并非如此。因而，来自任何文化群体的治疗师都有必要接受多元文化的培训。

由于本书的其他章节会谈及为文化和种族上的少数群体设计的针对不同问题的治疗策略，所以本章就聚焦于一个具有共同性的主题，即如何与来自不同文化背景的来访者一起工作，但并不会针对如何与某一特定的文化群体进行特定的干预展开讨论。

健康差异与循证治疗

为什么在推广认知行为治疗的时候，考虑文化问题显得如此重要呢？根据美国人口普查局的数据调查（2008）显示，少数种族与少数民族现在已经占到了美国总人口的 1/3，而且预计到 2042 年会超过总人口的一半。在某些人群中，这一比例会上升得更加迅速：少数种族和少数民族的儿童，预计到 2023 年会占到美国儿童总数的一半（U.S. Census Bureau，2008）。而与这一人口学数据成为鲜明对比的是，美国心理学会报告：截止到 2006 年，被认证的心理学家中有 85% 是欧裔美国人。因而，这些治疗师就不可避免地需要与来自不同文化背景的来访者一起工作（Pantalone et al.，2010）。所以说，在循证治疗中关注文化胜任力是非常及时的。

美国卫生局局长对于少数种族与少数民族个体的心理健康差距的报告（U.S. Surgeon General，2001）指出了一系列需要我们关注的问题。这些少数群体很少能够接触到心理健康服务，也不太可能在需要的时候得到心理健康的帮助，即使是得到了帮助，这些服务也很难说是高质量的，而且少数群体在心理健康研究中也受到了严重的忽视（U.S. Surgeon General，2001）。即使是在心理治疗中，少数种族的个体通常也会过早地终止治疗，进步相对缓慢，而且治疗效果也更差（Cooper et al.，2003）。研究表明，少数种族的个体在生活中体验到的心理社会压力源比非拉丁裔的美国白人要多（Bernal and Scharrón-del-Río，2001；U.S. Surgeon General，2001）。而且这些因素普遍存在于社会与环境中，例如，歧视、暴力、贫困和有限的教育资源。

当有色人种的儿童涉及心理健康服务时（Kazdin et al.，1995；Manoleas，1996），依旧被循证治疗的随机控制组实验所忽略，这就导致了有关少数种族儿童心理治疗的研究的相对缺失（Huey and Polo，2008）。到目前为止，还没有一个循证治疗（包括认知行为治疗）的研究做到使用至少两个独立的、高质量的组间对照设计（随机分配被试，并达到足够的样本量），以证明对于少数种族的儿童而言，治疗组相比于安慰剂组或是其他治疗组有更好的或至少是同等的疗效。同样的，男同性恋者、女同性恋者、双性恋者和变性者也被忽视了；同样被忽略的还有残疾人、有少数宗教信仰的个体、少数种族个体，以及低收入人群，这使得研究者在研究报告中尖锐地提出了这样的问题："有实证支持的治疗……究竟是对谁的？（Pantalone et al.，2010）"未来需要更多的研究来探讨，对于来自少数种族文化的儿童，认知行为治疗的治疗效果究竟是怎样的。

循证治疗的调整所引发的争议

考虑到心理健康方面的差异，政府开始呼吁希望循证治疗能够从多元文化的角度进行调整或修正（Bernal et al.，2009；U.S. Surgeon General，2001）。而且支持做出调整的一方，还高度强调了不同文化群体的差异性，并建议心理干预根据特定群体的特点来进行调整，即考虑到特定文化群体的语言、价值观、风俗、父母教养方式、对于儿童和父母的行为期待，以及独特的应激源（Lau，2006；Vera et al.，2003）。还有一些研究者认为，如果我们不能根据文化对心理治疗做出相应调整的话，就会导致咨访双方沟通不畅、价值观冲突、治疗参与度较低，甚至会导致治疗失败（Huey and Polo，2008）。而适当的调整，可以大幅度提高来访者的参与度，使来访者更接纳治疗过程，而且为临床试验招募试验对象也会更容易一些，会有更多的少数种族个体愿意留下来参与治疗（Kumpfer et al.，2002）。调整既可以是完全创新的针对少数种族文化群体的治疗方案，也可以对现有的、考虑到文化因素的循证治疗方法进行修正（Whaley and Davis，2007）。

许多专家认为，我们应该着手从多元文化的角度对所有循证治疗进行调整。其内在假设就是：不同的文化群体亦有相同的跨时间不变性，从而更增添了一丝刻板印象的色彩，这也让我们忽视了一种文化往往是有多种属性的，例如，社会经济地位、性别、宗教、性取向等（Vera et al.，2003）。专家还强调说：对于少数种族的儿童而言，循证治疗的研究还非常有限，所以第一要务是要加强宣传，检查少数文化群体的治疗效果，并承认针对多元文化的循证治疗还不够成熟，其干预效果也缺少保障（Lau，2006）。所以在对少数种族群体进行治疗时，如果新的治疗方案是在原方案的基础上进行修改的，那些积极的核心治疗要素可能在一定程度上会被冲淡，或在治疗方案中后移（Kumpfer et al.，2002；Schulte，1996）。最后，反对对循证治疗进行多元文化调整的人们强调，不可能针对每一个少数文化群体调整治疗方案，治疗师们也不可能拥有关于每个群体的充足知识储备，而是应该强化治疗师的刻板印象，让他们认识到自己不需要为不熟悉的文化群体提供服务（Lau，2006；Vera et al.，2003）。

针对少数种族儿童群体的多元文化治疗方案的现有文献十分有限，而且相关文献也没有证明其相比原有的治疗方案有何优势；专家还强调这些研究存在方法学上的问题，缺少循证治疗对少数种族群体的随机控制组设计，因此该领域需要更多的研究进行探讨（Bernal et al.，2009；Huey and Polo，2008）。举个例子，治疗方案根据多元文化进行调整时缺少具体的描述，而且在操作定义上有很大的变异性，这使得研究者很难复制出特定的研究，并进行组间比较。一些研究者还建议，循证治疗应该保留原有的治疗模式，并且在治疗遇到障碍或瓶颈时，将干预方案根据来访者个人的情况进行调整（Huey and Polo，2008）。Lau（2006）认为，我们应该提出一个有证据支持的对循证治疗进行选择性调整的模型。调整应该聚焦于个体和当下的问题，因为治疗师在特定的语境内容中可能会做出不合适的回应，需要提高来访者的治疗参与度（Lau，2006）。特定的语境内容需要治疗师使用新颖的治疗元素对抗影响治疗的高危因素，并调动来访者所在文化群体的独特的保护因素，或对来访者需要特殊干预的症状表现模式（例如，心理痛苦的躯体表现）做出回应。提高来访者的治疗参与度指的是巩固治疗联盟，并留住来访者继续参与治疗。治疗方案的表面调整包括使用特定文化的例子，将其翻译成治疗中使用的语言，使用生动的图像资料来描述一个相同种族家庭的故事，以提高来访者对信息的接受程度。治疗方案的实质调整包括提供可选择的治疗设置、在交流遇到逻辑障碍时提供帮助、满足基本的生存需要，以提高来访者的治疗参与度；但完成这些调整需要很大的工作量，而且这是以治疗师对来访者所在群体的文化、行为及人生态度的深入理解为前提的（Lau，2006；Zayas，2010）。针对每一个特定的少数种族群体，还需要更多的治疗方案调整模型（Bernal et al.，2009）。

关于我们当下所讨论的来访者的需求、治疗方案针对特定文化的调整等问题，当治疗师在面对多元文化的儿童时，其处境会更加艰难。这会给培训组织增加一些压力，尽管如此，这种讨论还是有益处的，能培训出更有文化胜任力的治疗师，而研究者也会在认知行为治疗研究中注意来访者的异质性。治疗方案的多元文化调整是整合文化胜任力、增添实证证据的关键一步（Whaley and Davis，2007）。然而，我们也会听到一些反对的声音，他们认为"调整"一词暗示着文化其实是一个额外增加的、可有可无的项目（Falicov，2009）。但我们相信，一定有一些可行的、经验性的策略，可以将文化注入对来自多元文化的儿童的认知行为治疗中，包括治疗前的测验、个案概念化、治疗计划、来访者的治疗投入和治疗的执行过程。

认知行为疗法治疗多元文化背景儿童的利与弊

为了形成有文化胜任力的认知行为治疗方案，我们需要慎重考虑使用此种干预方法治疗某些儿童的优势与局限有哪些，而这些儿童恰恰是以往的随机对照组设计中缺少的。尽管需要多元文化治疗的人群越来越多，但学术界对于循证治疗和认知行为治疗在少数种族群体中应用的态度还是十分冷漠的（Hays，2006；Whaley and Davis，2007）。从理论上讲，治疗师认为，认知行为治疗的核心理念是具有普适性的（Hays，1995；Pantalone et al.，2010），也就是说，行为是习得的，也可以被重新塑造，想法、感受和行为是相互联系的；而社会学习和操作性条件作用正是跨文化群体经验习得的核心加工过程（Hansen et al.，2000；Pantalone et al.，2010）。认知行为治疗是具有全球普适性的、不属于某种特定文化、价值观中立，且没有种族倾向的治疗方法；然而这一中立的、实践取向的治疗方法恰恰来源于中产阶级的、异性恋的、欧裔美国人群体（Balsam et al.，2006；Hays，2006；Organista，2006；Pantalone et al.，2010；Vera et al.，2003）。在认知行为治疗的理论中，认知影响情绪的观点是跨文化的。然而，认知行为治疗所强调的认知、逻辑、语言技能和理性思考正是在美国和欧洲文化价值观的影响下形成的治疗工具（Hays，2006；Hoffman，2006）。东方文化更重视情境和关系，更依赖于经验知识而不是逻辑，对矛盾的忍耐力更高（Hoffman，2006）。事实上，认知行为治疗对于理性思考的重视可能忽略了精神性的重要性，而在多元文化群体中，精神性与理性思考恰恰是同等重要的（Abudabbeh and Hays，2006；Hays，2006；Iwamasa et al.，2006a；Kelly，2006），因而降低了认知行为应对策略的可靠性（Falicov，2009）。

与集体主义的内涵相一致，大多数少数种族群体都很强调人际间的依赖、家庭、和谐与团体（Nagayama Hall，2001）。而认知行为治疗对来访者个体的关注可能与这些价值观相冲突，因而导致治疗师无法充分利用少数种族群体的潜在资源（Kelly，2006）。美国的主流文化价值观是个人主义的（例如，个人独立性、自我控制、语言能力），在认知行为治疗中，治疗师也强调自信力的训练与直接的思维表达（Hays，1995；Pantalone et al.，2010）。而这一价值观就间接地与集体主义的文化产生了冲突，因为集体主义者认为直接的表达是不尊重人的、不礼貌的，他们更多采用非言语的、间接的、行为表达方式（Nagayama Hall，2001）。此外，自信训练源于平等的民主原则，与传统的家庭等级结构观念（基于年龄和性别）截然相反，因而自信训练难以适应少数种族家庭，在他们的世界里，一个人表达自我的权利是微不足道的（Abudabbeh and Hays，2006；Organista，2006）。"我陈述"的使用在自信训练中很常见，而美国原住民的语言中是没有"我"这个词的（McDonald and Gonzalez，2006）。因而，治疗师在对少数种族群体进行认知行为治疗时，需要格外注意来访者的文化观念。无论是集体主义还是个人主义，无论是孩子还是家长，这一点都是适用的。

在所有心理治疗干预方法中，认知行为治疗的优势在于它简明、直接，对于来访者而言非常好理解。认知行为治疗的心理教育方法让心理治疗不再神秘化，让来访者更加熟悉治疗双方的角色（Organista，2006）。认知行为治疗聚焦于特定的行为、思维和情绪，对于母语非英语的来访者而言，这种疗法非常有优势（Vera et al.，2003）。认知行为治疗强调改变原有的错误的负性思维，从而改变感受和行为，这能更好地服务于少数文化群体，比如美国原住民，他们的精神信仰就强调和谐与身心平衡（McDonald and Gonzalez，2006）。然而，认知行为治疗中使用的心理教育方法通常是依赖于书面作业和材料阅读的，所以治疗师在与母语非英语的来访者或之前没受过正式教育的移民群体来访者进行工作时，就比较困难（Iwamasa et al.，2006a）。

认知行为治疗时间短、聚焦于问题、聚焦于当下，这对于少数种族群体是十分有吸引力的。而且，认知行为治疗聚焦于来访者当下的行为、如何做出改变（而不是分析原因），其直接、有目标导向、疗程短的特点，与少数种族群体对心理治疗的期望是一致的（Abudabbeh and Hays，2006；Fudge，1996；Hansen et al.，2000；Huey and Polo，2008；Iwamasa et al.，2006a；Paradis et al.，2006；Rosselló and Bernal，1996）。因而，这些治疗特点使得认知行为治疗对于生活贫困的人群来说更有吸引力，他们所占有的社会资源更少，遇到危机的频率更高（Organista，2006）。然而，认知行为治疗对问题行为的关注可能会导致治疗师忽略那些有助于多元文化群体发展治疗关系的因素（Iwamasa et al.，2006a）。此外，聚焦于当下和未来让治疗师过早地遗弃了来访者的过去，比如有关种族主义的经历，也忽视了文化背景生活经验中的有用信息（Hays，1995）。因而，在面对多元文化群体时，认知行为治疗聚焦于当下和未来的特征既是优势也是劣势，所以治疗师在进行认知行为治疗时，需要使用良好的临床技能来扬长避短。

认知行为治疗的行动取向、聚焦于提高来访者自身能力的特点，对于暴露于多重压力源之下的多元文化群体而言是有突出优势的（Balsam et al.，2006；Hays，2006；Kelly，2006；Vera et al.，2003）。认知行为治疗认为，来访者有能力控制他们自己的思想、情绪，并能发展出处理不同生活情境的技能。此外，行为实验和行为激励可以帮助少数种族的儿童获得力量、延展社会支持范围，并掌握如何高效地实现目标的技能（Kelly，2006）。尽管认知行为治疗可以联系环境因素，但认知行为治疗的拥护者却不会使用应对策略，为来访者直接处理负性社会文化影响，如种族主义、压迫。评论家们认为，认知行为治疗过于聚焦个体层面变量的改变（思维和行为），以促进治疗关系或适应当下的环境条件（Casas，1995；Organista and Muñoz，1996；Vera et al.，2003）。这种自我关注忽视了那些制约个体做出改变的、不公平的、区别对待的环境因素（Hays，2006）。而来自主流文化群体的治疗师通常会忽视多元文化的问题，与少数族群来访者当前问题的出发点是不一致的（Hays，1995）。

对来自多元文化背景的儿童使用认知行为治疗，有以下一些优势：

（1）**直接和结构化**。这是说认知行为治疗直接、有结构的优势，更加符合多元文化来访者对于心理治疗的预期。因为许多少数种族群体已经习惯了传统的医生患者的关系模式——也就是医生（如专家）推荐一套改善健康的治疗方案，患者执行——他们对于治疗师也有类似的预期（Abudabbeh and Hays，2006；Organista，2006）。尽管其他理论取向的治疗方法暗示我们心理病理是个体自身的问题，认知行为治疗却不认为行为有好坏之分，只是在特定的环境下是否合适而已（Balsam et al.，2006）。进一步讲，多元文化背景下的认知行为治疗强调检查应该贯穿于治疗全程，也就是检查那些引起问题的社会环境状况，这有助于帮助治疗师根据来访者独特的背景信息对干预方案做出调整（Balsam et al.，2006；Hays，2006；Kelly，2006）。此外，从来访者的角度对治疗进程进行考虑，足以证明治疗师对来访者观点的尊重，尊重他们有限的收入和时间，这些细节都有助于发展并保持和谐的治疗关系（Vera et al., 2003）。

（2）**合作性**。认知行为治疗的又一优势就是治疗师与来访者相互合作，双方共同制定治疗目标。这种合作性证明治疗师对来访者的价值观、能力和生活环境都是十分尊重的，无论他们之间的文化差异有多大（Hays, 1995; Vera et al., 2003）。当治疗师与儿童一起工作时，合作制订治疗目标就需要考虑家长的意见了。合作的治疗关系还意味着治疗师、来访者及其父母都可对治疗提供有价值的信息，这有助于降低治疗师与来访者之间的等级差距（Abudabbeh and Hays, 2006; Balsam et al., 2006; Fudge, 1996; Kelly, 2006）。

（3）**有实证依据**。尽管还没有针对少数种族儿童和青少年的成体系的治疗方案，认知行为治疗仍被认为是对他们来说有效性最高（至少对于某些心理障碍来说）的一种治疗方法（Huey and Polo, 2008）。与其他类型的治疗相比，认知行为方法对少数种族儿童有更强的治疗成功的实证证据（Huey and Polo, 2010）。此外，研究者还证明认知行为治疗对于少数种族成年人的很多种心理障碍的治疗是有效的（Sue et al., 2009）。因而，对少数种族儿童使用认知行为治疗在文献研究上是有初步证据支持的，它也是治疗多种内在、外在心理障碍的一种很有前景的治疗方法。

对多元文化认知行为治疗的综合概述

表3-1列出了对多元文化认知行为治疗的几点考虑，作者将会就这几点在后文进行详细的探讨。

表 3-1　多元文化认知行为治疗需要考虑的几点

发展与文化的交叉点

个人主义与集体主义

压迫、压迫论与族群认同

文化适应与移民问题

宗教信仰与精神性

突出的症状表现与躯体症状

情境因素（例如，社会经济地位、环境因素、学校事务、可得到的服务、团体参与度与团结性）

发展与文化的交叉点

文化影响着心理疾病的多个方面，包括症状表现、应对方式、家庭和社会支持、寻求治疗的意愿、接受诊断、治疗和社会服务等（Bernal and Sáez-Santiago, 2006）。很显然，文化在认知的产生、塑造和维持上扮演了十分重要的角色（Dowd，2003）。环境论者认为个体在家庭的环境中是可以被理解的，而他的家庭在其所在的文化环境中是可以被理解的（Bernal and Sáez-Santiago, 2006）。与成年人相比，儿童在这方面略显无力，他们依赖于父母或其他照顾者、学校的老师以及其他团体领导来为他们做重要的行为决定。所以当涉及参与治疗时，如果治疗师的治疗对象是儿童，那么他们只能依靠家长将孩子带来参与治疗(Crawley et al., 2010)。所以说，当治疗师的治疗对象是儿童时，那么他是在和一家人进行治疗工作（Hansen et al., 2000）。第二章我们更多地聚焦于儿童在认知行为治疗中的发展问题，在本章我们将主要阐述文化是如何与发展问题产生交叉影响的。

文化与儿童的社会化有很大的关系。Harwood 和他的同事（1996）的研究证明了家庭主义(对家庭有很强的归属感和依赖性；强调家庭团结的重要性、对家庭忠诚、平等互惠）和尊重（对权威人士和长者的尊敬与顺从）是波多黎各儿童社会化过程中最崇尚的核心品质。他们邀请了非拉丁裔的欧裔母亲和波多黎各母亲对孩子的积极和消极品质进行开放性问题调查。研究发现，波多黎各的母亲更重视孩子的行为举止是否得体，比如尊敬长辈、听话等；与之相反，非拉丁裔的白人母亲则更强调孩子是否能实现自我最大化，比如自信、独立、发挥自己的才智（Harwood et al.，1996）。在传统的阿拉伯家庭中，家庭结构更倾向于由家长统治，好孩子要顺从自己的父母，不可以质疑权威（Abudabbeh and Hays，2006）。

在童年中期，少数种族儿童的自我意识发展突飞猛进，他们开始格外注意自己的社会环境、与他人的差别、社会政治基础结构的不公正，以及所在群体的有限的经济资源（Ho，1992）。这些因素都会影响到儿童自我概念的形成，可能会导致他们自卑，感到挫败，或是愤恨不满（Rivers and Morrow，1995）。文化同一性的问题在青少年时期特别突出，青少年能否建立自我同一性，产生自主感，在很大程度上取决于其与父母的关系是否良好（Erikson，1968；Paniagua，1994）。欧洲人普遍认为青少年应该在这一阶段与原生家庭做分离，然而这与集体主义文化所认为的正常青少年的发展轨迹产生了冲突。举个例子，在众多拉丁文化和阿拉伯文化中，青少年依赖父母，与父母共同生活的时间要更长一些，所以如果治疗师坚持让青少年自立的话，就会严重破坏他与来访者的治疗关系（Abudabbeh and Hays，2006；Koss-Chioino and Vargas，1992；Rosselló and Bernal，1996）。

青少年还有其他重要的发展性问题，比如开始进入青春期，开始有性行为。如果涉及性取向和性别认同的问题，那么青少年的发展问题就更加棘手了（Safren et al.，2001）。异性恋体系（诋毁、侮辱其他非异性恋行为、非异性恋身份认同或非异性恋关系的一种意识形态体系）是许多社会压倒性的普遍形式（Herek，1990）。因而，同性恋、双性恋和变性青少年就要面临许多压力源，包括内心的困惑或让自己的性认同妥协于内化的异性恋主义。此外，他们不得不去面对公开的虐待、骚扰和暴力（Safren et al.，2001）。社会孤立是这些青少年要面对的最严重的问题，他们不能去适合的社会场所，在那里他们本可以发展自己的社会支持网络、认识同年龄的伙伴（Safren et al.，2001）。同性恋、双性恋和变性青少年一旦暴露了自己的性取向（也就是"出柜"），通常就要遭受惩罚、被拒绝、被批判甚至被虐待（Balsam et al.，2006）。与少数种族儿童的自我同一性发展截然不同的是，大多数同性恋、双性恋和变性儿童在没有行为榜样的情况下就要独自处理性取向、"出柜"等问题，而且他们很可能都不会得到家人的支持（Safren et al.，2001）。

个人主义与集体主义

美国的主流文化向来是个人主义的，重视个人独立、自信、依靠自己、有竞争力、努力工作、物质上的成功，而且生活幸福（Dalton et al.，2001；Harwood et al.，1996）。而集体主义的世界观是他人利益优于个人利益的，十分强调尊重（特别是对长者）、合作、顺从、自我控制、有礼貌、对家庭的忠诚、有尊严、集体利益大于个人利益（Dalton et al.，2001；Pantalone et al.，2010；Paradis et al.，2006）。当然，所有的文化群体都重视家庭，但是少数种族和宗教群体更愿意将集体或家庭的需求（而不是个人的需求）放在首要位置上。集体主义文化对家庭的定义也是有所延伸的。除了有血缘关系的亲属之外，拉丁裔家庭还通常将教父母划入家庭的范畴里。在非裔美国文化中，"虚构家庭"（例如，家庭亲近的朋友、教会的成员）通常在儿童教养和种族社会化的问题上扮演着非常重要的角色，比如充当调解人、法官、关系网络，甚至是孩子的照顾者（Kelly，2006）。因而，当治疗师对少数种族和宗教群体的儿童进行心理治疗时，必须要评估直系家庭和延伸家庭对儿童的影响。

压迫、压迫论与族群认同

当治疗师与来自多元文化的儿童进行工作时，需要非常重视社会压迫（对特定少数群体的歧视与敌对）对儿童生活的重大影响。可悲的是，治疗师经常会忽视这个问题。一些很明显的少数群体，比如女孩儿、残疾儿童、正统的犹太人、虔诚的穆斯林女孩儿（戴穆斯林面纱），通常会遭受性别歧视、残疾人歧视（对残疾个体的偏见），还有种族歧视。同性恋、双性恋和变性来访者通常会主动寻求心理支持，大多是因为他们周围遍布着异性恋的压力源，还有随之而来的主流文化和宗教信仰的社会排斥与冲突（Balsam et al.，2006）。社会压迫的类型在心理学的研究中备受关注，尤其是种族歧视的问题。少数种族的儿童通常是早期的种族歧视的目标（Harper and Iwamasa，2000）。研究发现，种族歧视是心理和身体健康问题的高危因素（Kelly，2006；Sáez-Santiago and Bernal，2003）。如果治疗师所在的文化群体恰好与压迫儿童的群体一致的话，那么这种种族歧视的经验就会影响到治疗关系（Harper and Iwamasa，2000）。

积极的族群认同能够预测心理弹性，即个体在经历了种族歧视的负性影响后仍能恢复的能力（Wong et al.，2003）。研究发现，积极的族群认同与自尊、应对能力、自控能力和乐观程度有显著的正相关，而与孤独感、焦虑和抑郁有显著的负相关（Carter et al.，2001；Greene，1992）。少数种族儿童不得不在一个敌对的环境中学习如何适应二元文化（例如，成功地在主流文化中进行周旋）。还未发展出文化同一性的儿童，如果长期生活在社会压迫的环境中，就很可能会出现压迫内化的表现。此外，如果父母的生活中就充斥着内化的种族信息和有限的生活信仰，那么他们就很有可能将这种信念传递给孩子（Greene，1992）。

Greene（1992）详细阐述了种族社会化对于教会非裔美国儿童在敌对环境中努力奋斗并与之进行周旋有多么重要。非裔美国父母一般都会很努力地帮助孩子认识到种族歧视的问题，而不是过度保护。Greene认为文化妄想症（对白人的潜在剥削时刻保持警惕）作为一种适应性的防御机制，使得个体面对种族问题时不再那么脆弱。积极的种族社会化通常需要给孩子提供一些处理特定问题的策略，比如给孩子提供有处理种族歧视经验的榜样，给孩子讲非洲文化的价值观以增强孩子对文化的理解和骄傲感，坦白直率地与孩子讨论直接的或隐蔽的种族歧视行为，给孩子传递准确的、有关非裔美国人的积极信息，讲述他们的故事（Greene，1992）。简而言之，种族社会化是一种很关键的还未被充分利用的保护因素，它可以作为治疗工具，来帮助治疗师改善少数种族儿童的心理健康状况。

在一个新颖的非裔父母训练计划中，Neal-Barnett和Smith（1996）总结出了一种行为治疗的方法，该方法试图通过种族社会化，来帮助非裔美国父母教他们的孩子应对歧视。这种方法充分利用了非裔美国文化的强大力量（例如，延伸家庭和亲属关系网络、团结一致的精神、做事的灵活性、对长者的尊重），并将有权威的长者作为青年父母和非裔美国群体的榜样，治疗师在治疗时也可以使用类似的种族榜样，使用严明的纪律来塑造高自尊的非裔美国儿童（Neal-Barnett and Smith，1996）。当然，在其他父母训练项目中尚未将这一种族社会化因素纳入其中，相信未来的研究可以不断完善，造福于少数种族群体。

文化适应与移民问题

移民和文化适应会在很大程度上影响少数种族群体和移民群体儿童的治疗投入与家庭功能。文化适应是指个体适应主流文化、放弃固有文化的程度，无论是移民还是非移民，文化适应都是少数种族群体的必经过程（Klonoff and Landrine，2000）。非移民的少数种族群体，比如美国原住民和非裔美国人，通常都要在适应主流文化和保留固有文化之间寻求平衡，既不能丧失现有文化的功能，也要坚持原有文化的生活方式和价值观（Kelly，2006；McDonald and Gonzalez，2006）。文化适应已经被看作少数种族群体出现抑郁症状的高危因素了（Sáez-Santiago and Bernal，2003），有证据表明，新移民群体的文化适应程度越差，其心理健康状况就越糟（Vega et al.，1998）。同化主流文化的个体（放弃原有文化的价值观，适应主流文化的价值观）必然要承受传统支持体系的丧失，同时还会因为遭受歧视而产生自我否定的感受。一些研究者还推测，个体内部二元文化的竞争（原始文化常模与主流文化的平衡）可能反而会促进个体的心理健康状况（McDonald and Gonzalez，2006；Sáez-Santiago and Bernal，2003）。

移民群体通常要面对许多压力性生活事件，这会影响到儿童的发展。家庭成员可能要经历漫长的分离，丧失原有的社会支持并伴随着孤独感（Interian and Díaz-Martínez，2007；Suárez-Orozco et al.，2002）。移民的原因非常重要：对那些因为经济、政治、健康或教育问题而自愿来到新国家的移民群体来说，他们对迁移早有准备，可能在新的国家也有良好的支持体系，对当地的语言很了解或是对当地文化很熟悉（Pantalone et al.，2010）。与之相反的是，难民却是因为战争、迫害或天灾而被迫离开自己的国家的。他们在移民之前可能经济很贫困、受教育程度也不高，迁移时还可能经历过创伤（Pantalone et al.，2010）。难民通常对新国家的主流语言和文化相当不了解，而英语的熟练程度恰恰影响着移民的生活质量，还与抑郁症状有显著的负相关（Sáez-Santiago and Bernal，2003）。

不论是主动移民还是难民，他们在新国家的法律地位，都会严重限制他们以后接受社会服务、受教育或工作的机会。通常，一个家庭中不同成员的法律地位也有天壤之别。举个例子，那些非法进入美国境内的女性，一旦在美国生了孩子，那么他们的孩子就属于正式的美国公民，有权利享有相应的服务，而他们这些父母却没有这个权利。这些家庭通常处于长期的焦虑之中，时刻担心自己会被驱除出境，这种无正式身份的状态，还有可能导致个体出现社会心理问题（Cavazos-Rehg et al.，2007）。尽管这些家庭承受着高强度的心理痛苦，但他们通常不会寻求心理帮助。此外，对于那些被看护者非法带入境内的孩子，因为没有社会保险号，所以在高中毕业以后会受到限制，比如没有继续受教育的机会，不能被雇用，也不能得到医疗服务等。青少年在这种环境中成长，要尝试着理解家庭的困境，通常心理健康状况都很差，而且前途严重受限（Mahoney，2008）。

家庭在文化适应过程中还有一个复杂的问题，那就是孩子往往比成年人适应得更快，因为孩子越小其语言掌握能力越高，所以有时最难适应生活改变的往往是成年人（Gil and Vega，1996；Suárez-Orozco et al.，2002）。因而，家庭通常会面临在文化价值观上的代沟。被父母强加的传统文化价值观会抵触当今的主流文化，从而导致少数种族儿童的自我同一性混乱（Ho，1992；Rivers and Morrow，1995），还会导致父母与孩子之间的冲突（Hansen et al.，2000）。此外，移民家庭内部的传统等级也会被扰乱，因为父母需要依赖孩子给他们做翻译，为家庭做辩护（Suárez-Orozco et al.，2002）。

宗教信仰与精神性

当治疗师与少数文化族群的个体或家庭一起工作时，应该考虑如何利用宗教信仰和精神性，将其整合到对个案问题的概念化当中，并帮助完成治疗计划。相比于其他少数种族群体，非裔美国人对宗教和精神性有更多投入，他们也就或多或少地在儿童教养中传递着宗教习俗，这种教养包括教育体制、团体领导权等（Bernal and Scharrón-del-Río，2001；Kelly，2006；Neal-Barnett and Smith，1996）。美国原住民的宗教传统认为，任何生物都有灵魂，一个人的内部和谐来源于三个方面：思维、身体和灵魂（McDonald and Gonzalez，2006）。此外，正统的犹太人一生都在致力于将自己与主流的美国社会分离开来，以保持他们民族的团结，以及他们对固有文化和宗教的投入（Paradia et al.，2006）。所以，一名致力于帮助少数种族群体的认知行为治疗师，应该时刻保持他对这些问题的敏感性，尝试利用文化和宗教的强大力量来辅助治疗。治疗师可以通过和精神领袖（例如，玛雅医者）的合作，不断熟悉来访者所信仰的宗教经典，以提高来访者对治疗的参与程度，促成干预的成功。

突出的症状表现与躯体症状

心理痛苦的表现形式往往有很多，这在跨文化的心理学研究中确实受到了关注。在少数种族群体中，心理问题通过躯体来表达是一个非常普遍的现象。阿拉伯裔和拉丁裔的来访者常常会抱怨有各种躯体问题，比如头疼、胃疼、单纯性疼痛和睡眠障碍（Abudabbeh and Hays，2006；Myers et al.，2002）。所以少数种族个体为何最初会寻求社区医生而不是心理医生的帮助，也就说得通了（Abudabbeh and Hays，2006；Interian and Díaz-Martínez，2007）。所以，认知行为治疗师在治疗儿童个体时，要考虑是否需要将躯体症状与心理的痛苦联系起来，从而在认知行为治疗的理性干预中更好地理解来访者。

情境因素

少数种族群体通常是社会经济地位糟糕的代名词（U.S. Surgeon General，2001）。贫困、缺少社会资源常常会给少数种族的来访者带来无望与无助，也不利于他们得到积极的治疗结果（Bernal and Sáez-Santiago，2006；Koss-Chioino and Vargas，1992）。此外，因为经济困难，一些家长需要同时打多份工，所以就没有精力照顾孩子。只有当其生活富足，父母双方健在且掌握社会资源时，父母才有能力监督孩子完成会谈间的练习和治疗作业。单亲家长需要为家庭的生计而奔波，很难拿出时间和精力做这些事（Greene，1992）。正是出于这些原因，一些少数文化族群的家长无法给孩子提供种族社会化的资源，而孩子恰恰是最需要这些的。

对于低收入的家庭而言，通常他们的居住环境不安全，帮派成群结伙地行动，没有充足的学校，家庭居住条件糟糕，很难接触到高质量的医疗服务与社会服务，除此之外还有数不清的压力源。所以，生活在这种环境中的家庭要完成治疗作业（如行为计划），难度就相当大了。许多移民群体和一些少数种族群体的文化水平有限，所以父母就无法帮助孩子完成书面的治疗作业，也不能做行为计划。如果没有合法身份，再加上较低的社会经济地位，对于移民群体而言，真是个巨大的挑战。没有合法身份的家庭很难规律地在工作时间完成每次治疗会谈，因为他们的工作是非法的、时间不固定的，旷工一天可能会没有薪水，甚至会被解雇。

尽管要完成治疗需要面对如此多的障碍，多元文化群体还是有很多能够战胜困难、保证治疗效果的保护因素的。在集体主义文化中，良好的社会关系与抑郁症状呈显著的负相关（Sáez-Santiago and Bernal，2003）。如果一个少数种族的来访者与家庭的联结越紧密、宗教参与度越深、参加志愿者活动越多，其在治疗中越有可能出现积极的改变。

临床建议

开始认知行为治疗的建议

治疗师的个人评估

治疗应该从治疗师的个人评估开始，评估包括治疗师自身的文化价值观、可接受的行为观念、有关社会压迫的个人经验，比如特殊待遇、知识不足、是否可以坦然地讨论多元文化和歧视，以及治疗师的个人偏见等（Arredondo and Arciniega，2001；Hays，2006；Pantalone et al.，2010）。在治疗开始之前，治疗师必须搞清楚自己的文化身份，所属于哪个文化群体，他与其他文化群体中个体的关系如何——其他文化群体指不同种族、不同历史背景以及不同受教育程度的群体（Arredondo et al.，1996）。治疗师必须清楚自己与来访者之间的差异，他是否能与一个价值观、信仰和自己完全不同或来自另一个文化群体的来访者一起工作。这样的自我评估可以帮助治疗师面对来访者所遭遇的社会与环境压力源，比如受到社会压迫等；此外自我评估还能帮助治疗师进一步确认，自己是否需要某些方面的教育或培训（Arredondo et al.，1996；Vera et al.，2003）。

治疗师必须谨记有些内容本身就是刺激物（如性别、种族、着装打扮等），就在儿童见到你的那一刻，他也会评估"这个治疗师是否有能力帮助我，我和他是否有很大差异"。对于文化问题有经验的治疗师，会非常注意自己的沟通方式或人际互动方式对他人的社会影响（Arredondo and Arciniega，2001）。如果一个治疗师认真思考过他自己对于少数种族儿童的看法，那么他会更好地准备问题，也能更好地认识并处理那些潜在的文化差异。

对来访者的评估

正如前文所讨论过的，基本的文化胜任力需要治疗师找到一个平衡点，一方面要督促自己了解来访者所在群体的社会文化，一方面还要认识到来访者的经历是独特的、与众不同的，而不是一个个社会文化的模板（Pantalone et al., 2010）。因而，一个与少数种族群体一起工作的治疗师，如果高估了文化的作用，就会忽略来访者的个体差异，忽略其他可能影响其心理健康的因素，从而导致来访者较低的治疗投入和糟糕的治疗结果（Sue et al., 2009）。

在此之前有两派观点：一派是通用论者，假设西方的心理治疗理念具有跨文化的通用性；一派坚信治疗师应该在了解人类共同点的基础上，对不同文化群体使用不同的治疗方法。多维生态系统对照法（Falicov，1998）为这两种观点找到了平衡点，既考虑文化差异，又认识到个体的独特性。多维生态系统对照法认为，随着时间推移而逐渐形成的文化是由多个方面构成的（如语言、种族、性取向、宗教、社会经济水平等），同时也在不同的环境因素的影响下有不同的表现形式（如个体在生活中遇到的歧视或孤立等）。通过融入这一多元文化的评估技术，治疗师就可以在认知行为治疗的每一阶段都对文化因素有清晰的认识，包括个案概念化、诊断、制订治疗计划和实施治疗干预。

Tanaka-Matsumi 和他的同事（1996）整理出了一套文化信息功能评估体系，它可以帮助那些与来访者来自不同文化群体的行为治疗师，识别来访者的当前问题与其社会文化环境之间的关系。这一评估体系的潜在假设是：一个好的行为治疗师相信，每一个个体的经历都是独特的（它不同于治疗师的经历，也不同于来访者文化群体中的其他个体的经历）。所以，认知行为治疗师需要完成的任务有两个：①使用功能分析评估来访者当前的问题；②评估来访者的社交网络及文化因素的影响（例如，问题行为在其特定文化中的定义，该文化所能接受的行为规范，该文化所能接受的行为改变策略，该文化所倡导的行为改变动力）（Okazaki and Tanaka-Matsumi，2006）。我们建议治疗师可以通过相关的文化专家了解来访者所在群体的文化，检查来访者的文化认同，评估自己与来访者文化的匹配程度，及文化适应的压力程度等。

除了治疗师要做的标准化的功能评估，治疗师还应该找时间和来访者的家庭成员聊一聊，从他的家人和社会文化群体的角度分析问题行为的形成（比如，这是该文化体系下应对心理痛苦的常规方式吗？），家庭是如何看待孩子行为背后的原因的，在该文化群体中寻求帮助的传统是怎样的，家庭在日常生活中对于这些行为是如何回应的（Tanaka-Matsumi et al., 1996）。从文化角度对个体的行为进行解释和评估，可以帮助我们揭示个体相关的认知图式（例

如，孩子不能挑战家庭中长者的权威），这会有助于未来的治疗。治疗师不仅
需要评估孩子自我意象的质量如何，还要评估其父母的生活经历，这有助于
了解该种族的骄傲、耻辱、困惑是什么，以及这些因素如何影响他们的亲子
关系（Greene，1992）。确保这些内容囊括在治疗前的评估之中，搞清楚对于
来访者和他所在的社会文化群体而言，其文化规范是怎样的，这可以帮助治
疗师更好地理解来访者的问题行为。

这个多元文化评估听起来可能很吓人，因为治疗师要考虑这么多的问题，
而且没有一个治疗师是完全没有偏见的。出于这个原因，前人构建了许多不
同的模型和工具，以指导评估过程，包括在个体文化环境中的保护因素和风
险因素。Hays（2008）提出了一个 ADDRESSING 模型来指导评估过程，其
考虑到了个案概念化所需的不同方面的内容：

A（Age and generation）= 年龄与代际

D（Developmental）= 发展水平

D（Acquired disabilities）= 残疾情况

R（Religion or spiritual orientation）= 宗教信仰与精神性

E（Ethnicity）= 族群

S（Social status）= 社会地位

S（Sexual orientation）= 性取向

I（Indigenous heritage）= 遗传倾向

N（National origin）= 原国籍

G（Gender）= 性别

为了避免过度概括，治疗师需要分析来访者在他的同质文化群体中的文
化适应的程度如何（Balsam et al.，2006；Harper and Iwamasa，2000；Vera et
al.，2003）。为了更好地在考虑个体文化背景的基础上进行个案概念化，治疗
师需要评估来访者的文化认同、所使用的语言、英语的熟练程度、文化适应
的压力、是否被歧视以及内化压迫的程度等（Bernal and Sáez-Santiago，2006；
Vera et al.，2003）。

　　尽管评估这些文化问题非常重要，但 Harper 和 Iwamasa（2000）发现：虽然大部分治疗师在意识到来访者的问题与种族相关时，都会和来访者一起讨论，但也有一些治疗师会选择回避这个话题。许多来自主流文化的治疗师担心，如果来访者不提及种族问题，而自己提的话，会被认为是种族歧视者。然而，那些年轻的来访者担心自己会被治疗师拒之门外，或无法得到理解，因而也不敢谈这个话题（Harper and Iwamasa，2000）。有时，治疗师会问来访者："在我们一起工作的过程中，你觉得关于你的种族或文化，有哪些重要的东西是需要让我知道的。"或者"你的宗教信仰是什么。"这些都是治疗师在试图与来访者讨论这个话题（Kelly，2006）。通常，如果治疗师提出这种问题，来访者会觉得宽慰；但也有来访者之前从未思考过种族问题会对自身的问题有影响（Harper 和 Iwamasa，2000）。重视文化影响的治疗师应该已经"做过功课"了，他们知道应该问些什么问题，知道文化问题对于来访者问题行为的潜在影响。但是，如果治疗师对这些话题避而不谈的话，年轻的来访者可能就觉得讨论自己的种族问题会让治疗师不舒服，治疗师也许根本看不起自己的种族，又或是觉得治疗师不能理解自己（Harper and Iwamasa，2000）。一些研究者还发现，对种族和文化问题的轻视，可能会导致个案脱落或是治疗失败（Fudge，1996；Harper and Iwamasa，2000）。

　　考虑到许多个体可能从属于不止一个少数群体，治疗师还应该评估一下来访者的文化认同更倾向于哪个少数群体（Pantalone et al.，2010）。举个例子，在许多案例中，那些少数种族群体中的青少年同性恋者，更倾向于认为自己是同性恋群体的一员，而不是少数种族群体的一员。

案　例

　　埃芙丽是一个 14 岁的两种族混血青少年，父亲是非裔美国人，母亲是白人。她来参加治疗的原因主要是与父亲之间的冲突。在 10 岁以前，埃芙丽都由母亲独自抚养，10 岁那年，她母亲意外去世，于是埃芙丽不得不搬来和她的非裔父亲一起生活。她父亲认为埃芙丽有内化的种族主义，所以父女间的冲突多半来自埃芙丽内心对种族身份的挣扎。但是，进一步评估发现，埃芙丽认为导致他们父女冲突的原因主要有两个：自己是双性恋者；而且自己的信仰始终与父亲不同。这两者都与种族无关。

另一点需要重视的是，儿童的身份认同还会因为环境、社会压迫和社会支持力量（例如，学校、家庭、宗教事件等）的不同而有所差异（Pantalone et al.，2010）。对于环境问题的考虑要非常周到，因为它决定着治疗师的临床建议是否安全，是否能带来好的治疗效果。举个例子，一个治疗师在鼓励来访者"出柜"之前，应该充分了解青少年同性恋群体的文化环境中潜藏着哪些风险（Balsam et al.，2006）。

涉及文化的评估还应该包括询问那些可能会影响治疗的环境中的风险因素和保护因素。治疗师需要了解来访者的各种生活境况，包括社会经济地位、受教育水平、居住环境是否安全、住房大小是否能满足需要、医疗保障和社会保障是否完善，还有是否涉及法律问题以及是否有过创伤等。了解这些可以帮助治疗师为干预提供更高效的临床建议（Crawley et al.，2010；Hays，2006；Vera et al.，2003）。此外，治疗师还可以找到很多有用的途径来提高治疗参与度、改善治疗效果。比如，治疗师可以去了解这个家庭是否与所在文化群体相隔离，是否能够接触到周围的文化环境（例如，喜爱的食物、文化艺术、音乐、运动等），是否能够接触到大自然，是否参加语言相通的宗教团体，能否获得人际支持（例如，延伸的亲属关系、社交网络等），是否参与政治或社会运动团体（Hays，2006）。

多元文化角度的结构治疗对于提高治疗参与度、坚持治疗、治疗依从性而言都是至关重要的。如果评估过程完全考虑到了文化问题，那么需要家人参与的诊断和治疗计划阶段就会非常顺利，因为这是治疗师、来访者和来访者的家庭共同努力合作完成的（Vera et al.，2003）。来访者的治疗目标就不再局限于认知和行为的改变，而包括更多地参与支持性的信仰团体，或令其生活状态更加平衡（Pantalone et al.，2010）。

治疗参与度与治疗取向

我们现在要讨论的问题是：在不同的治疗理论取向中，影响治疗的因素是不同的，还是具有普适性的（例如，被理解、被无条件地积极关注或尊重、被接纳等）。这对于临床治疗结果有很大的影响。极具争议的是，治疗师对影响治疗的普适因素的关注，会在很大程度上影响少数族群儿童的治疗参与度（Harper and Iwamasa，2000；Sue et al.，2009）。少数族群家庭的参与对于治疗师来说是个挑战，因为这个家庭要承受进行心理治疗的污名，其成员可能有被剥削、被虐待的经历，而且认为心理健康保障体系常常是不平等的。这些使得来访者的家庭，对主流文化的心理健康专业产生了深深的疑虑（例如，Tuskegee 实验，即对同性恋者、双性恋者和变性者的转变治疗）。所以，治疗师了解来访者的先前经验及其对心理健康服务体系的误解是义不容辞的，这会影响到来访者对治疗师和心理治疗的看法。正如前面所提到的，这些误解可能通过各种方式形成，比如治疗师缺少对来访者及自身文化差异的认识等。因此，治疗师需要对这些话题做更深入的开放性的探讨，对儿童来访者的文化保持敏感。有时，治疗师可能还需要做一些家访，或是给来访者的家庭成员打电话，劝说他们来参加家庭治疗的会谈（Abudabbeh and Hays，2006）。对治疗关系的关注再多也不过分。举个例子，在开始会谈之前或在会谈中，治疗师和来访者的家人聊一聊（也许是与来访者的问题无关的内容），额外多花费一些时间建立和谐的治疗关系，这些努力在治疗来自不同文化背景的来访者时，是十分必要的（Falicov，2009）。

治疗师与来访者的特征匹配度（如种族和性别）、语言使用的匹配程度、惯用的表达方式是否一致（术语是否能够通用，以及使用的隐喻在该文化背景下是否合适）等问题，都会提高治疗的生态效度（Interian and Díaz-Martínez，2007；Rossello 和 Bernal，1996）。还有其他很多技术，比如在常规会谈前的电话提醒或信件提醒，应对治疗中阻碍问题解决的细节的会谈，降低阻抗，提高治疗参与的家庭治疗技术，对提高来访者治疗投入程度的干预等。研究者已经证明，这些技术都可以提高少数种族儿童的治疗参与度，使他们不会中途退出（Huey and Polo，2010）。此外，如果治疗师能将自己在治疗中的作用局限在为来访者提供一些说明的话，那么就有可能避免来访者的误解，因为在他们的文化里，可能十分看重热情的人际关系，希望治疗师会长时间地提供支持与帮助（Barona and Santos de Barona，2003；Bernal and

Sáez-Santiago，2006）。有时，治疗师适当地自我暴露会让来访者觉得轻松一些，增加来访者的信任，并给来访者提供一个探讨个人问题的榜样，以使他们更愿意谈论自己（Pantalone et al.，2010）。

举个例子，当我与拉丁裔家庭一起工作时，我（指第一人称）通常会使用较为正式的指代词"您"和正式的称呼（先生／太太、绅士／女士），而不是他们的名字，以体现我对他们文化价值观中"尊敬"的认同，这样称呼还能降低我和成年家庭成员之间的等级差距，让他们感觉到治疗师并不是高高在上的。拉丁文化的价值观崇尚人格主义（热情的人际关系和对个人的关注），所以我尽量避免在治疗会谈中只讨论治疗内容，而允许自己拿出一些时间和他们聊聊家常，并适当地自我暴露。比如说，我可以问问孩子的家长，他们的孩子是在哪儿长大的。通常，我的来访者们会很好奇我的背景，如我是从哪里学会西班牙语的，于是我就借用这个机会做一个自我暴露的示范。我给他们讲解我的文化背景、家庭背景，这样他们会更愿意谈论自己的文化差异和个人信息。

在许多少数种族群体和移民群体中，接受心理治疗可能会被认为是一种耻辱，所以治疗开始阶段的心理教育就显得格外重要。但是，如果治疗师可以给来访者和他的家人讲一讲问题行为的成因，并让他们了解自己并不是罕见的病例，很多人都有类似的问题，这样就能在很大程度上减轻家庭的焦虑（Iwamasa et al.，2006a）。研究发现，不具威胁性的心理教育（治疗目的、治疗课程、治疗过程）可以改善非裔美国来访者与治疗师的治疗关系（Kelly，2006）。在治疗早期，治疗师应该向来访者解释，认知行为模式下的咨访关系和传统的医患关系有差别，这会有助于双方的治疗合作。在认知行为治疗中，来访者扮演着一个更主动的角色，他自己界定问题、制订计划、议定家庭作业（Hays，1995）。如果治疗师能够为来访者仔细讲解认知行为治疗模型以及该模型与来访者问题的关系，那么对于心理治疗不熟悉的少数种族来访者就不太可能在治疗中途退出（Iwamasa et al.，2006a）。在解释的时候，要注意不使用专业术语，特别是在向儿童解释认知模型时，治疗师应该使用那些在儿童发展的当前阶段常用的语言表述方法（例如，"思维错误"或者"错误的想法"，而不是"认知扭曲"）。我们还可以为少数种族来访者准备一些治疗前的预备视频资料，来帮助来访者提高治疗参与度。比如，视频中可以呈现一个模拟的治疗会谈，还可以展示一些相同种族群体的来访者留下的感谢信。可以在等候室里为来访者播放这些资料，或者是提供给个体私下观看（Organista 和 Muñoz，1996）。

在治疗正式开始之前，治疗师应该花一些时间处理可能会阻碍治疗依从性的潜在障碍。在对文化背景进行评估时，认知行为治疗师应该对可能存在的障碍有了认识，同时也对潜在的支持资源有了了解（例如，延伸家庭可以帮助照顾孩子、提供费用或是接送孩子参加治疗）。帮助家庭解决这些问题，实际上是对家庭文化背景的尊重，也是治疗师讨论家庭基本需求的意愿。当然，这些阻碍也可能是来访者的个人态度。举个例子，少数种族群体的父母经常抱怨说，他们"不相信心理治疗"，"治疗是给疯子准备的"，或者"治疗只有有钱的白人才负担得起"。所以，治疗师就需要在心理教育阶段讨论这个问题，也许可以使用之前提到的治疗前的预备视频资料。不带攻击性地讨论这些问题，将重要人物（如民间医生、延伸家庭等）纳入治疗当中，可以缩小来访者与治疗师之间的文化差异，建立信任，改善来访者对治疗的态度，提高来访者对治疗作业的依从性等，尤其是对少数族群的儿童而言（Harper 和 Iwamasa，2000）。在少数族群中，过早终止治疗通常会导致糟糕的治疗结果，因而治疗师在建立治疗关系的阶段对文化因素的关注，会在很大程度上帮助治疗师建立稳固的治疗关系，并避免来访者中途退出。

执行认知行为治疗的方法

当与来自多元文化的儿童一起工作时，治疗师对于文化和环境因素的关注，应该从治疗前的评估延伸到整个治疗过程当中。这就意味着，治疗不只要增加文化因素，还应该使用传统的认知行为治疗技术来处理多元文化的问题。面对来自多元文化的儿童，治疗师要发挥创造力、灵活地使用认知行为治疗技术。举个例子，治疗师可能会使用适用于来访者所在文化背景的隐喻进行治疗，用亲和的话语帮助儿童进行认知重建，这些都可能是儿童更容易接受的认知行为治疗策略（Harper 和 Iwamasa，2000）。治疗师同时还要确保，儿童在治疗中习得的新行为，在其生活的社会环境中依然可以不断被强化（Harper 和 Iwamasa，2000）。这就需要治疗师意识到：有的时候，一种行为在某种文化下是功能良好的，换到另一种文化中，就可能是功能不良了。

聚焦于家庭的干预

由于大部分少数种族文化都很强调集体主义，所以当治疗师与这种文化背景下的儿童一起工作时，聚焦于家庭进行干预，也许会得到意想不到的效果（Falicov，2009；Kumpfer et al.，2002；Organista，2006；Paradis et al.，2006）。在多元文化评估中，治疗师应该已经对家庭结构和其家庭背景有所了解了，包括来访者的行为如何影响到他的家庭，反之亦然（Pantalone et al.，2010）。一项认知行为治疗拉丁裔抑郁青少年的研究证明了治疗的有效性，它通过评估和在治疗全程中采纳家长的治疗目标，将家庭主义贯彻于评估和治疗投入阶段（Rosselló and Bernal，1996）。此外，治疗师还可以将家庭整合进认知行为治疗会谈结束后的自我练习阶段。认知行为疗法治疗抑郁青少年的研究表明，延伸家庭的支持可以提高拉丁裔青少年的治疗依从性（Sweeney et al.，2005）。对于拉丁裔青少年，治疗中的家庭沟通可以揭示两代人在价值观上的差异。此时，治疗师应该指出文化差异的存在是正常的，以缓和家庭压力，从而使主流文化与原有文化价值观和信念的讨论更加容易。通常这样做是为了达到三个目标：①增进家长与青少年间的理解；②教会家庭成员进行积极的沟通的办法以及一些协商技巧；③教会青少年应对负性情绪和认知（Sweeney et al.，2005）。鼓励家庭多分享一些移民故事，也有助于来访者适应家庭治疗的方式，减少误解和默默地承担着的痛苦（Falicov，2009）。当出现个人与家庭责任之间的冲突时（个人主义与集体主义的冲突），治疗师应该小心不要把自己的观点强加给来访者，或是进行病理的分析，或严词批评。帮助青少年预期做出某个决定后潜在的社会后果是治疗师的责任（Pantalone et al.，2010）。

案　例

娜奥米是一个在美国长大的 16 岁的菲律宾女孩，她来咨询的问题是与母亲在观念上的冲突。她的母亲是第一代移民过来的单亲妈妈，她的传统观念认为女孩儿在大学毕业之前不可以谈恋爱，她小时候就是这么被教育的。由于菲律宾文化中有禁止讨论性和亲密关系的戒律，以及母亲对她谈恋爱的强烈反对，娜奥米没办法跟母亲公开讨论这个问题，所以就开始背着妈妈偷偷交男朋友。家庭治疗聚焦于引导母亲表达她的价值观和对女儿的担心，以支持女儿对抗同伴压力。在以家长为中心的会谈中，治疗师对娜奥米的母亲进行了心理教育，如果女儿没有机会和父母探讨自己面对的挑战，那么武断地处理文化间的差异对孩子来说是有风险的。这些会谈内容包括：讨论母亲在现实中不可能全天 24 小时看着女儿；如果母女关系持续紧张的话，女儿可能会不再寻求母亲的建议，而是屈从于同伴压力；娜奥米和男孩子之间相互吸引是正常的；如果女儿认为母亲过于限制自己，可能会选择公然反抗母亲。在对来访者的个体治疗中，治疗师帮助娜奥米权衡两种选择的利弊，是继续欺骗母亲，还是选择做一个不顺从于一般规则的人，不跟随同伴的脚步。同时，治疗师还帮助娜奥米学会评估她与同伴的关系，以及和潜在男友之间的关系。

认知重建

作为认知行为治疗的核心技术之一，认知重建是处理儿童多元文化问题的有力工具。一个有文化胜任力的认知行为治疗师，会致力于将他所了解的儿童文化中的价值观与环境信息整合进技术中，教来访者如何使用这一技术，并坚持贯彻执行它。在许多案例中，对多元文化儿童使用认知重建，和在其他主流群体中使用它是有相似之处的。举个例子，有残疾的儿童通常需要心理帮助，以减少所遭受的困扰（Mona et al., 2006）。认知重建可以聚焦于那些不会被残疾问题干扰的个人优势上，从而与来访者的不合理信念进行辩论，比如"一切都和以前不一样了"。

对于来自多元文化的儿童，治疗师可以用简单的 ABCDE 模型进行讲解（基于阿尔伯特·艾利斯的理论），其具体含义是：

A（Activating event）= 诱发性事件

B（Beliefs about the activating event）= 关于诱发性事件的信念

C（Consequences feelings and behaviors）＝ 后果（感受和行为）

D（Disputation of irrational beliefs）＝ 与不合理信念辩论

E（Effects of disputation）＝ 辩论的效果

Organista 和 Muñoz（1996）觉得这个 ABCDE 模型对于拉丁裔的来访者来说比较难以掌握，最后会被弃之不用。他们认为，与其给认知贴上不合理的、歪曲的标签，还不如用"是的，但是……"技术来引导来访者思考更多的现实性问题，这样能帮助来访者看到更多曾经被忽视的积极情境要素，使来访者从半信半疑转变为相信现实（Organista and Muñoz，1996）。举个例子，一个作为第一代移民的苏丹青少年在很努力地学英语，他可能会说："是的，我的英语水平还不是很高，但我每天都在进步。总有一天，我能成为一个优秀的双语者，找到好工作！"

一个常见的误解是，认知行为治疗相比其他疗法，在治疗少数族群青少年的效果更差，因为认知行为治疗强调个体层面的变量。也就是说，挑战关于负性事件的歪曲认知，可以帮助个体更好地适应环境（Casas，1995；Organista and Muñoz，1996；Vera et al.，2003）。但是当少数族群儿童在敌对环境中遭遇不公正时（例如，面对压迫性的社会因素等），调节认知以适应环境可能就会对心理健康造成损害。所以，对于认知行为治疗师而言，真正的挑战是帮助儿童在认知重建之前思考这个认知是否合理的。认知行为治疗师必须认识到儿童所遭遇的不公正，并承认歪曲的认知并非总是问题的关键。这个时候，其他的技术（如问题解决）就更加适合来帮助来访者减轻痛苦。举个例子，一个拉丁裔的学生可能会认为"老师因为我在学校里说拉丁语，就让我留校是不公平的"。这并不是歪曲的认知，相反，却是遭到社会压迫的一个很好的例子。

有的时候，即使是不存在歪曲的认知，也可以使用认知重建来分解责任，对来访者的情绪产生积极的影响。我们可以用儿童遭遇创伤的例子来说明。聚焦于认知，治疗师不能将创伤事件归咎于孩子，而应该教会孩子应对技能，帮助他对于情境做出最有利于身心健康的反应（如意义解释）。对于那些经历过创伤或不可控的环境问题的儿童而言（这对于少数种族群体是常事），治疗师可以使用认知重建来重新组织那些不可否认的负性事件对儿童造成的影响，以帮助儿童进行更多的自我对话（如，"老师是个种族歧视者，这不是我的错""双语是一种在其他环境下十分有价值的能力"）。

认知重建对少数文化群体特别有效，因为它能挑战那些由内化的社会压迫所形成的认知堵塞。许多同性恋、双性恋和变性的青少年和他们的家庭都因为异性恋者的言论而苦恼，比如"同性恋都是淫乱的，他们不能与另一个人建立稳定的有承诺的亲密关系"。同性恋、双性恋和变性青少年可以通过使用一些技术减轻痛苦，比如系统的分析、纠正认知错误、进行更有建设性的自我对话等；治疗师还可以鼓励来访者了解一些肯定同性恋的治疗信息（例如，同性恋并不是病，同性之间的吸引是性取向中的一种正常形式，同性关系也可以获得自我实现）（Balsam et al., 2006；Glassgold，2009；Safren et al.，2001）。对于种族歧视，非裔美国儿童在接受以下观念时将面临很大风险的，比如"身为黑人意味着我永远不可能做得好；身为黑人意味着我一定会按照某种方式行事；黑人在学校的表现都不好，所以如果在学校表现好，那我就不是黑人了"。治疗师可以帮助少数种族儿童挑战这些信念，发展出更加现实、更加积极的自我意向，坚持与对负面信息的内化做斗争（Fudge，1996；Kelly，2006；Kuehlwein，1992）。

认识到对于许多少数种族儿童而言，宗教和精神性是文化的中心，治疗师有时可以使用一些宗教故事来挑战那些适应不良的认知（Neal-Barnett and Smith，1996）。对这些让人心生困扰的信念的宗教争论可以成为潜在的催化剂（Ellis，2000）。但是，当治疗师是和年轻的孩子一起讨论这些问题时，就需要格外注意自己的态度是否带有尊敬，以免疏离来访者或他的家庭。研究证明，那些信仰严厉的神并在宗教团体中缺乏支持的虔诚信徒，会遭受更多的心理痛苦；相比之下，信仰慈爱的神的信徒，其心理健康状况更好（Pargament，1977）。我们还建议治疗师询问一些关于儿童及其父母宗教信仰的信息，来判断他们的信仰究竟是加重了还是减轻了个体的心理痛苦（Walker et al.，2010）。此外，关于治疗师的角色的心理教育，可以重点强调治疗的意图，以帮助儿童（有时还包括儿童的家庭）更好地适应那些有希望的、和谐的宗教想法。这一方法需要治疗师咨询一下相关人士，以帮助家庭打消疑虑，相信治疗是可以被接受的（Walker et al., 2010）。当年轻的来访者及其父母与治疗师的观念相违背时，治疗师应该鼓励家庭聚焦于孩子的健康，并以此作为治疗干预的指导方针。

通常对于少数种族儿童，当治疗师可以增强来访者自身的力量（发展出积极的宗教同一性），并借助其进行治疗时，用认知重建来应对来访者心中的社会压迫会特别有效。

行为计划

在为少数种族儿童设计行为计划时，治疗师应该考虑到来访者的环境因素，比如收入水平、住房附近的安全程度、性别和其他文化情况。如果治疗师没有认真评估过环境因素，就建议一个住在市中心的孩子每天在家附近散步或慢跑、去公园、去健身房锻炼的话，可能会将孩子置于危险之中，孩子可能会遇到暴力事件。而且治疗师不能想当然地假设，来访者的住处附近有公园，他家里有负担他成为健身房会员的经济实力（这些都说明治疗师缺乏能力、知识和对来访者的理解）。治疗师需要帮助孩子找到那些适合他当前环境的活动，不需要额外的花费，即便是低收入的家庭也可以负担（例如，在博物馆的免费开放日前去，看望朋友，去商场逛逛）（Organista, 2006）。

执行行为计划的效果很依赖于家庭对这个计划的态度。对于重视家庭主义的传统拉丁裔家庭来说，聚焦于他们自己、改善他们自己的心情，而不考虑家庭成员，可能会出现问题。所以，如果行为计划中能明确指出这个活动是否需要家庭成员的参与，则会更容易被家庭所接受（Organista, 2006）。此外，拉丁文化的传统性别角色还要求女性在家庭中承担照顾者的角色，比如帮忙照顾孩子、打扫房间、做一些家常杂务。在这种情况下，如果行为计划的准则不是让来访者只照顾她自己，那么个体会更容易接受一些。治疗师应当认为，如果来访者可以照顾她自己，那么她可以更好地照顾家庭（Organista, 2006）。对于那些承受心理痛苦，且最初表现为躯体症状的孩子们来说，如果行为计划（例如，锻炼身体、娱乐）能够和放松技术相结合，那么这个干预会更容易被家庭所理解（Interian and Díaz-Martínez, 2007）。

同时，行为计划还是认知重建的一个很好的补充，它可以缓冲儿童受到的社会压迫，比如让来访者与特定的文化网络和宗教机构建立起联系（Hays，1995）。对于非裔儿童和拉丁裔儿童，治疗师可以让来访者与教会、当地的文化机构、英语班（对那些母语不是英语的人）建立起联系，并作为来访者的顾问进行行为计划的干预（Interian and Díaz-Martínez，2007；Sweeney et al.，2005）。同性恋、双性恋和变性青少年可以在适当的机构和组织里得到帮助，因为这些组织允许他们建立社会支持网络，并体验更多的美好的事物（Safren et al.，2001）。这样与文化相协调的行为计划干预，会降低来访者遭受社会孤立的风险，促进建立积极的种族身份，改善其心理健康状况。

案　例

明是一个 13 岁的中国女孩，她 11 岁时跟随父母移民美国，最近刚定居到美国另一个城市。她感觉自己在新学校被孤立了，而且和其他学生都不一样，因为她的大部分同学都是非裔美国人。她说班里唯一一个亚洲同学还是"哥特"族（朋克文化的一个分支），而她自己并不太认同这个群体。为了提高她的社会活动水平，我在明家附近找到了一个中美机构，建议她和她的妈妈去参加这个机构开展的一些课程和娱乐活动。我们也讨论过，中国文化传承的课程可以帮助明认识一些朋友，让她感觉到自己与周围的人有更多的联结。我们也讨论过，青少年团体效游可以让她对新的城市有更多的了解。由于明的妈妈担心明的学习成绩在班里落后，所以我告诉明的母亲，那家机构提供家教和英语班，这可以帮助明提高写作水平。

问题解决

当涉及环境问题时，问题解决也可以成为认知重建的一个有力补充（Hays，2006）。少数族群儿童所遭遇的不公正对待会对他们的情绪和行为产生消极影响，此时问题解决技术就特别适用，因为该技术聚焦于改变环境。治疗师可以帮助儿童利用团体和家庭的资源来处理遭受不公正的待遇。举个例子，治疗师可以建议使用家庭的问题解决策略，帮助孩子处理他们在学校遭到的歧视，比如家长对学校提出投诉，要求与负责人谈话、寻找一所新学校或是咨询律师。帮助少数种族儿童（有时甚至是家长）成功地改变环境，可以增强他们的自我效能感，以及继续学习应对技能以处理类似情境的意愿。

相比于主流文化群体，使用认知行为治疗干预少数族群儿童可能需要在一个更大的群体中进行更深层的干预。比如，在群体层面做出改变，修复一个群体面对社会压迫所坚守的责任感与自我决定的意识，这会促使来访者使用更多的积极应对策略，并巩固其积极的种族身份（Kelly，2006）。有些时候，是环境造成了孩子的症状表现，而问题解决可以促进环境中连续的外部改变（Kelly，2006）。此外，这个干预可能还需要孩子或家长在学校或社区建立一个少数文化儿童的组织（如果之前没有这样的组织的话，比如拉丁裔学生社团、同性恋－异性恋联盟等）。

案　例

卡迪珈是一个13岁的非裔美国女孩儿，她和学校的一位老师矛盾很深。卡迪珈认为这位老师总是歧视自己，她的妈妈也这么认为（比如，一群学生同时做错事，可老师只批评卡迪珈）。她的妈妈建议女儿和老师好好谈一谈，但女儿对老师有很大的情绪反应，谈着谈着就会提高嗓门，最终只能是加重老师的歧视。通过使用问题解决，以及在治疗会谈中学习不同文化的沟通方式，这个家庭最终得到了一位非裔老师的帮助（她愿意促成卡迪珈与那位老师的谈话），而不用情绪化地去找校长理论。

暴露疗法

治疗焦虑和惊恐障碍的传统暴露疗法，包含对惊恐发作时伴随躯体症状的反应阻止。而与来访者文化相关的应激源所导致的惊恐发作，可能需要额外的与文化相关的暴露，并配合放松训练和问题解决技术，以降低来访者长期的压力水平。对于同性恋、双性恋和变性青少年而言，在对某个特定个体坦白自己的性取向之前，可以先做好计划。比如，治疗师可以帮助来访者根据他对哪个人坦白的难易程度来建立暴露等级，实施暴露（Glassgold，2009）。

在对来访者实施暴露时，认知行为治疗师需要注意哪些文化因素可能会影响到暴露的效果。举个例子，一个治疗师在对来访者进行心理教育时举了一个例子，说他认识的一个亚裔治疗师根据来访者在实施暴露时体验到的暂时的尴尬来判断暴露治疗的利弊，而不是用放弃暴露治疗的长期后果来进行判断。他认为这个治疗师的行为很愚蠢。因为如果这个来访者来自少数群体，他就很可能会认为治疗师有种族歧视的观念（Iwamasa et al.，2006a）。对于有宗教信仰的来访者，治疗师更需要小心谨慎，以免触犯来访者的宗教信仰（Paradis et al.，2006）。

案　例

尼古拉斯是一个患有强迫症的 8 岁多米尼加男孩儿，也是个严守教规的某教派信徒。他头脑中经常出现亵渎神明的强迫观念，他诅咒、埋怨神明让他和他的家庭承受这么多痛苦与折磨。于是，我在会谈中对他的家庭进行了心理教育，帮助他们理解强迫症的本质，强迫观念是自我所不能接受的以及为什么阻止反应也不能停止强迫症状。我们一起合作，致力于将尼古拉斯的强迫症状外化，通过把强迫症看作导致心理痛苦的坏人，而将症状从尼古拉斯的身份认同中分化出来。在尼古拉斯和他的妈妈对强迫症、暴露疗法以及反应阻止的理论有了足够的理解之后，我们决定实施暴露来应对他的强迫观念（例如，诅咒神明）。

自信训练

传统的自信训练强调个人的权利，这对于来自集体主义文化背景的儿童可能会构成问题。如果一个认知行为治疗师引导孩子将他自己的需求置于家庭或集体之上，那么他会被认为是将自己的文化价值体系强加给孩子及其家庭，这就会对治疗关系造成破坏。Organista 和 Muñoz（1996）建议说，治疗师应该将自信训练定位为一种帮助孩子发展二元文化胜任力的途径。治疗师应让孩子认识到，在主流的美国文化中，自信是一种有效的沟通技能，它可以帮助儿童在学校中有良好表现，并追求一份成功的职业生涯。与此同时，治疗师还应该帮助来访者认识到，自信的沟通在某些情境中是不合适的，或需要小心使用，比如在家里或在宗教团体中（Hays，1995；Koss-Chioino 和 Vargas，1992）。这种进行自信训练的方法，避免了传统沟通模式在特定文化环境中的贬值（Organista and Muñoz，1996）。通过讨论文化价值观、期待和家庭角色，治疗师可以帮助需要文化适应的儿童获得更加宽松的家庭依恋，而不是完全抛弃传统文化价值观（Koss-Chioino 和 Vargas，1992）。

对于非裔美国儿童，自信训练可以帮助他们参加更多的活动，不断学习并练习如果对情境做出合适的、能产生良好结果的反应，而不是按照社会期待去扮演"坏人"的角色（Fudge，1996）。同时，结合认知重建去挑战消极的内化信息，可以帮助儿童认识到对同一件事情可以有很多的行为选择，在攻击、敌对和被动、退缩之间还可以有很多种行为表现。通过角色扮演和行为榜样的示范，少数种族儿童会越来越自信，可以很好地参加活动、处理问题情境（Fudge，1996）。

在发表的研究中，如何对拉丁裔群体进行自信训练受到了学者们的关注。治疗师在和来访者交流治疗方案时需要非常小心，因为尊重与和谐（例如，热情、善良、积极的互动、避免冲突）在拉丁文化中是十分受重视的（Interian and Díaz-Martínez，2007；Organista，2006）。Comas-Díaz 和 Duncan（1985）是最早期的研究者，他们认为拉丁裔一样可以学会自信地沟通、丝毫不带攻击性。多元文化角度的自信沟通可以从一些礼貌性的陈述开始，比如："带着我的尊敬……"或者征求许可，"可以允许我表达我当下的感受吗？"（Comas-Díaz and Duncan，1985）。当在拉丁裔家庭的治疗中使用自信训练时，治疗师应该先征求丈夫的许可，再让妻子和孩子陈述观点或表达感受，因为这意味着治疗师对丈夫在家庭中的首要地位的尊重，也是希望他展现更多的男子气概（例如，男性的骄傲、男性作为家庭保护者的角色）（Koss-Chioino 和 Vargas，1992；Organista，2006）。

以促进族群和文化同一性发展为目标的干预

尽管一直都有研究发现，遭受社会压迫和歧视会对人的心理健康造成不良的影响，但在认知行为治疗的文献中很少有研究探讨如何应用技术发展个体的自我效能感以及积极的族群和文化同一性。Bandura（1982）认为，发展积极的自我价值和自我效能的关键是，让个体获得掌控环境的必要技能。对于某些少数种族群体，种族主义的内化使得我们很难准确评估个体的真实能力，也很难对抗个体被同伴所强化的负性行为（Fudge，1996）。积极的宗教同一性可以改变我们对个人能力的预期，还能给孩子更多的鼓励去发展适应性行为，即使这些行为不会被同伴群体所强化。

由于强调行为改变，行为治疗很适合帮助少数种族儿童提升自我掌控力和自我效能感（Fudge，1996）。行为改变可能会让来访者的内心更加强大，改变环境的能力得以增强。让来访者阅读一些有关自己文化群体中的积极榜样的文章，治疗师可以帮助儿童通过替代学习发展积极的族群同一性（Fudge，1996）。通过参加儿童群体的政治和文化活动，儿童将学会欣赏个人需求与更大的文化团体之间的相互依赖，获得一种归属感和团结性，并学会如何与他人一起合作去修正系统层面的问题，改变被不公正对待的情况，获得更多的自信与自尊。治疗师还可以教会儿童做行为分析，帮助他们理解什么是必然的逻辑前提，什么是可以改变的偶然事件（Fudge，1996）。举个例子，治疗师可以和一个非裔美国男孩讨论，他的负性行为是否是被内化了种族信息的同伴所强化才形成的；而作为一个非裔儿童，他有责任帮助那些遭遇相似问题的儿童改变偶然事件（例如，将学术能力视作积极的理想品质等）（Fudge，1996）。

当治疗师需要帮助少数族群的儿童来访者发展积极的族群同一性时，族群社会化是一个很好的治疗工具（Greene，1992）。尽管族群社会化并不是对所有心理病理形式都适合，但 Greene 强调它可以作为提升个体自信的前提，不再让个体独自面对歧视。在族群社会化的第一阶段，治疗师需要教孩子如何准确地判断种族歧视行为，识别它是何时发生的，了解其经过。在第二阶段，家长需要作为行为榜样来教孩子处理这种情况（例如，在学校为孩子辩护等）。在第三阶段，治疗师需要提供一些情感支持，因为孩子很可能在遭遇不公正对待时出现强烈的愤怒情绪。进入最后阶段，治疗师应该帮助家长避免对负性的族群刻板印象的强化，应该向孩子们展示积极的族群意向，比如和他们一起分享家族的传说和故事，以及让族群引以为傲的楷模（Greene，1992）。

案 例

埃斯梅拉达是一个 12 岁的危地马拉女孩儿，她在家里已经表现出了明显的对立行为和低自尊，学习成绩也有所下降。除了家长的教育和学校咨询，我鼓励埃斯梅拉达多参加课余活动，以发展积极的族群同一性。每周，我都给埃斯梅拉达一份阅读资料，资料都是来自网络的关于拉丁裔美国成功人士的故事，并让她回答一些问题，以帮助她建立自己与族群背景的联系。我推荐她参加附近大学的一个对社区开放的研讨班，这个组织聚焦于拉丁裔的领导力与高等教育，这样，埃斯梅拉达就可以多接触一些族群榜样，比如拉丁裔政治家和大学生。我还帮助这个家庭找到了当地大学的一个少数族群大学生，她愿意给埃斯梅拉达做课后家教，帮助她提升在班里的自我效能感。

所以说，治疗师可以通过对认知行为治疗技术的整合，帮助儿童来访者发展积极的族群同一性。这些技术包括认知重建、行为计划、问题解决，以及族群社会化。

未来的方向

本章详细地解释了我们对于连贯的治疗方法的需求，即需要将文化胜任力与认知行为治疗技术整合起来使用。为了达到这个目标，心理健康培训、服务供给和相关研究领域有很多地方需要做出改变。所有心理健康专业的训练项目都需要治疗师做好准备，和少数文化群体的来访者一起工作，并在循证治疗中验证治疗效果（Vera et al.，2003）。研究已经证明，有关多元化和文化胜任力的培训可以提高受训者对于少数文化群体的了解，改善来访者对于治疗师的认识，提升治疗效果（Yutrzenka，1995）。临床认知行为治疗督导师需要重新审视自己的价值观、信念、态度和世界观，以重新建立清醒的自我意识（Iwamasa et al.，2006b）。同样的，在治疗师的培训和督导中，我们应该提高对文化问题的重视程度，以提升治疗师的竞争力（Iwamasa et al.，2006b）。此外，临床实践中的多元文化评估还非常不完善，不仅是因为培训阶段的缺失，还因为在《精神障碍诊断与统计手册》（*Diagnostic and Statistical Manual of Mental Disorders*；American Psychiatric Association，2000）中对文化问题的忽视，文化只在附录中被提及，而不是作为多轴诊断的一部分参与评估（Hays，2008）。

研究必须聚焦于多元文化评估，并针对少数群体在传统认知行为治疗基础上进行调整的多元文化治疗方案。更主要的是，未来的研究应该将假设检验的研究与发现取向的研究整合起来，不要再做什么跨文化比较，或是验证在某一时刻影响某一少数群体的治疗效果的中介变量或调节变量（Bernal and Scharrón-del-Río，2001；Huey and Polo，2010）。发现取向的研究可以根据来自多元文化群体的儿童的情况对治疗方案进行调整，包括量化研究和质性研究，这意味着适应文化的治疗方案应运而生。假设检验的研究可以比较传统的认知行为治疗，与根据文化适应性做出调整的治疗方案对少数文化群体的干预效果（Bernal and Sáez-Santiago，2006；Bernal and Scharrón-del-Río，2001）。除了考察根据文化适应做出调整的认知行为治疗策略与治疗手册的有效性，我们还需要对原本针对主流文化的治疗方案进行考证，考察原来标准化的治疗方案对多元文化群体的治疗效果究竟如何（Huey and Polo，2010）。

与此同时，认知行为治疗师可以通过使用我们在本章中提到的资源，为来访者提供多元文化角度的干预。认知行为治疗中持续进行的评估和对干预方案的调整，对于来自不同文化背景的来访者而言是十分有利的。但这需要认知行为治疗师承诺将多元文化问题整合进他们的治疗计划中，需要治疗师对来访者所在的文化群体有更深入的了解，努力发现身边可用的治疗工具和资源，并使用它们。

❑ 本章要点

多元文化评估要点

● 做一个文化自评，评估你自己和来访者之间的文化差异。

● 使用 ADDRESSING（Hays，2008）或文化信息功能评估体系（Tanaka-Matsumi et al.，1996）这样的文化评估形式，避免自己出现盲点或错误地估计了多元文化问题的重要性。

● 评估来访者最初的文化同一性，并认真思考它会如何根据环境发生改变。

● 关注文化与环境中的风险因素和保护因素。

● 和来访者一起结合文化制订治疗目标，并一起努力达成目标。

● 要充分理解孩子与家庭成员之间的关系可能是很复杂的。

多元文化治疗的要点

● 注意那些非特定的因素，努力减小你和来访者之间的等级差距，以建立合作性的治疗关系。

● 用通俗易懂的语言对来访者进行心理教育，以避免出现误解，同时告诉来访者寻求帮助是正常的，详细向来访者讲解治疗是如何起作用的。

● 清除来访者在逻辑上和态度上的障碍，以促进治疗。

● 对你和来访者之间的文化差异有所认识。

● 向来访者和他的家庭表达你愿意帮助他们解决现有问题的意愿和希望。

用认知行为治疗干预来自多元文化的儿童与青少年

● 你所实施的干预应该是有可能成功的，而且是被来访者所在文化接受的。

● 在合适的时候纳入少数文化群体儿童的父母，这样的治疗可以提高治疗依从性，改善治疗效果。

● 使用认知重建、行为计划、问题解决和暴露这类的认知行为治疗技术，直接处理文化问题。

● 在进行自信训练时，如果出现文化价值观的冲突，治疗师需要格外小心，确保你建议来访者所使用的技术是适合他所在文化的，而且只在适当的情境中使用。

● 聚焦于来访者的躯体症状，并向来访者解释认知行为治疗策略是如何改善身体健康水平的。

● 支持来访者发展积极的文化同一性和族群社会化。

□ **自测题**

3.1　下列哪一个陈述不是使用认知行为治疗技术帮助少数种族儿童的优势所在？

　　A. 时间短、问题取向

　　B. 聚焦于现在与未来

　　C. 聚焦于心灵内部的无意识过程

　　D. 共同制订治疗目标

3.2　针对少数族群儿童的父母培训方案可以避免来访者中途退出，并改善治疗效果，这个方案强调 ＿＿＿＿？

　　A. 有休息时间

　　B. 身体处罚

　　C. 自然结果

　　D. 族群社会化

3.3　安东尼是一个 9 岁的非裔美国男孩儿。他在学校很痛苦，因为他的一个核心信念是"只有白人小孩儿才可以在学校有好的表现"。这种信念是 ＿＿＿＿ 的例子？

　　A. 文化适应的压力

　　B. 内化的社会压迫

　　C. 对事实的感受

　　D. 健全至上（对残障者的歧视）

3.4　用认知行为治疗一个 12 岁伊拉克（穆斯林）女孩儿的外化症状，应该进行 ＿＿＿＿？

　　A. 聚焦于家庭的会谈

　　B. 聚焦于个体的会谈

　　C. 强调在不同环境中的自信训练

　　D. 行为计划

3.5 治疗师在使用哪一种认知行为治疗技术时应该特别小心，因为要考虑它在不同文化背景中的可接受性？

A. 行为计划

B. 问题解决

C. 自信训练

D. 认知重建

❑ 参考文献

Abudabbeh N, Hays PA: Cognitive-behavioral therapy with people of Arab heritage, in Culturally Responsive Cognitive-Behavioral Therapy: Assessment, Practice, and Supervision. Edited by Hays PA, Iwamasa GY. Washington, DC, American Psychological Association, 2006, pp 141–159

American Psychiatric Association: Diagnostic and Statistical Manual of Mental Disorders, 4th Edition, Text Revision. Washington, DC, American Psychiatric Association, 2000

Arredondo PT, Arciniega GM: Strategies and techniques for counselor training based on the multicultural counseling competencies. J Multicult Couns Devel 29:263–273, 2001

Arredondo PT, Toporek R, Brown SP, et al: Operationalization of the multicultural counseling competencies. J Multicult Couns Devel 24:42–78, 1996

Balsam KF, Martell CR, Safren SA: Affirmative cognitive-behavioral therapy with lesbian, gay, and bisexual people, in Culturally Responsive Cognitive-Behavioral Therapy: Assessment, Practice, and Supervision. Edited by Hays PA, Iwamasa GY. Washington, DC, American Psychological Association, 2006, pp 223–243

Bandura A: Self-efficacy mechanism in human agency. Am Psychol 37:122–147, 1982

Barona A, Santos de Barona M: Recommendations for the Psychological Treatment of Latino/Hispanic Populations. Washington, DC, Association of Black Psychologists, 2003

Bernal G, Sáez-Santiago E: Culturally centered psychosocial interventions. J Community Psychol 34:121–132, 2006

Bernal G, Scharrón-del-Río MR: Are empirically supported treatments valid for ethnic minorities? Toward an alternative approach for treatment research. Cultur Divers Ethnic Minor Psychol 7:328–342, 2001

Bernal G, Jiménez-Chafey MI, Domenech Rodríguez MM: Cultural adaptation of treatments: a resource for considering culture in evidence-based practice. Prof Psychol Res Pr 40:361–368, 2009

Carter MM, Sbrocco T, Lewis EL, et al: Parental bonding and anxiety: differences between African American and European American college students. J Anxiety Disord 15:555–569, 2001

Casas JM: Counseling and psychotherapy with racial/ethnic minority groups in theory and practice, in Comprehensive Textbook of Psychotherapy: Theory and Practice. Edited by Bongar BM, Beutler LE. New York, Oxford University Press, 1995, pp 311–335

Cavazos-Rehg PA, Zayas LH, Spitznagel EL: Legal status, emotional well-being and subjective health status of Latino immigrants. J Natl Med Assoc 99:1126–1131, 2007

Comas-Díaz L, Duncan JW: The cultural context: a factor in assertiveness training with mainland Puerto Rican women. Psychol Women Q 9:463–475, 1985

Cooper LA, Gonzales JJ, Gallo JJ, et al: The acceptability of treatment for depression among African-American, Hispanic, and white primary care patients. Med Care 41:479–489, 2003

Crawley SA, Podell JL, Beidas RS, et al: Cognitive behavioral therapy with youth, in Handbook of Cognitive-Behavioral Therapies, 3rd Edition. Edited by Dobson KS. New York, Guilford, 2010, pp 375–410

Dalton JH, Elias MJ, Wandersman: A Community Psychology: Linking Individuals and Communities. Belmont, CA, Wadsworth, 2001

Dowd ET: Cultural differences in cognitive therapy. Behav Ther 26:247–249, 2003

Ellis A: Can rational emotive behavior therapy (REBT) be effectively used with people who have devout beliefs in God and religion? Prof Psychol Res Pr 31:29–33, 2000

Erikson EH: Identity: Youth and Crisis. Oxford, UK, Norton, 1968

Falicov CJ: Latino Families in Therapy: A Guide to Multicultural Practice. New York, Guilford, 1998

Falicov CJ: Commentary: on the wisdom and challenges of culturally attuned treatments for Latinos. Fam Process 48:292–309, 2009

Fudge RC: The use of behavior therapy in the development of ethnic consciousness: a treatment model. Cogn Behav Pract 3:317–335, 1996

Gil AG, Vega WA: Two different worlds: acculturation stress and adaptation among Cuban and Nicaraguan families in Miami. J Soc Pers Relat 13:437–458, 1996

Glassgold JM: The case of Felix: an example of gay-affirmative, cognitive-behavioral therapy. Pragmatic Case Studies in Psychotherapy 5:1–21, 2009

Greene BA: Racial socialization as a tool in psychotherapy with African American children, in Working With Culture: Psychotherapeutic Interventions With Ethnic Minority Children and Adolescents. Edited by Vargas LA, Koss-Chioino JD. San Francisco, CA, Jossey-Bass, 1992, pp 63–81

Hansen DJ, Zamboanga BL, Sedlar G: Cognitive-behavior therapy for ethnic minority adolescents: broadening our perspectives. Cogn Behav Pract 7:54–60, 2000

Harper GW, Iwamasa GY: Cognitive-behavioral therapy with ethnic minority adolescents: therapist perspectives. Cogn Behav Pract 7:37–53, 2000

Harwood RL, Schoelmerich A, Ventura-Cook E, et al: Culture and class influences on Anglo and Puerto Rican mothers' beliefs regarding long-term socialization goals and child behavior. Child Dev 67:2446–2461, 1996

Hays PA: Multicultural applications of cognitive-behavior therapy. Prof Psychol Res Pr 26:309–315, 1995

Hays PA: Introduction: developing culturally responsive cognitive-behavioral therapies, in Culturally Responsive Cognitive-Behavioral Therapy: Assessment, Practice, and Supervision. Edited by Hays PA, Iwamasa GY. Washington, DC, American Psychological Association, 2006, pp 3–19

Hays PA: Addressing Cultural Complexities in Practice: Assessment, Diagnosis, and Therapy, 2nd Edition. Washington, DC, American Psychological Association, 2008

Herek GM: The context of anti-gay violence: notes on cultural and psychological heterosexism. J Interpers Violence 5:316–333, 1990

Ho MK: Minority Children and Adolescents in Therapy. Newbury Park, CA, Sage, 1992

Hoffman SG: The importance of culture in cognitive and behavioral practice. Cogn Behav Pract 13:243–245, 2006

Huey SJ Jr, Polo AJ: Evidence-based psychosocial treatments for ethnic minority youth. J Clin Child Adolesc Psychol 37:262–301, 2008

Huey SJ Jr, Polo A: Assessing the effects of evidence-based psychotherapies with ethnic minority youths, in Evidence-Based Psychotherapies for Children and Adolescents, 2nd Edition. Edited by Weisz JR, Kazdin AE. New York, Guilford, 2010, pp 451–465

Interian A, Díaz-Martínez AM: Considerations for culturally competent cognitive-behavioral therapy for depression with Hispanic patients. Cogn Behav Pract 14:84–97, 2007

Iwamasa GY: On being an ethnic minority cognitive behavioral therapist. Cogn Behav Pract 3:235–254, 1996

Iwamasa GY, Hsia C, Hinton D: Cognitive-behavioral therapy with Asian Americans, in Culturally Responsive Cognitive-Behavioral Therapy: Assessment, Practice, and Supervision. Edited by Hays PA, Iwamasa GY. Washington, DC, American Psychological Association, 2006a, pp 117–140

Iwamasa GY, Pai SM, Sorocco KH: Multicultural cognitive-behavioral therapy supervision, in Culturally Responsive Cognitive-Behavioral Therapy: Assessment, Practice, and Supervision. Edited by Hays PA, Iwamasa GY. Washington, DC, American Psychological Association, 2006b, pp 267–281

Kazdin AE, Stolar MJ, Marciano PL: Risk factors for dropping out of treatment among White and Black families. J Fam Psychol 9:402–417, 1995

Kelly S: Cognitive-behavioral therapy with African Americans, in Culturally Responsive Cognitive-Behavioral Therapy: Assessment, Practice, and Supervision. Edited by Hays PA, Iwamasa GY. Washington, DC, American Psychological Association, 2006, pp 97–116

Klonoff EA, Landrine H: Revising and improving the African American Acculturation Scale. J Black Psychol 26:235–261, 2000

Koss-Chioino JD, Vargas LA: Through the cultural looking glass: a model for understanding culturally responsive psychotherapies, in Working With Culture: Psychotherapeutic Interventions With Ethnic Minority Children and Adolescents. Edited by Vargas LA, Koss-Chioino JD. San Francisco, CA, Jossey-Bass, 1992, pp 1–22

Kuehlwein KT: Working with gay men, in Comprehensive Casebook of Cognitive Therapy. Edited by Freeman A, Dattilio FM. New York, Plenum, 1992, pp 249–255

Kumpfer KL, Alvarado R, Smith P, et al: Cultural sensitivity and adaptation in family based prevention interventions. Prev Sci 3:241–246, 2002

Lau AS: Making the case for selective and directed cultural adaptations of evidence-based treatments: examples from parent training. Clin Psychol (New York) 13:295–310, 2006

Mahoney D: Undocumented adolescents: building hope. Clinical Psychiatry News, May 2008.

Manoleas P: The Cross-Cultural Practice of Clinical Case Management in Mental Health. New York, Haworth, 1996

McDonald JD, Gonzalez J: Cognitive-behavioral therapy with American Indians, in Culturally Responsive Cognitive-Behavioral Therapy: Assessment, Practice, and Supervision. Edited by Hays PA, Iwamasa GY. Washington, DC, American Psychological Association, 2006, pp 23–45

Mona LR, Romesser-Scehnet JM, Cameron RP: Cognitive-behavioral therapy and people with disabilities, in Culturally Responsive Cognitive-Behavioral Therapy: Assessment, Practice, and Supervision. Edited by Hays PA, Iwamasa GY. Washington, DC, American Psychological Association, 2006, pp 199–222

Myers HF, Lesser I, Rodriguez N, et al: Ethnic differences in clinical presentation of depression in adult women. Cultur Divers Ethnic Minor Psychol 8:138–156, 2002

Nagayama Hall GC: Psychotherapy research with ethnic minorities: empirical, ethical, and conceptual issues. J Consult Clin Psychol 69:502–510, 2001

Neal-Barnett AM, Smith JM Sr: African American children and behavior therapy: considering the Afrocentric approach. Cogn Behav Pract 3:351–369, 1996

Okazaki S, Tanaka-Matsumi J: Cultural considerations in cognitive-behavioral assessment, in Culturally Responsive Cognitive-Behavioral Therapy: Assessment, Practice, and Supervision. Edited by Hays PA, Iwamasa GY. Washington, DC, American Psychological Association, 2006, pp 97–116

Organista KC: Cognitive-behavioral therapy with Latinos and Latinas, in Culturally Responsive Cognitive-Behavioral Therapy: Assessment, Practice, and Supervision. Edited by Hays PA, Iwamasa GY. Washington, DC, American Psychological Association, 2006, pp 73–96

Organista KC, Muñoz RF: Cognitive behavioral therapy with Latinos. Cogn Behav Pract 3:255–270, 1996

Paniagua FA: Assessing and Treating Culturally Diverse Clients: A Practical Guide. Thousand Oaks, CA, Sage, 1994

Pantalone DW, Iwamasa GY, Martell CR: Cognitive-behavioral therapy with diverse populations, in Handbook of Cognitive-Behavioral Therapies, 3rd Edition. Edited by Dobson KS. New York, Guilford, 2010, pp 445–464

Paradis CM, Cukor D, Friedman S: Cognitive-behavioral therapy with Orthodox Jews, in Culturally Responsive Cognitive-Behavioral Therapy: Assessment, Practice, and Supervision. Edited by Hays PA, Iwamasa GY. Washington, DC, American Psychological Association, 2006, pp 161–175

Pargament KT: The Psychology of Religion and Coping. New York, Guilford, 1997

Rivers RY, Morrow CA: Understanding and treating ethnic minority youth, in Psychological Interventions and Cultural Diversity. Edited by Aponte JF, Wohl J. Needham Heights, MA, Allyn & Bacon, 1995, pp 164–180

Rosselló J, Bernal G: Cognitive-behavioral and interpersonal treatments for depressed Puerto Rican adolescents, in Psychosocial Treatments for Child and Adolescent Disorders: Empirically Based Strategies for Clinical Practice. Edited by Hibbs ED, Jensen PS. Washington, DC, American Psychological Association, 1996, pp 152–187

Sáez-Santiago E, Bernal G: Depression in ethnic minorities: Latinos and Latinas, African Americans, and Native Americans, in Handbook of Racial and Ethnic Minority Psychology, Vol 4. Edited by Bernal G, Trimble JE, Leong FTL. Thousand Oaks, CA, Sage, 2003, pp 401–428

Safren SA, Hollander G, Hart TA, et al: Cognitive-behavioral therapy with lesbian, gay, and bisexual youth. Cogn Behav Pract 8:215–223, 2001

Schulte D: Tailor-made and standardized therapy: complementary tasks in behavior therapy. A contrarian view. J Behav Ther Exp Psychiatry 27:119–126, 1996

Suárez-Orozco C, Todorova I, Louie J: "Making up for lost time": the experience of separation and reunification among immigrant families. Fam Process 41:625–643, 2002

Sue DW, Sue D: Counseling the Culturally Different, 4th Edition. New York, Wiley, 2003

Sue S, Zane N, Nagayama Hall GC, et al: The case for cultural competency in psychotherapeutic interventions. Annu Rev Psychol 60:525–548, 2009

Sweeney M, Robins M, Ruberu M, et al: African-American and Latino families in TADS: recruitment and treatment considerations. Cogn Behav Pract 12:221–229, 2005

Tanaka-Matsumi J, Seiden DY, Lam KN: The Culturally Informed Functional Assessment (CIFA) Interview: a strategy for cross-cultural behavioral practice. Cogn Behav Pract 3:215–233, 1996

U.S. Census Bureau: An older and more diverse nation by midcentury. August 14, 2008. Available at: http://www.census.gov/newsroom/releases/archives/population/cb08-123.html. Accessed April 19, 2011.

U.S. Surgeon General: Mental health: culture, race, and ethnicity. A supplement to Mental Health: a report of the Surgeon General. 2001.

Vega W, Kolody B, Aguilar-Gaxiola S, et al: Lifetime prevalence of DSM-III-R psychiatric disorders among urban and rural Mexican Americans in California. Arch Gen Psychiatry 55:771–782, 1998

Vera M, Vila D, Alegría M: Cognitive-behavioral therapy: concepts, issues, and strategies for practice with racial/ethnic minorities, in Handbook of Racial and Ethnic Minority Psychology, Vol 4. Edited by Bernal G, Trimble JE, Leong FTL. Thousand Oaks, CA, Sage, 2003, pp 521–538

Walker DF, Reese JB, Hughes JP: Addressing religious and spiritual issues in trauma-focused cognitive behavior therapy for children and adolescents. Prof Psychol Res Pr 41:174–180, 2010

Whaley AL, Davis KE: Cultural competence and evidence-based practice in mental health services. Am Psychol 62:563–574, 2007

Wong CA, Eccles JS, Sameroff A: The influence of ethnic discrimination and ethnic identification on African American adolescents' school and socioemotional adjustment. J Pers 71:1197–1232, 2003

Yutrzenka BA: Making a case for training in ethnic and cultural diversity in increasing treatment efficacy. J Consult Clin Psychol 62:197–206, 1995

Zayas LH: Seeking models and methods for cultural adaptation of interventions: commentary on the special section. Cogn Behav Pract 17:198–202, 2010

第四章

认知行为治疗和精神药理学的结合

Sarabjit Singh　医学博士

Laurie Reider Lewis　心理学博士

Annie E.Rabinovitch　文学学士

Angel Caraballo　医学博士

Michael Ascher　医学博士

Moira A.Rynn　医学博士

从20世纪90年代开始，在实证研究基础上开展的儿童精神障碍治疗为心理健康领域知识的丰富和拓展奠定了基础，日常的临床实践充分体现了这一点。精神健康领域中儿童精神障碍治疗方面的知识基础有了明显的增加。这在儿童精神药理学领域中是最明显的。药物治疗已经成为临床上治疗有精神障碍的儿童和青少年的重要治疗工具。另一个对治疗这些障碍有效的方法是认知行为疗法，这是一种行之有效的心理社会干预。实证研究的证据证明：在治疗儿童精神障碍时，将药物治疗和认知行为治疗进行结合，可以得到最佳效果。虽然证据显示，对于很多精神障碍而言，这两者的干预效果不相上下，但多数家长和儿童还是会把心理治疗当成首选的干预方案。例如，之前没有治疗史的焦虑症儿童的家长更喜欢选择认知行为治疗而不是药物来治疗他们孩子的焦虑障碍。认知行为治疗通常被认为更易被接受、更可信，以及比药物更有效（Brown et al.，2007）。当症状水平处于中等乃至严重程度时，或单纯的认知行为治疗没有使症状缓解时，人们会将认知行为治疗和药物结合起来使用。然而，由于缺乏治疗指导方针，治疗师们会在使用联合治疗（认知行为治疗和药物治疗）时面临挑战，比如联合治疗方法和单一治疗方法分别适用于什么问题。

本章对用药物治疗多数常见的儿童精神障碍（抑郁、焦虑障碍、注意缺陷/多动障碍等）的实证研究结果做了简要概述。针对这些治疗的实证研究结果使我们更加理解针对儿童及青少年精神障碍的心理药物干预的有效性。随后，本章还介绍了药物与认知行为治疗联合治疗的研究结果。最后，本章讨论了一些临床特征，这些特征可能可以帮助治疗师为特定病患选择最适合的治疗方法。

药物治疗

抑郁

实证研究证明，对儿童和青少年使用一类称为选择性 5- 羟色胺再摄取抑制剂（Selective serotonin keuptake inhibitors，SSRIs）的抗抑郁剂是有效的。虽然每种 SSRIs 都有其独特的药理作用，但它们都有影响 5- 羟色胺转运抑制的共同特性。5- 羟色胺功能异常被认为是抑郁和焦虑非常关键的病因。除此之外，5- 羟色胺会影响睡眠和食欲，而 5- 羟色胺功能降低会导致失眠和抑郁（Hamrin and Scahill，2005）。SSRIs 通常在使用 3～4 周后开始显现效果，这种药物广为人知的副作用包括肠胃不适、失眠、躁动以及性功能障碍。治疗师需要仔细地监控病人在治疗期间出现的副作用，并调整用药剂量来使副作用最小化。

美国食品和药品管理局所认可的可以用在儿童和青少年重度抑郁的急性期和维持期治疗的药物只有氟西汀（fluoxetine）和艾司西酞普兰（escitalopram）。其中，氟西汀用于 8—18 岁的儿童与青少年，艾司西酞普兰可用于 12—17 岁的儿童与青少年。目前，氟西汀是唯一在三个双盲安慰剂控制组试验的实证研究中证明有效的药物（Emslie et al.，1997，2002b，2008）。由于它有很长的半衰期（血浆中的药物浓度降到原始浓度一半时所花的时间），因此对它的停药综合征的担心也更少。停药综合征是指病人停药后可能出现的像流感一样的情况，包括萎靡不振、恶心和头痛等症状。有两个研究结果显示，艾司西酞普兰用来治疗青少年比安慰剂更有效（Emslie et al.，2009；Wagner et al.，2003）。在与其他药物的相互影响方面，艾司西酞普兰是所有 SSRIs 中最安全的。这种药物有中等时长的半衰期，因此可能会有停药综合征，这也是需要治疗师注意的。

虽然实证研究证明了其他 SSRIs 治疗儿童抑郁症是有效的，但这些处方药物现在仍未被批准使用。这些药物包括西酞普兰（citalopram）、舍曲林（sertraline）和帕罗西汀（paroxetine）。两个已发表的研究报告（Wagner et al.，2004b；von Knorring et al.，2006）之一支持西酞普兰比安慰剂有效。有两个平行的安慰剂控制试验显示，当数据被汇聚在一起时，舍曲林与安慰剂有统计上的显著差异（Wagner et al.，2003）。Keller 等人在 2001 年研究发现，帕罗西汀（Paxil）对小学和初中的青少年有抗抑郁的作用，但另外两个研究没有发现帕罗西汀比安慰剂的效果更好 (Berard et al.，2006; Emslie et al.，2006)。

有关将非 SSRIs 类的抗抑郁药物应用在儿童和青少年中的研究结果并不一致。用奈法唑酮（nefazodone）和米氮平（mirtazapine）来治疗抑郁症的双盲安慰剂控制组试验结果并不显著，这些结果目前尚未发表（Emslie et al.，2002a）。对文拉法辛 ER（venlafaxine ER）在儿童人群中的运用的研究发现，只有在抑郁症青少年身上，它才比安慰剂有效 (Emslie et al.，2007)。而关于安非他酮（bupropion）对儿童抑郁症的效果，至今还未有研究去评估。

对用三环类抗抑郁药物（TCAs）治疗儿童抑郁症的元分析发现，三环类抗抑郁药物并不比安慰剂更有效（Ryan and Varma，1998），因此三环类抗抑郁药物在那时并不被推荐使用。三环类抗抑郁药物因为副作用很大而被认为不适用于儿童和青少年，其副作用包括抗胆碱副作用（如记忆力减退、便秘、意识障碍、视力模糊、口干、镇静等），而且该类药物过量将导致心血管方面的严重问题及高致死率（Varley，2001）。

尽管 SSRIs 的效果已被证明很好，美国食品和药品管理局还是在 2004

年组织了对抗抑郁剂用于儿童人群的 24 个安慰剂控制组试验（包括公开发表和未公开发表的试验）的元分析，并且发现抗抑郁剂使自杀行为和自杀意念的风险增加了两倍（4% 对 2%）（Hammad et al.，2006）。随后，美国食品和药品管理局发布了对所有抗抑郁剂的黑盒预警，声明这些药物可能会增加儿童及青少年出现自杀想法及行为的风险。在青少年抑郁治疗研究项目中（Treatment for Adolescents with Deprssion Study,TADS；Vitiello et al.，2009），强烈的人际冲突能预示自杀的发生。开始使用抗抑郁剂以后，病人需要被长期密切地监测。美国食品和药品管理局发布的药物指南建议，在治疗的前四周，人们要每周追踪接受 SSRIs 治疗的儿童，在 4 ～ 8 周，要隔周追踪。在这之后，患者应该每个月到内科治疗师处做一次检查（FDA，2007）。

焦虑障碍

对于儿童焦虑障碍而言，认知行为治疗和药物治疗的效果得到了最广泛的实证支持。认知行为治疗和药物治疗结合使用，比分别单独使用这两种方法更加有效（Walkup et al.，2008）。与重度抑郁症一样，SSRIs 也是治疗焦虑障碍的一线药物。三个最严格的随机控制组实验考察了患有一种及一种以上焦虑障碍（广泛性焦虑障碍、分离焦虑障碍、社交恐惧）的儿童使用 SSRIs 的效果，治疗中使用的 SSRIs 包括：氟伏沙明（fluvoxamine）（Research Unit on Pediatric Psychopharmacology Anxiety Study Group，2001）、氟西汀（Birmaher et al.，2003）或舍曲林（Walkup et al.，2008）。每个研究都强有力地证明了 SSRIs 在治疗广泛性焦虑障碍、社交恐惧或分离焦虑障碍时的有效性。

一些研究也证明了舍曲林和文拉法辛 ER（Rynn et al.，2001，2007）对治疗广泛性焦虑障碍是有效的。帕罗西汀（Wagner et al.，2004a）、氟西汀（Beidel et al.，2007）和文拉法辛 ER（March et al.，2007）也被发现对治疗社交焦虑有效果。一个用阿普唑仑（alprazolam）对有社交回避的青少年进行治疗的小样本实验研究结果显示，阿普唑仑对被试有用，但是实验结果缺乏与安慰剂相比的统计学显著差异（Simeon et al.，1992）。

对于惊恐障碍而言，每天使用帕罗西汀可以使被试的状况有显著的改善，并且较大的剂量只会带来短暂温和的副作用（Masi et al.，2001）。除此之外，一个开放的病历系列也表明，西酞普兰对拒绝上学的惊恐障碍患者是有效的（Lepola et al.，1996）。

美国食品和药品管理局批准将氟伏沙明（Labellarte et al.，1999）和舍曲林(March et al.，1998)用于对治疗 8—17 岁及 6—17 岁的强迫症患者。氟西汀也被证明对治疗儿童强迫症有效，目前已被美国食品和药品管理局许可治疗 7—17 岁的强迫症儿童（Rossi et al.，2004）。与其他焦虑障碍相比，强迫症症状通常需要更高剂量的治疗。

注意缺陷 / 多动障碍

从 20 世纪 60 年代起，大量研究一致证明了兴奋剂对改善儿童和青少年注意缺陷 / 多动障碍症状的效果。最初针对注意缺陷 / 多动障碍的心理药物治疗是用目前被美国食品和药品管理局认可的药物之一所做的实验（Pliszka，2007）。美国食品和药品管理局认可的治疗注意缺陷 / 多动障碍的兴奋剂包括右旋安非他命（dextroamphetamine）、D- 和 D,L- 盐酸哌甲酯(methylphenidate)、混合苯丙胺盐(mixed amphetamine salts)和赖氨酸安非他命(lisdexamfetamine)。而目前被美国食品和药品管理局认可的治疗注意缺陷 / 多动障碍的两种非兴奋剂药物是托莫西汀（atomoxetine）和胍法辛 XR（guanfacine XR）。注意力不集中或多动可能是多巴胺与去甲肾上腺素不足导致的。兴奋剂提高了多巴胺的突触浓度，而非兴奋剂（如托莫西汀）则增加了去甲肾上腺素的突触浓度（Solanto，1998）。对注意缺陷 / 多动障碍儿童的多模式治疗研究证实了兴奋剂的有效性，详情可见本章"联合治疗概述"部分里的"注意缺陷 / 多动障碍"相关内容。

人们较为熟悉的兴奋剂副作用包括缺乏食欲、体重减轻、失眠和头痛。如果患儿心脏存在异常状况，应该在开始服用兴奋剂药物前向心脏病专家咨询（Pliszka，2007）。根据 Mosholder 等人（2009）的研究，兴奋剂治疗可能会产生精神病性及躁狂症状的副作用。而对儿童和青少年使用兴奋剂治疗是否会增加患儿抽动还存在争议。一些研究者发现，患儿在治疗期间产生的大多数抽动是暂时性的，长期慢性的抽动非常罕见（Gadow et al., 1999）。在共病妥瑞氏综合征和注意缺陷 / 多动障碍的儿童和青少年中，有 30% 的患者在服用兴奋剂后抽动症状发生恶化（Castellanos et al., 1997）。因此，我们还需要进一步探索抽动症状和服用兴奋剂之间确切的关系。

当患者服用去甲肾上腺素再摄取抑制剂托莫西汀时，必须要监控药物可能产生的副作用，包括胃肠道不适、镇静及食欲减退。由于存在肝中毒和自杀的风险，美国食品和药品管理局已经对托莫西汀提出黑盒预警。有关文献支持将 α-肾上腺素能激动剂（alpha-adrenergic agonist），如可乐定（clonidine）和胍法辛作为二线药物使用，这两种药物也都获得了美国食品和药品管理局的认可（Newcorn et al., 1998）。其他药剂如安非他酮、地昔帕明（desipramine）和莫达非尼（modafinil）也被证明对治疗注意缺陷 / 多动障碍有效，现已被推荐作为治疗注意缺陷 / 多动障碍的二线药物（Banaschewski et al., 2004）。当患者对兴奋剂和托莫西汀都没有反应时，将这两种药物联合使用会有很好的效果；但还需要更多的研究去证明联合使用的安全性（Brown, 2004）。

联合治疗概述

从 2000 年起，大量实验证明了认知行为疗法对多种精神障碍的有效性。本书第一章和第二章呈现了对儿童和青少年进行联合治疗的实证研究。治疗师通常使用药物和认知行为疗法来联合治疗残余的症状。越来越多的证据显示了联合治疗对儿童精神障碍的有效性。这一节综述了对抑郁、焦虑障碍和注意缺陷 / 多动障碍这三种儿童精神障碍的实证研究，及需要考虑的问题和治疗方法。本章最后的附录 4-A 对这些联合治疗方法的实证研究进行了总结。

抑郁

认知行为治疗联合药物治疗抑郁症得到了以下实证研究的支持。

TADS（March et al., 2004）是一个比较了四种不同干预效果的大型研究，它的被试来自于多个治疗地点。这四种不同的干预包括：只使用认知行为治疗；只使用氟西汀；联合使用认知行为治疗和氟西汀；联合使用认知行为治疗和安慰剂。实验证明，联合治疗比单独使用认知行为治疗或药物治疗更具优势，尤其是对于中度至重度抑郁的青少年。氟西汀和认知行为疗法的联合治疗优于其他三种干预方法。除此之外，单独使用氟西汀优于单独使用认知行为治疗。

因为只有 60% 患抑郁症的青少年对治疗开始时采用 SSRIs 有足够的临床反应，因此，有研究者（Brent et al., 2008）开展了对 SSRI 有耐药性的抑郁症青少年的治疗项目（Treatment of SSRI-Resistant Depression in Adolescents,TORDIA，）对被试进行了随机控制组实验，研究了四个治疗策略对接受了足够的临床干预但仍持续表现抑郁的青少年的相对有效性。这四种干预策略包括：①换成其他的 SSRIs；②换成其他 SSRIs 并联合认知行为治疗；③换成文拉法辛；④换成文拉法辛联合认知行为治疗。研究者得出这样的结论：对采用足量 SSRIs 而没有临床反应的抑郁症青少年而言，换成其他抗抑郁剂并联合认知行为治疗的临床反应速度比仅更换药物更快。值得注意的是，换成其他 SSRIs 和换成文拉法辛的效果一样，但是前者的副作用比后者小一些。对药物治疗反应良好的预测因子包括患者抑郁的严重程度较低，家庭冲突较少，以及没有非自杀性的自伤行为。

Clarke 等人（2005）检验了在基层医疗保健机构中采用认知行为治疗和 SSRIs 进行联合治疗的项目效果（通常基层医疗保健机构只采用 SSRIs 进行药物治疗）。研究发现，认知行为治疗效果并不显著，但联合治疗还是比单一治疗的效果稍好一点。

Goodyer 等人（2007）的研究结果显示，对患有重度抑郁症的青少年而言，没有证据显示在目前常规的临床护理中，采用认知行为治疗和某种 SSRIs 药物的联合治疗效果优于只采用某种 SSRIs 的药物治疗。

　　Melvin 等人（2006）比较了认知行为疗法、舍曲林及这两者的联合治疗对青少年抑郁症的疗效。研究发现，这三种治疗方法都使抑郁症状有所缓解，但联合治疗的优势并不明显。

　　总之，对重度抑郁症采用认知行为疗法和药物联合治疗的相关研究结果并不一致，但大体上还是支持联合治疗的，尤其是当单一治疗失败时（如 Melvin et al., 2006）。但研究者还需要进一步识别那些在治疗开始就需要接受联合治疗的病人的临床特征，以给治疗师提供指导。

焦虑障碍

　　在焦虑障碍的疗法中，认知行为治疗和药物的联合治疗被认为和单一治疗一样有效，但只有症状的缓解是不够的，很多患者依旧会保留一些症状。此外，这些研究中的预测变量和调节变量很难识别（Compton et al., 2004）。目前只有极少研究证明这些干预的相对或联合的效果。在过去几年里，精神健康领域的研究聚焦于比较针对某些障碍的联合治疗与单一治疗的效果。儿童和青少年焦虑多模型研究（Children/Adolescents Anxiety Mutimodal Study, CAMS; Walkup et al., 2008）采用随机控制组实验设计，研究对象是来自于多个治疗场所的 488 名主要诊断为焦虑障碍（包括分离焦虑障碍、广泛性焦虑障碍、社交恐惧症）的儿童（7—17 岁）。被试被分配到 4 个治疗组之一，这 4 个治疗组包括：只接受认知行为治疗；只接受药物治疗（舍曲林 25 ～ 200 毫克）；认知行为治疗和舍曲林联合治疗；只接受安慰剂治疗。研究结果表明，单独使用认知行为治疗或药物治疗都可以降低焦虑的程度，但联合治疗有更快的临床反应速度。而且所有的治疗方法都被证明是安全且具有良好的耐受性的。

　　儿童强迫症研究（POTS）也探索了认知行为治疗和药物联合治疗的效果。只接受认知行为治疗的患者和接受联合治疗的患者的症状都有所改善，但联合治疗比单用认知行为治疗的临床反应速度稍快（Pediatric OCD Treatment Study Team, 2004）。舍曲林比安慰剂有效，但是对症状改善的效果不如单纯使用认知行为治疗。因此，研究者推论，应该对儿童和青少年强迫症患者使用单纯的认知行为治疗，或认知行为治疗联合 SSRIs 的治疗方法。

关于创伤后应激障碍的联合治疗效果研究很少。Cohen 等人（2007）检验了对遭受过性虐待的儿童采用联合治疗方法（认知行为取向的创伤治疗联合使用 SSRIs 舍曲林），可能对其改善创伤后应激障碍以及相关心理症状带来的益处。该研究发现，在认知行为取向的创伤治疗基础上使用舍曲林只能带来微量的增效。因此，研究者指出，对大多数有创伤后应激障碍症状的儿童而言，在使用药物治疗之前应先进行认知行为取向的创伤治疗，或其他有实证研究支持的心理治疗（Cohen et al., 2007）。

总之，研究结果证明，对焦虑障碍进行短期治疗时，认知行为疗法和药物的联合治疗有最好的疗效。但联合治疗的长效性和安全性仍需要进一步研究。

注意缺陷 / 多动障碍

儿童注意缺陷 / 多动障碍多模型治疗研究（Multimodal Treatment Study of children with ADHD，MTA）是评估注意缺陷 / 多动障碍不同治疗效果的最大的临床实验。研究在治疗结束 14 个月后进行追踪，发现在注意缺陷 / 多动障碍的核心症状上，联合治疗组（兴奋剂加上行为治疗）以及单用兴奋剂的治疗组的症状改善比单用行为治疗组效果更好（MTA 协作组，1999）。在治疗结束的 24 个月和 8 年后进行追踪发现，对结果最好的预测变量是症状最初的严重程度以及持续用药的情况（Molina et al., 2009）。有趣的是，在对立或攻击症状、内化症状、教师评定的社交技能、亲子关系及阅读能力等功能领域，联合治疗总是比常规的社区护理更有效，而单用药物治疗或行为治疗都没那么有效（MTA 协作组，1999）。但我们需要谨慎解释这些纵向研究的结果，因为这些研究没有进行有效的随机分配，而且所有"条件"下的儿童都接受了多种治疗方法和很多自选的联合治疗。

临床意义和应用

前面我们已经概述了使用药物治疗和药物与认知行为疗法联合治疗的研究例证。对这些干预的研究例证可见于多种障碍，而最具说服力的研究证据来自于对抑郁和焦虑的研究。虽然近年来越来越多的研究为联合治疗提供了证据支持，但治疗师依旧面临着两难问题，要特别谨慎地决定哪种干预可以带来最好的效果和症状的缓解。尽管目前的证据支持对于特定障碍在治疗初期采取联合治疗策略是最有效的，但治疗师仍然要通过仔细考虑来决定什么时候开始药物治疗，尤其是在单纯的心理治疗也可以使症状显著减少的情况下。由于缺乏具体的指南来决定对于特定障碍采取何种治疗模式是适合的，治疗师们通常只能利用临床经验来做临床判断。治疗师间治疗方法的差异导致了治疗反应没有达到最理想的状态。

虽然没有一个治疗策略是适合所有案例的，但细致的评估能够帮助治疗师识别那些有助于临床决策的因素。这并不能保证治疗成功，但它可以帮助治疗师更自信地选择一个疗效可能更好的方法。

临床特征

在选择个性化的治疗策略时，我们建议要进行细致的评估，并特别注意本章接下来要讨论的因素。考虑了这些因素，治疗师就可以做出明智的决定：先选择哪种干预，以及如果这种干预不成功的话，什么时候应该更换或者增加另外一种干预。这些因素的价值在于，为治疗选择的过程提供信息。我们提供了三个主要的类别，下面还会对这些类别中的具体因素进行讨论：

（1）患者因素；

（2）系统因素；

（3）执业者因素。

例如，从 2000 年开始，联合治疗研究招募的被试大多数都是青少年，他们的年龄多分布在 12—18 岁（TADS，March et al.，2004；TASA，Brent et al.，2009；TORDIA，Brent et al.，2008），很多实验的被试平均年龄大约是 15 岁。在临床人群中，很少见到年龄在 7—12 岁或更年幼的儿童患有焦虑及抑郁障碍。对于更年幼的病患群体，即使考虑了药物治疗，患儿的家庭和大多数患儿也通常会更偏爱认知行为治疗。因此，患儿的年龄成为了决定首选干预方法的重要因素。

患者因素

患者的观点

有些患者可能预见到他们在治疗中扮演着重要角色，并想要积极地参与治疗过程，那么这些患者会很乐意接受认知行为治疗。而有些患者则可能希望由治疗师来操控治疗，那对这些患者而言，我们并不推荐对他们使用认知行为治疗，他们可能更接受药物治疗。

先前治疗经验 患者对某种干预的治疗经验对他当下选择治疗方法有着重要的影响。以前对心理治疗有过良好体验的个体会更愿意采用心理治疗方法。同样，曾经对药物治疗（由于生理或精神原因）体验良好，也会使患者更愿意先尝试药物。患者对治疗师的正移情对治疗成功非常关键。治疗师带领患者去探索药物及服药的意义也非常重要，因为患者对治疗的观点可能会对治疗结果产生重要的影响。

患者的偏好 之前我们也提到过，患者的偏好通常受其之前的治疗经验的影响，但有时也会受其他因素影响，如从网络上获得的关于治疗的信息、社交网站上的信息、学校的健康教育者的建议、同伴的看法，以及最重要的家庭成员的看法。治疗师必须要使患者及其家庭了解所有潜在的治疗选择，并帮助他们在讨论每种干预的利弊之后做出明智的治疗选择。治疗师应该尊重患者选择干预方法的偏好，这将有利于治疗联盟，并促进治疗的成功。介绍心理药物干预的关键因素包括对患者进行关于障碍的生物学基础以及药物原理的心理教育，讨论服药的羞耻感，缓解与副作用有关的恐惧，治疗师应使用这些方法来帮助患者做出明智的选择。

对疾病的理解　在医学模式基础上对疾病进行概念化的患者会更容易同意试用药物或使用联合治疗。如果抑郁被理解为是源于"化学失衡"或"神经递质失调"的障碍，那么患者可能会将抑郁看作可修复的问题，并可以通过药物进行纠正。而另一方面，如果患者相信他们的疾病是由于（心理的）"脆弱"导致的，或源于压力，或是由于对外界因素（如学校）不堪重负，那他们就可能会对认知行为治疗更偏爱，这样他们就可以学习一些技巧来应对问题。

不论选择了哪种干预，心理教育都是治疗的关键因素。治疗师应该帮助患者理解"素质－压力模型（Diathesis-stress Model）"：生物和基因因素（疾病易感性）与环境及生活应激的复杂交互作用（Morley，1983）。这个概念可以促进对联合治疗的使用，并且帮助患者看到每种干预的益处。认知行为治疗帮助患者学习缓解压力、解决问题和发展应对技能的方法，而药物侧重于解决疾病的生理和生物学方面的问题。

心理学意识　有认知局限性的患者也许不能参与到认知行为治疗中去。这些患者的认知是业已定型而僵化的，这使认知行为治疗变得非常困难。但这并不是一个必然的排除因素。治疗师需要调整技术，要根据患者的智力及情绪年龄而不是实际年龄来施以治疗。比起认知因素，治疗师还应该更加重视治疗的行为方面。有认知局限性的患者通常会被施以药物治疗联合支持性治疗。而如果患者的语言表达能力很强且有心理学意识，那他就是认知行为治疗非常适合的候选人。这些患者可以掌握并运用很多新技能。对于很多患者来说，认知行为治疗的原理有助于药理管理（如对进程进行监控和加强依从性）。

症状严重程度

在决定应该首先采用哪种干预（认知行为治疗，或药物治疗，或联合治疗）之前，去评估症状的严重程度是非常关键的。临床经验支持症状越严重时，要考虑加大用药的剂量。一些治疗师可能会将药物治疗当成唯一的干预方法，但这应该是在患者有多动症等疾病的情况下，因为实证研究的结果强有力地支持了将药物作为对这些疾病的主要干预手段。

对于抑郁和焦虑障碍而言，如果症状并不严重，那么推荐首先使用认知行为治疗。在这种情况下，需要进行持续的监控，如果症状恶化则应该转而采用联合治疗方法。对于中度至重度的症状，则推荐使用药物治疗（单独使用药物或与认知行为治疗联合使用）。来自 TADS 的数据（March et al.，2004）表明，对有中度至重度抑郁的青少年如果在治疗之初采用药物和认知行为治疗的联合治疗，在治疗开始 12 周后就可能获得临床上显著的改善。同样，对中度至重度的焦虑障碍，最近的研究也支持使用联合治疗（Walkup et al.，2008）。在药物治疗的第 3 周或第 4 周，一般可以出现症状的缓解，而认知行为治疗带来的症状缓解在治疗中发生得更晚一些（Keeton and Ginsburg，2008）。此外，早期的改善通常也预示着治疗整体上的成功（Westra et al.，2007）。

尽管之前的研究只推荐对轻度到中度的儿童焦虑病例采用认知行为治疗（James et al.，2005），但更多来自 CAMS 当前的实证研究却显示，认知行为治疗对中度到重度症状的患者也是有效的干预方法，并且相比药物治疗而言，还是一种相对无风险的干预。然而，如果患者有非常显著的症状，他们可能就不能参与认知行为治疗。严重的症状可能会成为依从心理治疗约定的障碍，并可能导致一种普遍的无望感和消极预期（如，"我感觉很糟糕，去做那些让我感觉变好的事情也太难了"）。因此，在病情严重的案例中，治疗师应该考虑将联合治疗方法作为首选。

但是联合治疗方法还是会遇到一些挑战。例如，药物对症状的缓解可能会使运用认知行为治疗变得困难：对一个不再有焦虑唤起或症状的患者，你很难去教他运用必要的技巧来有效地应对焦虑的触发物。症状的严重程度是决定先选择哪种干预的重要因素，如果症状严重，应首选认知行为疗法和药物的联合治疗。

症状类型　治疗师发现，有着相同诊断的患者其症状却通常是多样化的。重要的症候群或某个特定症状（如失眠）可能导致个体功能受损。因此，治疗师应该注意那些构成疾病的关键症状。抑郁和焦虑的患者会呈现很多不同的症状，可以大体划分为：①生理症状；②认知症状或非适应行为。

抑郁的生理性或植物神经症状（如失眠、食欲减退或增强、体重降低或增加、精力减退、注意力难以集中）通常对药物反应良好，如果患者表现出这些症状中的任一种，我们都强烈推荐其使用药物。同样，焦虑障碍的生理症状（如失眠、心慌、出汗、心跳加快）也对 SSRIs 或苯二氮卓类药物反应良好。生理症状的改善可以快速地缓解痛苦和受损的功能，因此可以增加其对治疗会谈中（如暴露）和会谈外（如家庭作业的任务）的密集型认知行为治疗的依从性。

如果患者的症状模式中充满着绝望、歪曲的认知，以及自责和回避行为，那么就很有必要使用认知行为治疗。认知行为治疗技术聚焦于以下几个方面：识别自动思维的诱因，重构和重置适应不良的思维模式（认知歪曲），问题解决，自我调节，放松训练，培养社交技能，愤怒管理和突发事件应变。认知行为治疗也为患者理解药物的作用提供了一个框架，可以提高患者对药物的依从性。

治疗师在开始治疗时根据患者的症状选择使用认知行为治疗还是药物治疗，但在很多情况下联合治疗方法可能是最好的，尤其是当病人存在多种复合症状时，联合治疗可能产生更好的效果，改善更快，症状解决得更好，改善的持续性也有所提高（March et al., 2004；Walkup et al., 2008）。不同的治疗方法并不是孤立的，当使用联合治疗方法来治疗同一个症状时，通常可以看到效果倍增。例如，可以用认知行为疗法和药物快速有效地治疗失眠：药物可以治疗直接的症状，而认知行为治疗技术可以在病人习得压力管理等技巧后预防复发。

案　例

菲丽斯尔娜是一位 10 岁的拉美裔女孩，她过去没有得到过精神病学方面的诊断，但由于过去两个月焦虑症状带来的继发性功能损害，她被她的儿科治疗师转介到急诊室。在介绍病情时，菲丽斯尔娜报告了每天的症状，包括恶心、呕吐、颤抖、感到紧张以及厌学。其他症状包括入睡困难超过 3 小时（担心学校的事情导致的）、进食紊乱（在学校不吃任何东西，晚上回家后过度饮食），以及偶尔觉得头晕眼花。她还报告了感觉难过、沮丧和不堪重负。心境症状产生于她对她的焦虑感到厌烦的背景下。症状的发作被形容成"突然的"，而最近更换学校以及随后适应新环境的困难是主要的应激源。她报告自己曾很长时间的过度担心，担心她在学校的表现、妈妈的身体健康、父母的关系、地震，以及担心有人闯入她的家。她报告的症状提示可能是惊恐发作（心脏跳得太快以及呼吸急促）。她被急诊科转诊，并被暂时诊断为广泛性焦虑障碍，而分离焦虑障碍和惊恐障碍则被排除。

虽然患者的父母更倾向于认知行为治疗干预，但考虑到症状的严重性（焦虑的逐渐恶化导致厌学）以及症状的表现（严重的失眠和其他生理症状），治疗师向患者推荐采取联合治疗方法（认知行为治疗和氟西汀），并得到了患者的同意。最初两周的氟西汀服用剂量是10毫克，之后增加到20毫克。同时，治疗师向患者父母进行了心理教育：和他们讨论了患者的障碍及其发展，以及在解决焦虑和失眠这些目标症状中药物的作用。到第3周时，菲丽斯尔娜报告她的焦虑症状有所缓解，尤其在失眠方面，而且不再感到压力难以承受。认知行为治疗师使用心理教育、识别触发物、呼吸放松训练、认知重建、问题解决和行为调整等对患者进行治疗。菲丽斯尔娜在接下来的5个月都保持着同样的服药剂量。在治疗第6周后，她终于能够正常上学了。到第12周时，她报告在症状上有了显著的改善，大部分症状都得到了解决。认知行为治疗频率被降低到每两周一次，之后又降到每月一次。就在几个月前，菲丽斯尔娜已经可以按时上学，并且不再有症状了。

这个案例突显了联合治疗方法的有效性。症状的严重性使参与心理治疗变得困难。也许有治疗师会反驳说最初应该先只试用认知行为治疗，但我们考虑到其症状的严重性和她在急诊科的表现，认为会在最初就进行认知行为治疗可能会使患者觉得非常吃力，因此认为她适合联合治疗。从这个案例中，我们可以看到药物和认知行为疗法联合时的增效。

共病 共病非常普遍，一些治疗师认为共病是儿童精神障碍的普遍规律而不是特殊情况。例如，对立违抗性障碍通常被看作注意缺陷/多动障碍患儿的共病。注意缺陷/多动障碍其他常见的共病包括学习障碍、抑郁和焦虑障碍。虽然药物被认为是治疗注意缺陷/多动障碍的一线干预方法，但如果存在突出的共病障碍，则推荐使用联合治疗方法。在这种情况下，对注意缺陷/

多动障碍和对立违抗性障碍的患儿家长进行培训，以及对对立违抗性障碍患者进行行为矫正，都是可以采用的有效干预方法。如果共病学习障碍，适合的教室安置会对这种情况有所帮助。注意缺陷 / 多动障碍儿童多模型治疗研究（MTA）显示，行为治疗可以解决注意缺陷 / 多动障碍的非核心症状，如糟糕的社交技能和低自尊（MTA 合作小组，1999）。对于没有共病的原发性抑郁和焦虑障碍的患者，可以只用药物治疗或认知行为治疗中的一种，然而对于非常突出的复杂共病，比如有注意缺陷 / 多动障碍和心境障碍的社交恐惧，就非常有必要使用联合治疗方法。需要注意的是，如果共病物质滥用的话，药物管理对于正在滥用药物的患者而言可能非常困难，而且存在风险。对这一患者群体而言，量身定制的认知行为治疗是治疗中非常重要的一部分。共病的存在通常都提示需要进行联合治疗以获得更好的疗效。

治疗反应

在开始时接受单一治疗（认知行为治疗或药物治疗）的患者，如果在治疗开始后 6～8 周，症状还得不到改善或者效果不很理想，通常就说明应该采取联合治疗的方法（Keeton and Ginsburg，2008）。如果症状得不到改善不是因为患儿对医疗处置（心理治疗或药物治疗）不依从，那么则反映了疾病的严重程度，以及对单一干预缺乏反应。对联合治疗方法的替代方案是加强原有的干预；例如，治疗师可以把认知行为治疗会谈的次数增加到每周 2 次，精神科治疗师也可以增加药物的剂量或添加其他药剂。

案 例

乔娜，一个 14 岁的犹太女孩，在一家男女同校的犹太私立学校接受正规教育，现在正读 9 年级。因粗心大意、注意力涣散以及做事缺乏条理来门诊求助。她的其他症状还包括爱丢东西（比如丢失了她的借记卡），抢着说话的冲动问题，以及不能够保持专注。注意力难以集中和冲动的症状对她的学业（关系到完成作业需要的时间和在学校里集中注意力的能力）和同伴关系造成了消极的影响。乔娜和她的父母都注意到她经常在作业和考试中犯些粗心的错误，老师和同伴们也反映她经常显得很迷糊，难以有条理地完成任务，经常忘记交写好的作业，特别容易走神。目前发现的她的多动及冲动的症状包括坐立不安，像被一个发动机驱动着，说话过多，在课堂上还没被叫到就脱口说出答案，经常打扰别人的谈话，等等。

乔娜在 7 岁时曾被诊断为注意缺陷/多动障碍，共病型，通过服用 30 毫克的阿德拉缓释剂（Adderall XR），治疗取得了成功，治疗一直持续到她 13 岁。大约 1 年前，她的父母给她停了药。

乔娜符合注意缺陷/多动障碍的诊断标准，她愿意重新开始服药。需要考虑的其他方面包括：乔娜想要在学业上取得成功以及对考大学的焦虑。由于她非常想申请一些很有竞争力的大学，她在学校参加了太多课外活动，包括环境俱乐部、戏剧俱乐部、辩论队、足球队和艺术团。乔娜并不符合焦虑障碍的诊断标准，但她有对学校压力、与同伴及兄长保持一致以及实现未来目标的担忧和焦虑。她的家庭有患心理障碍的历史，包括焦虑障碍（母亲，其在心理治疗后成功缓解了症状）和双相障碍（父亲）、以及自杀（父亲的叔叔，精神诊断未知）。

乔娜开始重新服药，并且其注意缺陷/多动障碍的症状很快就有了改善，服药的益处远大于副作用（轻微的食欲缺乏）。然而在接下来的几个月里，她的焦虑症状恶化了，这导致了更多的功能损伤和学业上的退步。这也导致了负性思维（"我永远好不了"）、悲伤的心境、低自尊和无望感。乔娜意识到，她需要寻求解决焦虑和抑郁症状的治疗，以获得整体上更好的结果。尽管治疗师考虑了也许是治疗注意缺陷/多动障碍的兴奋剂使她的焦虑障碍恶化，但这看起来不大可能，因为即使是在延长的停药间歇期，乔娜也仍旧持续性地焦虑。解决注意缺陷/多动障碍需要药物治疗是一定的，但问题是："我们应该用哪种方法来治疗共病？SSRIs？认知行为疗法？还是联合治疗方法？"

由于服药后注意缺陷/多动障碍的症状成功地得到了缓解，乔娜也开始表达想要试用 SSRIs 来处理焦虑症状的意愿。为了决定接下来采取哪种干预方式，我们对所有因素做了详细的评估。她的焦虑和抑郁症状处于轻微到中等的严重程度。她的症状表现提示其症状主要是"认知的"

而不是"生理的"。乔娜的妈妈曾经有过对心理治疗的积极体验，通过心理治疗获得了焦虑症状的缓解。我们考虑了其他因素，包括乔娜的高智商、善于表达、有心理学头脑，以及她对焦虑障碍的理解（她的原话是"超过了正常焦虑，被压力放大了"）。乔娜承诺可以每周进行一次治疗会谈，而且表达了渴望学习新技能来缓解自己的症状。她也感到虽然注意缺陷／多动障碍的核心症状已被很好地控制了，但她仍需要学会少忘事和更有条理，而且她也想增强药物治疗的积极效果。上述的这些内容让我们决定对乔娜使用认知行为治疗，并同时允许她继续服用治疗注意缺陷／多动障碍的兴奋剂。

在进行认知行为治疗 6 周后，乔娜报告她的症状减轻了一些。鉴于早期的改善和很好的治疗参与度及依从性，我们决定在接下来只使用认知行为治疗来解除其焦虑和抑郁的症状。然而，1 周以后，乔娜报告了症状的恶化（有了新的压力应激源）。随后的几次治疗明显没有改善。因此，我们在第 10 周进行了会诊，决定在随后的认知行为治疗基础上加入SSRIs（联合治疗）。在用认知行为疗法和药物联合治疗了 4 个月后，乔娜的症状完全解除了。治疗进行了 6 个月后，她不再服用 SSRIs，但仍进行认知行为治疗，并针对她的注意缺陷／多动障碍服用阿德拉缓释剂。乔娜后来在学校表现得非常好。

这个案例说明了治疗师在决定选择何种干预方案时的几个重要步骤。仔细评估了多种因素后，我们最初觉得单一的认知行为治疗是合理的选择。然而，由于症状在第 8 周没有显著的改善，我们重新选择了联合治疗方法，取得了很好的疗效。

系统因素

选择何种治疗方法，除了会受到患者因素的影响，也会受到系统因素的影响。当和儿童工作时，考虑到这些系统因素是非常重要的，因为患者非常依赖于他所在的家庭、社会、学校和文化系统，并受它们的影响。

家长的态度

治疗选择　在大多数情况下，患儿参与哪种类型的治疗，其父母是最终的决定者。父母对孩子精神状况本质的概念化方式，以及在精神健康专业人士做出评估和推荐之后相关的治疗需要，通常与父母的个人偏好、理解和经历有关。Moses（2011）强调的一个问题是父母在多大程度上相信诊断是可信或准确的。一般来说，治疗师和患者间稳固的治疗联盟是促进患者坚持治疗的显著变量，这在诸多文献中得到了广泛认可（America Academy of Child and Adolescent Psychiatry，1998）。加强患儿父母与治疗师的治疗联盟是十分重要的目标，因为如果患儿父母信任诊断过程和治疗师，就更可能相信诊断是正确的，接受并依从治疗师给出的治疗建议，赞成单一或联合治疗方法。

父母对患儿的精神治疗的态度也会受他们自己的精神病史或与心理健康专业人士相关的经历影响（Moses，2011），下面的案例就体现了这一点。

案　例

　　玛丽拉是一位50岁的母亲，她有一个患有重度抑郁症的16岁女儿。在玛丽拉45岁的时候，治疗师给她的女儿开了SSRIs来治疗与重型抑郁发作有关的衰弱症状；她的女儿报告自己不喜欢"药物带给我的感受"，并且不听从医生建议而自己停了药。她解释她的消极体验因为"医生不听我说的话"而更加严重。玛丽拉的女儿在尝试进行认知行为治疗一段时间后，一些持久的植物性神经系统症状没有得到缓解，治疗师建议开始服用精神类药物。玛丽拉对此非常不情愿，甚至不愿意考虑使用这种方案。

　　保拉是一位40岁的母亲，她的女儿10岁。社交焦虑症状严重地损害了她女儿的社会功能。在对她女儿的首次精神评估中，保拉详细地解释了自己患过严重的焦虑，并简要介绍了关于焦虑障碍和抑郁的家族史。她很快便提议使用精神类药物来缓解女儿的症状，因为她觉得药物在她自己的焦虑障碍的治疗中很有效。她向进行初始访谈的治疗师表达了这种偏好和她对精神障碍中基因的作用的理解。她是这么说的："为什么让瑞贝卡等更长时间而不让她早一些得到解脱呢？我曾经也是先做完整的

> 心理治疗那一套，是啊，我确实学到了一些东西——但是在每天快要结束的时候，我的身体还是我的身体，我的基因还是我的基因，而我的感觉总让我难以忍受。真不幸，瑞贝卡也遭到了同样的诅咒。"

后一个的案例（保拉）体现了 Moses（2011）的观点：曾经接受过心理健康治疗的家长对他们的孩子的精神问题的概念化，更倾向于与精神健康专业人士的诊断和治疗范例相一致，并且他们更倾向于对孩子的精神状况进行医学的概念化。在有些情况下，父母的精神疾病会对他们为孩子选择心理健康治疗产生消极影响，比如母亲患有抑郁（Ryan，2003）。父母对治疗前景的担忧，比如对孩子长期服用精神类药物的担心，以及对预防重度抑郁发作的担心，都会影响治疗计划的实施。家长如何理解患儿问题的范围和发生的背景，以及家长对治疗持有的态度，是治疗师决定和推荐治疗方法时，需要重点考虑的因素。

人口学特征　很多人口学变量都会影响父母对心理健康治疗的态度，及其处理患儿心理健康问题时的风格。其中一个变量是父母的受教育程度。受教育程度较低的父母更少使用精神科的术语来解释孩子的问题（Moses，2011），这可能会导致家长对医学概念化患儿的心理健康问题和服用精神类药物持有消极态度。一般情况下，来自更低社会经济背景的患儿家庭会对药物和心理治疗有更高的不依从率（Brown et al.，1987）。一个使用精神兴奋剂药物来治疗全美儿童的研究也考察了人口学变量，该研究发现使用精神兴奋剂的倾向性与更高的收入、更高的人口密度，及更高的获得健康护理的概率存在正相关（Bokhari et al.，2005）。

种族、文化和民族也会对父母对心理健康和治疗的态度产生重要影响。例如，非裔美国家庭对用药理化以及潜在病理化的方式理解、讨论和治疗患儿的心理健康问题持怀疑态度（Caepenter-Song，2009；Moses，2011），而欧裔美国人更倾向于对行为和情绪问题进行神经生物学的解释，因此也就对在治疗中使用精神类药物更加开放（Caepenter-Song，2009）。归根结底，这些研究表明，治疗师需要透过社会文化的镜头来评估患者如何看待不同的心理健康治疗方法，更多的细节请见第三章。

治疗依从性　患儿的父母及家庭对患儿心理健康治疗的态度会影响到

家庭对坚持治疗的意愿和能力。一般说来，不管采用的是单一的心理治疗或药物治疗，还是联合治疗，父母坚持参与到患儿的心理健康治疗中是很关键的——因此评估和了解父母或看护者对患儿的治疗持有的态度可以增强治疗效果。一些针对儿童的认知行为治疗在方案中积极地整合了与父母进行工作的部分，如治疗儿童和青少年焦虑障碍的"应对焦虑的猫"项目（Kendall，1990）和 C.A.T 项目（Kendall et al.，2002）都强调家庭需要参与到心理治疗中，以增强积极的治疗效果。考虑到父母和家庭在联合治疗情境下的角色，Diamond 和 Josephson（2005）倡议对注意缺陷/多动障碍患儿采用联合治疗的方法，将药物治疗和心理社会家庭干预整合在一起，以获得更好的治疗参与度、更好的保持和依从性，以及治疗目标的实现，更容易解决父母对药物副作用的担心，培养家长的能力，并将整体的家庭功能水平作为治疗目标。对儿童双相障碍的治疗也同样青睐将个体、家庭心理社会干预与药物治疗整合在一起的联合治疗方法，原因同上（Schenkel et al.，2008）。

保障问题和资源的可得性

父母的功能损害和保障问题（比如父母让孩子接受治疗的能力、父母支付治疗费用的能力）也会影响治疗的依从性，治疗师应该对其进行评估来帮助决定选择何种治疗。对有着三个孩子的单身母亲蒙娜来说，让她 10 岁的女儿每周接受一次心理治疗的可能性受到了限制，而与心理药物治疗师进行一个月一次的药物管理会谈则可行得多。而对于奥拉西奥这个单身父亲而言，他自己的精神疾病限制了他称职地管理儿子（迈克尔，12 岁，有中度焦虑和抑郁症状）的精神类药物的能力。治疗师觉得奥拉西奥支持性地陪伴儿子出席每周一次的个体心理治疗更合适，更容易解决迈克尔在认知行为治疗中产生的社会情绪的问题，治疗师再在适合的时间和地点在家庭层面上进行干预，以促进迈克尔与其家庭整体功能水平的提高。

健康保险 是否可以获得精神健康护理也是影响临床决策的一个系统因素。健康保险公司成为这方面重要的影响因素；例如，很多健康保险公司更喜欢相对便宜的药物治疗而不是贵得多的心理咨询（Bokhari et al.，2005）。这个现实可能会增加对精神类药物的使用，而当研究数据也展现了药物在治疗特定类型的儿童精神障碍上的效力时，可能会最终促使治疗师提出联合治疗的建议。遗憾的是，未上保险的病人越来越多，这导致很多病人的健康护理需要无法得到满足（Bruce et al., 2002）。

地理位置 地理位置在临床决策中也起着作用。患者的居住地是否临近执业治疗师是要考虑的因素之一。在一些社区里，儿童或青少年可能没有机会获得有资格的精神健康治疗师的心理治疗或药物治疗。Bruce 等人（2002）提出，在乡村社区，患情感障碍的儿童离健康护理服务提供者越远，获得护理和治疗的机会就越小。考虑到有相当多的学龄儿童的精神健康需要未得到满足，以学校为基础的精神健康项目就成为非常重要的系统层面的干预，它有助于在精神健康提供者和有精神健康需求的孩子之间搭起一座桥梁（Nemeroff et al., 2008）。

治疗地点是临床决策中需要考虑的另一个因素。例如，如果一个儿童是在医院门诊就诊的，那么他有更多的机会得到心理药物治疗师的治疗，这会支持治疗师做出进行药物治疗的建议。

社会因素

儿童及其家庭会受到所处时代的社会、思想和政治的影响，这是另一个能帮助治疗师明确治疗态度及做出相关治疗决定的系统因素。

病耻感 一些社会群体对精神健康问题和治疗存在着消极的假设。Mukolo 等人（2010）指出，由于有精神健康问题的儿童在扩展家庭和社会系统中要依赖其他人才能获得精神健康护理，他们对引发病耻感的情境会尤其敏感脆弱。近几年，媒体十分关注对儿童使用精神类药物可能带来的消极作用，随后，一些特定种类的药物被贴上了黑盒警告，这进一步增强了人们对药物治疗的病耻感。在这些情境下，与服用精神类药物有关的病耻感是有效治疗儿童情感障碍的阻碍之一（Bruce et al., 2002）。以 15 岁患抑郁症的玛蒂娜为例，她的病耻感受到了文化因素的影响，父母很乐意她接受心理治疗，但对接受药物治疗非常不情愿，因为"他们最近听说了一些关于药物的不好的事情"；他们对于使用对抗疗法（allopathic）进行健康护理存在消极观念，而这种消极观念在他们目前生活的邻里关系紧密的南美社区非常普遍。这个例子显示了在地理上与其他有同样观点的人接近会怎样影响个体对特定问题的态度，并使其观点变得与其他人相同。

流行文化　很多社会因素可能促进了人们对精神健康治疗产生更积极的看法，使精神健康治疗逐渐被社会所接纳。比如，在美国，关于精神类药物的广告和信息通过很多渠道（如电视、广播、互联网和纸媒等）输出，使得药物治疗的知识获得了更广泛的传播，使接受药物治疗成为一个可行的治疗选择，让家长更主动地选择药物来治疗孩子的精神疾病，即使对药物的负面说法（前面一段提到的）依然存在（Sparks and Duncan，2004）。这个转变大体上与现代美国文化中普及心理学和精神健康治疗运动保持一致，并且与前边提到的人口学和地理因素相互影响，进而影响治疗决策。这些变化都体现在一位 42 岁妈妈的陈述中。她 8 岁的儿子因为分离焦虑而接受每周一次的个体认知行为治疗，她说："我认识的每一个人，如果他们自己没有在接受心理治疗或服药，那他们的孩子也会因为这样或那样的原因在接受心理治疗或服药。这就好像是'要做的事'——你会把它和孩子的课外活动和课后辅导一起列在清单上。"

执业者因素

患者因素和系统因素对选择单一治疗或联合治疗这一临床决策的影响，通过执业者因素这一中介变量发挥作用。在提供治疗建议或帮助儿童及其家庭进行治疗决策的过程中，治疗师应该意识到他们的某个特征会带来的影响。这方面我们应该考虑以下几个因素：

● 执业者的职业资格会影响治疗选择。考虑单一治疗或联合治疗的执业者是一个心理治疗师还是精神科治疗师呢？显然，教育背景，对不同治疗方法治疗儿童的效力和效用的研究知识的了解，对有精神健康治疗需求的儿童都有哪些推崇的治疗方法的了解（Winters and Pumariga，2007）以及执业者在认知行为治疗和药物领域的专业能力和方便程度，而这些还与执业者其他重要的特征有关，如他们的偏好、态度、偏见等会影响治疗决策的特征（American Academy of Child and Adolescent

Psychiatry，1998）。

- 文献中也提到临床决策和执业者的年龄有关。似乎年轻的治疗师比年长的执业者更愿意开精神类药物，最近的统计结果显示，这可能与医学培训的变化有关，也就是说，目前在看待精神健康状况时更加重视精神类药物的作用。

- 保险公司的影响也会对执业者的选择产生作用，正如它会对使用健康医疗服务的家庭和客户产生影响一样。在当今的健康医疗环境中，执业者因客户以及第三方支付方对干预效果和效率的监督而产生压力，此外，在管理式医疗的背景下平衡诸如服务、花费和治疗效果等各种因素的压力也在增多（Burlingame et al.，2001）。一个执业者如何平衡这些因素，会直接影响到治疗决策。

总　结

认知行为治疗和药物治疗都是治疗很多儿童和青少年精神障碍的有效干预方法。对治疗师来说，当使用单一的干预方法不太理想，或症状消退并不完全时，使用联合治疗方法（认知行为治疗联合药物）来改善治疗效果并不罕见。近几年来，使用联合治疗方法受到越来越多实证研究的支持；然而，我们仍需要发展出一些指南来指导治疗师何时使用单一治疗或联合治疗，以及如何给治疗方法排序。

我们建议治疗师做一个非常细致的评估，特别要注意儿童、父母以及系统因素，这会帮助治疗师进行治疗决策。除此之外，一些执业者因素可能也会影响到治疗方法的选择。考虑到所有这些因素并发展出患者临床特征的清单，可以帮助治疗师提供个人化的服务并实现想要的效果。

从 2000 年起，大量研究为联合治疗方法提供了实证支持，证明联合治疗方法具有理想的效果。未来的研究仍需要探索并理解什么因素是理想的治疗反应的调节和中介变量。

❏ **本章要点**

- 有时候，初步诊断结果（比如，心境和焦虑障碍、注意缺陷障碍或注意缺陷/多动障碍）会提示需要采用认知行为疗法加药物的联合治疗。

- 使用联合治疗方法治疗多种儿童精神障碍（例如，焦虑、抑郁、注意缺陷/多动障碍等）的效能得到了大量研究结果的支持，这些研究有青少年抑郁治疗研究项目（TADS）、对 SSRI 有耐药性的抑郁症青少年的治疗项目（TORDIA）、儿童强迫症研究项目（POTS）、儿童和青少年焦虑多模型研究项目（CAMS），以及儿童注意缺陷/多动障碍多模型治疗研究项目（MTA）。

- 在选用某种特定的治疗方法时，很多因素对临床决策产生着影响。很重要的一点是，在确定治疗决策前进行细致彻底的个案评估时要考虑到这些因素。

- 评估可以得到一个清单，反映出儿童和父母因素、系统因素的背景、进行决策的执业者角色的临床特征。

- 现有的证据显示，使用联合治疗（认知行为治疗联合药物治疗）是安全、有效的治疗方法，尤其是对于儿童心境和焦虑障碍来说。在制订治疗方案前，需要考虑到很多因素。

❏ **自测题**

4.1　被美国食品和药品管理局认可的治疗青少年（12—17 岁）重度抑郁症的药物除了氟西汀还有一种是：

　　A. 舍曲林（sertraline）

　　B. 艾司西酞普兰（escitalopram）

　　C. 帕罗西汀（paroxetine）

　　D. 氟伏沙明（fluvoxamine）

　　E. 丙咪嗪（imipramine）

4.2　根据儿童和青少年焦虑多模型研究项目（CAMS）的结果，下列哪个陈述是真的：

　　A. 认知行为治疗是对儿童和青少年最有效的干预方法

B. 对于儿童和青少年来说，药物治疗是最有效的干预方法

C. 与单一使用认知行为治疗或药物治疗相比，联合治疗（认知行为治疗加药物治疗）有更好的反应率

D. 没有哪一种干预显示出比安慰剂更有效

E. 研究结果难以得出结论

4.3　根据抑郁症的联合治疗（认知行为治疗加药物治疗）实证研究，下列哪个陈述是真的？

A. 联合治疗（认知行为治疗加药物治疗）总是比任何一种单一治疗更好

B. 认知行为治疗总是比药物治疗更好，因此应首选认知行为治疗

C. 药物治疗总是比认知行为治疗好，因此应首选药物治疗

D. 结果并不一致，一些研究显示了联合治疗的效力，还有一些研究显示了联合治疗的优点

E. 以上陈述没有一个是真的

4.4　对于一个重度抑郁症首次发作的 13 岁的病人，治疗师应该：

A. 总是先进行认知行为治疗，如果认知行为治疗效果不佳，再转成药物治疗

B. 详细询问病史，并在症状严重程度、患者和父母的偏好等因素清单的基础上做出治疗干预的决定

C. 总是先进行药物治疗，如果通过单一的药物治疗无法实现症状的解决，则增加认知行为治疗

D. 详细询问病史，评估多种因素，然后运用联合治疗（认知行为治疗加药物治疗）的方法，因为联合治疗被证明是最有效的

E. 让病人来决定

4.5　当决定选择何种干预方法时，以下哪条是需要考虑的重要因素？

A. 症状的严重性

B. 先前的治疗史

C. 共病

D. 资源的可用性

E. 以上所有

❏ 参考文献

American Academy of Child and Adolescent Psychiatry: Practice parameters for the assessment and treatment of children and adolescents with depressive disorders. J Am Acad Child Adolesc Psychiatry 37(suppl):63S–83S, 1998

Asbahr FR, Castillo AR, Ito LM, et al: Group cognitive-behavioral therapy versus sertraline for the treatment of children and adolescents with obsessive-compulsive disorder. J Am Acad Child Adolesc Psychiatry 44:1128–1136, 2005

Banaschewski T, Roessner V, Dittman RW, et al: Nonstimulant medications in the treatment of ADHD. Eur Child Adolesc Psychiatry 13 (suppl 1):I102–I116, 2004

Beidel DC, Tuner SM, Sallee FR, et al: SET-C versus fluoxetine in the treatment of childhood social phobia. J Am Acad Child Adolesc Psychiatry 46:1622–1632, 2007

Berard R, Fong R, Carpenter DJ, et al: An international, multicenter, placebo-controlled trial of paroxetine in adolescents with major depressive disorder. J Child Adolesc Psychopharmacol 16:59–75, 2006

Bernstein GA, Borchardt CM, Perwien AR, et al: Imipramine plus cognitive-behavioral therapy in the treatment of school refusal. J Am Acad Child Adolesc Psychiatry 39:276–283, 2000

Birmaher B, Axelson DA, Monk K, et al: Fluoxetine for the treatment of childhood anxiety disorders. J Am Acad Child Adolesc Psychiatry 42:415–423, 2003

Bokhari F, Mayes R, Scheffler RM: An analysis of the significant variation in psychostimulant use across the U.S. Pharmacoepidemiol Drug Saf 14:267–275, 2005

Brent D, Emslie G, Clarke G: Switching to another SSRI or to venlafaxine with or without cognitive behavioral therapy for adolescents with SSRI-resistant depression: the TORDIA randomized controlled trial. JAMA 299:901–913, 2008

Brent DA, Greenhill LL, Compton S, et al: The Treatment of Adolescent Suicide Attempters (TASA): predictors of suicidal events in an open treatment trial. J Am Acad Child Adolesc Psychiatry 48:987–996, 2009

Brown AM, Deacon BJ, Abramowitz JS, et al: Parents' perceptions of pharmacological and cognitive-behavioral treatments for childhood anxiety disorders. Behav Res Ther 45:819–828, 2007

Brown RT, Borden KA, Wynne ME, et al: Compliance with pharmacological and cognitive treatments for attention deficit disorder. J Am Acad Child Adolesc Psychiatry 26:521–526, 1987

Brown TE: Atomoxetine and stimulants in combination for treatment of attention deficit hyperactivity disorder: four case reports. J Child Adolesc Psychopharmacol 14:129–136, 2004

Bruce ML, Wells KB, Miranda J, et al: Barriers to reducing burden of affective disorders. Ment Health Serv Res 4:187–197, 2002

Burlingame GM, Mosier JI, Wells MG, et al: Tracking the influence of mental health treatment: the development of the Youth Outcome Questionnaire. Clin Psychol Psychother 8:361–379, 2001

Carpenter-Song E: Caught in the psychiatric net: meanings and experiences of ADHD, pediatric bipolar disorder and mental health treatment among a diverse group of families in the United States. Cult Med Psychiatry 33:61–85, 2009

Castellanos FX, Giedd JN, Elia J, et al: Controlled stimulant treatment of ADHD and comorbid Tourette's syndrome: effects of stimulant and dose. J Am Acad Child Adolesc Psychiatry 36:589–596, 1997

Clarke G, Debar L, Lynch F, et al: A randomized effectiveness trial of brief cognitive-behavioral therapy for depressed adolescents receiving antidepressant medication. J Am Acad Child Adolesc Psychiatry 44:888–898, 2005

Cohen JA, Mannarino AP, Perel JM, et al: A pilot randomized controlled trial of combined trauma-focused CBT and sertraline for childhood PTSD symptoms. J Am Acad Child Adolesc Psychiatry 46:811–819, 2007

Compton SN, March JS, Brent D, et al: Cognitive-behavioral psychotherapy for anxiety and depressive disorders in children and adolescents: an evidence-based medicine review. J Am Acad Child Adolesc Psychiatry 43:930–959, 2004

Diamond G, Josephson A: Family based treatment research: a 10-year update. J Am Acad Child Adolesc Psychiatry 44:872–887, 2005

Emslie GJ, Rush AJ, Weinberg WA, et al: A double-blind, randomized, placebo-controlled trial of fluoxetine in children and adolescents with depression. Arch Gen Psychiatry 54:1031–1037, 1997

Emslie GJ, Findling RL, Rynn MA, et al: Efficacy and safety of nefazodone in the treatment of adolescents with major depressive disorder (abstract). J Child Adolesc Psychopharmacol 12:299, 2002a

Emslie GJ, Heiligenstein JH, Wagner KD, et al: Fluoxetine for acute treatment of depression in children and adolescents: a placebo-controlled, randomized clinical trial. J Am Acad Child Adolesc Psychiatry 41:1205–1215, 2002b

Emslie GJ, Wagner KD, Kutcher S, et al: Paroxetine treatment in children and adolescents with major depressive disorder: a randomized, multicenter, double-blind, placebo-controlled trial. J Am Acad Child Adolesc Psychiatry 45:709–719, 2006

Emslie GJ, Findling RL, Yeung PP, et al: Venlafaxine ER for the treatment of pediatric subjects with depression: results of two placebo-controlled trials. J Am Acad Child Adolesc Psychiatry 46:479–488, 2007

Emslie GJ, Kennard BD, Mayes TL, et al: Fluoxetine versus placebo in preventing relapse of major depression in children and adolescents. Am J Psychiatry 165:459–467, 2008

Emslie GJ, Ventura D, Korotzer A, et al: Escitalopram in the treatment of adolescent depression: a randomized placebo-controlled multisite trial. J Am Acad Child Adolesc Psychiatry 48:721–729, 2009

Gadow KD, Sverd J, Nolan EE, et al: Long-term methylphenidate therapy in children with comorbid attention-deficit hyperactivity disorder and chronic multiple tic disorder. Arch Gen Psychiatry 56:330–336, 1999

Goodyer I, Dubicka B, Wilkinson P, et al: Selective serotonin reuptake inhibitors (SSRIs) and routine specialist care with and without cognitive behaviour therapy in adolescents with major depression: randomised controlled trial. BMJ 335:142, 2007

Hammad TA, Laughren T, Racoosin J: Suicidality in pediatric patients treated with antidepressant drugs. Arch Gen Psychiatry 63:332–339, 2006

Hamrin V, Scahill L: Selective serotonin reuptake inhibitors for children and adolescents with major depression: current controversies and recommendations. Issues Ment Health Nurs 26:433–450, 2005

James AACJ, Soler A, Weatherall RRW: Cognitive behavioural therapy for anxiety disorders in children and adolescents. Cochrane Database of Systematic Reviews 2005, Issue 4. Art. No.: CD004690. DOI: 10.1002/14651858. CD004690.pub2.

Keeton CP, Ginsburg GS: Combining and sequencing medication and cognitive-behaviour therapy for childhood anxiety disorders. Int Rev Psychiatry 20:159–164, 2008

Keller MB, Ryan ND, Strober M, et al: Efficacy of paroxetine in the treatment of adolescent major depression: a randomized, controlled trial. J Am Acad Child Adolesc Psychiatry 40:762–772, 2001

Kendall PC: The Coping Cat Workbook. Ardmore, PA, Workbook Publishing, 1990

Kendall PC, Choudhury MS, Hudson JL, et al: "The C.A.T. Project" Workbook for the Cognitive Behavioral Treatment of Anxious Adolescents. Ardmore, PA, Workbook Publishing, 2002

Labellarte MJ, Ginsburg GS, Walkup JT, et al: The treatment of anxiety disorders in children and adolescents. Biol Psychiatry 46:1567–1578, 1999

Lepola U, Leinonen E, Koponen H: Citalopram in the treatment of early-onset panic disorder and school phobia. Pharmacopsychiatry 29:30–32, 1996

March JS, Biederman J, Wolkow R, et al: Sertraline in children and adolescents with obsessive-compulsive disorder: a multicenter randomized controlled trial. JAMA 280:1752–1756, 1998

March J[S], Silva S, Petrycki S, et al: Fluoxetine, cognitive-behavioral therapy, and their combination for adolescents with depression: Treatment for Adolescents with Depression Study (TADS) randomized controlled trial. JAMA 292:807–820, 2004

March JS, Entusah AR, Rynn M, et al: A randomized controlled trial of venlafaxine ER versus placebo in pediatric social anxiety disorder. Biol Psychiatry 62:1149–1154, 2007

Masi G, Toni C, Mucci M, et al: Paroxetine in child and adolescent outpatients with panic disorder. J Child Adolesc Psychopharmacol 11:151–157, 2001

Melvin GA, Tonge BJ, King NJ, et al: A comparison of cognitive-behavioral therapy, sertraline, and their combination for adolescent depression. J Am Acad Child Adolesc Psychiatry 45:1151–1161, 2006

Molina BS, Hinshaw SP, Swanson JM, et al: The MTA at 8 years: prospective follow-up of children treated for combined-type ADHD in a multisite study. J Am Acad Child Adolesc Psychiatry 48:484–500, 2009

Morley S: The stress-diathesis model of illness. J Psychosom Res 27:86–87, 1983

Moses T: Parents' conceptualization of adolescents' mental health problems: who adopts a psychiatric perspective and does it make a difference? Community Ment Health J 47:67–81, 2011

Mosholder AD, Gelperin K, Hammad TA, et al: Hallucinations and other psychotic symptoms associated with the use of attention-deficit/hyperactivity disorder drugs in children. Pediatrics 123:611–616, 2009

MTA Cooperative Group: A 14-month randomized clinical trial of treatment strategies for attention-deficit/hyperactivity disorder. The MTA Cooperative Group. Multimodal Treatment Study of Children with ADHD. Arch Gen Psychiatry 56:1073–1086, 1999

Mukolo A, Heflinger CA, Wallston KA: The stigma of childhood mental disorders: a conceptual framework. J Am Acad Child Adolesc Psychiatry 49:92–103; quiz 198, 2010

Nemeroff R, Levitt JM, Faul L, et al: Establishing ongoing, early identification programs for mental health problems in our schools: a feasibility study. J Am Acad Child Adolesc Psychiatry 47:328–338, 2008

Newcorn JH, Schulz K, Harrison M, et al: Alpha 2 adrenergic agonists. Neurochemistry, efficacy, and clinical guidelines for use in children. Pediatr Clin North Am 45:1099–1122, viii, 1998

Pediatric OCD Treatment Study (POTS) Team: Cognitive-behavior therapy, sertraline, and their combination for children and adolescents with obsessive-compulsive disorder: the Pediatric OCD Treatment Study (POTS) randomized controlled trial. JAMA 292:1969–1976, 2004

Pliszka S: Practice parameter for the assessment and treatment of children and adolescents with attention-deficit/hyperactivity disorder. J Am Acad Child Adolesc Psychiatry 46:894–921, 2007

Research Unit on Pediatric Psychopharmacology Anxiety Study Group: Fluvoxamine for the treatment of anxiety disorders in children and adolescents. N Engl J Med 344:1279–1285, 2001

Rossi A, Barraco A, Donda P: Fluoxetine: a review on evidence based medicine. Ann Gen Hosp Psychiatry 3:2, 2004

Ryan ND: Child and adolescent depression: short-term treatment effectiveness and long-term opportunities. Int J Methods Psychiatr Res 12:44–53, 2003

Ryan ND, Varma D: Child and adolescent mood disorders—experience with serotonin-based therapies. Biol Psychiatry 44:336–340, 1998

Rynn MA, Siqueland L, Rickels K: Placebo-controlled trial of sertraline in the treatment of children with generalized anxiety disorder. Am J Psychiatry 158:2008–2014, 2001

Rynn MA, Riddle MA, Yeung PP, et al: Efficacy and safety of extended-release venlafaxine in the treatment of generalized anxiety disorder in children and adolescents: two placebo-controlled trials. Am J Psychiatry 164:290–300, 2007

Schenkel LS, West AE, Harral EM, et al: Parent-child interactions in pediatric bipolar disorder. J Clin Psychol 64:422–437, 2008

Simeon JG, Ferguson HB, Knott V, et al: Clinical, cognitive, and neurophysiological effects of alprazolam in children and adolescents with overanxious and avoidant disorders. J Am Acad Child Adolesc Psychiatry 31:29–33, 1992

Solanto MV: Neuropsychopharmacological mechanisms of stimulant drug action in attention-deficit hyperactivity disorder: a review and integration. Behav Brain Res 94:127–152, 1998

Sparks JA, Duncan BL: The ethics and science of medicating children. Ethical Hum Psychol Psychiatry 6:25–39, 2004

U.S. Food and Drug Administration: Medication guide: antidepressant medicines, depression and other serious mental illnesses, and suicidal thoughts or actions. 2007.

Varley CK: Sudden death related to selected tricyclic antidepressants in children: epidemiology, mechanisms and clinical implications. Paediatr Drugs 3:613–627, 2001

Vitiello B, Silva SG, Rohde P, et al: Suicidal events in the Treatment for Adolescents with Depression Study (TADS). J Clin Psychiatry 70:741–747, 2009

von Knorring AL, Olsson GI, Thomsen PH, et al: A randomized, double-blind, placebo-controlled study of citalopram in adolescents with major depressive disorder. J Clin Psychopharmacol 26:311–315, 2006

Wagner KD, Ambrosini P, Rynn M, et al: Efficacy of sertraline in the treatment of children and adolescents with major depressive disorder: two randomized controlled trials. JAMA 290:1033–1041, 2003

Wagner KD, Berard R, Stein MB, et al: A multicenter, randomized, double-blind, placebo-controlled trial of paroxetine in children and adolescents with social anxiety disorder. Arch Gen Psychiatry 61:1153–1162, 2004a

Wagner KD, Robb AS, Findling RL, et al: A randomized, placebo-controlled trial of citalopram for the treatment of major depression in children and adolescents. Am J Psychiatry 161:1079–1083, 2004b

Walkup JT, Albano AM, Piacentini J, et al: Cognitive-behavioral therapy, sertraline, or a combination in childhood anxiety. N Engl J Med 359:2753–2766, 2008

Westra HA, Dozois DJ, Marcus M: Expectancy, homework compliance, and initial change in cognitive-behavioral therapy for anxiety. J Consult Clin Psychol 75:363–373, 2007

Winters NC, Pumariga A: Practice parameter on child and adolescent mental health care in community systems of care. J Am Acad Child Adolesc Psychiatry 46:284–299, 2007

附录 4-A 对儿童和青少年焦虑、抑郁和注意缺陷/多动障碍的认知行为疗法及药物的联合治疗

研究	药物,剂量,治疗时长	样本量,年龄,诊断限定条件,共病	主要及次要结果变量的研究结果	解释,局限,副作用
抑郁				
TADS (March et al., 2004)	FLX, 10 ~ 40 毫克/天 12 周 被试被随机分配到四个条件之一: 只用 FLX 只用 CBT CBT+FLX 只用 PBO 双盲分配: 只用 FLX, 只用 PBO 非双盲分配: 只用 CBT, CBT+FLX	N=439;多地点 年龄 12—17 岁(平均年龄 =14.6 岁) 重度抑郁症 共病:焦虑障碍、破坏性行为障碍(Disruptive Behavior Disorder)、强迫症/抽动障碍 排除:双相障碍、严重的品行障碍、物质滥用或依赖、广泛性发展障碍、思维障碍,正在接受精神治疗或心理治疗,对两种 SSRIs 试验无效,对包括认知和行为的治疗在内的治疗反应不佳	FLX+CBT>PBO FLX+CBT> 只用 FLX 和只用 CBT FLX>CBT ᵃCGI: 71% FLX+CBT 60.6% FLX 43.2% 只用 CBT 34.8% PBO	结果显示,CBT+FLX 在治疗青少年重度抑郁症时有最佳的收益—风险平衡。 值得注意的是,在所有治疗组中,在临床上,被试显著的自杀想法与基线相比都有减少。

续表

研究	药物、剂量、治疗时长	样本量，年龄，诊断限定条件，共病	主要及次要结果变量的研究结果	解释，局限，副作用
抑郁				
Clarke et al., 2005	被试在招募参与研究前服用他们的 TAU 儿科提供者开的 SSRIs；进入研究后，被试被随机分配到 CBT+SSRI 或 TAU+SSRI（控制组）随机分配到 CBT+SSRI 的被试接受 5～9 次的个体 CBT 面谈	N=152 年龄 12—18 岁（平均年龄 =15.3 岁，TAU；平均年龄 =15.29，CBT） 重度抑郁症 共病：精神分裂症 排除：显著的发展或智力残障，自杀风险	主要变量： [a]CES-D 结果显示 CBT+SSRI ＞TAU+SSRI 接近显著（P=0.07）。 在其他主要结果测量变量上，和重度抑郁症的恢复的比较上，CBT+SSRI 没有显示出比 TAU+SSRI 更好的优势。 次要变量： 在儿童自我报告—外化症状（P=0.07）和 12 种精神因素简明量表（Short Form-12 Mental Component Scale）（P=0.04）上，CBT 被发现有显著的优势。	研究发现 CBT 的效力很弱，可能是因为： （1）小样本； （2）CBT 条件下 SSRI 的用药量意外地减少。 青少年接受治疗和追踪时的高脱落率。

续表

研究	药物，剂量，治疗时长	样本量，年龄，诊断限定条件，共病	主要及次要结果变量的研究结果	解释，局限，副作用
抑郁				
Melvin et al., 2006	SERT, 12.5 ~ 100 毫克 12 周 被试被随机分配到以下三组中： CBT 单用 SERT CBT+SERT	N=73；多地点 年龄 12—18 岁（平均年龄=15.3 岁） 重度抑郁症，心境恶劣障碍，抑郁障碍未定型 共病：适应或焦虑障碍，遗尿，阅读障碍，大麻相关障碍未定型，品行障碍/对立违抗性障碍，依恋障碍 排除：双相障碍，精神病性活跃的自杀意向，其他需要急性住院的严重精神失调	[a] 抑郁诊断（缓解=8 周无临床症状） 所有治疗组在急性患末时症状都有显著的改善，然而都是部分缓解： 71.4% CBT 46.7% CBT+SERT 33.3% SERT	对重度抑郁症急性期以后的治疗，COMB 的治疗反应更好，但是服用 SERT 的剂量相对较少。 儿不包括患有严重抑郁的被试。 没有包括 PBO 条件。 副作用：疲劳，注意力问题，失眠，困倦，焦躁不安，自杀意念，头痛，打呵大，食欲增加，恶心

续表

研究	药物，剂量，治疗时长	样本量，年龄，诊断限定条件，共病	主要及次要结果变量的研究结果	解释，局限，副作用
抑郁				
Goodyer et al., 2007	被试被随机分到单用 SSRI 组或 SSRI+CBT（28 周）SSRI 治疗：FLX，第一周 10 毫克/天，随后 5 周增至 20 毫克/天。如果没有反应，在第六周时考虑增加剂量（随后一周每隔一天服用 40 毫克，接下来的 5 周每天服用 40 毫克）。在 12 周时也是如此，如没有治疗反应，则随后一周每隔一天服用 60 毫克，之后的 5 周每天服用 60 毫克。平均 30 毫克/天；最大剂量是 60 毫克/天。	N=208；多地点年龄 11—17 岁中度至重度抑郁症或疑似重度抑郁症共病：自杀意向、抑郁性精神病、品行障碍、焦虑障碍、酒精滥用、抽动障碍、饮食障碍排除：精神分裂症、双向障碍、整体学习障碍	在 [a] 儿童和青少年国家健康效果量表（Health of the Nation Outcome Scale for Children and Adolescents）和次要的效果变量（被试自评心境和感觉自评问卷、CDRS-R、CGI-I）上，与单用 SSRI 相比，SSRI+CBT 没有显示出优势。	结果显示，对于中度至重度抑郁的青少年来说，与单用 SSRI 和常规护理相比，在常规护理情境中采用 CBT 和 SSRI 的联合治疗在 28 周追踪时有更好的效果。无前有过理想的 SSRI 联合 CBT 治疗史的被试被排除。严重程度和共病都不影响 COMB 的结果。大多数常见副作用：头痛，恶心、疲劳、口干、食欲减退。值得注意意义的是，两个治疗组的自杀倾向症状随着时间间有所减少。

续表

研究	药物，剂量，治疗时长	样本量，年龄，诊断限定条件，共病	主要及次要结果变量的研究结果	解释，局限，副作用
抑郁				
TORDIA（Brent et al., 2008）	帕罗西汀，20～40毫克 西酞普兰，20～40毫克 氟西汀，20～40毫克 文拉法辛（VLX），150～225毫克 12周 治疗组： 换成单用新的SSRI 换成使用新的SSRI结合CBT 换成单用VLX 换成VLX+CBT	N=334（231人完成了12周的全程治疗）；多地点 年龄12—18岁（平均年龄=15.9岁；治疗组平均值的均数） 重度抑郁症	CBT+MED>只换MED 换成VLX=换成SSRI ª足够的临床反应：CGI分数≤2+CDRS-R分数的50% 54.8% CBT+MED 40.5% 只换MED	对患有难治型抑郁的青少年而言，换成一种新的SSRI或VLX，再加上CBT的效果较好。 被试对最初使用SSRI治疗抑郁症没有反应。 损耗：由于副作用，有30.8%的被试退出。 副作用：睡眠困难，易激惹，感冒样疼痛，遭遇意外/受伤，肠胃问题，皮肤问题，肌肉紧张问题。

续表

研究	药物、剂量、治疗时长	样本量、年龄、诊断限定条件、共病	主要及次要结果变量的研究结果	解释、局限、副作用
抑郁				
TASA (Brent et al., 2009)	允许被试选择被治疗组或自行选择治疗组。有三种治疗条件可用： 心理治疗（TASA CBT） 药物管理 TASA CBT+药物管理 6个月	N=124；多地点。 年龄12—18岁 重度抑郁症、恶劣心境障碍、抑郁障碍未定型、重度抑郁症+恶劣心境障碍 限定条件：在初始访谈的90天前有过自杀行为 排除：双相障碍、精神病、发展性障碍、物质依赖	[a] 自杀事件：COMB组的自杀事件发生率比单用MED组和单用CBT组都要高，这可能是因为自杀分配不均衡（单用MED，n=15；MED+TASA CBT，n=93；单用TASA CBT，n=18）。 显著的组间差异：单一治疗组有更高的自评抑郁分数和更高的无望感，其先前尝试自杀的次数更多，在研究6个月前住院的次数更多，以及更低水平的社会功能。 当控制了组间差异时，在CBT+MED、单用MED、单用CBT这三组中没有发现治疗类型对自杀事件发生率的不同作用。	虽然在治疗组间自杀事件方面没有发现差异，但自杀量方面的差异在当前研究中的被试的自杀事件及再次尝试自杀的风险相对比较样本更低，可能需要对这个干预进行进一步检验。 考虑到40%的自杀事件发生在初始访谈的4周内，增加治疗早期的安全计划以及治疗性接触可能会有所帮助。

续表

研究	药物，剂量，治疗时长	样本量，年龄，诊断限定条件，共病	主要及次要结果变量的研究结果	解释，局限，副作用
焦虑障碍				
Bernstein et al., 2000	IMI 通过血液水平监控剂量（150～300微克/升）8周 被试被随机分配到两种条件之一： CBT+IMI PBO+IMI	N=63 厌学 年龄12—18岁（平均年龄=13.9岁）共病：至少一种焦虑障碍，重度抑郁症 排除：注意缺陷/多动障碍，品行障碍，双相障碍，饮食障碍，药物及（或）酒精滥用，精神发育迟滞，一级亲属患有双相障碍或情感障碍。	[a]结果变量＝每周的学校出席率 IMI>PBO ARC-R：IMI>PBO RCMAS：IMI>PBO CDRS-R：IMI>PBO BDI：IMI=PBO	[a]研究结果支持了在治疗青少年厌学时采用多模型疗法（MED+CBT）。COMB（CBT+IMI）在大多数变量上比PBO更有效。脱落率：25.4%（n=16）
POTS（儿童强迫症治疗研究项目组，2004）	SERT, 25～200毫克/天 12周 被试被随机分配到四种条件之一： PBO 单用SERT 单用CBT CBT+SERT	N=112 年龄7—17岁（平均年龄=11.8岁；治疗组平均数的均值）强迫症	[a]COMB>单用CBT=单用SERT>PBO 症状缓解（CY-BOCS≤10）：COMB和CBT>单用SERT=PBO	单用CBT及联合使用CBT和SSRI可能对治疗儿童强迫症有效。在接受药物治疗的患者中突出的药物副作用：食欲减退，腹泻，遗尿，多动，恶心，胃痛。

续表

研究	药物，剂量，治疗时长	样本量，年龄，诊断限定条件，共病	主要及次要结果变量的研究结果	解释，局限，副作用
焦虑障碍				
Asbahr et al., 2005	SERT，25～200毫克／天，12周。被试被随机分配到两个治疗条件之一：单用团体CBT，单用SERT	N=40。强迫症。年龄9—17岁（平均年龄=13.1岁；治疗组平均岁数的均值）。共病：重度抑郁症（只有当其次于强迫症时），其他主要的轴一障碍。排除：重度抑郁症（如果是主要诊断），双相障碍，注意缺陷／多动障碍（如果是主要诊断，及如果需要精神兴奋剂），广泛性发展障碍，边缘性人格障碍，创伤后应激障碍，精神病，缓解安瑞升综合征或任何脑器质性障碍之外的神经障碍。	[a]CY-BOCS。12周的急性期治疗：团体CBT=SERT，9个月后追踪：团体CBT>SERT	SERT组有显著更高的治疗依从率。心理治疗（团体CBT）治疗儿童强迫症可能比单用药物（SERT）有更持久的效用。副作用：SERT>团体CBT：更多的体重下降，团体CBT>SERT：更多的恶心，腹痛，SERT=团体CBT：易激惹，头痛，口干，颤抖，腹泻，出汗，食欲增加，体重增加

研究	药物、剂量、治疗时长	样本量、年龄、诊断限定条件、共病	主要及次要结果变量的研究结果	解释、局限、副作用
焦虑障碍				
Cohen et al., 2007	SERT, 50～200毫克/天 12周 被试被随机分配接受以下两种治疗之一： TF-CBT+SERT TF-CBT+PBO	N=22 与性虐待有关的创伤后应激障碍 年龄10—17岁，只有女性 人口学信息（被试总人数的百分率）： 年龄10—11岁，n=5(22.7%) 年龄12—14岁，n=10(45.5%) 年龄15—17岁，n=7(31.8%) 共病：重度抑郁症、广泛性焦虑障碍、物质滥用、对立违抗性障碍、神经性厌食症、疼痛障碍 排除：精神分裂症、其他活跃的精神病类障碍、精神发育迟滞、广泛性发展障碍	TF-CBT + SERT = TF-CBT+PBO 在下列几个变量上产生了有意义的临床改善： 创伤后应激障碍的诊断：在治疗后，20个患有创伤后应激障碍的被试里有14个不再符合诊断标准（8个使用TF-CBT+SERT；6个使用TF-CBT+PBO）。 整体损伤状况：在22个被试中，有15个在治疗前被评估为"确定受损"（CGAS<60），而在治疗后被评估处于"不确定受损"：9个使用TF-CBT+SERT，6个使用TF-CBT+PBO。 显著的结果：TF-CBT+SERT组大部分的症状改善发生在治疗3—5周间（可能是因为使用SERT）。	两组间没有显著的组别×时间交互作用。 被试群体不是典型的需要临床治疗的遭受性虐待的儿童。 治疗儿童创伤后应激障碍，首先使用心理治疗，然后加上药物，这样的方式可能是最有效的。 定义为有副作用的行为有尝试自杀，值得报告的儿童虐待事件，过量使用药物，及在精神病院的住院治疗。 在研究过程中，各组只出现了一次副作用（因为对立违抗性障碍住精神病院治疗）。

续表

研究	药物、剂量、治疗时长	样本量、年龄、诊断限定条件、共病	主要及次要结果变量的研究结果	解释、局限、副作用
焦虑障碍				
CAMS（Walkup et al., 2008）	SERT, 25~200毫克/天 12周 被试被随机分配至四种条件 仵之一： PBO 单用SERT 单用CBT CBT+SERT 双盲分配： SERT和PBO组 非双盲分配： SERT+CBT组	N=488；多地点 年龄 7—17 岁（平均年龄=10.7 岁） 广泛性焦虑障碍、分离焦虑障碍、社交恐惧 共病：注意缺陷/多动障碍、强迫症、创伤后应激障碍、对立违抗性障碍、品行障碍 排除：重度抑郁障碍、双相障碍、精神病性障碍、广泛性发展障碍、对两种SSRI药物试用没反应或之前试用CBT没反应	[a]CGI-I 分数=1或2： 80.7% SERT+CBT* 59.7% CBT* 54.9% SERT* 23.7% PBO * ($P<0.001$) SERT+CBT > CBT = SERT > PBO	脱落率：SERT组脱落了23人（17.3%），PBO组脱落了15人（19.7%）。 对治疗有反应的被试有为期6个月的公开标签阶段。 副作用： SERT v.s. PBO：差异不显著（ns） SERT v.s. CBT：失眠、疲惫、镇静作用、焦虑、不安，并且在SERT组里更立不安更加普遍（$P<0.05$） 严重的副作用： SERT+CBT：一人住精神病院治疗 SERT：一人住精神病院治疗；一人住内科治疗

研究	药物、剂量、治疗时长	样本量、年龄、诊断限定条件、共病	主要及次要结果变量的研究结果	解释、局限、副作用
注意缺陷/多动障碍				
MTA（MTA合作项目组，1999）	利他灵（methylphenidate）氢氯化物（hydrochloride）28天滴定期 5～20毫克（如果患者体重>25公斤则剂量更高）如果没有达到足够的治疗反应，则给患者换成以下药物：右旋安非他命（1.4%）帕咪咪（Pemoline）(1.0%)丙咪嗪（IMI）(0.3%)安非他酮（0.3%）氟哌啶醇（Haloperidol）(3%)在初始的滴定阶段后有13个月的追踪期	N=579；多地点注意缺陷/多动障碍（复合型）年龄7～9.9岁共病：对立违抗性障碍、品行障碍、内化性障碍、特定的学习能力缺乏排除：在WISC-III所有的量表和SIB上得分约<80；双相障碍，精神病性障碍，或人格障碍；慢性严重的抽动或妥瑞氏综合征；强迫症严重到需要另外的治疗；最近6个月服用过安定类药物；严重的神经或生理疾病；对MTA药物有耐药史；现在或以前有未报告的虐待；自杀或杀人意向	在19个主要的结果变量上显示COMB和药物管理组>密集型行为治疗或社区护理。在治疗注意缺陷/多动障碍的核心症状方面，COMB＝药物管理	副作用：最严重的是抑郁、担忧、易激惹，这可能与非药物因素有关。对于注意缺陷/多动障碍的症状，药物管理优于行为治疗以及包括药物的常规社区护理。对于注意缺陷/多动障碍的核心症状而言，COMB不比药物管理更具显著的优势，但是它可以适度改善非注意缺陷/多动障碍症状和增加积极的社会功能。

续表

研究	药物，剂量，治疗时长	样本量，年龄，诊断限定条件，诊断限定条件，共病	主要及次要结果变量的研究结果	解释，易混，副作用

注释：

ARC-R＝儿童焦虑评定量表修订版（Anxiety Rating Scale for Children-Revised）；BDI＝贝克抑郁量表（Beck Depression Inventory）；CAMS＝儿童和青少年焦虑多模型研究（Child and Adolescent Multimodal Study）；CBCL＝儿童行为检查清单（Child Behavior Checklist）；CDRS-R＝儿童抑郁评定量表修订版（Children's Depression Rating Scale-Revised）；CES-D＝流调中心抑郁量表（Center for Epidemiologic Studies-Depression Scale）；CGAS＝儿童整体评估量表（Child Global Assessment Scale）；CGI-I＝临床整体印象－改善量表（Clinical Global Impression-Improvement scale）；COMB＝联合治疗；CY-BOCS＝耶鲁－布朗强迫量表儿童版（Yale-Brown Obsessive Compulsive Scale, Child Version）；FLX＝氟西汀；IMI＝丙咪嗪；MFQ＝心境及感觉问卷（Mood and Feeling Questionnaire）；MTA＝儿童注意缺陷／多动障碍多模型治疗研究；NOS＝未定型；PARS＝儿童焦虑总评定量表（Pediatric Anxiety Rating Scale）；PBO＝安慰剂；POTS＝儿童强迫症治疗研究；RCMAS＝儿童明显焦虑量表修订版（Revised Children's Manifest Anxiety Scale）；SCARED＝儿童焦虑相关情绪障碍筛查问卷（Screen for Child Anxiety Related Emotional Disorders）；SERT＝舍曲林；SIB＝独立行为量表（Scale of Independent Behavior）；SSRI＝选择性 5-羟色胺再摄取抑制剂；TADS＝青少年抑郁治疗研究；TASA＝青少年尝试自杀者治疗研究；TAU＝惯常治疗；TF-CBT＝聚焦创伤的认知行为治疗；TORDIA＝对 SSRIs 有耐药性的抑郁症青少年的治疗；WISC-Ⅲ＝韦氏儿童智力量表第三版（Wechsler Intelligence Scale for Children—3rd Edition）。

a 主要结果变量。

第五章

抑郁和自杀行为

Fadi T. Maalouf　医学博士

David A. Brent　医学博士

抑郁的认知行为治疗

实证证据

　　儿童和青少年中的抑郁障碍是比较常见的，会反复发作并带来损害。抑郁在儿童中的患病率为 1% ～ 2%，在青少年中为 3% ～ 8%（Lewinsohn et al.，1998）。这是儿童群体发病和死亡的首要因素（Brent，1987；Bridge et al.，2006），并可伴有在学校和工作中显著的功能损伤、频繁的法律介入，以及物质滥用和自杀风险的增加（Birmaher et al.，1996；Kandel and Davies，1986）。

　　儿童和青少年抑郁急性干预的临床准则建议使用抗抑郁药物、心理治疗，或者两者都用，而其中被研究得最透彻的心理治疗方法就是认知行为治疗（Birmaher et al.，2007）。相比于其他疗法，认知行为治疗有着最为坚实的实证基础来支持它对儿童抑郁的疗效。临床试验和元分析已经显示，单独采用认知行为疗法对于抑郁的治疗是有效的（Birmaher et al.，2000；

Brent et al., 1998；Harrington et al., 1998；Weisz et al., 2006，2009；Wood et al., 1996）。然而，在青少年抑郁治疗研究项目（Treatment for Adolescents with Depression Study，TADS）中，单独采用认知行为治疗对于急性治疗的疗效并没有高于安慰剂，同时也低于单一的药物治疗（March et al., 2004）。认知行为治疗为何没有更有效，原因还未可知。心理治疗的内容非常密集，因此可能是由于治疗提供了太多的技能，但强度还不够。然而，在18周的治疗过后，单独采用认知行为治疗的疗效"赶上了"联合治疗和单一药物治疗的疗效（Kennard et al., 2009b）。青少年抑郁的药物及心理治疗试验（Adolescent Depression Antidepressants and Psychotherapy Trial，ADAPT）将单一药物治疗的疗效与联合认知行为疗法的药物治疗疗效进行了比较，结果发现两者没有差异（Goodyer et al., 2007）。尽管这些发现看起来可能与青少年抑郁治疗研究项目（TADS）的结果不一致，但事实上在后者中，单一药物治疗和联合治疗在急性期反应率上的差异在统计上并不显著，对于那些较为严重的抑郁患者来说更是如此。因此，事实上，这些结果是与青少年抑郁的药物及心理治疗试验结果相一致的，因为在后者的样本中，其研究对象的抑郁更为严重，研究对象也更年轻，并且简单的社会心理干预对其无效——所有这些因素都会削弱认知行为治疗的疗效（Curry et al., 2006；Renaud et al., 1998）。

在近期的一项研究中，研究者将抑郁的青少年随机安排接受认知行为治疗和常规护理，结果发现，认知行为治疗相比常规护理具有许多优势。认知行为治疗能够让家长也参与进来，缩短症状缓解所需的时间，并需要更少的额外药物治疗。然而在这一研究中，认知行为治疗和常规护理在治疗结束时的缓解率是相似的，均为75%（Weisz et al., 2009）。另一项研究将认知行为治疗和常规护理（包括在初级护理中提供的抗抑郁药物）的联合治疗与单一的常规护理进行比较（Clarke et al., 2005），结果发现，患者对于联合治疗并没有显著的偏好，这也导致在常规护理中没有太多门诊病人，抗抑郁治疗的依从率也比较低。

在对SSRI有耐药性的抑郁症青少年的治疗项目（Treatment of SSRI-Resistant Depression in Adolescents，TORDIA）中，334名对SSRI抗抑郁剂试

验没有反应的抑郁青少年被随机分配到联合和不联合认知行为治疗的药物替换治疗中。结果发现，相比于仅接受药物替换治疗的青少年，那些同时接受了药物治疗和认知行为治疗的青少年的反应率更高（Brent et al.，2008）。有趣的是，认知行为治疗对于存在共病的抑郁青少年的疗效似乎特别好，尤其是伴有焦虑的抑郁青少年（Brent et al.，1998）。在该研究中，面对共病情况更多的抑郁青少年，认知行为疗法与药物的联合治疗相比于单一药物治疗的疗效更强大（Asarnow et al.，2009）。

研究已经发现，认知歪曲水平越高的青少年，对认知行为治疗做出反应的可能性越低（Brent et al.，1998；Ginsburg et al.，2009）。父母关系和亲子关系不和谐也会削弱认知行为治疗的疗效（Birmaher et al.，2000；Feeny et al.，2009）。认知行为治疗对于社会经济背景更优越的青少年疗效更好（Asarnow et al.，2009；Curry et al.，2006）。同时，对于那些有被虐待史的患者和那些父母当前正抑郁的患者来说，认知行为治疗相比于其他治疗的疗效更差一些（Asarnow et al.，2009；Barbe et al.，2004；Brent et al.，1998；Lewis et al.，2010）。总的来说，认知行为治疗对于那些有共病、有自杀意念和无助感的患者来说，是一种疗效稳固的治疗方法；但对于那些有受虐史或者父母当前正抑郁的患者来说，效果会稍差一些。

对于那些由于有亚临床抑郁症状、有抑郁的既往史或父母有抑郁史而处于高风险下的青少年来说，认知行为治疗对于预防抑郁症的起病也显示出了一定的效果（Clarke et al.，2001；Garber et al.，2009）。然而，如果在当前，患者的父母出现了抑郁，那么对于这类患者来说，认知行为治疗的预防效果并不比常规护理更有效（Garber et al.，2009）。

认知行为治疗模型

根据认知的素质—应激模型（Beck，1967），抑郁是认知易感性和应激性生活事件相互作用的结果。这些认知易感性被称为图式，患者自幼便形成，并由其生活经验塑造而成。抑郁的图式是一些认知结构，这些认知结构基于有关自我和环境（包括他人）的消极内部表征。当那些易感的个体经历生活压力时，由于这些图式的影响，他们会进行消极的思考。他们自动的消极思维导致了抑郁的感受，并随之出现适应不良的行为（例如，社会退缩）。现已证明，和抑郁的成人一样，抑郁的儿童和青少年对于负性事件有着同样的认知歪曲和偏见。抑郁的青少年对于自己和周围的世界有着消极的看法，并且选择性地注意环境中的负性刺激（Maalouf and Munnell，2009）。

除了认知模型之外，还有抑郁的行为模型，其中社会学习理论是最为有名的（Lewinsohn et al.，1998）。这一行为模型假定，生活应激事件会引起正常适应性行为的瓦解，而这一瓦解会导致永久抑郁的倾向。这一瓦解使得个体使用适应不良的方法来控制自己抑郁的感受，但这些方法只能使这种感受变得更糟糕（例如，一个女孩如果由于抑郁而把自己关在房里并拒绝和朋友外出，她就很可能因为社会孤立而感到更加的抑郁）。针对抑郁青少年的认知行为治疗旨在聚焦于上述导致情绪低落的适应不良的认知过程和行为模式。为了达成这一目标，认知行为治疗使用了一系列的技术。

应用

认知行为治疗不是一种长程的治疗，而是有时间限制的。急性期的治疗通常包含 12 次会谈，每周一次，每次 60 ～ 90 分钟。在整个治疗过程中，大多数会谈是个别会谈，但如果需要的话可以进行家庭会谈（通常在治疗过程中有 3 ～ 6 次）。此外，在每次个别会谈开始前，治疗师通常会花 5 ～ 10 分钟和家长进行核查。虽然各种具体的认知行为治疗指南所强调的技术会存在些许不同（Brent and Poling，1997；Clarke et al.，2003；Curry et al.，2000），但在本书中，我们会聚焦于那些在我们的临床经验中与大多数抑郁青少年相关的技术，包括心理教育、情绪监测、问题解决、认知重建、情绪管理、行为激活，以及社交技能训练。有时，根据对导致抑郁症状的认知、行为和环境变量的评估，我们也会选择其他特定的干预策略；这些策略可能会包括家庭干预和放松技术。表 5–1 总结了认知行为治疗的不同组成成分。

表 5-1 抑郁青少年的认知行为治疗主要成分

成分	内容
心理教育	定义焦虑,识别原因,确定治疗方法,设定治疗目标。通常在 1～2 次会谈中与家庭和青少年一起完成。
心境监测	使青少年能够觉察到各种不同的情绪,并要求他记录每日的心境。
问题解决	通过识别问题是什么,找出不同的解决方法,并评估各种方法的结果,来训练青少年学会问题解决的方法。
认知重建	引导青少年认识到自己思维过程中的歪曲,并帮助他们形成更具适应性的思考方式。
情绪管理	使用情绪温度计来介绍情绪强度的概念,帮助青少年意识到不同的强度会有不同的生理心理线索。教授情绪管理策略,例如反向行动。
行为激活	要求青少年每天花更多时间去参加让他们愉快的活动,并教育他们在参加这些活动前不需要先改善自己的心境。
社交技能训练	教授有效的沟通技巧,比如问候、积极倾听,并且在角色扮演中保持眼神接触。
家庭干预	教授家庭成员有关抑郁和治疗的知识,向他们介绍认知行为治疗中的不同概念,并通过设置清晰的治疗目标来对过高的期待进行处理。
放松	教授腹式呼吸、渐进式肌肉放松,以及引导想象作为应对压力情境的方法。
复发预防	提供支持性会谈来对认知行为治疗模型进行强化,监测抑郁的复发,并为未来可能出现的应激源做好准备。

会谈形式

开始时,治疗师会先和青少年一起设置会谈的议程。他们会回顾青少年目前的心境症状,并对自杀风险进行评估。之后,对从上次会谈结束后到现在这段时间里发生的事情,以及练习的认知行为治疗技术进行回顾。如果青少年没有练习认知行为治疗的技术,那么治疗师就非常有必要去寻找原因,同时让技术运用起来更简单、更容易。接下来,治疗师对在之前会谈中涉及的材料进行回顾,包括家庭作业,并利用剩下的会谈时间教授新的技术,通过角色扮演和青少年一起对新技术进行练习。在继续下一步之前,治疗师先获取来自青少年的反馈,之后再和他们一起布置家庭作业。

认知行为治疗的特定成分

心理教育　心理教育是成功的认知行为干预的首要成分，治疗师通常会在 1～2 次会谈中与青少年和家长一起完成心理教育。儿童和家长常常会对疾病的本质以及治疗的类型感到疑惑。治疗师应利用这些会谈向家庭进行解释，让他们了解到抑郁是一种能够对想法和感受产生影响的状态，会被许多原因引发。同时让他们知道针对抑郁有许多成功的干预方法，包括药物治疗和心理治疗。这一步骤可以消除孩子和家长的担心，让他们知道自己目前经历的状态是一种已知的情况，有许多人都经历过。心理教育可以成为一种强有力的干预工具，多种以这一成分为特色的家庭治疗团体均能够提高心境障碍儿童的治疗效果（Fristad et al., 2009）。

接下来，治疗师通过向家庭解释想法、行为和情绪及其相互关系，对认知行为治疗背后的原理进行综述。治疗师向家庭介绍认知行为治疗的基本原则和目标，包括将适应不良的行为和想法作为治疗对象，来达成减轻与抑郁相关的负性情绪的目标。

从孩子和家长处获得有关目前问题的大致情况，能帮助治疗师对之后治疗过程中的认知行为治疗成分进行个性化的修改。治疗师要询问孩子对于治疗的目标，并获得家长的支持。

青少年在开始时倾向于提出一些模糊的、不具体的治疗目标，比如"我想感觉好一些"。治疗师可能需要通过问一些问题来帮助青少年找出更为具体的目标，比如"如果你不抑郁，你会做些什么不同的事情呢？"这时候青少年可能会说："在学校里表现好一些""多和朋友出去"，等等。

心境监测　心境监测是认知行为治疗中的一个重要成分，它能够帮助青少年提高对情绪的觉察。使用情绪温度计的例子让青少年在 0—10 分上对自己的情绪进行评分，其中 0 代表感觉"特别糟糕"，10 代表感觉"特别好"。它要求青少年每天至少三次记录自己的情绪，以及与特定情绪相关的事件，就像记心境日记一样。这一技术的目的不止一个：①能帮治疗师向孩子强调，他并不是在所有时间都感觉很糟糕（这对于那些倾向于忽视积极情绪，并在会谈中报告自己"从来没感觉好过"的孩子尤其有帮助）；②能帮助青少年找到使自己"感觉不错"的活动，而治疗后期的行为激活模块就可以建立在这些活动的基础上。

问题解决　抑郁的青少年常常要与自己受损的问题解决技能抗争。他们在日常生活中会遇到一些问题，这些问题主要是由与抑郁相关的认知缺陷，也就是注意障碍、计划障碍以及精神运动性迟缓所引起的。对于这些问题，他们常常难以找到解决方法。问题解决模块教会抑郁青少年系统性地解决这些一般会导致他们情绪低落以及绝望的问题。

开始时，治疗师可以向青少年解释每个人都会面对日常的问题，如果情绪不低落、不绝望，会对这些问题的解决更有帮助，从而将学习问题解决技能的观念介绍给他们。接下来，针对青少年常会遇见的问题（比如，与同伴或者父母起冲突），治疗师可以训练他们运用头脑风暴想出解决方法，鼓励青少年说出自己的问题，并教会他们使用下列问题解决的步骤来解决这些问题：

（1）当遇到问题情境时，进行放松。

（2）识别问题是什么。

（3）找出各种可能的解决方法。

（4）通过预测每种解决方法的结果来对它们进行评价。

（5）选择最好的解决方法。

（6）鼓励自己实施这一解决方法。

举例来说，假设有一个抑郁的女生，每当她违反了父母规定的回家时间，她都会和父母发生争吵。当她谈到这些争吵时，治疗师可以指导她识别上述问题，然后运用头脑风暴想出解决方法。这些解决方法可能包括与父母协商出一个其他的时间，在宵禁后邀请朋友来家里，或者不做任何变化。接下来，治疗师通过识别每种方法的结果，引导她对这些选择进行评价，之后请她选择一个最合适的，不会让她变得抑郁或绝望的解决方法。

在将这些技巧进行泛化时，人们可能会遇到一些挑战。如果青少年过早地尝试将其应用于解决复杂的问题时，他们可能会放弃这一技术。治疗师应使用难度逐渐增大的问题，来帮助他们练习这一解决问题的策略，从而使他们获得对这一技术的掌控感。抑郁的青少年需要体验到这一策略带来的成功，这样他们才会信任它，并更广泛地去使用它。

认知重建 认知行为治疗的一个关键方面是识别并重新调整自动思维和信念。这些自动思维的特点是这样的：①是快速的和反射性的；②被认为是正确的而被个体所接受；③可能是由内部或外部的事件引发的；④对情绪和行为会产生消极的影响。自动思维的一个例子是"我是不会接到舞会的邀约的"。自动思维是建立在假设上的，而这些假设则是图式的产物。

在开始时，治疗师应教青少年了解抑郁患者最常见的认知歪曲（比如，两极化思维、以偏概全、忽略积极信息等）；然后，通过询问青少年"当一个具体事件发生时，你的脑中出现了什么图像和想法"，来找出他们的自动思维。在和青少年一起尝试理解自动思维发生的背景时，治疗师应介绍先行事件、信念和结果的范例。通过询问一系列温和的问题，治疗师能够引导青少年识别出思维过程中的歪曲，并帮助他形成一个新的、更具适应性的思维方式。

为了将这一技能泛化到治疗会谈以外，治疗师会要求青少年在一张四栏的功能失调思维记录表（如图 5-1）中记录自己的自动思维。

痛苦情境	与情境相关的负性自动思维	由想法或情境引起的感受	支持与反对该想法的证据
	1.	1.	支持的证据
	2.	2.	1.
	3.	3.	2.
	4.	4.	3.
			4.
			反对的证据
			1.
			2.
			3.
			4.

图 5-1　思维记录表

一般而言，让青少年询问自己下列问题会很有用（Brent and Poling，1997）：

（1）证据是什么？

（2）我的想法里有什么错误？

（3）可能发生的最好和最坏的结果是什么？

（4）最现实的担忧是什么？

（5）我这么想的结果是什么？

（6）其他替代性的想法是什么？

情绪管理　情绪失调是抑郁青少年问题的核心，因此必须将其明确化，从而详细阐述在教授情绪管理技术时涉及的知识。如果我们能够熟悉地掌握Linehan 对于情绪失调易感性三成分的定义（Linehan et al.，1993）会对工作很有帮助。这三个成分分别是对于情绪刺激的高敏感性、高反应性以及缓慢回归基线水平。

在开始时，我们先将这三个成分翻译成青少年的日常用语；举例来说，下面的陈述会很有帮助（Bonner，2002）：

● "一个非常快的情绪反应：不用花费太多时间就能让球滚动起来，这颗球能非常迅速地能滚下斜坡到达情绪失调的地面上。"

● "以一个非常大的情绪反应：情绪被感受到，并表现出很大的强度，这使得个体很难进行清晰的思考；当球滚下斜坡时，它迅速变成了一个大球。"

● "以非常慢的速度回归平静或放松：需要花很长的时间才能把球再推回斜坡顶上；在球滚下坡的过程中，球体可能已经遭到损坏，因此无论是什么让球再次像当初那样转动起来，都会有额外的痛苦加入其中。"

接下来，使用缩写词组 "HEAR ME" 教授青少年其他会导致情绪管理变得更加困难的易感性因素（Bonner，2002）：

H（Health）= 健康（照顾自己，不要生病）

E（Exercise regularly）= 经常锻炼身体

A（Avoid mood-altering drugs）= 避免使用改变情绪的药物

R（Rest）= 休息（充足的睡眠）

M（Master one rewarding activity daily）= 每天完成一个奖赏性活动

E（Eat a balanced diet）= 均衡饮食

  治疗师可以通过使用空白的情绪温度计图片，来列举一种调节情绪的方法，邀请青少年识别出温度计上每个不同的温度点对应的不同感受，当感受的强度达到了温度计的顶点时，那即对应一个失去控制的不可逆的点。然后，治疗师帮助青少年识别出与这些感受相关的身体和心理的线索（例如，肌肉紧张、呼吸急促）。最后，治疗师要求青少年识别出自己需要采取行动的点，在自己到达失控的不可逆的点之前做出行动，同时找到自己所能做的事（例如，离开情境、打电话给朋友，洗个热水澡，等等）。

  另一种重要的情绪管理技巧是反向行动。身体姿态、面部表情和行为会对人们体验到的情绪产生很强的影响。反向行动的方法就建立在这一事实上。将这些告诉青少年，从而将反向行动这一术语介绍给他们。这样一来，通过改变与情绪一起出现的姿态、行为和面部表情，个体体验到的情绪也可能出现改变。治疗师会通过聚焦于一种情绪（如愤怒）来阐述这一观点。治疗师可以向青少年解释，大多数人会发现如果他们做出愤怒的表情，并做出与这种感受相一致的身体语言时，他们会真的发现自己体验到了愤怒；同时告诉青少年反过来也是一样——即，如果他感到愤怒；在此时尝试去微笑，深呼吸几次，并放松自己的姿态，那么之后他不太可能会愤怒地冲动行事。

  将这些技巧泛化到会谈以外去运用对青少年来说会有些挑战。因此，治疗师可以对一些在近期很可能会出现的情境进行预演，同时对一些最近已经发生过的情境进行重演是关键。这会帮助青少年掌握这些技巧，同时当他们遇到挑战情绪的情境时，也更可能去运用这些技巧。

行为激活　对于重度抑郁的青少年，治疗师应该在认知干预前先教授行为技术。让严重抑郁的青少年先动起来并激发他们的动机很重要，这样才能让他们参与到认知治疗中。治疗师和青少年一起——这里治疗师可能需要从家长处获得帮助——计划那些会给他带来愉悦感或成就感的活动。增加愉快的活动也可以用在不那么抑郁的青少年身上。

治疗师在会谈开始时请青少年列出 10 个自己喜欢参加的活动。这些活动必须是安全、便宜并且合法的。然后再要求青少年增加每天花在这些活动上的时间，并注意一下与活动相关的情绪。如果青少年不愿意进行头脑风暴，因为"我什么都不喜欢干"，那么治疗师可以提醒他在之前的会谈中曾提到过的那些他似乎喜欢的活动。青少年也可能会说自己"常常什么事都不想做"，那么治疗师可以告诉他们，不是要一直等到情绪改善了才能去参加愉快的活动。正相反，增加他们花在这些活动上的时间这件事本身会导致情绪的改善。

如果青少年的日程表被学校和其他活动占满了，而这些活动并不是特别让人愉悦的（如音乐课、家务等），那么可以和家长商量，以腾出一些时间留给那些青少年认为愉悦的活动。

社交技能训练　社交技能训练是针对抑郁青少年的另一个重要的治疗部分。这些孩子中有许多都在努力建立和维系友谊。他们缺乏恰当的社交技能，并且对于批评过度敏感，这导致了更进一步的社交孤立，并加重了他们的抑郁心境。在这一模块中，治疗师会教孩子一些开始和维持谈话的基本技术——包括问候，做出适当的眼神接触，以及通过角色扮演来积极倾听——同时示范一些有效的沟通技巧。

复发预防　对于那些重度抑郁发作在 6 个月内已经减轻的青少年，认知行为治疗的延续性治疗能够有效地预防复发（Kennard et al., 2008；Kroll et al., 1996）。因此，在 12 周的急性治疗之后，我们建议进行为期 6 个月的认知行为治疗延续性治疗。这一阶段一般由 8 ～ 11 次会谈组成，前 4 周每周进行一次，之后两个月每两周进行一次，接着最后 3 个月每个月进行一次支持性会谈。这一治疗阶段包括至少三次的家庭会谈。在这期间，治疗师与青少年可回顾在急性治疗期中学到的技能，并对任何症状的复发进行监测。

案　例

　　杰西卡是一名 15 岁的白人少女，考虑到她的情绪问题，她的儿科医生将其转介过来接受治疗。杰西卡出现时穿着过度宽松的衣服，头发也很乱。她跌坐进椅子，一直保持着淡漠的情绪，并且在会谈初期不停地打哈欠。她说话轻声细语，除非特别指定让她自己说，否则她会让母亲代自己说话。

　　杰西卡的母亲说自己对女儿极度担心。她说杰西卡"总是很烦躁"，并且在最近一个月中很少和家庭成员甚至朋友互动。她解释说杰西卡已经慢慢退出了她所有的课外活动，甚至包括她钟爱的戏剧。起初，她的父母怀疑她生病了，因为她睡得很多，没有胃口，体重突然减轻，并且精力下降。然而，当他们见了儿科医生之后，这一考虑被排除了。

　　在摄入性会谈中，杰西卡说她对自己很严格，而且从来都不觉得自己和朋友们一样优秀，无论在她生活的任何方面都是如此，包括功课、外貌，甚至是戏剧。她的成绩最近下降了，而且她说她在上课时很难集中注意力，然而这在过去对她而言根本不是问题。当她承认自己有时会感到没有希望，就好像对她来说什么都不会变好时，她变得很情绪化。杰西卡拉着她母亲的手，说自己没有过任何自杀的想法，她也绝不会这样对自己的家庭。

　　在第一次治疗会谈中，杰西卡的治疗师告诉她，她报告的是重度抑郁障碍显著的临床症状。然后治疗师给杰西卡和她的母亲进行了有关抑郁的教育。当她们能够清晰地理解抑郁后，治疗师便向她们解释了认知行为治疗是如何起效的。治疗师解释了想法、感受和行为之间的关系，也解释了认知行为治疗会帮助个体改变思维方式和行为方式，从而帮助他们减少负性感受。治疗师能够将这类信息与杰西卡在会谈初期报告的症状联系起来。杰西卡能理解，当她想"没有人给我打电话"时，她感觉很难过——而当她难过时，她倾向于去房间睡觉而孤立自己；一旦睡着了，杰西卡就没有机会来改变自己的情绪，因此当她醒来后，她还会继续体验负性思维。在会谈结束时，杰西卡能够形成一些目标，包括更积极地对待朋友和戏剧，以及改善自己在学校的表现。

在接下来的会谈中，治疗师教杰西卡如何使用情绪温度计去监测自己的心境。然后给杰西卡布置作业，让她开始每日三次监测自己的心境，并在留意心境的同时注意当时的情境。杰西卡提到自己感觉很孤单，并且觉得她的朋友们丢下她不管。她的母亲温和地指出，杰西卡近来都不回复电话或短信。之后，治疗师与杰西卡单独进行了会谈，并教给她问题解决的技能。在这一技能的帮助下，针对自己目前的同伴问题，杰西卡能够平静地运用头脑风暴想出一些解决方法，并能对每种方法衡量利弊。她决定尝试更频繁地给朋友打电话，并邀请他们出去活动。

在之后的会谈中，杰西卡带来了已完成的情绪温度计，结果显示，当她参加社交活动或者愉快的活动时，她的情绪改善了；而当她孤立自己时，她的心境则很低落。然后，治疗师向杰西卡解释了想法是如何影响感受的，并举出了一些适应不良的想法的常见例子。杰西卡承认自己常常极端化地看待情境，而这会让她感到难过或沮丧。她也认识到自己过度关注日常生活中发生的消极事件，并且忽视了积极事件。之后，治疗师教杰西卡如何挑战这些负性思维，并布置作业让她完成思维记录。

接下来的几次会谈聚焦于杰西卡的思维记录以及认知挑战。她逐渐变得更善于识别和挑战自己的认知歪曲，而她的心境评分结果也在变好。同时，关于她和朋友之间关系的改善，杰西卡的解决方法也开始起效了，她报告自己的社交关系变得更好了。

对于任何被自己感知为消极的社交线索，杰西卡倾向于快速做出反应。于是接下来的几次会谈便聚焦于情绪失调。治疗师教给杰西卡有关自我照顾的"HEAR ME"小提示，并布置作业让她在日常生活中加以应用。治疗师特别指出，杰西卡要形成一个更为健康的睡眠规律以及饮食模式。

杰西卡的心境评分持续地提高，而她也对自己的进步感到高兴。接下来的几次会谈聚焦于行为激活。杰西卡开始增加她花在愉悦活动（包括戏剧）上的时间。此时，杰西卡的母亲说，自己感到放心了，感觉"过去的杰西卡回来了"。杰西卡继续监测自己的心境，并使用在之前会谈中学到的技能。

最终，杰西卡对自己独立管理情绪的能力有了信心。她和治疗师一致决定在接下来3个月中，她会每个月回来一次，对所学的技能进行回顾。之后的所有会谈都非常顺利，并专注于对所需的技能进行更新补充。总的来说，治疗结束时，杰西卡对自己应对情绪和改善心境的能力感到非常骄傲。

自杀的认知行为治疗

实证证据

虽然自杀是美国青少年中排名第三的死亡原因（Bridge et al.，2006），但没有一种个体心理治疗被证明在随机控制组试验中对减轻青少年的自杀行为有效。将用于抑郁青少年的基于实证的治疗推广到试图自杀的青少年中可能并不是很合适，因为许多证实这些疗法有效的试验都不包括青少年自杀。自杀预防干预的重要性体现在它能够有效地预防近期自杀未遂者在将来再次尝试自杀，因为对于青少年而言，在第一次自杀未遂后的3～6个月内重复这些自杀行为很常见。

家庭、团体取向的并附加有简短的心理社会干预的模型，对于减轻青少年的自伤行为有一定效果（Huey et al.，2004；Wood et al.，2001）。但是，个体心理治疗（例如，辩证行为治疗）的实证证据还未获得随机控制组试验的支持，只一项准实验研究显示出了有效性（Rathus and Miller，2002）。虽然治疗青少年抑郁症的研究小组报告，相比于单独的药物治疗，单独的认知行为治疗以及将认知行为疗法与药物相结合在减轻自杀意念以及自杀行为上更有效，但这一结果在其他研究中并未得到重复验证（Brent et al.，2008；Goodyer et al.，2007；March et al.，2004）。

自杀预防

在青少年自杀未遂者治疗项目（Treatment of Adolescent Suicide Attempters，TASA）中，研究者发展出了一种针对自杀预防的认知行为治疗（cognitive-behavior therapy for suicide prevention，CBT-SP；Stanley et al.，2009）。这种治疗对于青少年自杀未遂者而言较为可行，也容易被他们接受。在未来的研究中，我们应对它的有效性进行检验。这一治疗应用了认知行为治疗和辩证行为治疗的原理。一项涉及 124 名抑郁青少年自杀未遂者的开放性研究对这一治疗方法进行了试验性的探讨，结果发现，被试在 6 个月内自杀行为复发的风险比其他同类样本报告的风险要低（风险率 =0.12）（Brent et al.，2009）。

针对自杀预防的认知行为治疗旨在减少近期自杀未遂的青少年所面对的自杀风险因素，帮助他们发展出更具适应性的应对技能，并且最终避免自杀行为。在治疗中，家长和青少年需要共同参与，治疗时间大约持续 24 周。治疗由两个阶段组成：

（1）急性治疗阶段。该阶段被分为：（a）初期；（b）中期；（c）末期。一般急性治疗阶段共需要 12 次会谈，每周一次。

（2）延续性治疗阶段。该阶段最多由 6 次频率逐渐降低的会谈组成，平均持续约 12 周。

我们在这里总结了针对自杀预防的认知行为治疗的不同成分。

急性治疗阶段

初期（4 次会谈） 这一阶段包括五个部分：链分析、安全计划、心理教育、找出活着的理由以及个案概念化。

● **链分析**：在这一部分，治疗师帮助青少年识别出导致自己近期自杀危机的一系列事件；这一工作旨在同时揭示出青少年突如其来的想法、感受和行为。

● **安全计划**：在这一部分，治疗师帮助青少年识别自己内在（转移注意力的活动）和外在（家庭、朋友、精神科紧急联系电话）的资源，当他们出现自杀冲动时，可将这些资源作为应对策略来使用。这一技术旨在帮助青少年至少在下次会谈之前不实施自杀行为，从而确保安全。

● **心理教育**：治疗师教青少年和家长有关自杀风险因素和自杀行为的知识，同时也教他们有关治疗目标的知识。

● **找出活着的理由**：在这一部分，治疗师帮助青少年找到活着的理由，并找出当他们出现自杀危机时能够坚守的希望之源。

● **个案概念化**：治疗师和患者确定在链分析中揭示的目标问题和缺陷，并找到减轻青少年自杀风险所需的个体化策略。

中期（5次会谈）　治疗师在个案概念化阶段确定了每个青少年独特的需求，基于这些需求选择了一些模块。在这些模块中，治疗师以技能训练的形式向青少年引入认知、行为和家庭干预。

末期（3次会谈）　为检验迄今为止所学技能的有效性，治疗师请青少年在会谈中对最近一次的自杀尝试进行回顾，遵循以下推荐的步骤：

● 通过向青少年介绍这一任务的基本原理而让他们做好准备。

● 请他们回顾这一自杀行为或者自杀危机。

● 请青少年使用目前为止学到的技能对自杀事件或自杀危机进行回顾，强调他们本可以做一些不一样的事。

● 讨论未来高风险的情境，并做出总结。

延续性治疗阶段

在这一持续12周的治疗阶段中，治疗师和患者对在急性治疗阶段学到的技能进行回顾，对整个治疗过程进行复习，并识别患者取得的成就。治疗师帮助青少年做好准备去处理未来可能出现的起伏或发作，并对继续治疗的需求进行评估。下面是一个近期自杀未遂的青少年的案例。这个案例对用于评估（例如，链分析）和治疗抑郁及自杀意念的认知行为治疗技术进行了阐述。

案　例

简是一名自杀未遂的 17 岁少女，当地儿童医院急诊室的医生在对其进行完医学治疗后，将其转介过来接受心理治疗。在这次自杀未遂中，她吞下了母亲的一整瓶安眠药。简出现时流着眼泪，很悲伤的样子。她没有任何的眼神接触，说话声也很轻。在会谈中，她时不时地会哭，尤其是在她父母开始哭的时候。简说她恨高中，说自杀是因为自己极度绝望，认为所有事都不会变好了。

在第一次会谈期间，治疗师和简一起对导致她自杀的事件进行了探讨。起初，简只会说"我恨学校"。然而，治疗师提供了一系列的开放性问题，询问在自杀前，简的生活中发生了什么，她想了些什么，以及她有什么样的感受。简回忆起她在学校过了特别糟糕的一周，她最要好的朋友生病没来上学，因此吃午饭时没人和她坐在一起。她感到很尴尬、很孤单，并告诉自己"我是一个失败者""即使我不在也没有人会注意到"。此外，简说自己的前男友散播了一些关于她的谣言，这导致她获得了一些自己并不想要的来自他人的负性关注。简说，有一天，从学校回家后，她觉得再也不能应对这些压力了，于是快速地吃下了整瓶药。

在讨论完这一事件后，简说她"没有想到"也不会考虑到这件事会对她的家人产生什么影响。之后，治疗师和她一起探讨了构建一个安全计划的想法，这样简可以在会谈间隙确保自己的安全。简说她愿意这么做，对于自己让家人如此不安感到很难过。她承认自己仍然有自杀的想法，并希望能有一个管理这些想法的计划。她接受了一项计划，即在最初阶段通过听音乐尝试让自己忘记这些想法。如果想法继续存在，或者她开始体验到自杀的冲动，她答应会告诉父母，或者打电话给当地的危机中心。此外，治疗师给简和她的父母提供了有关自杀和风险因素的教育。治疗师和简的父母特别针对其中的一个风险因素进行了讨论。这一因素是"将处方药随意放在家中"，因为简的自杀尝试和自杀想法一般集中在摄入药物上。简和父母又在安全计划中增加了减少风险因素的内容。

　　在接下来的几次会谈中，简和父母一致认为简在遵守安全计划上做得很好。这些会谈主要聚焦于治疗师和简建立治疗关系，并帮助她开始思考为什么事实上自己是值得活着的。理由越来越多，简对于治疗也越来越有动机。

　　除此之外，治疗师也开始根据简的自杀行为形成个案概念化。这一个案概念化聚焦于简在社交技能上的不足。在治疗过程中，治疗师明显能感觉到简在结交新朋友方面存在困难。她有一群在小学结交的朋友，这些年来，这些朋友已经交了新的朋友，并逐渐和她疏远了，除了那个和她最要好的朋友。简意识到了自己的社交困难，并为自己不受欢迎感到很难为情。这导致了低自尊，使简开始过度关注自己同伴关系的弱点。一旦简抑郁了，她的精力水平和注意力就会下降，然后就开始在问题解决方面出现困难。当与男友分手并在学校遇到了社交问题时，她想不出适当的解决方法，从而变得很绝望。这一有关简自杀行为的概念化帮助治疗师形成了急性治疗中期的治疗计划。

　　在急性治疗中期，治疗师花了大约五次会谈的时间来继续对简进行安全评估，并教授她改善心境的技能。他聚焦于社交技能训练（用于结交新朋友）、认知挑战（用于减弱简关注消极信息的倾向）、"HEAR ME"技术（用于提高她的精力水平，减轻情绪负担），以及问题解决技能（用于帮助简使用有效的方式来应对生活压力）。简非常主动地学习这些技术，并且在每次会谈中都会报告自己心境方面的改善。

　　最后三次会谈聚焦于对这些技能进行总结，从而确保简在将来能够运用它们。治疗师邀请简对之前的自杀尝试进行思考，并讨论她原本可以使用哪些技能来防止自己走到那一步。针对在午饭时感到孤单以及处理谣言这两个问题，简在会谈中都可以有效地运用问题解决技能找到解决的方法。此外，针对她是如何关注消极信息从而使自己心情低落的问题，简能够进行谈论，并在会谈中对这些负性思维进行挑战。最后，简能够对一些在治疗中逐步学到的主动应对技能进行讨论，例如慢跑或者打游戏。当简需要转移注意力时，这些技能会对她很有效。对于她认为的在将来的压力情境中会对自己最有效的技能，简也能够进行讨论。在治疗结束时，简说自己再也没有体验到自杀意念或者抑郁症状了。

注意事项和总结

尽管证据支持了认知行为疗法治疗抑郁青少年的有效性，但我们常常会发现在有些情况下，该疗法并不可用，并可能增加治疗的花销。因此，我们有必要识别和推广这些治疗技术中最有效的成分，从而更好地"量体裁衣"，形成针对抑郁或自杀青少年的个性化方案，使治疗变得尽可能有效而划算。例如，在那项对 SSRI 有耐药性的抑郁症青少年的治疗研究中，那些接受了 9 次以上认知行为治疗会谈的被试，以及那些进行问题解决和社交技能治疗模块的被试，更可能出现好的治疗效果（Kennard et al., 2009a）。这一证据提示我们，相比其他认知行为治疗的模块而言，问题解决和社交技能训练模块可能更值得在社区中进行推广使用。

除此以外，在传递认知行为治疗的知识时，治疗师要记住保持文化的视角。适应不良的信念和行为是在社会背景下习得和维持的；因此，治疗师需要察觉到与青少年呈现的问题相关的文化和民族因素。这对于每一位治疗师与青少年及其家庭建立治疗联盟而言是非常必要的，对于治疗的成功也是十分重要的。

☐ 本章要点

- 认知行为治疗对于预防高危青少年的抑郁障碍很有效；同时，在治疗儿童抑郁时，将其与药物治疗相结合也很有效。
- 针对抑郁青少年的认知行为治疗旨在通过一整套的技术来聚焦导致心境低落的适应不良的认知过程和行为模式。
- 认知行为治疗成分，如心理教育、心境监测、认知重建、问题解决、行为激活、情绪管理以及社交技能训练，需要根据每一个独特的青少年进行个性化的调整。

● 认知行为疗法的延续性治疗对于抑郁缓解 6 个月后的预防复发很有效。
● 针对自杀预防的认知行为治疗旨在减少近期自杀未遂的青少年所面对的自杀风险因素。它通过帮助这些青少年发展出更具适应性的应对技能，从而最终避免自杀行为。

☐ 自测题

5.1.　一名 14 岁的西班牙男孩被诊断患有重度抑郁障碍。他在一项 SSRI 的试验中没有任何反应。在以下选项中，他最可能有反应的处理步骤是：

A. 换成另一种 SSRI

B. 换成文拉法辛（抗抑郁药）

C. 换成另一种 SSRI，并联合认知行为治疗

D. 用同一种 SSRI 治疗 12 周以上

5.2.　一名有抑郁史的 13 岁女孩在学校非常容易被激怒，并且变得对老师和朋友都具有攻击性。在以下选项中，需要包括在她的治疗计划中的最有帮助的认知行为治疗技术是：

A. 暴露与反应阻止

B. 认知重建

C. 情绪管理

D. 安全计划

5.3.　告诉抑郁的青少年，计划令他愉悦的活动并定期参加这些活动非常重要。这是以下哪一项治疗成分的例子：

A. 认知重建

B. 情绪管理

C. 行为激活

D. 社交技能训练

5.4.　对于一名近期自杀未遂的抑郁青少年而言，一个可行的并被接受的治疗干预是：

A. 人际关系治疗

　　B. 针对抑郁青少年的认知行为疗法

　　C. 放松技术

　　D. 针对自杀预防的认知行为治疗

5.5.　你看到一名难以建立和维系同伴关系的抑郁青少年。以下哪一项需要包括在他的治疗计划中，并且是最有帮助的认知行为治疗技术：

　　A. 认知重建

　　B. 情绪管理

　　C. 行为激活

　　D. 社交技能训练

❏ 参考文献

Asarnow JR, Emslie G, Clarke G, et al: Treatment of selective serotonin reuptake inhibitor-resistant depression in adolescents: predictors and moderators of treatment response. J Am Acad Child Adolesc Psychiatry 48:330–339, 2009

Barbe RP, Bridge JA, Birmaher B, et al: Lifetime history of sexual abuse, clinical presentation, and outcome in a clinical trial for adolescent depression. J Clin Psychiatry 65:77–83, 2004

Beck AT: Depression: Clinical, Experimental, and Theoretical Aspects. New York, Hoeber, 1967 (Republished as Beck AT: Depression: Causes and Treatment. Philadelphia, University of Pennsylvania Press, 1970)

Birmaher B, Ryan ND, Williamson DE, et al: Childhood and adolescent depression: a review of the past 10 years. Part I. J Am Acad Child Adolesc Psychiatry 35:1427–1439, 1996

Birmaher B, Brent DA, Kolko D, et al: Clinical outcome after short-term psychotherapy for adolescents with major depressive disorder. Arch Gen Psychiatry 57:29–36, 2000

Birmaher B, Brent D; AACAP Work Group on Quality Issues, et al: Practice parameter for the assessment and treatment of children and adolescents with depressive disorders. J Am Acad Child Adolesc Psychiatry 46:1503–1526, 2007

Bonner C: Emotion Regulation, Interpersonal Effectiveness, and Distress Tolerance Skills for Adolescents: A Treatment Manual. 2002.

Brent DA: Correlates of the medical lethality of suicide attempts in children and adolescents. J Am Acad Child Adolesc Psychiatry 26:87–91, 1987

Brent DA, Poling K: Cognitive Therapy Treatment Manual for Depressed and Suicidal Youth. Pittsburgh, PA, Star Center Publications, 1997

Brent DA, Kolko DJ, Birmaher B, et al: Predictors of treatment efficacy in a clinical trial of three psychosocial treatments for adolescent depression. J Am Acad Child Adolesc Psychiatry 37:906–914, 1998

Brent D, Emslie G, Clarke G: Switching to another SSRI or to venlafaxine with or without cognitive behavioral therapy for adolescents with SSRI-resistant depression: the TORDIA randomized controlled trial. JAMA 299:901–913, 2008

Brent DA, Greenhill LL, Compton S, et al: The Treatment of Adolescent Suicide Attempters study (TASA): predictors of suicidal events in an open treatment trial. J Am Acad Child Adolesc Psychiatry 48:987–996, 2009

Bridge JA, Goldstein TR, Brent DA: Adolescent suicide and suicidal behavior. J Child Psychol Psychiatry 47:372–394, 2006

Clarke GN, Hornbrook M, Lynch F, et al: A randomized trial of a group cognitive intervention for preventing depression in adolescent offspring of depressed parents. Arch Gen Psychiatry 58:1127–1134, 2001

Clarke GN, DeBar LL, Lewinsohn PM: Cognitive-behavioral group treatment for adolescent depression, in Evidence-Based Psychotherapies for Children and Adolescents. Edited by Kazdin AE, Weisz JR. New York, Guilford, 2003, pp 120–134

Clarke G[N], DeBar L, Lynch F, et al: A randomized effectiveness trial of brief cognitive-behavioral therapy for depressed adolescents receiving antidepressant medication. J Am Acad Child Adolesc Psychiatry 44:888–898, 2005

Curry J, Wells K, Brent D, et al: Cognitive Behavior Therapy Manual for TADS. Durham, NC, Duke University, 2000

Curry J, Rohde P, Simons A, et al: Predictors and moderators of acute outcome in the Treatment for Adolescents with Depression Study (TADS). J Am Acad Child Adolesc Psychiatry 45:1427–1439, 2006

Feeny NC, Silva SG, Reinecke MA, et al: An exploratory analysis of the impact of family functioning on treatment for depression in adolescents. J Clin Child Adolesc Psychol 38:814–825, 2009

Fristad MA, Verducci JS, Walters K, et al: Impact of multifamily psychoeducational psychotherapy in treating children aged 8 to 12 years with mood disorders. Arch Gen Psychiatry 66:1013–1021, 2009

Garber J, Clarke GN, Weersing VR, et al: Prevention of depression in at-risk adolescents: a randomized controlled trial. JAMA 301:2215–2224, 2009

Ginsburg GS, Silva SG, Jacobs RH, et al: Cognitive measures of adolescent depression: unique or unitary constructs? J Clin Child Adolesc Psychol 38:790–802, 2009

Goodyer I, Dubicka B, Wilkinson P, et al: Selective serotonin reuptake inhibitors (SSRIs) and routine specialist care with and without cognitive behaviour therapy in adolescents with major depression: randomised controlled trial. BMJ 335:142, 2007

Harrington R, Campbell F, Shoebridge P, et al: Meta-analysis of CBT for depression in adolescents. J Am Acad Child Adolesc Psychiatry 37:1005–1007, 1998

Huey SJ Jr, Henggeler SW, Rowland MD, et al: Multisystemic therapy effects on attempted suicide by youths presenting psychiatric emergencies. J Am Acad Child Adolesc Psychiatry 43:183–190, 2004

Kandel DB, Davies M: Adult sequelae of adolescent depressive symptoms. Arch Gen Psychiatry 43:255–262, 1986

Kennard BD, Emslie GJ, Mayes TL, et al: Cognitive-behavioral therapy to prevent relapse in pediatric responders to pharmacotherapy for major depressive disorder. J Am Acad Child Adolesc Psychiatry 47:1395–1404, 2008

Kennard BD, Clarke GN, Weersing VR, et al: Effective components of TORDIA cognitive-behavioral therapy for adolescent depression: preliminary findings. J Consult Clin Psychol 77:1033–1041, 2009a

Kennard BD, Silva SG, Tonev S, et al: Remission and recovery in the Treatment for Adolescents with Depression Study (TADS): acute and long-term outcomes. J Am Acad Child Adolesc Psychiatry 48:186–195, 2009b

Kroll L, Harrington R, Jayson D, et al: Pilot study of continuation cognitive-behavioral therapy for major depression in adolescent psychiatric youths. J Am Acad Child Adolesc Psychiatry 35:1156–1161, 1996

Lewinsohn PM, Rohde P, Steelev JR: Major depressive disorder in older adolescents: prevalence, risk factors, and clinical implications. Clin Psychol Rev 18:765–794, 1998

Lewis CC, Simons AD, Nguyen LJ, et al: Impact of childhood trauma on treatment outcome in the Treatment for Adolescents with Depression Study (TADS). J Am Acad Child Adolesc Psychiatry 49:132–140, 2010

Linehan MM, Heard HL, Armstrong HE: Naturalistic follow-up of a behavioral treatment for chronically parasuicidal borderline youths. Arch Gen Psychiatry 50:971–974, 1993

Maalouf F, Munnell R: Cognitive control and emotion processing impairments in adolescent depression: state vs. trait? Presented at the 56th annual meeting of the American Academy of Child and Adolescent Psychiatry, Honolulu, HI, October 27–November 1, 2009

March J, Silva S, Petrycki S, et al: Fluoxetine, cognitive-behavioral therapy, and their combination for adolescents with depression: Treatment for Adolescents with Depression Study (TADS) randomized controlled trial. JAMA 292:807–820, 2004

Rathus JH, Miller AL: Dialectical behavior therapy adapted for suicidal adolescents. Suicide Life Threat Behav 32:146–157, 2002

Renaud J, Brent DA, Baugher M, et al: Rapid response to psychosocial treatment for adolescent depression: a two-year follow-up. J Am Acad Child Adolesc Psychiatry 37:1184–1190, 1998

Stanley B, Brown G, Brent DA, et al: Cognitive-behavioral therapy for suicide prevention (CBT-SP): treatment model, feasibility, and acceptability. J Am Acad Child Adolesc Psychiatry 48:1005–1013, 2009

Weisz JR, McCarty CA, Valeri SM: Effects of psychotherapy for depression in children and adolescents: a meta-analysis. Psychol Bull 132:132–149, 2006

Weisz JR, Southam-Gerow MA, Gordis EB, et al: Cognitive-behavioral therapy versus usual clinical care for youth depression: an initial test of transportability to community clinics and clinicians. J Consult Clin Psychol 77:383–396, 2009

Wood A, Harrington R, Moore A: Controlled trial of a brief cognitive-behavioural intervention in adolescent youths with depressive disorders. J Child Psychol Psychiatry 37:737–746, 1996

Wood A, Trainor G, Rothwell J, et al: Randomized trial of group therapy for repeated deliberate self-harm in adolescents. J Am Acad Child Adolesc Psychiatry 40:1246–1253, 2001

第六章

双相障碍

Benjamin W. Fields　哲学博士

Mary A. Fristad　哲学博士

药物治疗（情绪稳定剂或非典型抗精神病药物）被认为是控制儿童双相障碍的首选方案（McClellan et al., 2007）。然而，患双相障碍的儿童和青少年发病的症状表现类似于成人混合型躁狂发作、慢性环性心境以及难治性双相障碍，因此，即使进行药物治疗，他们也可能会复发（Geller et al., 2002）。儿童双相障碍的难治性表明，治疗过程中，心理治疗虽然处于辅助地位，但对控制疾病发挥着重要的作用（例如，缓解症状加重程度，预防或延缓后续的心境发作，提倡健康的、保持情绪稳定的生活方式，以及让病人学会应对可能会对病程产生影响的社会心理压力源等）。

实证支持

目前支持儿童双相障碍的认知行为疗法的文献虽然数量不多，但在逐渐增加（表6-1）。尽管仅仅只有一小部分研究在名义上使用认知行为疗法进行治疗（治疗方法基于大量的成人双相障碍的心理治疗研究），但是针对青少年双相障碍的干预大多基于与认知行为治疗相关的技术，执行过程也与认知行为治疗相一致。

表 6-1 以认知行为疗法为基础治疗儿童双相障碍的干预研究

干预	研究设计	引用出处	显著发现	不显著发现
儿童中心和家庭中心的认知行为治疗（CFF-CBT）或用于儿童双相障碍的彩虹（RAINBOW）项目				
CFF-CBT 加用药控制	开放试验，无控制组	Pavuluri et al., 2004	儿童症状（躁狂、抑郁、攻击行为、精神病性症状、睡眠障碍、注意缺陷/多动障碍以及整体症状）和整体功能得到改善	
CFF-CBT 效果维持项目加用药控制	开放试验，无控制组	West et al., 2007	对 Pavuluri 等人在 2004 年的干预对象进行追踪研究，儿童症状（躁狂、抑郁、攻击行为、精神病性症状、睡眠障碍、注意缺陷/多动障碍以及整体症状）和整体功能得到改善	
CFF-CBT 的团体治疗加药物治疗	开放试验，无控制组	West et al., 2009	儿童症状和心理社会功能得到改善（父母评定）	儿童抑郁症状减少；儿童心理社会功能改善（儿童评定）；亲职压力降低；父母对儿童障碍的了解增加而且应对儿童障碍的自我效能感也增加
双相障碍青少年的家庭中心治疗项目（FFT-A）				
FFT-A 加药物治疗	开放试验，无控制组	Miklowitz et al., 2004, 2006	儿童抑郁和躁狂症状表现以及整体行为问题得到改善；通过持续性药物治疗和每三个月一次的FFT-A支持性会谈，使治疗效果维持或增加到治疗结束后15个月	

续表

干预	研究设计	引用出处	显著发现	不显著发现
聚焦家庭的青少年双相障碍治疗项目（FFT-A）				
FFT-A加药物治疗	随机控制实验（控制组："加强看护"加上药物治疗）	Miklowitz et al., 2008	治疗组与控制组比较：从抑郁症状中恢复更容易，更快速；抑郁发作持续时间变短；没有抑郁症状的星期数增多；情绪严重程度总体显著下降；抑郁症起伏过程趋于良性	从心境发作或躁狂发作中恢复的时间间隔缩短；心境发作或躁狂障碍的星期数增多，非躁狂状态的时间变长；躁狂或轻躁狂的起伏过程趋于良性。
青少年双相障碍的辩证行为疗法（DBT）				
DBT加药物治疗	开放试验，无控制组	Goldstein et al., 2007	情绪不稳、抑郁症状和自杀倾向减少	躁狂症状减少、人际功能改善
青少年双相障碍的人际和社会节律治疗（IPSRT-A）				
IPSRT-A加药物治疗	开放试验，无控制组	Hlastala et al., 2010	躁狂发作、抑郁和一般性精神症状减少；整体功能提高	

续表

干预	研究设计	引用出处	显著发现	不显著发现
心理教育治疗（PEP）				
多家庭的心理教育治疗（MF-PEP）加常规治疗	随机控制组实验	Fristad et al., 2002, 2003	治疗组与控制组比较：父母对儿童心境障碍的了解增加；亲职技能、支持以及对治疗的态度得到改善；儿童觉察到来自父母的社会支持增加；积极的家庭成员互动增加；能够更好地利用社会服务	儿童情绪严重情况减少，儿童觉察到的来自同辈群体的支持增加；消极的家庭成员互动减少
MF-PEP 加常规治疗	随机控制组实验	Fristad et al., 2009, Mendenhall et al., 2009	治疗组与控制组比较：整体情绪严重情况减少；能够更好地利用社会服务	
个别家庭的心理教育治疗（IF-PEP）加常规治疗	随机控制组实验	Fristad et al., 2006	儿童情绪严重情况与家庭气氛得到改善	治疗利用率提高
IF-PEP	个案研究	Leffler et al., 2010	躁狂发作和抑郁症状严重情况降低；家庭气氛和整体功能改善	

Pavuluri 等人（2004）开创了儿童中心和家庭中心的认知行为治疗（child-and family-focus cognitive-behavior therapy,CFF-CBT；也被称作彩虹项目），用于治疗患有双相障碍的儿童和青少年。CFF-CBT 改编自 Miklowitz 和 Goldstein（1997）的成人的家庭中心治疗，其结合药物治疗，包括七个方面的干预：建立和维持健康的生活规律、情绪调节、形成自我效能感和应对技能、对消极认知的重建、社交技能训练、问题解决技术，以及识别有用且可及的社会支持系统。该项目由历经 6 个月共 12 个小时的会谈组成。会谈包括父母和子女都参加的家庭联合会谈，父母单独参加的会谈，儿童单独参加的会谈，以及儿童的兄弟姐妹和父母参加的会谈。研究发现，这种治疗的可行性很高，家庭成员可参加大部分会谈，他们因为意料外的原因错过（"没有参加"）的会谈平均不超过一次。家长对治疗方案和治疗效果很满意。尽管后续的实验要使用随机分组和独立评分才能判断出项目真正的有效性，但是通过 CFF-CBT 的开放实验，治疗师一般会评定患儿的躁狂、抑郁、攻击行为、精神病性症状、睡眠障碍、注意缺陷 / 多动障碍的症状以及整体功能得到改善。

研究者也开发了 CFF-CBT 的效果维持模式，即在其原来的治疗后再加入心理社会的支持性会谈和持续的药物治疗（West et al., 2007）。支持性会谈聚焦于治疗中潜在的障碍。效果维持模式的初步结果表明，在 3 年的跟踪研究中，CFF-CBT 的效果得到了有效的维持，儿童的症状严重程度和整体功能得到改善。结合原来的 CFF-CBT 实验结果，我们会发现，加入认知行为取向的辅助治疗为儿童双相障碍治疗的起效和维持带来了希望。

Miklowitz 和同事（2004；2006；2008）开创了双相障碍青少年的家庭中心治疗（family-focused treatment for adolescents with bipolar disorder,FFT-A）。FFT-A 须在 9 个月内完成 21 次 50 分钟的会谈，同时结合密切监督下的药物治疗。FFT-A 主要包括关于沟通与问题解决的心理教育和技能训练，允许患者本人、父母和兄弟姐妹一起参与治疗过程。治疗旨在促进他们对双相障碍的认识，包括对其病因、影响病程和结果的因素的认识，同时治疗师也会教父母和家庭成员一些应对技能，使其能够在患者患病期间起到积极的作用（Miklowitz et al., 2004）。在一项开放性干预试验中，FFT-A 与抑郁和躁狂症状以及行为问题的实质性改善紧密相关（Miklowitz et al., 2004）。FFT-A 治疗结束后接着进行每三个月一次的延续性治疗会谈和持续的15个月的药物治疗，治疗的效果总体上将得到维持——但有人会认为，在整个追踪研究过程中，患者症状有时会周期性减弱（Miklowitz et al., 2006，这是由于双相障碍的周期性导致）。

FFT-A 结合药物疗法同样证明其优于加强看护干预结合药物的疗法（Miklowitz et al., 2006）。尽管该研究中两种治疗方法都没有对躁狂症状产生明显影响，但是和接受 FFT-A 的患者相比，接受"加强型看护"治疗的患者（包括 3 次家庭心理教育会谈，以预防复发、防止用药依从性以及将家庭内冲突保持在较低水平为核心内容）从抑郁发作中恢复的时间更长；抑郁发作的时间也更长；随着时间的推移，抑郁的程度更为严重。

Goldstein 等人（2007）初步试验性地使用了针对青少年双相障碍的辩证行为疗法（dialectical behavior therapy, DBT）。该疗法基于 Miller 等人（2006）针对有自杀倾向的青少年 DBT 手册改编而来，治疗师在为期一年的时间里使用家庭技能训练和个体治疗（总共 36 小时治疗时间），作为药物治疗的辅助方法。治疗的首要目标是提高情绪调节能力（缺乏这种调节能力是双相障碍的核心），同时改善双相障碍的其他症状，包括自杀倾向、人际功能不良以及不服从治疗。治疗针对青少年双相障碍做出的调整包括让家庭成员参与到患者的治疗中来，加入心理教育以及专门适用于双相障碍的技能训练（例如，辨认特定的心境状态，识别情绪调节出现困难的信号，以及对躁狂和抑郁的状态进行调节）。该疗法的可行性较好（例如，高出勤率和低脱落率），参与者对该心理治疗方法和患者的进展表示满意。临床发现患者在情绪不稳、抑郁症状以及自杀倾向（包括自杀观念和尝试自杀）方面出现了显著改善。然而，躁狂症状的改善并不显著，因为躁狂症状在治疗开始时通常比较轻微，故症状很难产生明显的减轻。患者的人际功能也没有表现出明显的改善。作者还没有研究对症状改善产生影响的机制，这样就会让人质疑，治疗效果究竟是归功于该疗法特定的目标，还是和其他非特定的治疗因素相关（如支持）。

实证研究表明，人际和社会节律治疗（Interpersonal and social rhythm therapy, IPSRT）作为成人双相障碍的辅助治疗方法效果良好，近来有研究者将其改为适用于青少年双相障碍的版本（IPSRT-A ; Hlastala et al., 2010）。

IPSRT-A 也包含了一部分基于青少年抑郁症的人际心理治疗。在为期 20 周的时间里，治疗师同时使用了个体治疗会谈和家庭心理教育（总共 16 ～ 18 次会谈），作为药物治疗的辅助治疗。IPSRT-A 的主要内容包括有关双相障碍的心理教育、处理最重要的人际问题以及促进社会活动和睡眠休息方面的结构和历程。

研究者在开放试验（Hlastala et al., 2010）中发现 IPSRT-A 具有可行性（例如，高出勤率和低脱落率）而且令青少年参与者感到满意。另外，尽管开放性试验表明青少年在躁狂、抑郁及整体症状表现（包括整体功能）方面都有了显著改善，但仍然有必要进行随机控制组的实验。

Fristad 和同事等人开展了针对儿童双相障碍的心理教育治疗（psychoeducational psychotherapy，PEP）项目（Fristad，2006；Fristad et al.，2002；2003；2009）。除了常规的治疗之外，这些项目让家庭成员参与患者的治疗，进行了症状控制、情绪管理、问题解决以及有效沟通方面的心理教育和技能培训，以增进家长和儿童对双相障碍以及影响其病程的因素的理解为目标，最终通过更具适应性的家庭功能以及充分地利用可获得的社会服务资源来达到对障碍更好的控制。

心理教育治疗的多家庭模式（MF-PEP）包括为期 8 周、每次 90 分钟的会谈，家长和儿童在每次会谈开始和结束时一起组成大组，中间大部分时间分成家长组和儿童组进行会谈。研究者发现 MF-PEP 随机控制组实验与儿童整体情绪的显著改善有密切联系，也与儿童在 18 个月的随访中出现的持续性改善有关（Fristad et al., 2009）；早期版本的 MF-PEP 包括 6 次 75 分钟的会谈，同样与积极的临床疗效相关（Fristad et al., 2002；2003）。正如预期一样，更好地利用社会服务资源对症状改善起到了调节作用，父母对治疗的认识（例如，有关治疗的知识和对治疗的态度）对这种充分的利用起到了中介作用（Mendenhall et al., 2009）。

PEP 的个别家庭版本（IF-PEP）需要完成 16 次 50 分钟的会谈，人们经过 12 个月的随访发现，在一项随机控制组实验中，IF-PEP 与整体情绪严重情况的改善有密切联系，同时也和家庭氛围的改善、治疗效果以及高度满意度相关（Fristad，2006）。研究者将该模式拓展为 20 次 50 分钟的会谈，增加了 4 次可选的"储备性"会谈；在最初的个案研究中，该模式下的参与者对其评价良好，且该治疗模式也与个体情绪和家庭功能的改善有关(Leffler et al., 2010)。但是，为了更好地评估这些发现的重要性，我们有必要进行大样本的研究。

双相障碍的认知行为治疗特点

虽然上述各个治疗方法都有其独特性，但它们的相似点也有目共睹，CFF-CBT、FFT-A 和 PEP 尤为如此。它们都包括心理教育、沟通技能培训、问题解决、认知重建、情绪管理的内容，且都设置为药物治疗的一种辅助方式。它们都涉及对家庭成员进行工作，其中主要对象是父母，但也涉及兄弟姐妹的关系。其中 CFF-CBT 和 PEP 也包括对学校进行工作的专门单元。

研究发现，家庭成员加入治疗对开展和维持治疗除了能够起到支持作用外，其对最后治疗成功还是失败也发挥着至关重要的作用，这是因为家庭动力对双相障碍的病程产生了影响。高度的情感表达，指的是以批评、敌意和情绪的过度卷入为标志的家庭成员互动，其严重影响了抑郁症和双相障碍共病的成年人的康复进程（Hooley et al., 1986 ; Miklowitz et al., 1998 ）。

尽管研究并未发现情感表达在整个儿童双相障碍病程中的影响，但是Miklowitz 等人（2006）的初步实验数据显示，处于高度情感表达家庭中的双相障碍青少年相比处于低度情感表达家庭中的个体，表现出更高水平的心境症状，这表明情感表达可能同样会对较年轻的双相障碍患者产生强有力的影响。因此，一些用于治疗儿童双相障碍的干预方案（例如，CFF-CBT、FFT-A、PEP）在尝试通过促进问题的有效解决和家庭的内部交流来改善家庭成员互动的同时，也会尝试对受影响的孩子进行共情的回应。

除了消极的家庭互动可能对双相障碍起作用以外，生活压力同样与较差的康复进程有关。例如，Kim 等人（2007）发现长期遭受高度压力（包括有关家庭的压力源）的青少年在抑郁和躁狂症状方面的改善较小。

我们确立了让家庭成员和患者同时加入治疗的重要性之后，接下来的问题就变成了在干预过程中使用什么样的材料。心理教育或者说教授患者及其家人有关双相障碍的知识，是准备认知行为治疗至关重要的第一步。心理教育可以提供的信息远超过宣传小册子或治疗师推荐阅读的书目（虽然这些材料也会作为治疗过程的一部分）（Basco and Rush 1996）。治疗中纳入心理教育的原理是，患者及其家庭成员接受了该类心理障碍知识的培训后，能够同时处理和利用这些知识信息，从而成为治疗小组中更活跃和更能干的成员——他们也更可能有能力做出对患者及其心理健康最有益的决定，同样也会做出最终有益于患者家属健康的决定。

正如之前提到的，用于双相障碍的认知行为治疗的本意并不是作为单独的治疗进行的。相反，有效的认知行为治疗应当作为辅助干预，为一线的药物治疗提供补充和支持。因此，正如前面描述的心理社会干预需要实现的目标一样，心理教育的另一个目标是提高人们对在治疗中使用药物的必要性的了解和重视，同时处理药物治疗的局限。考虑到接受药物治疗的双相障碍儿童和青少年的依从性较低（Kowatch et al., 2000），达到这个目标绝非易事；可是，依从性的增加可以让患者从精神病药物治疗的疗程中的收益最大化（Strober et al., 1990），另外，在个体对药物出现反应一段时间后，按时服药可以让必要的调节用药更为有效。

一旦家长和儿童有了关于双相障碍的知识基础，治疗就会越来越以技能为基础。他们需要学习与巩固的技能包括：有效的问题解决和沟通技能，认知重建以及加强情绪管理的方法。上面提到的对青少年双相障碍的治疗充分体现了认知行为治疗的认知与行为部分。本章接下来的部分对这些技术进行了说明：强调情绪、想法和行为两两之间的双向关系，而这种关系正是认知行为治疗的基础所在。

应用

在熟悉双相障碍的心理健康专家进行评估和诊断后，在确定患者的心境症状足够稳定到可以记住知识并且能够学习新的技能时，治疗师才可以开始实施针对双相障碍儿童或青少年的认知行为治疗（Kowatch et al., 2005）。你在其他地方可以找到诊断青少年双相障碍的详细指导步骤，但总体上包括以下几条：①获取个体完整的发展史、纵向的症状检查、心境障碍及其相关障碍的家族史、多方消息来源（例如，家长、儿童本人和学校）提供的信息；②系统地排除医疗诊断和精神病诊断；③确定共病诊断（Danner et al., 2009；Fields and Fristad，2009a）。治疗师可以根据需要为患者父母及其他家庭成员提供指导，来降低家庭的整体功能不良的水平。（Kowatch et al., 2005）。

虽然研究者制订了 PEP 多家庭模式（MF-PEP），但这里描述的心理教育是为个别家庭模式（IF-PEP）而设计的。在多家庭模式中实施治疗的主要优势是社会支持，父母和孩子与面临同样问题的个体互动时，可以感到这些支持。此外，参与者可以从其他人的成功故事和努力的过程中获益。然而，这里概述的个别家庭模式对一些家庭来说较为方便，这些家庭可能不希望新的一组治疗开始时上一组治疗还在进行，而且他们可能希望有更加私人化的咨询和隐私。同样，治疗师可能也会发现个别家庭模式之所以令人满意，不仅是因为这种模式可以精简治疗费用，同时也是因为很多治疗师没有办法让一些家庭成员恰当地融入多家庭团体治疗。

下面我们将对 IF-PEP 的整体结构进行介绍。首先我们会描述了会谈的一般程序，然后讨论每次会谈的关键要素。这些要素与以上提到的其他针对青少年双相障碍的认知行为疗法有许多相似之处。

会谈的一般结构

在 IF-PEP 治疗中，儿童中心会谈和父母会谈会交替进行，这样可以使治疗师和所有参与者保持接触并维持连续性，同时还可以提供与父母、儿童单独进行个体会谈的机会。在儿童中心会谈中，治疗师在大部分时间里会单独和儿童在一起工作，而父母仅在每次会谈的开头和结尾参与。在每次儿童会谈开始时让父母和孩子同时在一起，这样可以一同检查上周的作业或任务，也能提供一些机会来让父母练习了解儿童整体的进展和心境变化，注意任何特别的或值得注意的事件，这些事件发生在上次会谈之后并且可能会影响到儿童治疗的进展（例如，家庭成员的死亡或父母失业，可能会增加儿童对抑郁症状的易感性；参与学校的大型活动可能意味着躁狂症状的增加）。父母在儿童会谈结尾部分再次参与进来，这样儿童可以"教给"父母这周的作业材料，从而强化新引入的概念并告知父母关于儿童会谈内容的最新进展。熟悉自己孩子在治疗中做了什么之后，父母能更好地从会谈中借鉴有意义的概念，并且可以鼓励孩子使用新学到的技能。家庭作业（最好称其为"自主课题活动"，因为极少有孩子会喜欢额外的作业）在每次会谈结束时分配给儿童、父母，并且可以作为家人共同的练习。每周的自主课题活动是本周会谈中练习内容的拓展，通常包括对新学到技能的记录／监控。

儿童会谈从回顾心境状态开始（首次会谈通常需要一些教学环节来练习评价情绪），尤其是较小的儿童在这一步可能需要更多的帮助，特别是从想法（例如，"我的病情还没有严重到要来这里接受治疗"；"妈妈生我的气了"；"我是个坏孩子"）中区分情绪（例如，悲伤、狂怒、厌烦、快乐）。考虑到认知行为治疗强调理解和有效利用情绪、想法和行为之间的相互关系这点，区分它们是至关重要的。儿童治疗通常是通过极有限的一些与情绪有关的词汇开始的——悲伤、暴怒以及"正常"往往就是他们所能表达的全部词汇了。帮助儿童意识到更多种类的心境状态，是让他们学会控制自身情绪的第一步。儿童在给自己当前的情绪命名之后，会接着评估情绪的强烈程度。在治疗早期，治疗师依靠一张可视化的量表——情绪温度计——来说明情绪的强度如何在健康的"中等程度"到适应不良，有时甚至是在危险的"高水平"和"低水平"之间变动。这样的流程设置不仅可以鼓励儿童准确地命名情绪，而且还能提高他们对情绪强度的意识——这是在成功管理情绪之前必须掌握的基本技能。儿童会谈的结尾部分包括教授和复习，治疗师可根据需要加入呼吸训练，儿童可以将呼吸训练作为镇静的方法。有一点非常重要，就是治疗师要始终牢记基于儿童的发展来调整会谈设置。一般而言，儿童年龄越小，会谈中家长参与的部分越多。随着青少年发展到青春期早期、中期和后期，他们对独立性的要求逐步在增加。

治疗预计会有 24 次会谈，每次 50 分钟，其中约有 20 次会谈（9 次儿童中心会谈，8 次家长中心会谈，1 次家长与学校工作人员会谈，1 次家庭成员中兄弟姐妹会谈，以及 1 次包含家长与儿童的最后会谈），专门用于介绍特定心理教育问题和技能培训练习，根据需要会预留 4 次会谈，用来介绍其他方面特别具有挑战性的内容或是进行危机处理。治疗师分配给各个特定治疗部分的会谈顺序和数量需要一定的建议和指导。治疗师需要调整会谈使其适合特定家庭的需要，因为这些家庭可能会需要不同程度的指导和咨询。例如，对于一个由于各种原因难以出席每次会谈的家庭，或者是在治疗开始时对孩子的疾病有相当了解的家长，可以减少会谈中呈现的学习材料。同样，如果一个家庭深受某个问题的困扰，比起按部就班地等到后面治疗时才介绍这个问题的相关知识，他们会从优先学习这一块内容而获益更多。例如，为了最佳地解决来访家庭的需要，当兄弟姐妹间发生严重的冲突时，治疗师就可能需要早点准备让家庭成员参与治疗。这些改动方式可以避免治疗千篇一律或是失去人情味，而且治疗师和来访家庭对治疗的满意度也会更高。

　　虽然理想的条件是让父母都参与到治疗中来，但很多时候这是不切实际的。如果是单亲家庭，家庭中另外的主要看护人（例如，祖父母、姑妈等）也可以参与治疗。另外一个并不罕见的情况是父母亲都和孩子有深入接触，但是只有一人可以参加治疗，参与治疗会谈的家长应当和孩子的另一位家长交流会谈的内容，并且帮助这位家长运用在治疗中学到的技能。

第一次会谈

第一次儿童会谈：治疗目的；目标设置、情绪评估以及双相障碍的症状

治疗师让父母和儿童共同开始介绍性会谈，引导他们了解治疗目的；在这次心理教育中，强调在治疗的基础上配合上技能培训将会提高治疗利用率，加上减少家庭成员冲突，最终获得对孩子来说更有利的结果。成功地控制障碍，而不是"治愈"，是治疗的最终目标。治疗师会把对治疗的期望告诉大家，期望包括按时出勤和在会谈之间练习技能的重要性，另外还要告知治疗时间的安排以及首次干预之后维持会谈的可能性，为确立可行的治疗目标打好基础。鉴于症状在整个病程中会时好时坏，所以让这些症状在未来彻底消失是不现实的。尽管如此，通过实际的行动改善家庭生活，采取措施建立友谊，以及制订计划解决学校问题，在整个治疗过程中都是现实而可行的。

　　最后，治疗师告诉父母和孩子，双相障碍是"没有错"的障碍。我们的治疗格言是："这不是你的错，而是你的挑战。"虽然不能因为孩子的诊断而责备任何人，但这是家庭共同打出的一张牌，而且也是一项整个家庭能够也必须面对的挑战。为了强调这一观点，随后的会谈可以提供有关双相障碍生物病因学的信息，也可以帮助儿童区分自己的症状。在整个治疗过程中强调这一信息，有助于减少患者围绕障碍产生的自责和羞耻感，同时也能建立起积极的、主动的和焦点解决式的方法来控制障碍。

完成以上工作之后，治疗师和儿童单独在一起进行其余大部分的会谈，让父母在会谈结尾时再加入，总结进展并讨论下一次会谈之前需要完成的活动。同儿童会谈时你需要完成三项任务：①帮助儿童培养对自身心境障碍以及任何共病的基本理解；②帮助儿童制订现实的治疗目标；③教会儿童腹式呼吸法，用其作为镇定技术。

第一次父母会谈：合适的基调设置；双相障碍的诊断和症状、心境表 首次只有父母的会谈包括呈现有关双相障碍诊断方面的基本信息以及掌握心境症状的信息。然而，会谈最重要的目标是为治疗确立一种共情的、有希望的以及焦点解决的方式。双相障碍是"没有错"的诊断（在介绍性会谈中简要说明这点），表达出这一意思需要从聚焦该障碍的生物学规律（包括其遗传特性）开始，建立这些基调是必不可少的。我们应帮助家长将双相障碍作为一种脑部功能紊乱看待，这样有助于他们应对孩子的情绪并满怀慈悲地看待行为问题，与此同时还能减少不必要的担心——父母认为自己对孩子的问题负有责任。

双相障碍青少年可能会表现得让人极其厌恶，过度消耗家人的心力，而且极难管教。反过来，父母因为这些问题承担着不应承担的而且往往是不公平的责任，通常友人或家人会把孩子的行为问题全部归咎于父母的教养方式，然后对此进行批评。如果没有适当的心理教育，父母可能会认为孩子自私而且蓄意捣乱，这样就会使家庭成员的积极互动减少，情感表达（前文将其描述为双相障碍病程中潜在的重要因素）增加。

然而讽刺的是，通过介绍双相障碍的遗传可能性的知识来减轻父母内疚的这种尝试，可能会在无意中让一些父母的自责加深，他们会认为是自己把疾病传给了孩子。没人能够选择自己的基因，这是理所当然的，俗话说得好，你可以选择朋友但无法选择家人。家长对孩子的诊断可能会觉得无助和自责，治疗师在对这些错误认知进行重建时，提醒父母这一点可能会有用。

治疗师应向父母提供与双相障碍有关的神经解剖学和神经化学的知识，尽管这些知识对父母来说有用的程度因人而异，但同样有助于其从生物学角度清晰地认识障碍。双相障碍患者的脑部结构和正常人会有一些不同（例如，大小不同），同时大脑中也存在着影响着脑部结构之间信息传递平衡的化学物质，二者共同影响了双相障碍的症状表现——在会谈中说明这些内容就足够了。如果父母对此表现出更大的好奇，并且可能从学习有关神经解剖学及神经化学异常的知识中获益，那么治疗师可以向他们介绍当下最前沿的科学发现（有关科学发现的一些建议，请参阅本章末尾的参考文献）。

可向父母提供双相障碍如何诊断的信息，包括症状、持续时间以及达到诊断标准的功能损害状况。这一步骤需要帮助父母逐渐熟悉临床术语，例如，躁狂、轻躁狂以及重度抑郁发作这类术语，使他们可以在治疗中有意义地运用而不会因为不明白（困惑）产生担心。此外，治疗师还应向父母介绍儿童特定诊断（双相障碍Ⅰ型、Ⅱ型或者是未定型；环性心境障碍）的基本原理，以及解释这一诊断根据症状在未来病程进展中会如何变化（例如，当前诊断的双相障碍Ⅱ型也许在躁狂发作或是混合发作时会发展为双相障碍Ⅰ型）。

我们应当向儿童介绍心境症状和其他障碍症状之间的差异，父母也是如此。特别是要介绍患儿可能确诊的其他心理障碍，以及这些障碍的症状与双相障碍症状的区别。无论精神病性症状是否出现，我们都要描述儿童双相障碍病程中可能出现的精神病性症状，包括潜在的自杀倾向。因为双相障碍青少年是自杀行为的高风险人群，父母需要注意这一潜在的复杂特性。

心境记录，或者记录儿童心境变化的过程，是检测双相障碍儿童治疗进展的重要工具（Young and Fristad，2009）。这一过程不但可以帮助父母为医生提供控制用药的有用信息，还有助于父母理解心理社会应激源和躯体化应激源（例如，父母间的冲突，儿童睡眠减少，等等）是如何影响孩子的病程的。尽管对父母来说，当他们参与会谈的时候，回顾性地报告孩子的情绪起伏以及这种变化的诱因，往往有些困难，但如果每天只用哪怕几分钟去记录孩子的情绪和当天的事件，父母就能够提供更多有用的信息。记录心境的方式各种各样，父母可以根据家庭实际情况进行调整，或简或繁。记住，即使是非常简略的信息，如果父母坚持提供，其价值通常比断断续续提供的详细信息的价值要高。治疗师在每次会谈开始时回顾患儿心境日志，有助于强化父母对其重要性的认识。

第二次会谈

第二次儿童会谈："命名敌人"；用药　本次会谈的主要目标有两个：①帮助儿童区分"自身"的双相障碍症状；②逐渐加深对双相障碍治疗中药物使用的理解，从而帮助儿童在对自身疾病更加了解的情况下积极地参与治疗。

第一个目标可以通过"命名敌人"练习来实现（Fristad et al.，1999），这一名称是受到"外化症状"的概念启发（White and Epston，1990）。在该练习中治疗师鼓励父母具体化问题症状，将其与患儿分离。因为随着时间的推移，儿童和其他人会逐渐将症状作为真实自我的一种稳定的反映，而不会认为它们是可以克服的，这同时也会掩盖儿童自身优秀的品质。所以儿童应将双相障碍症状作为一种外部的"敌人"，将该问题进行认知重建当作一项有待战胜的挑战，而不是被动忍受的负担，有了这种认识上的推进，治疗师就可以鼓励儿童形成积极的自尊。

为了开展命名敌人练习，治疗师在一张纸顶部写下儿童的名字，下面用两栏分开；左栏标注为"自己"，让儿童写上自己优秀的品质（例如，"有艺术天赋""有幽默感""帮助祖母"）。待儿童理解具体内容后，治疗师让儿童在右栏写上自己的心境症状（例如，"对兄弟很刻薄""经常哭""常常吹牛"）。两栏表完成之后，将纸左右对折，让右边的症状列表盖住左边优秀品质的部分。我们应向孩子解释，双相障碍症状是如何掩盖住他们本身美好的品质的。然后将纸再次翻转，让左边盖住右边，接着解释治疗有助于再次"展现"他们的优秀品质。儿童可以回到家里给父母重复演示这个比方；这对家庭成员改变形容症状（而不是儿童的负面属性）的用语非常有帮助。

在本次会谈中，治疗师要提出治疗主题，并在此前提下继续对控制双相障碍的药物所起的作用进行讨论。儿童经常在不知道药物名字和剂量的情况下吃药，更不必说他们根本不知道吃药的目的了。由于在治疗双相障碍中按时服药是必要的，儿童需要注意自己服的什么药，服药的理由是什么，如何控制几乎无法避免的药物副作用，以及就药物如何起作用向医生提供有用的反馈。学习到这些知识的儿童将在治疗中获得额外的类励——养成一定的自理能力，而这对某些父母来说是求之不得的，这些父母往往会为催促孩子按时服药而发愁。为此，治疗师应和儿童回顾正在服用的药物的相关知识，包括剂量、每种药物要控制的症状、常见的副作用以及可能减轻这些副作用的方法（例如，避免空腹服用可能引起肠胃不适的药物；服用引起口干的药物后应在身旁常备一瓶水）。请注意，讨论开某种处方药物的理由前，可能需要咨询儿童的精神科医师或儿科医师，因为药瓶上标签常常会没有了，或是所开的某种药物只是用来遏制其他药物的副作用的。

　　第二次父母会谈：用药和其他治疗　　在参与孩子的治疗的过程中，父母也会从所学到的相关的知识中获益。父母尤其应当清楚孩子当前的用药疗程和用药目的——简而言之，是控制症状而非消除障碍。治疗师应帮助父母了解药物的基本分类、药物治疗的目标症状以及通常的副作用，还有控制这些副作用的方法；随时回顾用药的基本原则，诸如忘记服药时要做些什么（例如，尽快服药或等至下一个服药时间），何时以及如何服药（例如，早上或晚上，空腹或避免空腹），以及保证服药安全的必要措施（例如，抽血以检测心境稳定剂水平）；必要时可以多重用药，但要确保父母知道孩子服用每种药物的理由。

　　尽管在治疗双相障碍时，精神类药物学发挥着主要作用，但是我们需要传达给父母这样的信息——药物并不是万能的，而且仅仅能控制一部分疾病症状。让父母熟悉药物的局限是有必要的，可以形成切合实际的治疗期望以及预期疗程。除了知道按照说明书定期服药的必要性之外，父母还应当意识到生理层面的治疗可能需要一些时间才能见到效果，也需要意识到调整用药是优化双相障碍治疗方案的一个常规部分。改变用药剂量、给药时间甚至是药物类型并不罕见，但这并不意味着治疗不规范。相反，有能力的医生应当根据父母和患者的反馈来调整处方，使治疗反应尽可能好。

　　关于对药物反应不良或减轻副作用问题，父母同样需要知晓最佳的解决方式，分析服药的利（减轻症状）弊（副作用），同时结合处方医师的建议。父母要与医师进行有效的沟通，记录治疗反应及副作用的心境药物日志可以让医师以最安全和有效的方式开展治疗。虽然父母很明显拥有为孩子的健康做出重要决定的特权，但是不应该在没有适当的治疗指导下做出调整或停止药物治疗的决定。一旦药物开始减轻症状，甚至症状似乎已消除，父母仍然不要擅自给孩子停止用药，因为可能正是用药缓和了症状并阻止了症状复发。根据儿童心境过程（心境史／心境历史／情绪史，例如，由急性抗抑郁药引起的躁狂发作相对于多次抑郁和轻躁狂发作）的程度和特性，药物疗法可能需要持续到心境症状不再发作的数月后才能考虑停药，或者是不定期地服药以达到预防效果。

在参与认知行为治疗项目的同时，儿童可能正在接受其他针对双相障碍或共病的治疗（例如，参加社交技能小组，接受电休克治疗），或者是准备接受其他的治疗。如果是这样，本次会谈可以讨论其他治疗选项并了解这些治疗的目的等相关信息。

案　例

用药的两难困境

埃米莉是一名 11 岁的小女孩，她在一年前躁狂发作导致住院后被诊断为双相障碍。从那时起，她接受了很多药物治疗。在开始进行心理教育治疗时，埃米莉的父母提出了关于用药的担心。一方面，埃米莉的父亲将药物看作一个拐杖——短期内有一定帮助，但是会从根本上逐渐剥夺埃米莉"真正处理自己问题"的能力。另一方面，尽管经常调整用药，但埃米莉的母亲对她的症状的时不时反复还是感到疲于应对。

为了解决这些问题，治疗师第一步要介绍有关双相障碍的生理特性的心理教育知识。在治疗师论述了这个疾病有遗传的可能性后，埃米莉的父母就开始认知到确实存在一种家庭模式。

妈　妈：我的妹妹也患有双相障碍，也有人说我的母亲有躁郁症。而且我爸似乎也有抑郁症方面的问题。

爸　爸：我也受到抑郁症的困扰，而且我的兄弟姐妹中，有一半人在服用抗抑郁药物。

妈　妈：看起来我们家人不断挣扎在情绪问题和糖尿病之间，连喘气儿的时间都没有。

治疗师：你家族里有很多人患有糖尿病吗？

妈　妈：实际上我有一个胰岛素泵。我妈也患有糖尿病，我弟弟也是。

（治疗师可以利用这个机会处理一下埃米莉父亲对埃米莉服药的反感。）

治疗师：那么，在需要胰岛素的糖尿病人和患有双相障碍需要吃药的人之间存在差异吗？

爸　爸：好吧，有时候按规定饮食和锻炼可以控制糖尿病。

妈　妈：我可不行。我必须非常注意。如果没有了胰岛素泵，那麻烦就大了。

爸　爸：但是埃米莉的双相障碍也许没那么严重。如果刚好有正确的——我不知道——工具，或许她不需要吃药就可以控制症状。

治疗师：研究表明，学习应对技巧对解决抑郁问题来说足够了，而且这些技巧在控制双相障碍方面也十分重要。但这一切都是在埃米莉的躁狂症状首先得到稳定的前提下才能实现。这就是为什么用药是必不可少的原因。

爸　爸：我不知道……我只是不喜欢那样。

治疗师：我认为很多父母同样不喜欢自己的孩子服药，但是让我们看看埃米莉的发病经历吧。在她开始服药之前，她的症状表现如何呢？

爸　爸：她最后还是去医院治疗了。太可怕了。

治疗师：没错。那么在她开始服药后她还是需要一直在医院治疗吗？

妈　妈：不需要了，但是她看上去一直没有好起来。

治疗师：现在让我们来谈谈，你说的"好起来"是什么意思。

妈　妈：虽然不想这样说，但是……和以前一样。有时候她还是会大发脾气，整宿不睡觉，有时还谈论一些有关性的事情——这让人感

到尴尬和沮丧。而且这还是在天晓得调整了多少次用药之后发
生的。

治疗师：好吧，所以当你说埃米莉并没有变得"更好"时，听上去好像你
在说她还是会有一些症状，而且我们可能永远无法摆脱所有的
问题。虽然是这样，但是药物听上去似乎确实帮助埃米莉减轻
了症状。

妈　妈：这倒是真的。但是我们怎么能确定她吃的药是对的呢？

爸　爸：就是，有时候，她的精神科医师开药时一副漫不经心的样子。

治疗师可以抓住这个机会，让埃米莉的父母充分认识到，自己在用药物
治疗双相障碍的这个复杂任务中，可以起到怎样的积极作用。

治疗师：发现最合适的药物或者将多种药物合理搭配的工作确实是一个
长期的过程。

爸　爸：也许我们可以换一个医生？

治疗师：也许吧。但是埃米莉的医生有很多和埃米莉这样的孩子打交道
的经验，而且你们对她似乎也满意。

妈　妈：哦，是这样，她的确给了我们很大帮助，而且她会花时间跟我
们解释药物的作用，我喜欢这样。

治疗师：这是一位优秀医师所具备的重要品质，所以在做出诸如换医生
这样的重大决定之前，我觉得我们应当确保我们和她最有效地
努力合作。

爸　爸：可我们不是医生，我们不知道让她开什么药啊。

治疗师：我也没有受过开药方的培训。尽管如此，但我们可以确信医生
对埃米莉的情况非常了解。（对妈妈说：）控制你的糖尿病可不
仅仅是靠胰岛素，不是吗？

妈　妈：当然了。我得注意自己的饮食，留意自己的体重。在我用泵之
前，我还得按时检测自己的血糖水平。

治疗师：对双相障碍来说检测同样重要。当你带埃米莉看医生的时候，

　　　　　我打赌她肯定会问你很多有关埃米莉症状的问题。

爸　爸：是的，但是记录每件事情挺困难的。她的症状每周都在变，有
　　　　时候甚至每天都在变。

治疗师：这就是我们接下来要讨论的心境记录为什么如此重要。下次你
　　　　们去看精神科医师的时候，你可以把记录的日志给她看，然后
　　　　她就会知道埃米莉的症状是如何起伏的，也就不用你当场绞尽
　　　　脑汁地回忆了。只要埃米莉按照处方服药，那么在埃米莉是否
　　　　需要换药、改变药量或者同时换药和改变药量的方面，医生就
　　　　能够做出最明智的决定。

第三次会谈

第三次儿童会谈：确立健康训练计划　　调节睡眠、营养以及练习是情绪
调节的一个重要方面。作为首次开展健康训练计划的会谈，治疗师应概括介
绍这三个主题，然后先让儿童选出感到最麻烦的主题；在随后每一次会谈中，
检测儿童在该目标上的进展状况；接下来儿童会在其第七次会谈时从列表上选
择第二个目标。

　　睡眠不足会引发躁狂症状（Malkoff-Schwartz et al., 1998；2000）同时还
是易激惹的常见原因。所以，应帮助儿童识别功能不良的睡眠习惯、设置适
当休息的目标，并形成成功实现这些目标的策略。这些策略包括构筑一个有
利于睡眠的环境，如将电视或游戏机移到另一间屋子并限制使用的时间等。

　　许多开给双相障碍青少年的处方药会增加体重，这会导致自尊方面的问
题，更不必说2型糖尿病和高血压这类十分严重的健康问题了。因此，关注
健康的饮食往往是有益的。治疗师应回顾营养指南基础知识，并解决为儿童
制作健康的食物的问题，这是十分重要的一步，尤其是面对强烈的嗜糖癖时。
这里强调的并不是节食，而是确立持久的饮食习惯。

　　虽然睡眠在躁狂症状上发挥着重要作用，人们发现练习可以减少抑郁症
状（Pollock, 2001）。增加体力活动有许多额外的好处，包括帮助儿童维持健
康的体重，健康的体重会使儿童身心两方面都受益。此外，许多可以提高儿

童活动量的方法也能增加社会交往，例如可通过一些团体运动，在其他孩子们聚在一块的公园中玩耍，或是通过武术课来达到目的。

本次会谈可能会需要父母更多的参与，对那些小一些的儿童来说更是如此。改变睡眠模式、练习以及最重要的饮食，整体上与儿童整个家庭运行的方式密切相关。

第三次父母会谈：了解心理健康系统和学校系统 你在本次会谈中的任务是帮助父母了解与自己孩子相关的心理健康系统和学校系统。会谈后，他们应当能够对孩子的心理健康治疗团队和教育者团队有一个整体认识。

双相障碍儿童往往需要心理健康治疗小组的支持，小组由一些服务提供者构成，他们通常来自不同的机构和部门。将这些人分辨出来，说明每个人能够或是应该起到的作用，然后将这个小组概念化为追求共同目标（控制儿童的障碍）的团队，这对充分发挥治疗效用来说是必要的。父母需要对孩子当前的医师、医师的角色及资历，以及每一个团队成员通常能够提供的服务等内容有一个基本的了解。练习为找到服务的不足之处以及处理父母对不同治疗团队成员的责任或能力的错误理解提供了机会。例如，如果父母理解了孩子的精神科医师主要关注药物治疗，并依靠孩子的心理医师进行行为干预和所有必要的心理教育测试，那么他们将更容易维持积极的治疗关系，减少对精神科医师由于时间有限而无法参加问题解决方面的讨论的失望，或是减少对心理医师无法开药而产生的失望。进一步来说，父母熟悉每一位服务提供者，就能在问题出现的时候得到及时有效的帮助。

讨论应当重点强调父母和儿童在治疗中的积极作用。鉴于医生可能会根据儿童的需要和社会保障（例如，搬家、保险覆盖范围的变动）调整治疗，父母作为团队中的常驻成员，应该能够担当起孩子的主要支持者的角色。父母和孩子在治疗中都将学习一些技能，以成为治疗团队中能做出有效贡献的成员。

双相障碍儿童通常也需要来自学校的支持。提供服务的专家应与临床治疗医师共同合作（例如，评估学校行为，向父母报告可疑的药物副作用，和治疗师合力制订并执行行为计划）。此外，学校专家还可以组成一个教育小组。双相情感障碍青少年在学习上通常表现出明显的功能不良，所以需要对学业和行为进行干预，从而让其成功地适应学校要求（Geller et al.，2002；

Wozniak et al., 1995）。这些学生可能会表现出神经认知方面的缺陷，包括记忆力、注意力以及认知加工速度（处理速度）方面的损害，除了这些缺陷之外，在整个病程中，双相障碍躁狂和抑郁症状的起伏同样会影响儿童在学校的学习表现（McCarthy et al., 2004；Pavuluri et al., 2006）。因此，父母需要知道哪些学校服务是潜在的可以利用的。治疗师要和父母总结可能对孩子有益的学校工作人员、来自学校不同途径的支持机制（504 计划和个性化教育项目，个性化教育项目也称作 IEP）以及各类学校标签和分类系统（例如，其他健康损害，严重行为障碍），这样可以帮助家长确定在学习上如何最好地支持自己的孩子。我们应鼓励父母与临床医生和能提高资源利用率的学校工作者形成合作的、问题解决导向的关系（Fields and Fristad，2009b）。

治疗师在和父母回顾可以采用的具体步骤来强化孩子学校的服务效果时，首先，鼓励父母把儿童所在学校相关服务的所有材料都装订起来。这些内容包括所有寄到学校或者来自学校信函的副本、电话或语音信箱的日期和简介，以及和学校工作人员开会的所有笔记；其次，治疗师应训练父母在不清楚任何步骤或是预期的时候如何提问。有能力的学校工作人员会充分意识到父母对孩子的担心并且重视阐释信息的机会，避免因沟通不畅而埋下冲突的种子；再次，治疗师和父母回顾上述信息，这样他们对学校可以提供的支持会有一个更全面和现实的了解。

第四次会谈

第四次儿童会谈：诱因、身体信号、情绪和行为、应对工具箱　认知行为治疗中最具有说服力的技术是教会患者注意到自己的想法、情绪和行为是如何互相影响的，并教会他们利用这种认识来减轻症状或阻止损害的发生。治疗师和儿童进行这样的训练时，需要采用一种合适的循序渐进的方式，这种方式将整个过程整合为可控的、程序化的步骤。治疗师首先帮助儿童识别出近期的诱因，即诱发负性情绪的事件，并识别出伴随这些情绪出现的躯体感觉。儿童往往不会意识到情绪状态的身体信号。如果你举些例子（例如，生气的时候脸红，害怕的时候胃部会收缩，等等），儿童通常就会开始回应。第二步，让儿童识别自己对这些负性情绪所做出的行为反应，同时识别出这些行为的最终结果。例如，一个孩子表示，上周当她的妈妈允许她的表弟玩她本来希望玩的电子游戏时（"诱因"），她开始大发脾气。她能感觉到自己当时越来越生气，因为她的"额头皱了起来"，而且开始咬嘴唇（躯体感觉）。愤怒的反应是，这个孩子从表弟那里抢过游戏手柄，把它扔到了墙上（行为），摔坏了一个按键，让游戏没有办法玩了。行为的结果是，她完全没法玩游戏了，而且还被母亲训斥（结果）。

治疗师在举例说明负性情绪是如何导致负面的选择和行为后，下一步是帮助儿童形成应对工具箱。这个工具箱将会包括对有效策略的提醒——由儿童识别——来帮助儿童重新控制自身情绪并自我放松。为此较小的儿童往往喜欢制作或是布置、装饰一个鞋盒或其他箱子，而大一些的青少年可能更喜欢将它做成列表钉在纸上或是贴在自己卧室的墙上。

无论他们选择何种方式，这个工具箱应当包括一系列应对策略，这些策略能够应用到各种各样的情境中去，帮助儿童应对一些适应不良或是"有害"的情绪。为了帮助儿童成功识别各种各样的应对反应，我们可以将策略分为四类：创造性的、积极的、放松和社交的（可以使用首字母缩略词 CARS 来记住这些分类——正如一辆车，可以载自己去想去的任何地方，这些"应对车"可以帮你达到自己喜欢的情绪状态）。创造性的"工具"可以包括画画或弹钢琴；活动工具可以包括投篮或玩儿童攀登架；放松工具可以包括读书或听舒缓的音乐；社交工具可以包括给朋友打电话或和家里的狗玩耍。

应对策略需要与儿童的情境和情绪相匹配。例如，当孩子在家感到生气的时候，外出骑车可能是合适的策略，但如果是在学校，这就不是个好方法了；不过，在学校用和值得信任的老师进行谈话或者运用治疗中教授的呼吸技术效果会很好。同样，在家中感到难过时听舞曲是适宜的策略；但是当思维开始奔逸（如轻躁狂）时，使用这样的策略会增加过多的刺激，可能会加剧症状并导致儿童做出不当的决定。这时，选择放松活动进行代替（例如，洗澡）会是比较合适的。

本次会谈中，对"选择"的解释非常重要，而且治疗师需要在整个治疗过程中进行强调，因为儿童无法控制自己体验到的情绪，但他们能够对自己的行为负责并选择合适的方式来应对。

第四次父母会谈：消极家庭循环、想法—感受—行为　双相障碍儿童为家庭带来了重大挑战。儿童的心境障碍症状与常见的共病（如行为和焦虑障碍）一起，会使孩子表现得不宽容、任性、自我中心、懒惰和专横；而同时，孩子也会变得非常无助和没有自信。需要注意的是，这里使用的词是"表现"，因为将孩子令人厌恶的行为看作疾病症状的表现，而不是核心人格缺陷的象征很有可能是更准确的（而且当然是更有帮助的）。如果看作人格缺陷的象征，那么这将远远超过治疗干预能解决的范围。

双相障碍儿童的家庭往往会不小心陷入消极互动的怪圈，其特点是关注消极行为，埋怨受到行为影响的儿童和父母，采取强制手段，受到挫折，最后感到被拒绝和孤立。治疗师解决消极家庭循环首先要识别负性认知（例如，"我的孩子不在乎我的感受""当乔伊大发脾气的时候，我爱人从来都没想过要帮忙"），然后利用传统的认知行为治疗技术以一种更积极或更有助益的方式重塑负性或有害的思维。有益的想法和有害的想法的对比如此鲜明，足以让父母遵循治疗的进程。治疗师应提醒父母，治疗儿童双相障碍的最终目标是帮助儿童在面对双相障碍的时候，更好地生活，而绝非互相指责。

为了适应儿童的发展性需要，有人制作了想法、感受和行为关系的漫画，即"想法—感受—行为（Thinking-feeling-Doning，TFD）"（Fristad et al.，2008）。为了加强父母和孩子间的沟通，治疗师可以在父母会谈和儿童会谈中分别把漫画展示给他们看，在漫画图片底部画一个开关，旁边是一行字"出事了！"和一个供孩子记下触发事件的椭圆形文字框。卡通人物的轮廓周围，连接着显示想法的独白文字框、心情感受和行动盒子的图标，三个图标都被分成了上下两半，其中"有害"的或消极的想法、感受、行为记在下半部分，"有益"的或积极的、渴望的想法、感受和行为记在上半部分。

为了说明 TFD，治疗师可在会谈开始时，让父母找出近期发生的引发自身负面感受（例如，悲伤、愤怒、挫败或是疲倦）的事件，以及他们感到自己处理得不是特别好的事件（例如，"在我们正准备去享受一顿丰盛晚餐的时候，玛凯拉大发脾气——孩子的保姆拒绝过来照顾她，不得已，我们取消了外出计划"）。接下来，请父母回忆当时伴随这些感受的消极想法（例如，"玛凯拉太自私了"，"我们再也变不回正常的家庭了"，"努力又有什么用呢"）。承认这些不可避免但可以理解的想法是治疗过程中必要的一步，而且利于明确父母与心境障碍儿童相处时体验到的挫败与痛苦（例如，"我可以想象，本来打算享受一个轻松的夜晚，却在最后一分钟愿望落空时，会多么令人失望"）。养育双相障碍儿童并不容易，而且父母的确应当从理解自己、支持自己需求的人那里得到共情，并从他们那里寻求帮助。

一旦父母识别出事件引发的消极感受和想法，治疗师应让他们详细说明自己因这些想法而采取的行动（例如，"我吼了玛凯拉，然后我回到卧室，哭了起来"）。请父母注意出现的消极循环：消极感受导致负面想法，负面想法导致消极行为；然后帮助父母知晓他们可以从哪里入手，来打断这样的恶性循环。

虽然看起来首先消除挫折事件是最简单的，但一切不会一直处在父母的控制之中，尤其是当问题来自患有心境症状的儿童时。进一步说，消极感受是养育这类孩子不可避免的一部分。因此，首先需要关注的方面是负性思维。治疗师鼓励父母开动脑筋，想出对于事件更加积极的、现实的和有益的思维方式。比起"玛凯拉太自私了"这样的想法，他们可以通过将儿童从症状中区分出来的方式重新组织事件（例如，"玛凯拉这周正在和躁狂症状做斗争；她更容易发火而且睡得也不是很好"）。或者，父母可以通过采用从这次经历中习得经验的方式对事件进行重新组织（例如，"这是一次帮助玛凯拉控制这些情绪的机会。幸运的是我们还在这儿，因为保姆可能没办法像我们一样帮助她"）。

接下来，治疗师帮助父母想出一些对处理情境有帮助的行为，同时强调在积极关注问题的想法指导下，对情境进行正性反馈会很容易。例如，与其朝孩子大吼大叫后回到卧室哭，父母可以帮助孩子从工具箱中选择冷静下来的策略方法，并计划在第二天联系孩子的精神科医师告知孩子的躁狂症状在增加。在家里的情形彻底稳定下来后，父母和孩子可以一起散散步，然后打电话给最喜欢的一家餐厅叫外卖。

第五次和第六次会谈

第五次儿童会谈：想法—感受—行为　本次会谈，治疗师向儿童介绍 TFD 练习的内容。和向父母介绍的一样，治疗师帮助儿童回忆心烦的事件，识别并确认与该事件有关的消极情绪，讨论面对负面感受时产生的有害的认知和行为，最后指导儿童重建想法、选择更具适应性的行为来缓解情绪失调。

本次会谈建立在之前会谈的基础上，在此前的会谈中，儿童能够专心识别诱因，伴随的身体感受和负面情绪，以及有害的行为。本次会谈中新介绍了关于认知的知识介绍，以及想法、感受和行为之间的联系。

第五次父母会谈／第六次儿童会谈：有效的问题解决　第五次父母会谈和第六次儿童会谈都将集中讨论制订有效的问题解决方法。治疗师使用作为认知行为治疗的标志性方法，假设检验用来鼓励来访者预测（或是假设）行为的结果，然后根据实际的结果再次评估（重评）来访者的预测。尽管介绍问题解决知识时父母会谈和儿童会谈是分别进行的，但是我们会在这里一次性介绍大多数技术，因为每次会谈介绍的内容是相似的。

- 首先，识别问题。虽然选择的"问题"可以是孩子觉得困扰的事件（就像在 TFD 中一样），但将儿童障碍的症状看成问题，强化把人格解体症状看作外部敌人的早期内容，同样是有益的。

- 找出问题后（例如，课后留校，睡眠不足），让儿童开动脑筋积极思考，想出在面对挑战性情境时控制自己情绪的方法。此外，本次会谈建立在之前会谈的基础上，这时儿童已经对想法、感受和行为如何彼此联系而又相互影响有了一定了解。因为过度的情绪反应可能不利于问题解决（Pavuluri et al., 2004），儿童在生成、选择并实施合理的决定之前，需要先冷静情绪。

- 接下来，让儿童想出解决问题的可能清单。使用头脑风暴法，写下每个可能的建议，然后比较各自的优劣。例如，儿童面临课后留校的处罚，需要处理自己的愤怒时，可以想出从"询问老师我哪里做错了，并试着以后不要这么做"到"拒绝"等的方案。

- 然后，让儿童思考各个行动的利与弊。这么做之后，儿童选择一个合适的行动方法，治疗师鼓励儿童在下次同样的情境出现时执行这个解决方案。最重要的是，提高儿童对自己的决定所产生后果的觉察。如果儿童的选择解决了这个问题，他可以在以后再次使用这个策略。另一方面，如果儿童的选择没能改善当前的情况，那么下一次他就应当考虑新的策略，同时思考上一次不成功的原因。

案　例

做出负责任的和合理的选择

亚力山卓是一个9岁的小男孩，他在两年前被诊断为双相障碍未定型。通过药物治疗和特殊教育服务，亚力山卓在学校的行为得到改善，包括找到在他不堪重负的时候可以去的"安全区域"，也可以调整课表把亚力山卓感到吃力的科目安排在他状态最好的时候，也就是每天的早上。尽管如此，他的父母还是为亚力山卓回到家里后不断地埋怨别人惹自己生气这点感到担心。每当遇到这种情况，亚力山卓常常说自己无法控制，而且将自己的行为归咎于"双相障碍"。

在治疗开始时，治疗师通过提出亚力山卓识别的自身问题和他讨论了有效的问题解决方法。

治 疗 师：那么，亚力山卓，记得我们之前谈论你的一些症状的时候吗？还有你承认了当自己生气的时候打了保罗这件事吗？

亚力山卓：昨天我正在盖乐高城堡的时候，保罗撞翻了城堡，然后发生了那件事。但那不是真正的我。是因为我的双相障碍。真正的我通常对保罗很好，比如我还告诉他如何盖房子。

治 疗 师：得了双相情感障碍是你的错吗？

亚力山卓：不，不是我的错。

治 疗 师：对。虽然得了双相障碍不是你的错，但这仍然是你的……（停顿下来，让亚力山卓回答）……你还记得吗？

亚力山卓：嗯，不是我的错？

治 疗 师：是的。但这是你的挑战。这意味着你有责任做出明智的选择，甚至在你感到愤怒的时候。你不能只是说，"好吧，我只是控制不住自己；我有双相障碍"。

亚力山卓：哦，有道理。爸爸总是说"那不是理由"。

治 疗 师：是的。所以现在我们会讨论如何做出明智的选择，因为这有
时看上去很难。

亚力山卓：是非常难。

治 疗 师：在你感到非常生气的时候想到明智的选择更加困难，还是在
非常冷静的时候更困难？

亚力山卓：在我生气的时候更加困难。这就是我告诉妈妈的情况。我告
诉她我太生气了。

治 疗 师：好，所以做出明智选择的第一步是冷静下来，这样你才能清
晰地思考。我们之前在制作你的应对工具箱时讨论过冷静下
来的方法。如果你对保罗感到生气，你的工具箱中有什么可
以用来让你冷静的？

亚力山卓：我可以紧握的我的压力球。噢，或者我可以和妈妈说话然后
她可以按摩我的肩膀。

治 疗 师：你记性真好！现在我们来想想另一种解决问题的方案。昨天
当保罗撞翻你的城堡时，你做了什么？

亚力山卓：我刚才告诉你了，我打了他。

治 疗 师：好吧。除了打保罗之外，你本来还可以做什么呢？

亚力山卓：我不知道，向妈妈告状？

治 疗 师：非常好。让我们来检查一下这两个选择，看看每个选择的好
处和坏处。打保罗有什么好处呢？

亚力山卓：没有。我的意思是，还是有好处的，这让我感觉好一些。

治 疗 师：好的，这让你感觉舒服。那么感觉舒服的时间是比较长呢，
还是只有一小会儿？

亚力山卓：只有1秒钟。然后保罗哭了起来，接着爸爸过来吼了我，还给
了我隔离处分。

治 疗 师：那么这些就是选择打保罗的坏处了，是吗？

亚力山卓：是的，而且当我说我还想要玩我的乐高玩具时，爸爸说因为
我打了保罗，所以我当天不能再玩了。

治 疗 师：所以说，你当时选择的好处是让你有一秒钟感到好一些，但

坏处是你被训斥了并且得到了隔离处分。而且在最后，爸爸拿走了你的乐高玩具，你连乐高城堡都不能重新盖了。现在我们看看你的另外一个选择——告诉妈妈？那么这样做好处有哪些？

亚力山卓：她就会知道那是保罗而不是我的错，然后爸爸也不会吼我了。

治 疗 师：而且你也不会受到隔离处分了吧？

亚力山卓：是的，他们会让保罗玩他自己的玩具。

治 疗 师：那么告诉妈妈的坏处有哪些？

亚力山卓：或许她会觉得我是个喜欢打小报告的人。

治 疗 师：她常常这么说吗？

亚力山卓：不。

治 疗 师：好的，那么看上去她会这么说的可能性不大。所以到最后，如果你告诉妈妈而不是打了保罗，你觉得会发生什么？

亚力山卓：我就可以玩我的乐高玩具而不会受到保罗的打搅。但是我要做出和之前一模一样的城堡会很困难的。

治 疗 师：也许是这样吧。但没准你会做出一个更好的城堡。

亚力山卓：是的，我可擅长做城堡了。

在这次互动中，治疗师让亚力山卓明白，虽然患上双相障碍不是他的责任，但是他应当对自己做出的选择负责。为了达到这个目的，治疗师根据亚历山卓的发展水平引导他体验做出明智决定的过程。例如，治疗师给亚力山卓不同的选择从而提出问题（例如，"在你感到非常生气的时候想到明智的选择更加困难，还是在非常冷静的时候更困难"），而不是提出完全开放式的问题，因为儿童可能难以回答这样的问题。此外，治疗师通过追问帮助儿童深入分析情境（例如，"好的，这让你感觉舒服。那么感觉舒服的时间是比较长呢，还是只有一小会儿"）。

尽管每个孩子进步的速度因人而异，但随着儿童在分析问题情境时越来越有经验，越能体会带来的成果时，他们需要治疗师帮助分析的部分就可能越来越少。然而结构化的练习是必要的，治疗师需要在其中明确进行问题解决的每一步。

第六次父母会谈：重访心理健康团队和教育团队　在学习了更多有关心理健康系统和教育系统如何帮助孩子的相关知识之后，父母将带着"如何才能使孩子产生有效的改变"这类具体的问题回到治疗会谈中。学校问题尤为普遍；本次会谈可用于计划即将到来的学校专题会谈（第七次父母会谈）。假设学校问题多到需要正式和学校沟通的地步，那么本次会谈可用于计划如何以及何时完成这个工作的具体细节。例如，包括去参加学校会议、视频会议、电话会议或者邀请学校工作人员参加治疗会谈。同时，本次会谈要和父母设置好明确且现实的议程内容（需要交流什么内容，需要回答什么问题，父母的担心是什么）。

第七次会谈

第七次儿童会谈：回顾健康的历程　鉴于在维持情绪稳定中健康历程的重要性，治疗师需要回顾健康的历程。从儿童开始跟踪观察自己的睡眠、营养或练习开始，每次会谈治疗师都需要检查儿童首个目标的进展。在本次会谈中，让儿童选择第二重要的主题内容，根据行为设置合理的目标并开始跟踪观察。健康行为的治疗依从性不理想的情况是很常见的；因为儿童已经学习了问题解决技能，所以可以和儿童一起努力运用这些技能，从而增加治疗依从性。通常，第一步识别问题对成功解决问题非常重要。例如，"我需要在照毕业照之前减掉 7 千克体重"这样的问题对只有两个月就会遭遇触发事件的青少年来说，从结果上来说可能不会成功，但如果把问题改成"我需要尽量不吃垃圾食品"，就会产生更加具体而非极端的行为，这样的行为方式可以作为生活习惯而一直持续下去。

第七次父母会谈：学校治疗团队　本次会谈用来向上次认识的学校成员们直接介绍问题解决的知识和分享信息。他们可能是学校心理老师、学校社工、学校辅导员、儿童 IEP 主席（成员）、干预专家或者是特殊教育教师、普通教育老师、资源室老师、家庭教师、辅助专员、保健老师、行为专家、校长或是副校长、理疗师或是职业治疗师、地区特殊教育协调员以及其他儿童所在学校的相关人员。

第八次会谈

第八次儿童会谈：非言语沟通　沟通技巧障碍，包括情感表达问题，对双相障碍的疗程可能产生影响。因此，处理父母和儿童之间的，也包括家庭中任意两人之间的适应不良的沟通模式就变得十分重要了。父母往往可以吸收信息，通常在单次会谈中就可以熟练运用有效的言语和非言语的交流方式（在第8次父母会谈中会讨论到），而且很可能至少会有些熟悉这一概念。相对而言，儿童只能先从单独呈现的言语或非言语交流的内容中获益，最后对这两大类内容进行整合。研究发现，双相障碍儿童在解读非言语线索（尤其是面部表情）时存在困难，因此，花一次会谈专门介绍非言语交流是相当有益的。

本次会谈从讨论沟通循环开始。也就是说，一个人发出信息，另一个人收到这个信息。后者接着发出信息，然后信息被前者接收。这一循环中只要有一步出错，都可能中断沟通和理解。实际上，这一过程要复杂得多，而且还包括诸如两人交流中彼此如何解读对方的言语和非言语线索这类问题。然而，此处的目的仅仅是确立有效交流中必不可少的基本规则。

接下来，会谈要提高儿童对非言语沟通线索的认识并为准确解读这些信号提供练习的机会。虽然许多儿童对有帮助的和伤人的语言有一些概念，但是他们往往没有意识到非言语信号（姿势、手势、面部表情、眼神接触、沟通时和人的距离以及语调）是如何影响彼此互动的。在清楚识别以上线索后，找到例子进行一个活动，让儿童和成人在这个活动中可以轮流猜测另一人露出的情绪。这个活动可以作为一个猜谜游戏，儿童和父母应当在下次会谈之前进行练习。进一步说，父母可以将这种通用技术（让儿童解释其他人的非言语线索来确认理解是否正确，或使用儿童自己的非言语线索来评估自己当前的情绪状态）运用到每天和孩子的互动中去，从而增加儿童运用该技能的熟练度，来弥补原有的缺陷，同时加强和孩子的沟通。

第八次父母会谈：沟通　从言语和非言语两方面解决父母（和孩子的）交流问题，同样需要识别基本的交流循环，这种循环在第七次儿童会谈中讨论过。接下来，治疗师介绍常见的有害的沟通例子，包括骂人、指责、不承认、旧事重提或重复无关的冲突、插嘴和说教；在父母对这些消极互动引起注意之后，再介绍更具适应性的沟通方式，包括保持积极和冷静的态度，讲话简洁，轮流讲话，注意其他人的言语和非言语线索，倾听儿童而不是说教，以及直截了当。此外，治疗师还让父母了解到，询问并重新表述所听到的内容可以是消除误会的有效方法。

治疗师鼓励父母练习这些沟通策略，并特别请父母检测自己使用有害沟通的情况，然后让他们识别可以实施的更有帮助的沟通方式。在家庭所有成员的互动中运用这些策略，可以显著地改善家庭中情感表达的水平和混乱程度。

第九次会谈

第九次儿童会谈：言语沟通　作为对非言语沟通的补充，本次会谈开始时快速回顾交流循环的内容；然后，聚焦于帮助儿童区分对沟通有帮助的和伤人的话（例如，"迪肖恩总是来我的房间，然后惹我生气"对比"迪肖恩是个讨厌的小鬼"）。在有效沟通时如何使用有所帮助的话涉及标准训练内容——即描述情境、表达感受、声明所期望的结果。区分有帮助的话和伤人的话可以使儿童更好地认识到自己说话的方式和内容是如何影响其他人的。

第九次父母会谈：控制双相障碍的症状　想要成为足够好的父母，只了解如何控制双相障碍独特的症状是不够的。治疗师应专门指导父母如何解决烦人的症状，这使他们获益。经验法则的第一条就是在儿童和父母无法轻松利用所学技术和工具应对增加的症状之前，应先对这些症状进行处理。例如，一个逐渐开始完全躁狂发作的儿童就不太可能成功地运用自己的应对工具箱或是进行有效的问题解决。同样，当儿童抑郁症状刚出现的时候，父母应当鼓励儿童使用应对工具箱，尤其可以使用身体活动和保持忙碌（持续和他人互动）的方法。一个正在经历抑郁症状加重的青少年可能感到很难和朋友去看一场电影，但是这么做（并参加其他促进健康的行为）可能有助于减轻症状并且阻止症状最后发展成重度抑郁发作。

随着儿童躁狂症状发作或增加，父母应当限制一些刺激源，诸如吵闹的音乐、亮光、重体力活动、大型聚会、安排过多的计划以及摄入咖啡因或糖。父母应保持协调和健康的生活规律，包括尽可能尝试让儿童的睡眠时间保持正常。父母应鼓励儿童使用应对工具箱，尤其是运用包含放松的应对技巧，因为行为激活有可能加剧躁狂症状。

即使自杀行为尚未成为儿童的问题，治疗师也应提前就如何应对进行安排，以防自杀行为成为令人担心的问题，这比起正处于危机之中再尝试计划和实施合适的措施更可取。父母应当预先设置藏好枪械、工具、药物（包括处方药和非处方药）以及有毒清洁剂的地点；他们应该很容易获得必要的信息，包括心理健康保健提供者的联系方式、儿童服用药物的清单以及和与医疗保险有关的所有信息。直接表现自伤意图的儿童和那些有能力这么做的孩子应当立即转介至紧急救援服务单位，尤其是父母对自己是否能够确保孩子的安全抱有疑问时更要这么做。特别是对那些明显表现出对自己和他人的身体攻击的儿童，治疗师帮助这些儿童的父母在治疗的前提下进行安全训练更为可行，同样也可以了解何时（以及如何）给警察打电话寻求帮助。

如果没有必要，永远不要将住院治疗当作惩罚性的手段或当成给过度紧张的父母减负的方法。强调一点，住院治疗只是用来在短期内稳定急性症状，同时只是一种让儿童尽可能有效地回归正常生活的手段。

控制双相障碍儿童的症状同样需要父母处理固有的压力，这种压力是由父母与患有这类慢性疾病的孩子长期生活所带来的。运用你对家庭和有关资源的了解来帮助父母找出精神支持的来源并利用这些资源（例如，短期内愿意管理孩子的家人和朋友；心境障碍儿童的父母支持团体，其中包括在线论坛；如果与家族信仰相符，精神性或宗教团体也可以）。此外，所有家庭成员，不论年龄或与儿童的关系，应当给自己腾出一些娱乐的时间，也可以和其他人一起参加有趣的活动。父母往往在应对孩子的障碍时就已经不堪重负了，以至于他们无法意识到自我照顾的重要性。那些认识到这一点的父母常常会因为考虑自己的需求而感到内疚，这虽然是可以理解的，但结果往往适得其反。治疗师应提醒父母这是一项马拉松长跑，而不是一次短跑。他们需要优先考虑自我保护，接着留出时间来进行练习、思考、找到其他"加油的"活动或者自己参与治疗。

家庭会谈：和兄弟姐妹进行

一个孩子患上双相障碍后，家长往往容易忽视其兄弟姐妹的需求。将这些孩子纳入治疗过程可以提醒父母，在重视患儿需要的同时不要忽视其他孩子的需要。在本次会谈中，在父母不在的情况下，治疗师可以鼓励患儿的兄弟姐妹公开地交流；治疗师应当确认患儿的兄弟姐妹常出现的冲突的情绪（例如，担心患儿，但是对障碍常常带来的混乱感到挫败）。由于父母往往不确定自己应该告诉孩子的兄弟姐妹多少有关孩子病情的信息，在会谈前治疗师需要和父母进行讨论如何基于其他子女的发展情况来确定如何告诉他们患儿的状况。除此之外，双相障碍儿童需要了解自己的兄弟姐妹是如何得知自己患病的，从而减轻他的顾虑。本次会谈的一个挑战是，在帮助创造一个有益于全部家庭成员的健康环境的过程中，如何平衡其他兄弟姐妹的需要，同时维持好适当的界线以避免让其他儿童承担过多的责任。最后，因为兄弟姐妹和双相障碍儿童的家庭任务相同，治疗师可以建议一个或多个兄弟姐妹成员参与评估和治疗。

结束会谈：总结和毕业

预留 4 次会谈回顾必要的信息和技能，这 4 次会谈已经成为经过验证的治疗模型的组成部分。当然，从临床上讲，你可以根据需要持续注意一个家庭。理想的护理模式是，你作为家庭护理医师可以观察到儿童开始进行集中治疗，然后根据需要，持续观察他的整个发展过程；通常在过渡时期——小学升初中、初中升高中、高中升大学时期——需要进行额外的会谈。

初始强化治疗阶段结束后，治疗师需要强调家人和儿童继续使用在干预过程中习得的技能的重要性，在症状加剧或是消退的时候都可以使用这些技能。虽然症状在一定程度上的起伏几乎是不可避免的，但是持续地运用这些技能、随时意识到复发是可能的以及坚持服药，可以为孩子在今后提供最好的预后。

本次会谈就像毕业典礼一样。治疗师向儿童颁发与发展相适应的"毕业证书"，意味着他们成功地完成了高强度的治疗课程，对他们的努力予以认可。父母同样值得奖励，他们在整个治疗过程中着手解决孩子的障碍并承诺为孩子和家人的健康付出努力——这样的方法如果维持下去，在今后将会不断带来好处。

考虑文化因素

由于针对青少年双相障碍进行心理社会方面干预的研究尚处于初始阶段，所以在这类障碍的认知行为治疗计划进行特定文化的修正方面，我们目前还无法提供基于实证的指导。但我们在治疗中依然不能忽视文化的作用，在这一点上，我们希望治疗师应当对每个家庭特定的需要保持敏感，这可能是目前最理想的解决方法（详见第三章）。我们之所以强调这一点，是希望治疗师能够调整对所会见家庭背景的认识，看到家庭真实的处境而非治疗师认为他们应当面临的处境。

治疗中的特殊挑战

区分情绪和行为方面的症状

由于双相障碍和行为障碍在青少年中极高的共病率，治疗师需要特别做的一项指导就是帮助父母去辨识孩子的情绪和行为方面的症状，也就是哪些是儿童做不了的，哪些是儿童不去做的。一方面，治疗需要我们对这些儿童所不能控制的不当情绪给予同情和宽容；另一方面，治疗师同样应鼓励儿童和父母对自己的行为负责，即使行为有时不为自己所控。但是，父母何时要对孩子让步，何时要驳回孩子的无理请求，要达到适当的平衡非常困难。除了教导父母辨识双相障碍和行为障碍表现的差异，还需要让父母学会注意哪些特定的线索能够预示儿童不当的行为的来源，这同样会使父母受益良多。父母有时会反映他们的孩子处于心境障碍所引发的愤怒中时，眼神是空洞的，给人一种抽离了的感觉。与之相反的是，孩子在青春期生活中试图探测自己行动界限的过程中发怒时，他们的眼神中充满了淘气和任性，这就表明他们的行为是有目的的。当父母能够熟练地对孩子情绪的起伏进行观察时（有时可能要归功于心境记录），他们就能够辨识哪些行为是随孩子情绪症状的起伏而出现的，并同时伴随其他症状（例如，有时躁狂发作并非仅仅是兴奋性上升，孩子可能同时会伴有明显的躁动不安和话语增多）。对于孩子情绪和行为症状表现的高度觉察能够让父母在做出让步和坚持的选择时更加自信。

破除难言之隐

治疗师在对儿童双相障碍进行认知行为治疗时，要注意的一点是帮助父母和儿童打破他们家庭中沟通方面的消极循环。让他们学会辨认自己过度消极和不合理的思考模式，能够帮助他们对所处的情境建立有所助益的认识视角，这将对他们产生有力的、启发式的影响。对于父母来说，表达一些负性的思维，可能会难受，例如，"为什么我的孩子是不正常的""他是使我不开心的源泉""我丈夫拒绝参与对女儿的干预，我最好还是独自来抚养她"等，但却能够起到宣泄和重拾力量的作用，尤其是当这样的父母与一位极富共情力的治疗师进行沟通时，尽管治疗师并不确定这样的想法是否准确或是有帮助，但他对这些想法所表现出的极大的理解会起到有效的安抚作用。只有将这些负性的认知摊开来讲，卸下它们所带来的负疚感，父母才能开始从一个全新的视角来看待自己的思维，从而帮助自己和孩子进步。

总　结

未来针对儿童双相障碍所进行的基于认知行为治疗的混合治疗还需要更进一步的研究，但尽管如此，在本章中所介绍的干预方式（IF-PEP）已经能够给病人及其家庭带来福音，帮他们面对这种复杂疾病带来的挑战。由于目前公认双相障碍会持续终身，所以干预方式会聚焦于帮助家庭建立较好的知识储备，并了解儿童所需技能的发展（例如，有效的沟通和问题解决技术），这样我们的治疗就不会仅仅是短期的权宜之计，而会有长远的促进作用。

□ **本章要点**

● 儿童和青少年双相障碍的认知行为治疗对药物治疗起到辅助作用。心理教育强调和处方医师的密切沟通以及坚持服用指定处方药物，甚至是在症状消退之后仍然坚持服用药物的必要性。

● 同样的，药物治疗如果没有心理社会干预，效果也可能不会理想，因此，可将药物治疗看作有效治疗的必要而非充分条件。

● 家庭成员的参与是必要的。对双相障碍的特征和有效的症状管理了解更多的父母，可以更好地充当孩子的治疗团队的耳目。如果儿童也了解这些信息，那么他们就更可能在治疗中发挥积极的作用。

● 帮助家庭创造一个能够持续维持儿童心境稳定的内部环境，这需要培养父母和儿童学习一些技能，包括情绪管理、问题解决、沟通训练以及自我保护。

● 适应不良的家庭循环典型表现是消极否定、指责以及缺乏沟通，打破这样的循环需要理解情绪、认知和行为的相互关系。

□ **自测题**

6.1.　认知行为治疗在 _____ 的时候被认为是恰当的针对儿童双相障碍的治疗策略。

　　A. 双相障碍家族史得到强有力证实

　　B. 和情绪稳定药物共同使用

　　C. 儿童智力超过平均水平

　　D. 作为单独治疗

6.2.　双相障碍儿童会因为 _____ 而增加风险。

　　A. 学业问题

　　B. 社交问题

　　C. 自杀意念

　　D. 以上全部

6.3.　一位 14 岁的女孩被诊断为双相障碍 I 型，可以考虑 _____ 作为一线治疗。

A. 认知行为治疗

B. 抗抑郁药

C. 情绪稳定剂或非典型性抗精神病药物

D. 电休克治疗

6.4. 虽然人们普遍认为双相障碍的病因主要是 _____ ，但是病程也可能受到 _____ 的影响。

A. 创伤造成的结果；生物因素

B. 与生物因素有关；生物、心理和社会因素共同作用

C. 父母教养方式有问题；生物、心理和社会因素共同作用

D. 由药物引发；儿童智力水平

6.5. 人们几乎总是推荐将 _____ 作为双相障碍儿童认知行为治疗的一部分。

A. 家庭成员参与

B. 治疗师性别和儿童相同的情形

C. 住院治疗

D. 心理教育测试

❏ 参考文献

Basco MR, Rush AJ: Cognitive-Behavioral Therapy for Bipolar Disorder. New York, Guilford, 1996

Danner S, Fristad MA, Arnold LE, et al: Early onset bipolar spectrum disorders: diagnostic issues. Clin Child Fam Psychol Rev 12:271–293, 2009

Fields BW, Fristad MA: Assessment of childhood bipolar disorder. Clinical Psychology: Science and Practice 16:166–181, 2009a

Fields BW, Fristad MA: The bipolar child and the educational system: working with schools, in A Clinical Manual for the Management of Bipolar Disorder in Children and Adolescents. Edited by Kowatch RA, Fristad MA, Findling RL, et al. Washington, DC, American Psychiatric Publishing, 2009b, pp 239–272

Fristad MA: Psychoeducational treatment for school-aged children with bipolar disorder. Dev Psychopathol 18:1289–1306, 2006

Fristad MA, Gavazzi SM, Soldano KW: Naming the enemy. J Fam Psychother 10:81–88, 1999

Fristad MA, Goldberg-Arnold JS, Gavazzi SM: Multifamily psychoeducation groups (MFPG) for families of children with bipolar disorder. Bipolar Disord

4:254-262, 2002

Fristad MA, Goldberg-Arnold JS, Gavazzi SM: Multi-family psychoeducation groups in the treatment of children with mood disorders. J Marital Fam Ther 29:491-504, 2003

Fristad MA, Davidson KH, Leffler JM: Thinking-feeling-doing. J Fam Psychother 18:81-103, 2008

Fristad MA, Verducci JS, Walters K, et al: Impact of multifamily psychoeducational psychotherapy in treating children aged 8 to 12 years with mood disorders. Arch Gen Psychiatry 66:1013-1021, 2009

Geller B, Craney JL, Bolhofner K, et al: Two-year prospective follow-up of children with a prepubertal and early adolescent bipolar disorder phenotype. Am J Psychiatry 159:927-933, 2002

Goldstein TR, Axelson DA, Birmaher B, et al: Dialectical behavior therapy for adolescents with bipolar disorder: a 1-year open trial. J Am Acad Child Adolesc Psychiatry 46:820-830, 2007

Hlastala SA, Kotler JS, McClellan JM, et al: Interpersonal and social rhythm therapy for adolescents with bipolar disorder: treatment development and results from an open trial. Depress Anxiety 27:457-464, 2010

Hooley J, Orley J, Teasdale JD: Levels of expressed emotion and relapse in depressed patients. Br J Psychiatry 148:642-647, 1986

Kim EY, Miklowitz DJ, Biuckians A, et al: Life stress and the course of early-onset bipolar disorder. J Affect Disord 99:37-44, 2007

Kowatch RA, Suppes T, Carmody TJ, et al: Effect size of lithium, divalproex sodium, and carbamazepine in children and adolescents with bipolar disorder. J Am Acad Child Adolesc Psychiatry 39:713-720, 2000

Kowatch RA, Fristad M, Birmaher B, et al: Treatment guidelines for children and adolescents with bipolar disorder. J Am Acad Child Adolesc Psychiatry 44:213-235, 2005

Leffler JM, Fristad MA, Klaus NM: Psychoeducational psychotherapy (PEP) for children with bipolar disorder: two case studies. J Fam Psychother 21:269-286, 2010

Malkoff-Schwartz S, Frank E, Anderson B, et al: Stressful life events and social rhythm disruption in the onset of manic and depressive bipolar episodes. Arch Gen Psychiatry 55:702-707, 1998

Malkoff-Schwartz S, Frank E, Anderson BP, et al: Social rhythm disruption and stressful life events in the onset of bipolar and unipolar episodes. Psychol Med 30:1005-1016, 2000

McCarthy J, Arrese D, McGlashan A, et al: Sustained attention and visual processing speed in children and adolescents with bipolar disorder and other psychiatric disorders. Psychol Rep 95:39-47, 2004

McClellan J, Kowatch R, Findling R: Practice parameter for the assessment and treatment of children and adolescents with bipolar disorder. J Am Acad Child Adolesc Psychiatry 46:107-125, 2007

Mendenhall AN, Fristad MA, Early T: Factors influencing service utilization and mood symptom severity in children with mood disorders: effects of multifamily psychoeducation groups (MFPGs). J Consult Clin Psychol 77:463–473, 2009

Miklowitz D, Goldstein M: Bipolar Disorder: A Family Focused Treatment Approach. New York, Guilford, 1997

Miklowitz DJ, Goldstein MJ, Nuechterlein KH, et al: Family factors and the course of bipolar affective disorder. Arch Gen Psychiatry 45:225–231, 1988

Miklowitz DJ, George EL, Axelson DA, et al: Family focused treatment for adolescents with bipolar disorder. J Affect Disord 82 (suppl 1):S113–S128, 2004

Miklowitz DJ, Biuckians A, Richards JA: Early onset bipolar disorder: a family treatment perspective. Dev Psychopathol 18:1247–1265, 2006

Miklowitz DJ, Axelson DA, Birmaher B, et al: Family focused treatment for adolescents with bipolar disorder: results of a 2-year randomized trial. Arch Gen Psychiatry 65:1053–1061, 2008

Miller AL, Rathus JH, Linehan MM: Dialectical Behavior Therapy With Suicidal Adolescents. New York, Guilford, 2006

Pavuluri MN, Graczyk PA, Henry DB, et al: Child- and family focused cognitive-behavioral therapy for pediatric bipolar disorder: development and preliminary results. J Am Acad Child Adolesc Psychiatry 43:528–537, 2004

Pavuluri MN, Schenkel LS, Subhash A, et al: Neurocognitive function in unmedicated manic and medicated euthymic pediatric bipolar patients. Am J Psychiatry 163:286–293, 2006

Pollock KM: Exercise in treating depression: Broadening the psychotherapist's role. J Clin Psychol 57:1289–1300, 2001

Strober M, Morrell W, Lampert C, et al: Relapse following discontinuation of lithium maintenance therapy in adolescents with bipolar I illness: a naturalistic study. Am J Psychiatry 147:457–461, 1990

West AE, Henry DB, Pavuluri MN: Maintenance model of integrated psychosocial treatment in pediatric bipolar disorder: a pilot feasibility study. J Am Acad Child Adolesc Psychiatry 46:205–212, 2007

West AE, Jacobs RH, Westerholm R, et al: Child- and family-focused cognitive-behavioral therapy for pediatric bipolar disorder: pilot study of group treatment format. J Can Acad Child Adolesc Psychiatry 18:239–246, 2009

White M, Epston D: Narrative Means to Therapeutic Ends. New York, Norton, 1990

Wozniak J, Biederman J, Kiely K, et al: Mania-like symptoms suggestive of childhood-onset bipolar disorder in clinically referred children. J Am Acad Child Adolesc Psychiatry 34:867–876, 1995

Young ME, Fristad MA: Working with patients and their families, in A Clinical Manual for the Management of Bipolar Disorder in Children and Adolescents. Edited by Kowatch RA, Fristad MA, Findling RL, et al. Washington, DC, American Psychiatric Publishing, 2009, pp 217–238

第七章

儿童期焦虑障碍："应对焦虑的猫"项目

Kelley A. O'Neil　硕士

Douglas M. Brodman　硕士

Jeremy S.Cohen　硕士

Julie M.Edmunds　硕士

Philip C. Kendall　博士，美国专业心理学会（ABPP）

据报道，在普通人群和基层医疗机构中，有10% ～ 20% 的青少年患有焦虑障碍（Chavira et al., 2004；Costello et al., 2004）。青少年的焦虑障碍包括广泛性焦虑障碍、社交恐惧症、分离焦虑障碍、特定恐惧症、强迫症和创伤后应激障碍（American Psychiatric Association，2000）。在这一章中，我们重点聚焦三种儿童和青少年期的焦虑障碍（广泛性焦虑障碍、社交恐惧症以及分离焦虑障碍）的治疗，它们有许多类似的特征和较高共病率。

焦虑障碍是无法随着时间自动缓解的，假如不加以治疗，会导致儿童成年后的功能损伤。这些焦虑障碍会影响儿童的学业成绩（Ameringen et al., 2003）、社交与同伴关系（Greco and Morris，2005）以及未来的情绪健康（Beidel et al., 1991）。个体早期出现焦虑会增加共病率（Verduin and Kendall，2003）及成年期出现心理病理问题的风险（如焦虑、物质滥用、抑郁）（Kendall et al., 2004）。为了避免焦虑障碍日后引发严重后果，人们应该对其进行早期干预。

实证依据

　　在美国实施的多个针对青少年的认知行为治疗随机临床试验都被证明是有效的（例如，Kendall，1994；Kendall et al.，1997，2008b；Walkup et al.，2008）。澳大利亚（例如，Barrett et al.，1996）、加拿大（例如，Manassis et al.，2002）和荷兰（例如，Nauta et al.，2003）也进行了研究，得出了类似的结果。总体来说，虽然并非所有的参与者都对干预有反应，但是这些试验的结果显示，50%～72%患有广泛性焦虑障碍、社交恐惧症或者分离焦虑障碍的孩子在接受了认知行为治疗之后都会有症状的改善，他们在接受完治疗之后不再满足目前焦虑障碍的诊断标准。与此同时，这些研究显示，10%～37%患有焦虑障碍的青少年在安慰剂组、等待组以及治疗对照组也会有症状的改善（Barrett et al.，1996；Kendall et al.，2008；Nauta et al.，2003）。

　　研究发现，疗效可以维持到治疗后的7年。对两组患有焦虑障碍的青少年进行追踪研究（分别进行了3.35年和7.4年的追踪）显示，80%～90%被成功治疗的儿童仍然不满足目前焦虑障碍的诊断（Kendall and Southam-Gerow，1996；Kendall et al.，2004）。到目前为止，长程认知行为治疗的效果维持率并没有同控制组进行对比，因为大多数等待组的青少年在等待时间结束之后就开始接受治疗了。值得高兴的是，一些综述支持了认知行为治疗对于青少年焦虑障碍的疗效。这些综述出现在2008年之前，而且应用了Chambless和Hollon（1998）的循证治疗的标准，结果说明：认知行为治疗对于青少年的焦虑障碍可能是有效的（Albano and Kendall，2002；Kazdin and Weisz，1998；Ollendick and King，1998；Silverman et al.，2008）。这些综述性的研究表明认知行为治疗是有效果的。

认知行为治疗的方法

与认知行为模型一致（Kendall，2010）的是，对儿童焦虑障碍的认知行为治疗也是针对焦虑的身体、认知和行为这三个方面进行的。如果要了解儿童焦虑障碍的认知行为理论基础，请参考 Gosch 等在 2006 年发表的文章。现在，有许多针对儿童焦虑障碍的认知行为治疗方法出现，但这些方法的核心成分是一致的：心理教育、识别与管理身体症状、认知重建以及暴露等。这个"应对焦虑的猫"项目（Kendall and Hedtke，2006a，2006b）是一个个体认知行为治疗的手册，这个手册对于青少年焦虑障碍的有效性得到了与安慰剂组、等待组以及治疗对照组比较的大量的实证支持（Kendall，1994；Kendall et al.，1997，2008b；Walkup et al.，2008）。其他认知行为治疗的方法，如针对社交恐惧症的人际互动治疗（Beidel et al.，2000），更多强调的是加入社交技能的训练，增加了一些父母参与成分的个体认知行为治疗（例如 Barrett et al.，1996）、团体认知行为治疗（例如 Manassis et al.，2002）和家庭认知行为治疗（例如 Wood et al.，2006），且都得到了实证支持。本章主要描述了我们在天普大学诊所使用"应对焦虑的猫"项目的认知行为疗法对儿童和青少年焦虑障碍进行治疗的情况。我们描述了这一计划在广泛性焦虑障碍、社交恐惧症以及分离焦虑障碍上的很多实施细节，并且贯穿全章的是我们强调的对儿童进行认知行为治疗的核心原则。

治疗计划

治疗师在开始实施认知行为疗法治疗儿童焦虑时，有许多重要的议题需要考虑；比如，评估、形式、治疗时程以及会谈的结构和内容。下面我们就每一个议题加以介绍。

评估

我们建议采用多种方法、多种角度收集信息，进行评估。临床访谈、青少年的自我报告以及父母或者教师的他评报告，都能够提供关于目前症状和相关功能损伤状况的有用信息。

我们使用的访谈是 DSM–Ⅳ 焦虑障碍的晤谈手册（父母—儿童版）（ADIS-C/P；Silverman and Albano，1996），这是一个分别对父母和孩子实施的半结构化诊断晤谈手册。该手册拥有良好的心理测量特性（Rapee et al.，1994；Silverman et al.，2001；Wood et al.，2002）以及对治疗相关变化的敏感性（Kendall et al.，1997；Silverman et al.，1999）。

对于儿童的自我报告工具有很多选择。一个是多维儿童焦虑量表（The Multidimensional Anxiety Scale for Children，MASC；March et al.，1997）。该量表有 39 个条目，测查儿童在过去两周内的焦虑症状。该量表有着较好的测量属性（March et al.，1997）。

此外，还有焦虑量表的父母报告版本（如 MASC-P），以及儿童总体症状的量表（父母和教师报告版本），这些工具已经能够提供充足的信息了。儿童行为清单（Child Behavior Checklist，CBCL；Achenbach and Rescorla，2001）有一个版本是由父母报告的儿童行为问题、社交和学业能力的测评工具，共118 个条目，同时还有一个由教师报告的平行量表（Teacher Report Form，TRF；Achenbach and Rescorla，2001）。儿童行为清单和教师报告的版本都不可以单独用来诊断焦虑障碍，然而 CBCL 和 TRF 能够有效地区分外化障碍和内化障碍（Seligman et al.，2004；Achenbrand et al.，2005），同时还可以预测儿童的问题行为、社交活动和同伴交往。

形式

"应对焦虑的猫"项目主要是针对儿童的疗法，其中包括两次家长会谈。在"应对焦虑的猫"的项目中，父母只是作为顾问，提供关于孩子的信息或者是作为合作者，协助孩子完成这个计划。如果治疗师愿意在会谈中和家长一起工作，可以参考家庭治疗手册进行家庭认知行为治疗（Howard et al.，2000）。此外，青少年的焦虑障碍也可以以团体的方式进行治疗。

治疗时程

"应对焦虑的猫"项目包括 16 次的会谈。根据一个研究中的实施情况，治疗师可以在 12 周内进行 14 次会谈（Walkup et al.，2008）。有时，治疗师也可以对会谈次数稍做灵活的调整，少于 16 次或者多于 16 次，但这需要在遵守治疗原则的前提下进行。

会谈结构

"应对焦虑的猫"项目一般每周进行一次会谈，每次会谈持续 50 ～ 60 分钟。其中有两次是家长会谈，这两次家长会谈都可以安排在与儿童会谈相同的一天。每次儿童的会谈一开始都是回顾前一周的家庭作业，请参考 STIC（Show That I Can，即"证明我能行"）的任务。每次会谈的大部分时间都用在心理教育（阶段一）或者暴露（阶段二）上。会谈最后治疗师布置新的STIC 任务（也就是家庭作业），进行一个有趣的小活动和小游戏。

会谈的内容

"应对焦虑的猫"项目包含一系列的行为策略（例如，示范、放松训练、现场暴露任务、适时强化技术）和认知策略（例如，问题解决，认知重构）来帮助儿童应对焦虑。我们接下来将具体介绍"应对焦虑的猫"项目的内容。治疗师如果对于使用"应对焦虑的猫"项目治疗儿童焦虑感兴趣的话，可以进一步查阅治疗师手册（Kendall and Hedtke，2006a）和儿童自助手册（Kendall and Hedtke，2006b）。治疗师手册和患者手册是配套使用的：其中治疗师手册指导如何进行每次的会谈，患者自助手册则包含了对应的任务。类似的计划还有专门针对青春期孩子的（Kendall et al.，2002a；2002b），同时还有一个计算机辅助的治疗版本（Camp Cope-A-Lot；Kendall and Khanna，2008），这个也在研究中得到了证实（Khanna and Kendall，2010）。

概述："应对焦虑的猫"项目

"应对焦虑的猫"项目的首要目标就是教青少年学会识别焦虑的信号，并且把这些信号作为线索，学习使用焦虑管理策略。除了认知行为治疗核心的成分：心理教育、管理身体症状的技术、认知重构（改变自我对话）和暴露之外，它还强调通过应对示范和家庭作业去练习新学会的技巧。

这个计划分为两个阶段，每个阶段各 8 次的会谈。第一阶段主要集中在心理教育上，而第二阶段主要是对引起焦虑情境的暴露。在心理教育阶段，儿童要学会识别他们何时感到焦虑以及使用焦虑管理的策略。治疗师将把这些策略作为一个工具箱呈现给儿童，他们可以带着这个工具箱，当他们感到焦虑的时候就可以拿出来使用。这些策略包括识别身体唤醒、练习放松技术、识别焦虑的想法（自我对话），使用应对性的想法以及问题解决。治疗师将在会谈中连续教授焦虑管理策略，以便使儿童反复练习这些技术。在后面的 8 次会谈中（阶段二），治疗师将提供暴露任务让儿童学会应对引发焦虑的情境。治疗师将与儿童共同制订暴露任务的等级，目的是让儿童逐级练习引发焦虑的情境。治疗师将作为"教练"，教儿童必要的技巧，并指导儿童在真实的引发焦虑的情境中练习。

应对示范

"应对焦虑的猫"项目中一个重要的部分就是治疗师要给儿童示范如何应对问题。掌握示范表示成功。应对示范就是遇到一个问题，然后发展出一个策略来成功地解决问题。应对示范就是治疗师先呈现他们的焦虑，然后想办法来应对这个焦虑，最后成功降低焦虑情绪。治疗师在整个治疗过程中都扮演这样一个角色，介绍每个新的技能。具体实施时，治疗师先呈现技术，然后叫儿童参与进来一起进行角色扮演，最后治疗师鼓励儿童自己进行角色扮演，并练习新技术。

一周家庭作业

家庭作业是"应对焦虑的猫"项目中一个重要的部分，治疗师须要求儿童把家庭作业当作 STIC 任务。这一任务让儿童有机会练习在会谈中学习到的新技术。治疗师需要遵循行为主义的理论，对于完成 STIC 任务的儿童给予奖励。

心理教育

在第一阶段，治疗师要呈现四条重要的概念：

（1）识别焦虑的身体反应并且管理这些症状（例如，使用放松技术）。
（2）识别焦虑的自我对话及预期。
（3）使用应对想法来修正焦虑的自我对话，同时使用问题解决的方法来有效应对焦虑。
（4）在面对诱发焦虑的情境时，要对自己的努力（哪怕是一点点成功）进行自我奖励。

为了教给孩子这些概念，治疗师采用首字母缩略词把技术称作 FEAR 计划，帮助孩子学习、记忆并运用这四个概念：

F（Feeling frightened？）＝你感到害怕吗？
E（Expecting bad things to happen？）＝你预期会有坏事发生吗？
A（Attitude and actions that can help）＝能帮助你的态度和行为
R（Results and rewards）＝结果与奖励

暴露任务

在第二阶段，治疗师需要指导儿童进行暴露，即创造一个诱发焦虑的情境，并在焦虑唤起的时候帮助儿童练习这个 FEAR 计划。暴露的目的是要让儿童长时间、系统、重复地接触平时回避的刺激和情境。目标是让儿童待在这个情境中，直到他不再感到难受（习惯化）。治疗师应根据每个儿童特定的焦虑和恐惧为他们设计适合的暴露任务。例如，对于有社交恐惧的儿童来说，诱发焦虑的情境可能是和陌生人或者同龄人玩游戏等，而对于分离焦虑的儿童来说，诱发焦虑的情境则可能是等待迟到的父母。暴露任务会随着治疗进程不断地增加难度，之后的暴露任务会比之前的任务引发更多的焦虑。

案　例

"应对焦虑的猫"项目

佐伊是一个 10 岁的女孩，她在门诊被诊断为社交恐惧症。她很容易感到不安，并且很担心社交情境中的其他人会嘲笑她。佐伊害怕的情境还包括跟成年人讲话、在班级里面大声说话、做报告以及在班级里问问题。她的父母说佐伊的痛苦已经严重地影响了她的学业。当佐伊面对社交情境时，她就好像吓傻了一样，很难和别人保持目光接触。

第一次会谈：建立关系和确定治疗方向

因为儿童与治疗师之间的关系非常重要，因此第一次会谈的主要目标就是与儿童建立关系。治疗师应该在会谈开始时花时间和儿童认识彼此，比如问问题或者玩破冰游戏等。接下来，治疗师要向儿童简短地介绍一下这个计划的概览，并和儿童分享这个计划的流程，比如两人多久见一次，一次见多长时间。在介绍完这个项目之后，儿童有任何疑问都可以向治疗师询问。这样做的目的是鼓励儿童参与到会谈中，并向儿童强调他和治疗师是一个治疗联盟，需要一起工作。在会谈的最后，治疗师给儿童布置一个简单的 STIC 任务（家庭作业），并计划儿童在完成作业时所能得到的奖励；最后，以一个游戏或有趣的活动结束会谈。

　　在第一次会谈的这天,佐伊到达治疗室,没有看治疗师。治疗师请佐伊放松一点。治疗师叫佐伊看看这个房间,找找有没有觉得有趣的、想要在会谈最后玩的游戏。佐伊找到了一个游戏叫作"猜猜是谁",并把这个游戏的道具拿到了治疗师跟前。治疗师告诉佐伊他将会留出时间在会谈的最后和佐伊一起玩这个游戏。治疗师给佐伊讲了这个会谈所包含的内容。他们玩了一个"让我认识你"的游戏(问彼此的个人信息,比如"你最喜欢的电视节目是什么")。在这个游戏中,佐伊的目光接触稍稍增加了一些,治疗师也发现佐伊更加放松了。

　　在这个游戏结束了以后,治疗师跟佐伊分享了一下这个计划的基本流程。治疗师告诉佐伊,他们将会学习一些新的技巧以帮助她面对担心和恐惧。治疗师向佐伊解释,这个计划的第一部分是要了解焦虑,然后在第二个部分了解感到焦虑的时候我们可以做什么,治疗师向佐伊指出,他们是一个团队,治疗师就像是教练。他鼓励佐伊提问,并且在佐伊说话的时候会给予热情的回应。

　　治疗师介绍了《应对焦虑的猫自助手册》(The Coping Cat Workbook),并从书里面给佐伊布置了一个 STIC 任务(例如,"写下你感觉好的时候")。治疗师和佐伊都同意,如果完成了任务就赢得小贴纸,每四次会谈就可以拿这些贴纸去兑换奖励。正如刚开始承诺的,治疗师和佐伊在最后的10 分钟玩了那个"猜猜是谁"的游戏。

第二次会谈:识别焦虑的情绪

第二次会谈的目的是帮助儿童学会识别焦虑、担心的情绪与其他情绪的差异。首先,治疗师回顾第一次会谈布置的任务,并给予适当的奖励。假如儿童没有完成这个任务,就陪他一起完成;接下来,与儿童一起讨论当他有不同感受时,身体会有什么不同的感觉;与儿童一起列出不同的感受以及对应的不同的身体反应。一旦儿童对于不同情绪感受对应的不同身体反应有了大体的了解，治疗师就可以对儿童的害怕和焦虑体验进行正常化了。作为一个应对示范，治疗师可以举一个自己感到焦虑的例子，说说自己是如何处理的。这是一个应对性的示范，而不是掌握的示范——因为并不是每件事都会很顺利的。会谈要讨论儿童的焦虑，包括让他们觉得有困难的情境、儿童在焦虑诱发情境中的反应。治疗师还要介绍情绪温度计，温度计上标定焦虑程度从 0 分到 8 分（具体细节查看治疗师手册），并同儿童一起使用情绪温度计建构一个等级（或者恐惧阶梯；见图 7-1）。

> 佐伊和她的治疗师由回顾 STIC 任务开始第二次会谈。佐伊写下在最近一场足球赛当中感觉不错。治疗师饶有兴趣地倾听佐伊讲述这场足球赛。他给了佐伊两个贴纸作为奖励。接着，治疗师给佐伊介绍了不同的感受有着不同的生理表现。佐伊和治疗师一起从杂志上剪下了很多人不同表情的图片，并对这些图片进行情绪命名，从而创建了一个感受字典。在这个计划当中，佐伊和治疗师发现了不同的面部表情和身体姿态（例如，微笑、头下垂）联系着不同的情绪（感到开心，感到悲伤）。治疗师和佐伊一起玩猜情绪的游戏，他们轮流表演不同的情绪，另一个人则猜测这个人表演的是什么情绪。
>
> 治疗师同佐伊一起分享每个人（包括治疗师在内）有时候都会经历的焦虑情绪。这个计划的目的就是帮助佐伊识别感到焦虑的时刻，并学会应对。佐伊和治疗师一起制作诱发焦虑情境的恐惧等级，从不太害怕到中等程度的害怕再到极其害怕，分别进行归类。佐伊把跟成年人（比如商店营业员）说话作为中度恐惧，把做口头报告作为最有挑战性的恐惧。
>
> 这次给佐伊布置的 STIC 任务是：在自助手册上记录一次感到焦虑的经历和一次感到不焦虑的经历。佐伊在会谈最后和治疗师一起玩了"猜猜是谁"的游戏。

第三次会谈：识别焦虑的身体反应

这次会谈的主要目标是教会儿童识别焦虑时候的身体反应。首先，他们讨论当一个人感到焦虑的时候会有哪些身体症状，比如心跳加速、胃部紧张

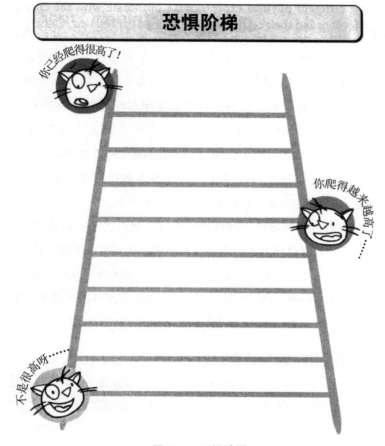

图 7-1　恐惧阶梯

来源:Reprinted from Kendall PC,Hedtke K:*Coping Cat Workbook*,2nd Edition. Ardmore,PA,Workbook Publishing,2006. used with permission.

等。治疗师问孩子当人们感到焦虑的时候会出现的身体反应,如何发现自己处在一个诱发焦虑的情境中。接下来,孩子练习识别这些反应(比如通过应对示范或者角色扮演),首先在一个引发焦虑程度很低的情境中练习,然后再到一个压力稍微大一些的情境中练习。在孩子练习识别身体反应之后,治疗师介绍 F 步骤:感到害怕吗? 在 F 步骤,儿童要问自己,"我的身体感觉怎么样",然后监控焦虑伴随的身体反应。

治疗师和佐伊以回顾 STIC 任务开始了第三次会谈，并且放了小贴纸在她的银行里面。接着，治疗师介绍了今天的主题：识别焦虑的身体反应。治疗师指出了几种可能的身体反应，例如出汗或者胃疼。治疗师请佐伊思考一下，当一个人感到紧张时还有可能出现什么反应。佐伊分享了她在学校时的经验，当她不得不大声回答问题时，她的胃就开始疼。接着，治疗师和佐伊一起讨论不同等级的焦虑诱发情境下的身体反应。治疗师扮演感到焦虑时脸红的佐伊。佐伊和她的治疗师创造了一个用身体画画的方式去描述焦虑的身体反应，因为佐伊有很好的艺术才能。治疗师把这个注意佐伊身体反应的过程称为 F 步骤。

在会谈最后，治疗师提醒佐伊将会隔一周再见面，因为下周是父母的会谈。治疗师询问佐伊对于父母会谈有没有什么问题，有没有什么特定的事情是治疗师见到父母的时候应该说的或者不应该说的。最后，治疗师从自助手册当中布置了一个 STIC 任务给佐伊，并和她玩了 5 分钟的足球玩具。

第四次会谈：第一次家长会谈

尽管父母早已经参与到会谈当中（提供孩子的信息），但是第一次父母会谈的目的不仅是鼓励父母协助这个项目，治疗师还要回答父母的问题和缓解他们的担心。会谈一开始，治疗师先给父母提供整个治疗计划的概览，邀请父母讨论他们关心的任何问题，只要是他们觉得对儿童焦虑治疗有益的事情都可以提出来。最后，治疗师提供能够让父母参与到会谈当中来的一些特定方式。

治疗师见到了佐伊的爸爸妈妈。他说自己很愿意见到佐伊，并且发现她有很多优点。此后，治疗师简要说明了整个治疗计划，告诉父母佐伊目前学了哪些内容，将会学习哪些内容。治疗师向父母解释，他们也可以参与到治疗中，比如给孩子提供焦虑方面的信息、协助孩子在家里执行治疗任务等。此外，父母还应该了解让孩子感到焦虑的更多的情境。佐伊的父母谈到了在最近几次社交情境中孩子的反应，比如在一个餐厅里，佐伊拒绝为自己点菜。

第五次会谈：放松训练

儿童第五次会谈的主要目的是学习如何放松。治疗师介绍父母会谈的情况并且简单地概述了父母会谈的主要内容，并通过询问儿童感到焦虑时的身体反应来回顾 F 步骤。这些身体反应与紧张有关，但是可以通过放松得到缓解。讨论感到紧张和感到放松的不同。治疗师可介绍各种有用的放松方式，包括深呼吸法、渐进式肌肉放松法、用放松 CD 辅助放松法。儿童可通过应对示范和角色扮演来练习放松。

治疗师在第五次会谈一开始就谈及父母会谈的情况，并邀请佐伊提问。接着，他们回顾了佐伊的 STIC 任务。佐伊已经积累了足够的贴纸兑换奖牌。

治疗师把放松技术作为一种应对焦虑的工具介绍给了佐伊。治疗师回顾了佐伊在班级里回答问题时会感到胃疼和紧张的情景，然后把身体症状与 FEAR 计划中的 F 步骤联系起来。治疗师解释到，身体症状为我们紧张的感觉提供线索，也给我们提供了需要放松的信号。治疗师和佐伊做了机器人布娃娃的练习（Kendall and Braswell, 1993），并学习了紧张感受和放松感受的不同。

接下来，治疗师和佐伊练习了深呼吸。治疗师建议佐伊舒服地坐在有靠垫的椅子上。他请佐伊深深地吸气，然后慢慢地呼出来，关注身体的感觉。治疗师询问佐伊在做了几次深呼吸之后身体的感觉。然后治疗师介绍说这就是放松。他给佐伊一个专业指导做渐进式肌肉放松练习的 CD。在 CD 的带领下，治疗师和佐伊一起练习放松。治疗师建议佐伊在家里利用 CD 进行放松。他也请佐伊考虑何时放松是比较有用处的。治疗师建议即便没有时间做完一个完整的放松训练，也可以去做几个深呼吸。之后，治疗师和佐伊邀请她的父母加入会谈。佐伊教父母如何放松，所有的人都在 CD 的引导下进行练习。他们坐在一起讨论在接下来的一周中，佐伊可以在什么时间、哪个地方练习放松（STIC 任务）。佐伊计划每个晚上都在一个舒服的椅子上练习。

第六次会谈：识别并挑战焦虑性的自我对话

这个会谈的目标是学会识别和挑战焦虑性的自我对话。在介绍思维和自我对话的概念之后，治疗师应使用《应对焦虑的猫自助手册》上的练习帮助孩子学习引发不同感受的思维是怎样的；与儿童讨论自我对话，并且看到思维和感受之间的联系。他们一起工作，从而识别引起焦虑的自我对话和应对性的自我对话。

接下来，治疗师介绍 FEAR 计划的 E 步骤：你预期会有不好的事情发生吗？在这个 E 步骤里，儿童应该问自己"我的自我对话是什么"，并监控引起焦虑的思维。儿童应运用 FEAR 计划的前两步来练习使用不同类型的应对性自我对话（见表 7-1 和表 7-2）。

表 7-1　儿童挑战焦虑性自我对话时可以问自己的问题

我确定它会发生吗？
除了我首先想到的结果，还可能发生什么？
过去发生过什么？
它曾经在别人身上发生过吗？
之前它发生过多少次？
在收集了这些证据之后，我认为它有多大可能会发生？
在这个情境中，我有什么应对性的想法？
发生了这件事之后，最坏的结果是什么？
如果_____真的发生了，会有多糟糕呢？

表 7-2　应对性想法

去尝试是最重要的。
人无完人。
每个人都有犯错误的时候。
我将竭尽全力。
我可以做到。
我会为我的努力感到骄傲。
可能发生的最糟糕的结果会是什么？
它可能没有我想象中那么可怕。
以前我可以做到，现在我也能做到。

佐伊和治疗师的第六次会谈是以回顾上周的 STIC 任务开始的。佐伊说她听 CD 时可以放松，而且妈妈也在几个晚上做了放松。

治疗师向佐伊介绍了思维和感受是相连的。他们针对《应对焦虑的猫自助手册》上面的思维气泡进行了练习。他们还浏览了杂志并且给图片中的人制作思维气泡。治疗师帮助佐伊区分什么是焦虑的自我对话，什么是应对性的自我对话。治疗师向她介绍 FEAR 计划中的 E 步骤（你预期会有不好的事情发生吗？）。他告诉佐伊，在这个步骤中需要问自己"我的思维气泡是什么，会发生坏的事情吗？"。然后，佐伊在焦虑时候就开始关注自己的思维，练习应对性的自我对话，并回顾了 FEAR 计划中的 F 步骤。在会谈的最后，治疗师在自助手册中给佐伊布置了 STIC 任务。他们在会谈的最后 5 分钟玩了一会儿游戏。

第七次会谈：态度与行为；培养问题解决技能

第七次会谈的主要目标是介绍应对焦虑的问题解决策略。治疗师首先回顾 F 步骤和 E 步骤。接着介绍 A 步骤，"态度和行为可以有所帮助"。在这一步骤中，孩子可以学习到当他们感到焦虑的时候，也许可以改变行动或自己的反应。治疗师介绍问题解决的工具来帮助孩子应对焦虑、描述问题解决的四个步骤（例如，明确问题是什么，探索潜在的解决方案，评估解决方案，选择最优方案）。首先让儿童在具体的、无压力的情境中练习问题解决，然后慢慢地在焦虑情境中练习问题解决。

佐伊和治疗师先回顾上周的 STIC 任务并且把贴纸放在银行中。接着，治疗师通过问 F 和 E 代表什么来复习 F 步骤和 E 步骤。根据佐伊的解释，治疗师认为，佐伊现在已经可以在感到紧张的时候觉察到自己的身体感受和思维了，所以，到了可以学习如何应对焦虑的时候。治疗师介绍了 FEAR 计划的 A 步骤：态度和行为是有帮助的。治疗师简要描述了问题解决的过程。首先他讨论了在具体的、无压力的情境下进行问题解决。治疗师给了一个例子："当你找不到鞋子的时候，你怎么尝试找到它们"治疗师和佐伊尝试了问题解决的所有步骤，通过头脑风暴，很开心地发现了很多解决方案，有的甚至有点傻。在练习了许多没有压力的情境之后，治疗师又指导佐伊在一些低的和高的焦虑诱发情境中使用问题解决策略。在会谈的最后，佐伊的治疗师从自助手册上布置了 STIC 任务，然后他们一起玩了一个井字游戏。

第八次会谈：成果和奖励

第八次会谈的目的就是介绍 FEAR 计划的最后一个步骤：成果和奖励（图7-2）。治疗师介绍如何进行自我评定和自我奖励，和孩子一起讨论奖励的清单，包括物质性奖励和社会性奖励。作为应对示范，治疗师描述了一个自己经历的痛苦情境，自己如何克服问题，然后评定自己的努力程度，并给自己一个奖励。治疗师回顾 FEAR 计划，然后跟儿童一起找出了一个有压力的情境，并让儿童运用 FEAR 计划练习克服它。

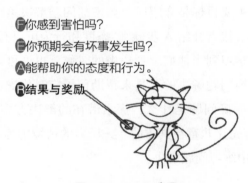

图 7-2　FEAR 步骤

来源：Reprinted from Kendall PC，Hedtke K：*Coping Cat Workbook*，2nd Edition. Ardmore，PA，Workbook Publishing，2006.Used with permission.

治疗师告知儿童，计划的下一个部分是在焦虑诱发情境下练习 FEAR 步骤；提醒儿童练习应该是循序渐进的，应该从引起较少焦虑的情境开始；要让她知道应该在一个相同的情境下反复练习这些步骤。

佐伊和治疗师从回顾 STIC 任务开始这一次会谈。治疗师介绍了 FEAR 计划的最后一个步骤:成果和奖励。治疗师请佐伊考虑她认为的奖励是什么,并且讨论了奖励和奖品的区别。同时,治疗师和佐伊一起制作了一个未来奖励的清单,在未来会谈中或者会谈之外完成了具有挑战性任务之后,可以获得哪些奖励(例如,和妈妈一起烤饼干,得到治疗师的击掌鼓励,一个新的足球)。

佐伊和她的治疗师通过自助手册上的练习和角色扮演学习如何对自己的努力进行自我奖励。他们回顾了 FEAR 计划的四个步骤。同时他们用一个钥匙扣作为拟人化的 FEAR 计划,让佐伊在感到焦虑的时候拿出来使用。佐伊和她的治疗师回顾了佐伊的恐惧等级,其中包括跟她不太熟的成年人讲话,在其他人面前读书,在班级回答问题,等等。

治疗师告诉佐伊,治疗的下一个部分就是练习到目前为止所学的所有新技术。治疗师向佐伊解释,在整个练习过程中她可能会感到焦虑,但是现在有 FEAR 计划帮助她应对。治疗师也提醒佐伊,下一次会谈将再次见她的父母。治疗师在自助手册中选择一个 STIC 任务布置给佐伊,之后他们玩了一会儿足球游戏。

第九次会谈:第二次父母会谈

第二次父母会谈的目的是给父母提供一个机会来进一步学习暴露任务。首先介绍暴露练习的基本原理以及回避和接近的区别。治疗师要提醒父母:治疗的目标不是去除儿童的焦虑,而是减少其痛苦体验,并帮助儿童学习如何管理焦虑。我们的目标是让儿童在会谈的内外都能够练习 FEAR 计划,成功地应对焦虑诱发情境。治疗师还要提醒父母注意,儿童在进行暴露任务的时候可能会有一些焦虑。治疗师在回顾了整个暴露任务之后,需要给家长提问和讨论的机会。最后,治疗师请求家长在暴露任务进程中提供协助。

佐伊的父母一起参加了第二次父母会谈。在治疗的一开始,治疗师就向他们介绍了整个治疗的基本情况。他向这对父母介绍，佐伊已经学习了一些在社交情境中应对焦虑的方法，现在她将要在真实情境中去练习，这就是暴露任务。当佐伊开始面对她的恐惧，她就会获得掌控感，同时她的焦虑水平将会在未来的情境中降低。治疗师解释，大多数孩子在练习过程中都会感到焦虑，这是正常的。

佐伊的妈妈很担心把佐伊置身于一个不安的环境中。治疗师肯定了这个担心的合理性，同时提醒她的父母，暴露任务的挑战性是逐渐升高的。现在，佐伊已经拥有了应对这些不舒服情境的工具。治疗师提醒父母注意，治疗的目的不是让佐伊的焦虑消失，而是降低焦虑程度，从而使得佐伊能够应付社交情境。

最后，治疗师同佐伊的父母一起回顾了她的害怕等级。佐伊的妈妈强调佐伊需要练习在别人面前做报告和阅读，因为这个问题对于佐伊在学校的生活造成了很大的干扰。治疗师同意她母亲的建议，这的确是一个需要练习的重要情境，同时，治疗师告诉佐伊的父母，也许后面的暴露需要父母的帮助。

第十次和第十一次会谈：在低焦虑诱发情境中练习

第十次和第十一次会谈的目标是类似的：是在低焦虑诱发情境中练习FEAR 计划，包括想象暴露和现场暴露。会谈开始，治疗师告诉儿童现在的计划是从学习技术进入到了在真实情境中运用所学（就像学一项运动到打一场真正的比赛）。同时，选择一个低焦虑诱发情境（查看表 7-3 暴露任务的例子），让儿童通过想象暴露练习使用 FEAR 计划。治疗师和儿童一起，准备暴露任务，在《应对焦虑的猫自助手册》当中，为每一个特定情境写 FEAR 计划。作为一个应对示范，治疗师应该对这些情境进行出声思维。然后让儿童通过想象暴露任务来体验所有的步骤，通过使用道具或者增加细节让想象的情境尽可能真实一些。治疗师之前先让儿童在感受温度计上打分，在想象暴露过程中，每分钟都要再评一次分。

接下来进行现场暴露。治疗师首先编制一个 FEAR 计划，并商定好完成现场暴露任务后的奖励。治疗师要帮助儿童一起思考可能出现的任何障碍以及其他可能的结果。暴露的主要目标是协助儿童在焦虑诱发情境中不断接近（而不是回避），直到感到焦虑的程度是可接受的。在进行现场暴露之前，治疗师使用感受温度计为儿童打分，之后在现场暴露的过程中，每隔特定的时间间隔（每隔一分钟或者两分钟）都进行评分。一般性的做法是让儿童待在某个情境中，直到评分下降50%。在暴露任务完成之后，治疗师为儿童的努力给予奖励。在会谈的最后，再制订下一次暴露的计划。

　　在第十次会谈的一开始，治疗师就提醒佐伊他们将要迎接一些挑战了——要在真实的情境中练习 FEAR 计划。他和佐伊商量后，决定从一个最低水平的焦虑情境开始，例如在几个不太熟悉的成年人当中进行一个调查。同时，佐伊和治疗师为了应对这个挑战制订了 FEAR 计划。佐伊计划问一些关于最喜爱的运动调查。完成挑战后，她可以踢5～10分钟的球作为奖励。

　　首先，佐伊和治疗师通过想象自己在这个情境中的情形来练习 FEAR 计划。治疗师请佐伊闭上眼睛，假装自己在进行调查。治疗师要佐伊说出她的 FEAR 计划。佐伊说她感到害怕，因为她的胃都在疼。她有一个焦虑的思维就是"如果我搞砸了其中一个问题该怎么办"。她说她的应对性的想法是"搞砸了也没有什么大不了，别人也许也不把这个当回事，甚至可以说每个人都会犯错误"，她还开始练习深呼吸帮助自己应对焦虑。最后，她想象自己的工作完成得不错，虽然不甚完美，但也赢得了奖励。佐伊成功地完成了想象暴露，并且用感受温度计对自己的感受进行评分。

　　接着，佐伊和治疗师开始准备现场暴露。佐伊能够在5个陌生人面前进行调查。通过暴露，治疗师叫佐伊对自己的焦虑进行评分，同时说出她评分的结果。佐伊评估自己在问第一个人调查问题之前的焦虑水平是5分，到了第五个人就降到了两分。之后，治疗师问佐伊："在这个调查过程中，你对自己的焦虑情况有什么发现吗？"佐伊说，焦虑在不断降低，感觉任务变得容易了。作为奖励，佐伊和治疗师在诊室外面一起玩

表 7-3 暴露任务的例子

暴露的描述	障碍	会谈中	会谈外	需要的道具	是否需要其他人 [a]
做一个演讲报告或者一个展示说明。 1. 有人在演讲或者报告当中小声讲话。 2. 在演讲或者报告过程中有人提问题。	社交恐惧症	×			是
在小商店买东西。	社交恐惧症	×		钱	是
在一群人面前犯错误。	社交恐惧症	×	×		是
化奇怪的妆或者在别人面前弄奇怪的发型。	社交恐惧症	×		化妆品	是
给朋友打电话。	社交恐惧症	×	×		是
坐电梯到不同楼层。	分离焦虑障碍	×	×		否
玩一个游戏规则不断变化的游戏。	广泛性焦虑障碍（害怕改变 [b]）	×	×	游戏用具	否
和一个陌生人玩游戏。	社交恐惧症	×		游戏用具	是
到一个大楼的不同地方找一个咨询师。	广泛性焦虑障碍	×	×		否
治疗师和孩子一起戳破气球。	社交恐惧症	×		气球	否
治疗师在会谈的时候安排父母接孩子故意迟到。	广泛性焦虑障碍, 分离焦虑障碍		×		是
让这个儿童在鞋子上粘着卫生纸然后四处走。	社交恐惧症	×		卫生纸	否

续表

暴露的描述	障碍	会谈中	会谈外	需要的道具	是否需要其他人[a]
寻宝游戏：儿童收到了一个名单或者能在这栋大楼里面找到的物品的清单，然后儿童单独去寻找这些人（当儿童找到他们的时候，这些人就在纸上签字确认）。	社交恐惧症、广泛性焦虑障碍	×		寻宝游戏中的物品	是
在食品店结账的时候，付的钱出错了（对于担心出糗和完美主义很有帮助）。	广泛性焦虑障碍、社交恐惧症	×		钱	是
调查：儿童在一栋大楼附近四处走，然后问各种人一些不同的问题（例如，你最喜欢哪种口味的冰激凌）。	社交恐惧症	×		化妆品	是
制作一个担忧盒，然后把他所有的担心放在这个盒子里，每天未在未个指定的时间看一次。	广泛性焦虑障碍	×	×	鞋盒子、制作工具	否
"打破规则"或者"惹上麻烦"（例如，叫儿童去一栋楼的某个未间找一个同伴，然后有人说，"儿童禁止入内"）。	广泛性焦虑障碍	×			是
看一些自己害怕的东西的图片或者视频（例如，暴风雨、昆虫、呕吐物）。	特定恐惧症	×	×	图片或者视频	否
坐在一个关了灯的房间里。	特定恐惧症	×	×	定时器	否
参加一个难度很大的考试或者考得很差。	广泛性焦虑障碍	×		假测试题	否

续表

基墓的描述	障碍	会谈中	会谈外	需要的道具	是否需要其他人 [a]
阅读或者写一个关于儿童恐惧的想象性暴露的剧本(例如，父母将要去世，世界末日)；朗读或者反复听这个剧本，直到焦虑程度降低50%。	广泛性焦虑障碍	×	×	写剧本的纸或者录音带	否
治疗师和儿童在公交车上、火车上或者其他害怕的交通工具上面。	广泛性焦虑障碍，特定恐惧症	×	×	旅游的钱	否
治疗师和儿童一起到达一栋楼的最高层。	广泛性焦虑障碍，特定恐惧症	×	×		否
电话订一个比萨饼或者外卖(要把它开得更难一些，可再次打过去更改或者取消订单)。	社交恐惧症，广泛性焦虑障碍	×	×	订购需要的钱	是
给孩子或者让其他人假装给孩子注射或者打针。	特定恐惧症	×		注射器	是
在罐子或者帽子外面画一个神奇神奇的挑战或者神奇的练习。	广泛性焦虑障碍(害怕不确定性[b])	×		罐子或者帽子、纸	否

注：[a] 除了治疗师之外的人；[b] 针对括号里面的症状

了一会儿球。最后,治疗师和佐伊为接下来的会谈安排挑战,并一起做了一个轻松练习。关于 STIC 任务,佐伊同意在一个低焦虑诱发情境当中练习 FEAR 计划(一个在家里完成的挑战)。

第十二次和第十三次会谈:在中等焦虑诱发情境中练习

第十二次和第十三次的会谈目标就是让孩子在中等焦虑诱发情境中练习 FEAR 计划,包括想象暴露和现场暴露。

佐伊和她的治疗师在第十二次会谈一开始就谈论了佐伊上个星期在家里的任务挑战情况。佐伊很自豪,她应对得很好,而且为得到奖励而感到兴奋不已。同时,佐伊和治疗师一起为今天的挑战制订了 FEAR 计划——佐伊将要在诊所中在另外两个工作人员面前朗读一段内容。佐伊说她的胃已经开始疼了,然后她开始想:"我要是搞砸了怎么办呢?他们会嘲笑我的。"她和治疗师一起提出了应对性的想法:"不可能会搞砸,因为我已经练习过了;即便出错也没什么,更何况人人都会犯错误。"治疗师告诉佐伊,有一个明星在接受采访的时候出了好几次错误,但是也没有什么大不了的。治疗师同意奖励佐伊和他一起吃点心。

首先,佐伊在治疗师这边练习阅读这个段落,并且说出 FEAR 计划。佐伊在练习的时候用感受温度计给自己的焦虑进行评分。接下来,到了挑战的时候了。佐伊和治疗师邀请了两个不太熟悉的工作人员进入治疗室。佐伊深呼吸之后,走到房间的前面,开始朗读书上的这段内容。之后,佐伊和治疗师开始讨论这次挑战。佐伊说一开始她的胃很痛,一会儿焦虑水平和胃痛的问题就好多了。她"搞砸了"好几次,但是她提醒自己每个人都会犯错误。佐伊发现,听众好像并没有发现她的这些错误。佐伊为自己的努力和任务完成情况感到很自豪。最后,他们设计了在家中的挑战以及在脱离治疗前的暴露任务。

第十四次和第十五次会谈:在高焦虑诱发情境中练习

第十四次和第十五次会谈的目标就是让孩子在高焦虑诱发情境中练习这

些技能，包括想象暴露和现场暴露。

佐伊的第十四次会谈首先回顾了 STIC 任务和在家里的挑战。佐伊和治疗师开始为今天高等级的暴露制订 FEAR 计划。佐伊这次的挑战是给自己订购食品，但是需要故意犯一个错误然后修改订单。治疗师帮助佐伊明确能产生焦虑的各种可能。佐伊描述了她的身体感觉（胃痛），她的预期（他们肯定会因为这个错误嘲笑我），以及为了帮助她应付挑战可以做些什么（深呼吸、使用应对性想法"每个人都会犯错误"）。治疗师和佐伊计划的奖励就是享用订购的食品。在治疗室练习之后，佐伊又和治疗师一起出去到附近的快餐店里面挑战。佐伊在任务之前、之中和之后都用感觉温度计给自己的感受打分。佐伊能够完成这个任务并且享受食品作为奖励。佐伊、佐伊的妈妈和治疗师为剩下的两次会谈制订了挑战计划。治疗师提醒佐伊在最后一次会谈时，她可以制作一次"成果展"。治疗师解释这个成果展是展示她所学到的和完成的，并且教别的孩子 FEAR 计划。佐伊立即决定要做一个拼贴画，治疗师鼓励佐伊思考这个拼贴画里面应该包括什么内容。

第十六次会谈：最后的练习；成果展以及结束治疗

最后一次会谈的目标是在会谈的最后让儿童再练习一次 FEAR 计划，同时给孩子一个机会制作成果展来展示她的成就，庆祝她的成功。此外，治疗师要准备实施最后一次暴露，讨论孩子在暴露任务中的表现，注意她的努力和进步；最后，和孩子一起制作成果展。这个展示应该是庆祝儿童在治疗当中的努力、进步和成就。对于孩子来说，这也是一个教其他人如何管理焦虑的机会（例如，"应对焦虑的猫"项目）。如果儿童愿意，治疗师可以邀请她的父母或者其他人过来观看，跟整个家庭一起回顾孩子在治疗中的收获。治疗师需要强调，未来在应付焦虑方面还将遇到一些困难时期是很正常的，只要坚持练习就会有改善。给儿童一份正式的证书（在《应对焦虑的猫自助手册》的最后一页）来庆祝这个计划的完成。一个月之后，治疗师邀请这个家庭再来诊所核查一次——说说进展、成果以及另外的担心。最后，治疗师给孩子最后一次奖励，比如出去吃冰激凌或者举办一个比萨饼聚会。

在最后一次会谈当中，佐伊和治疗师共同完成了最后一个想象暴露和现场暴露任务：在诊所的工作人员面前进行一次个人演讲。佐伊和治疗师以成果展的形式结束了治疗（这个拼贴画上包括 FEAR 计划和在家里完成的挑战任务）。佐伊、治疗师以及佐伊的父母回顾了佐伊在治疗中的进展，他们列出了佐伊可以在家里面继续练习的各种方式。治疗师提醒佐伊的家人在下个月记得来诊所核查一次佐伊的进展，还给佐伊发了一个证书以及一份清单，上面记录了她在整个计划当中所完成的一系列挑战。最后，佐伊、佐伊的父母以及治疗师一起举行了一个比萨聚会，庆祝佐伊成功完成了这个“应对焦虑的猫”项目。

考虑文化因素

鉴于许多国家都具有丰富的文化多样性，治疗师应当意识到文化因素会影响到儿童的知觉、病因、症状的表现以及对焦虑的治疗，这是至关重要的。尽管目前的文献很有限，但也表明在焦虑的儿童当中，症状表现有很多不同之处。例如，研究表明拉丁美洲的儿童与白人儿童相比会报告更多的身体症状（Canino，2004；Pina and Silverman，2004），作为焦虑的早期信号，亚裔美国儿童会表现出更多的身体症状（Gee，2004），非裔美国儿童的焦虑敏感性得分比白人儿童高（Lambert et al.，2004）。尽管不同的儿童身上很可能存在相同的模式，但是文化差异的研究要基于组间平均数，临床工作者很有可能在相同的文化背景中看到不同的症状表现。

除了提醒治疗师注意症状表现的问题之外，很多关于治疗效果的研究对于如何治疗不同来访者很有启发。在大多数考察认知行为疗法治疗儿童焦虑的随机控制组试验当中，被试都是白人，这会限制结论的推广，引起人们思考种族和民族是否会影响治疗效果。然而许多文献提出，认知行为疗法对于不同种族和民族的儿童都是一种合适的治疗选择。Treadwell 等人（1995）发现白人和非裔美国人在接受了"应对焦虑的猫"项目治疗焦虑之后取得了类似的效果。Pina 等人（2003）发现，白人和拉丁美洲人在接受针对焦虑的认知行为治疗暴露之后，取得了类似的效果。尽管亚裔美国人与其他人在同一个研究中的反应类似（Walkup et al.，2008），但是，关于亚裔美国人对于认知行为疗法治疗焦虑的反应，还是需要更多的研究作为依据。然而，就目前的研究结果来说，治疗师应该有充分的信心选择用认知行为疗法来处理不同文化背景下的青少年焦虑问题。

尽管，民族和种族因素还没有被证明是治疗效果的调节变量，但是研究已经发现种族和民族可以预测来访者较少的求治行为或者较高的脱落率（Hwang et al.，2006；Sood and Kendall，2006）。影响因素多为应激因素，如较低的社会经济地位、对心理学缺乏信任、对于治疗的不熟悉、依赖家人保护心理健康。基于这些发现，治疗师很有可能在治疗一些少数民族和种族的儿童时遇到困难。如果是这样的话，我们建议治疗师应该花更多时间与来访者及其家人建立治疗关系，同时找出阻碍他们参与治疗的特定障碍。

对于每一个来访者，不管他的文化背景是什么，我们都应该鼓励治疗师应用生态学的方法对其进行评估和治疗（例如，Hwang et al.，2006）。生态学的方法包括评估来访者的情绪、认知、行为是如何受到背景性因素（如文化背景）的影响的。生态学的方法应该贯穿于每个治疗阶段，包括评估、个案概念化以及治疗过程。

评估

在治疗开始之前，治疗师评估来访者的现状时要注意背景性因素。为了实现这一点，评估所采用的测量工具应该在不同的文化群体下经过验证，治疗师要尽可能选择针对特定文化的评估工具。作为对问卷的补充，治疗师应该进行一些访谈来收集背景信息，以更好地理解来访者及其父母的世界观。

个案概念化

治疗师应制订治疗目标,并根据每个来访者的文化背景调整治疗计划。例如,儿童开始独自睡觉的平均年龄就会因为文化背景的差异而有所不同。

治疗过程

我们在实施治疗的时候要灵活一些。鉴于不同文化群体的差异,我们不能给一个文化群体中的所有人制订完全一样的方案。我们要提倡开放思想,针对每个来访者寻找最适合、最个性化的治疗方案。虽然我们并不赞成去掉认知行为治疗的核心成分(例如,心理教育、暴露治疗),但是我们鼓励治疗师灵活运用治疗原理以满足不同来访者的需求。例如,在 A 步骤当中,治疗师可以根据不同的文化、宗教信仰、习俗列出一些应对性的想法和行为,来帮助这些青少年(Harmon et al., 2006)。

总而言之,我们鼓励治疗师与来自不同文化背景的来访者和父母进行合作性的对话。在治疗中,我们很有必要讨论文化、宗教以及家庭习俗等因素(如果希望更加详细地了解治疗青少年焦虑的文化因素,可以查看 Harmon 等人在 2006 年发表的文章)。

治疗中的潜在阻碍

和其他的治疗方法一样,采用认知行为疗法治疗儿童的焦虑也存在很多挑战。潜在的阻碍包括:心理病理的共病现象、不同的认知能力、治疗不依从性,以及父母的病理心理。接下来,我们将对每个议题进行讨论,为了展示处理这些潜在阻碍的策略,我们提供了两个简短的治疗片段。

共病问题

在儿童的焦虑障碍当中，共病是非常常见的。(Kendall et al., 2001)。尽管研究表明，共病的存在并不影响"应对焦虑的猫"项目的效果（Kendall et al., 2001），但是，在实施干预计划的时候我们有必要做出一些灵活的调整（在保证科学性的前提下）。举一个典型的例子，如果一个孩子同时患有多种焦虑障碍，我们需要评估哪个障碍是主要的，哪个障碍造成了最大程度的干扰。这些信息将会提示我们应该优先将哪个障碍作为治疗目标。假如要构建逐级暴露任务的清单，治疗师和儿童可以针对不同的焦虑情境建立不同的暴露等级，然后逐个完成。（例如，首先对患有社交恐惧症的孩子在社交方面的恐惧设置一个等级，等完成了之后，再为他在广泛性焦虑方面的担心设置一个等级）。当然，治疗师和儿童也可以选择构建一个包括多个不同领域的恐惧等级。

首发焦虑障碍的儿童有时候也会伴发外化障碍，如注意缺陷 / 多动障碍。对于这种情况，我们首先要核查注意缺陷多动障碍是否能被很好地控制（比如通过药物或者行为干预等）。即使注意缺陷多动障碍被控制住，这也会使得焦虑障碍的治疗干预过程变得复杂。由于实施非常清晰的结构化的会谈对于有注意缺陷多动障碍共病的儿童很有好处，因此，治疗师可以在每次会谈中提供给孩子一个清楚的会谈议程，并且用奖励强化他们执行任务的行为。

发展水平和认知能力

对儿童发展水平和认知能力的考量应该贯穿整个会谈。"应对焦虑的猫"项目（Kendall and Hedtke, 2006a）的治疗对象是 7 ～ 13 岁的孩子。勇士计划（Hirshfeld-Becker et al., 2008）是"应对焦虑的猫"的一个变式，它是为 4 ～ 7 岁的孩子制订的，更加强调父母的训练。《C.A.T. 项目手册》（Kendall et al., 2002a；2002b）是针对青少年的。从总体认知能力情况来说，在不同的项目当中，儿童的智商至少应该高于 80。

对于更小的孩子或者认知方面有限制的孩子，我们应该对一些认知行为概念进行简化。例如，一两个普遍一点的应对性想法（"我能做到"，"我很勇敢")可能对他们来说,理解起来更容易一些。对他们而言,以下两种情况可能不太合适:①需要对不同情境做出不同的反应;②通过自我反思识别自己通常掉入了哪种思维陷阱。同样,放松策略也可以简化,比如只让孩子关注一两个步骤:孩子们可以选择渐进式肌肉放松中他们最喜欢的部分(例如,假装在手上挤柠檬),并且使用这些方法在诱发焦虑的情境中帮助放松。治疗师可以提供各种视觉的、听觉的应对策略的提示,这样做的目的是帮助回忆在会谈中学到的信息。例如,青少年可以用简短的陈述或者图片来制作一些索引卡,用来提示他们回忆 FEAR 计划或者特定的应对思维和行动。父母要帮助孩子在治疗之外遵循这些步骤。为了巩固治疗的收获尤其是培养孩子的成就感,特别是对于那些认知能力不太高的孩子,治疗师应整合一些更加有创造性的方案让孩子带回家。其中一个让孩子觉得有趣也很有益的方案就是做一个相册来记录他们在治疗期间完成的暴露任务。

案 例

克洛伊是一个 7 岁的有分离焦虑障碍儿童。她和她的治疗师是以回顾 STIC 任务开始这次会谈的,这周的任务是在家里面完成的。因为克洛伊在阅读和写作方面有困难,她的妈妈只是在克洛伊的自助手册上草草记下了一些提示:晚上她要一个人待在卧室。治疗师在治疗开始之前与她的妈妈通电话,想弄清楚暴露任务进行得如何,因为克洛伊很难准确地回忆和报告她的体验。在会谈中,克洛伊给治疗师展示了一张图片,内容是她自己完成了暴露任务。治疗师问了她一些问题,例如:"当你第一次自己一个人进入房间,你有什么感觉?""你觉得会发生什么?""你跟自己说什么会有所帮助呢?"有时候,克洛伊会说她不确定自己的感觉如何。治疗师在克洛伊讲出"害怕"之前,给了一些提示,例如:"你感到开心吗?"或者"生气吗?"克洛伊说她用了治疗师在之前的会谈中提醒她制作的应对卡"我能行"。她说当她感到十分紧张的时候,就画了一个图画。克洛伊和治疗师在开始完成暴露任务之前是跟她的妈妈一起来设定这些活动的。治疗师非常热情地告诉克洛伊,她为克洛伊表现出来的勇敢感到骄傲。治疗师希望通过这样的方式强化她的行为。克洛伊收到了两个贴纸，她把它们贴在手册上面。这个贴纸画就是克洛伊通过努力而获得的奖励（一个吃饱了的小动物）。

对 STIC 任务或者暴露任务不依从

儿童不完成 STIC 任务的原因多种多样，但更为重要的是，我们要了解这个问题并去处理它。例如，有注意缺陷多动障碍共病的青少年对于在治疗当中整理这些材料会有困难，他们常常忘记有作业，或者会丢掉那些完成作业所需要的资源。对于更小的儿童，治疗师告诉父母作业是什么并请父母负责提醒孩子完成作业可能是一个有益的方法。对于所有的儿童，治疗师要求他们把治疗的材料（比如自助手册）放在家中一个能找到的地方，这样做是有好处的。治疗师也要花一些时间考虑在一周当中的什么时间这些儿童最有可能完成任务，并且提供一些适当的提醒（例如，在墙上挂一个日程表）。

儿童可能因为焦虑而回避 STIC 任务。此时，治疗师千万不要用作业的质量来评判他们，应该表扬他们为此付出的努力，只要尽力就值得表扬。治疗师应该强调答案没有正确和错误之分，重要的是他们的想法和感受，并且确保对那些完成 STIC 任务的青少年给予奖励。尽管这些青少年一般需要完成若干任务才能赚到足够的点数换取一个有形的奖励，但是对于不服从的青少年频繁地给予奖励，这样可能会有好处（年龄越小，奖励越频繁）。在家中，治疗师应该鼓励家长对这些孩子进行即时的正强化。但是要记住的是，在整个治疗当中，回避诱发焦虑的情境是不可取的。如果孩子在家里没有完成任务，有必要在会谈一开始花时间来完成。他可以利用这些机会来练习必要的应对技能。

对于那些不愿意进行暴露任务的人来说，如果治疗师处理不好将会阻碍治疗的进程。毫无疑问，患有焦虑障碍的儿童在面对令他们害怕的情境时是有困难的。从某种意义上说，你是在叫他们做一些与其很长一段时间所为的完全相反的事情。针对令他们害怕的情境，治疗师让他们思考一些接近而不是回避的策略，同时在实施暴露任务的时候给予强化，让他们自己来建立自己的暴露等级。这个建立暴露等级的过程是一个合作性的过程，这样可以帮助他们提高参与暴露任务的积极性。如果某个暴露任务太难了，治疗师就可以把它们拆分成为更小的步骤。然而，即便所有必要的准备都已经做好了，真正在完成暴露任务时，困难依然存在。我们鼓励青少年去面对这些诱发焦虑的情境，但是有时在特定的时间相应地缩减任务可能是适合的。例如，治疗师让青少年完成一个诱发更少焦虑的暴露任务的变式；或者重复之前的暴露任务以增加掌控感。治疗师对青少年的努力要给予支持和强化。最终，青少年仍然需要尝试一些困难的暴露任务，但是需要更小的步骤。有时候，有的儿童可能会说，不需要完成这个暴露任务，"因为它不能引起我的焦虑"，治疗师不要和儿童争论，无论如何要鼓励他完成这个暴露任务（这样做是不允许儿童把口头的表达作为回避暴露的一个方法）。有时候，儿童会否认体验到焦虑，但是他们的父母不这么认为，那么可以鼓励他们完成这个任务来证明父母是错误的。通常来说，多使用有意义的奖励能够促进合作。

　　克洛伊将要完成一个诱发中等程度焦虑情境的暴露任务。暴露任务是要自己坐电梯上到这座大楼的十层。克洛伊和治疗师在治疗室回顾了她的 FEAR 计划。现在克洛伊站在电梯前面，焦虑地抓着提醒她要勇敢的应对卡。克洛伊拒绝按电梯按钮，治疗师等了她一会儿，然后电梯门开了，克洛伊拒绝进入电梯里面。电梯门又关了，但是克洛伊一只脚都没有迈进去。她快要哭出来了，感觉马上就要彻底失败了。治疗师保持淡定，然后冷静地又开始了 FEAR 计划。克洛伊说她感觉很紧张，她担心如果她单独在电梯里面，会有人绑架她。她盯着这个应对卡，寻求鼓舞，但是仍然不愿意完成这个暴露任务。治疗师处变不惊地告诉克洛伊："我知道你很勇敢，一定可以做到。"克洛伊回答："我知道，但是这个挑战是不一样的！"

　　治疗师等了一会儿然后告诉克洛伊，这真是一个非常艰难的挑战，也许她们需要尝试一些其他的挑战以进行更多的练习。治疗师叫克洛伊重复暴露任务：自己拿着对讲机坐电梯上一楼，这样可以跟治疗师通话。克洛伊因为完成了这个暴露任务获得了一个贴纸。克洛伊的习惯被改变，治疗师建议她上一楼不带对讲机。克洛伊沉默不语，这时她瞥了一眼她的贴纸表，她发现只差一张贴纸就可以获得她期盼已久的可爱的泰迪熊了。治疗师又一次表扬了克洛伊，并且答应如果她今天能够完成一个挑战（例如，暴露任务）就可以赢得泰迪熊。克洛伊恢复了勇气，她调动了全部能量，面带微笑，与治疗师击掌，不带对讲机，努力去完成这个挑战。尽管这次会谈的时间用完了，但是克洛伊同意这周在家里完成其他的暴露任务，下周开始完成上十层的挑战。

父母的病理心理

尽管"应对焦虑的猫"项目主要关注儿童的个体治疗，但是父母在整个干预过程中也发挥着重要作用。正因为这样，父母的心理问题就会成为治疗效果的一个潜在阻碍。在这个计划中，有两次是专门的父母会谈，因为在整个治疗之外的暴露任务都需要父母的参与和协助。当我们与焦虑的儿童或青少年进行工作时，父母的焦虑问题非常常见。尽管父母的焦虑管理不是我们治疗的必要部分，治疗师也可以使用与教他们孩子一样的认知行为策略来帮助父母管理他们的焦虑。例如，在孩子处于焦虑诱发的情境当中时，父母也许会表达焦虑的情绪。在这些情境下，父母可以想想在最糟糕的情况下会发生什么，发生的可能性有多大，也可以对自己说些有帮助的话，或做些什么。但是值得注意的是，父母的焦虑管理不是我们治疗的关注点，因此，即便父母有必要进行治疗，这个计划也不能变成专门为父母提供的治疗的替代品。

总　结

儿童和青少年的认知行为治疗已经在很多的随机控制实验当中被证明是有效的。"应对焦虑的猫"项目是一个基于治疗手册使用认知行为治疗处理儿童和青少年焦虑问题的方案，它包括两个治疗阶段：心理教育和暴露。在心理教育的阶段，儿童学习识别何时感到焦虑以及使用焦虑管理策略。策略包括识别身体唤醒、练习放松技术、识别焦虑性思维（自我对话），并且使用应对思维和问题解决。在治疗的第二个阶段，儿童把学到的技能运用到暴露任务中。暴露任务是在共同合作商定的等级指导下进行的，这样做的目的是使儿童可以在不断严重的焦虑诱发情境中练习技能。对儿童焦虑实施认知行为治疗所面临的潜在的阻碍包括：共病、不同的认知能力，不依从性以及父母的心理问题。然而，为了克服这些潜在的阻碍同时对治疗进行个体化，应该灵活但科学地使用"应对焦虑的猫"项目。

❑ 本章要点

- 对青少年焦虑进行认知行为治疗的核心成分是心理教育、对于身体症状的管理、认知重建（改变引起焦虑的自我对话），更重要的是多种暴露任务的练习。

- "应对焦虑的猫"项目使用了 FEAR 计划来描述在心理教育的治疗阶段所学到的东西：F= 你感到害怕吗？ E= 你预期会有坏事发生吗？ A= 能帮助你的态度和行为：R= 结果与奖励。

- 治疗儿童焦虑的认知行为治疗的不同版本都把暴露任务作为核心成分。暴露的主要目标是让儿童接近而不是回避诱发焦虑的情境，待在这个情境当中直到焦虑达到一个可接受的水平。

- 我们建议在实施"应对焦虑的猫"项目的时候，在保证科学性的前提下要灵活一些。治疗要根据儿童的共病情况、年龄、认知能力和文化背景将治疗个性化。

❑ 自测题

7.1　以下哪个来访者适合用认知行为疗法治疗儿童期焦虑障碍?

A. 16 岁的青春期女孩，白人，主要有社交恐惧症、肥胖症和学习障碍

B. 6 岁的西班牙裔女孩，主要有分离焦虑障碍和对于血液的特定恐惧症

C. 13 岁的青春期男孩，非裔美国人，主要有广泛性焦虑障碍伴随

注意缺陷/多动障碍，正在服用中枢神经兴奋剂

　　D. 以上都可以

7.2　以下哪个不是儿童和青少年焦虑障碍的认知行为疗法的核心成分？

　　A. 认知重建

　　B. 暴露任务

　　C. 心理教育

　　D. 行为激活

7.3　一个 7 岁的女孩，被诊断为分离焦虑障碍，来寻求治疗，在对她的认知行为治疗当中，父母最好应扮演的角色是什么？

　　A. 在儿童治疗过程中，没有父母的参与

　　B. 父母作为共同的来访者，对儿童的治疗也同时针对父母

　　C. 父母作为合作者，来实施暴露任务，包括孩子要跟父母分离的任务

　　D. 父母要作为关于孩子症状和功能损害情况的顾问

7.4　一个 12 岁的男孩，被诊断为广泛性焦虑障碍，他对即将到来的考试非常担心，他认为"我担心我会不及格，然后我将不得不再上一次七年级"。在这个情境当中，合理的应对性的想法是什么？

　　A. "我不可能不及格，我想老师很喜欢我"

　　B. "在考试之前，我每天都要学习，那样我就不会不及格了"

　　C. "即使我在第七个学期不及格，我仍然有朋友，所以为什么要为此而烦恼呢"

　　D. "我不可能不及格，因为我已经学习得非常努力了。即便我真的在一次测验中不及格，在七年级结束之前，我仍然有很多时间来提高我的成绩"

7.5　以下例子当中，哪个不属于对儿童和青少年的认知行为治疗的恰当而灵活地运用？（例如，在保持科学性的前提下灵活运用。）

　　A. 一个 7 岁的男孩，有分离焦虑障碍，他不能够掌握自我对话的概念，于是治疗师简化了认知重建，单独使用应对性思维"我能做到"。

　　B. 治疗师对一个 11 岁的患有社交恐惧的女孩取消了在家里面的暴

露任务，因为父母担心会给孩子带来太多的压力。

C. 一个 8 岁的男孩，患有广泛性焦虑障碍与注意缺陷 / 多动障碍，他很难在会谈中待住，因此治疗师不断给他休息时间或者额外的奖励。

D. 治疗师选择不处理一个 9 岁患有社交恐惧症的女孩不单独睡觉的问题，因为她的家庭观念和偏好是一家人共享一个床。

❏ 参考文献

Achenbach TM, Rescorla LA: Manual for School-Age Forms and Profiles. Burlington, University of Vermont, Research Center for Children, Youth, and Families, 2001

Albano AM, Kendall PC: Cognitive behavioral therapy for children and adolescents with anxiety disorders: clinical research advances. Int Rev Psychiatry 14:129–134, 2002

American Psychiatric Association: Diagnostic and Statistical Manual of Mental Disorders, 4th Edition, Text Revision. Washington, DC, American Psychiatric Association, 2000

Ameringen MV, Mancini C, Farvolden P: The impact of anxiety disorders on educational achievement. J Anxiety Disord 17:561–571, 2003

Aschenbrand SG, Angelosante AG, Kendall PC: Discriminant validity and clinical utility of the CBCL with anxiety disordered youth. J Clin Child Adolesc Psychol 34:735–746, 2005

Barrett P, Dadds M, Rapee R: Family treatment of child anxiety: a controlled trial. J Consult Clin Psychol 64:333–342, 1996

Beidel DC, Fink CM, Turner SM: Stability in anxious symptomatology in children. J Abnorm Child Psychol 24:257–269, 1991

Beidel DC, Turner SM, Morris TL: Behavioral treatment of childhood social phobia. J Consult Clin Psychol 68:1072–1080, 2000

Canino G: Are somatic symptoms and related distress more prevalent in Hispanic/Latino youth? Some methodological considerations. J Clin Child Adolesc Psychol 33:272–275, 2004

Chambless DL, Hollon SD: Defining empirically supported treatments. J Consult Clin Psychol 66:5–17, 1998

Chavira D, Stein M, Bailey K, et al: Child anxiety in primary care: prevalent but untreated. Depress Anxiety 20:155–164, 2004

Costello E, Mustillo S, Keeler G, et al: Prevalence of psychiatric disorders in children and adolescents, in Mental Health Services: A Public Health Perspective. Edited by Levine B, Petrila J, Hennessey K. New York, Oxford University Press, 2004, pp 111–128

Gee CB: Assessment of anxiety and depression in Asian American youth. J Clin

Child Adolesc Psychol 33:269–271, 2004

Gosch EA, Flannery-Schroeder E, Mauro CF, et al: Principles of cognitive-behavioral therapy for anxiety disorders in children. Journal of Cognitive Psychotherapy: An International Quarterly 20:247–262, 2006

Greco L, Morris T: Factors influencing the link between social anxiety and peer acceptance: contributions of social skills and close friendships during middle childhood. Behav Ther 36:197–205, 2005

Harmon H, Langle A, Ginsburg G: The role of gender and culture in treating youth with anxiety disorders. Journal of Cognitive Psychotherapy: An International Quarterly 20:301–310, 2006

Hirshfeld-Becker DR, Masek B, Henin A, et al: Cognitive-behavioral intervention with young anxious children. Harv Rev Psychiatry 16:113–125, 2008

Howard B, Chu B, Krain A, et al: Cognitive-Behavioral Family Therapy for Anxious Children: Therapist Manual. Ardmore, PA, Workbook Publishing, 2000

Hwang WC, Wood JJ, Lin KH: Cognitive-behavioral therapy with Chinese Americans: research, theory, and clinical practice. Cogn Behav Pract 13:293–303, 2006

Kazdin AE, Weisz J: Identifying and developing empirically supported child and adolescent treatments. J Consult Clin Psychol 66:8–35, 1998

Kendall PC: Treating anxiety disorders in children: results of a randomized clinical trial. J Consult Clin Psychol 62:100–110, 1994

Kendall PC: Guiding theory for therapy with children and adolescents, in Child and Adolescent Therapy: Cognitive-Behavioral Procedures, 4th Edition. Edited by Kendall PC. New York, Guilford, 2010, pp 3–24

Kendall PC, Braswell L: Cognitive Behavioral Therapy for Impulsive Children, 2nd Edition. New York, Guilford, 1993

Kendall PC, Hedtke K: Cognitive-Behavioral Therapy for Anxious Children: Therapist Manual, 3rd Edition. Ardmore, PA, Workbook Publishing, 2006a

Kendall PC, Hedtke K: The Coping Cat Workbook, 2nd Edition. Ardmore, PA, Workbook Publishing, 2006b

Kendall PC, Khanna M: Camp Cope-A-Lot: The Coping Cat DVD. Ardmore, PA, Workbook Publishing, 2008

Kendall PC, Southam-Gerow M: Long-term follow-up of treatment for anxiety disordered youth. J Consult Clin Psychol 64:724–730, 1996

Kendall PC, Flannery-Schroeder E, Panichelli-Mindell SM, et al: Therapy for youths with anxiety disorders: a second randomized clinical trial. J Consult Clin Psychol 65:366–380, 1997

Kendall PC, Brady EU, Verduin TL: Comorbidity in childhood anxiety disorders and treatment outcome. J Am Acad Child Adolesc Psychiatry 40:787–794, 2001

Kendall PC, Choudhury MS, Hudson JL, et al: The C.A.T. Project Manual: Manual for the Individual Cognitive-Behavioral Treatment of Adolescents With Anxiety Disorders. Ardmore, PA, Workbook Publishing, 2002a

Kendall PC, Choudhury MS, Hudson JL, et al: "The C.A.T. Project" Workbook for the Cognitive Behavioral Treatment of Anxious Adolescents. Ardmore, PA,

Workbook Publishing, 2002b

Kendall PC, Safford S, Flannery-Schroeder E, et al: Child anxiety treatment: outcomes in adolescence and impact on substance use and depression at 7.4-year follow-up. J Consult Clin Psychol 72:276–287, 2004

Kendall PC, Gosch E, Furr JM, et al: Flexibility within fidelity. J Am Acad Child Adolesc Psychiatry 47:987–993, 2008a

Kendall PC, Hudson JL, Gosch E, et al: Cognitive-behavioral therapy for anxiety disordered youth: a randomized clinical trial evaluating child and family modalities. J Consult Clin Psychol 76:282–297, 2008b

Khanna M, Kendall PC: Computer-assisted cognitive-behavioral therapy for child anxiety: results of a randomized clinical trial. J Consult Clin Psychol 78:737–745, 2010

Lambert SF, Cooley MR, Campbell KD, et al: Assessing anxiety sensitivity in inner-city African American children: psychometric properties of the Childhood Anxiety Sensitivity Index. J Clin Child Adolesc Psychol 33:248–259, 2004

Manassis K, Mendlowitz S, Scapillato D, et al: Group and individual cognitive-behavior therapy for childhood anxiety disorders: a randomized trial. J Am Acad Child Adolesc Psychiatry 41:1423–1430, 2002

March JS, Parker J, Sullivan K, et al: The Multidimensional Anxiety Scale for Children (MASC): factor structure, reliability, and validity. J Am Acad Child Adolesc Psychiatry 36:554–565, 1997

Nauta M, Scholing A, Emmelkamp P, et al: Cognitive-behavioral therapy for children with anxiety disorders in a clinical setting: no additional effect of cognitive parent training. J Am Acad Child Adolesc Psychiatry 42:1270–1278, 2003

Ollendick TH, King NJ: Empirically supported treatments for children with phobic and anxiety disorders: current status. J Clin Child Psychol 27:156–167, 1998

Pina AA, Silverman WK: Clinical phenomenology, somatic symptoms, and distress in Hispanic/Latino and European American youths with anxiety disorders. J Clin Child Adolesc Psychol 33:227–236, 2004

Pina AA, Silverman WK, Weems CF, et al: A comparison of completers and noncompleters of exposure-based cognitive and behavior treatment for phobic and anxiety disorders in youth. J Consult Clin Psychol 71:701–705, 2003

Rapee RM, Barrett PM, Dadds MR, et al: Reliability of the DSM-III-R childhood anxiety disorders using structured interview: interrater and parent-child agreement. J Am Acad Child Adolesc Psychiatry 33:984–992, 1994

Seligman LD, Ollendick TH, Langley AK, et al: The utility of measures of child and adolescent anxiety: a meta-analytic review of the Revised Children's Anxiety Scale, the State-Trait Anxiety Inventory for Children, and the Child Behavior Checklist. J Clin Child Adolesc Psychol 33:557–565, 2004

Silverman WK, Albano AM: Anxiety Disorders Interview Schedule for DSM-IV: Child and Parent Versions. Boulder, CO, Graywind Publications, 1996

Silverman W, Kurtines W, Ginsburg G, et al: Treating anxiety disorders in children with group cognitive-behavioral therapy: a randomized clinical trial. J Consult

Clin Psychol 67:995–1003, 1999

Silverman WK, Saavedra LM, Pina AA: Test-retest reliability of anxiety symptoms and diagnoses with the Anxiety Disorders Interview Schedule for DSM-IV: child and parent versions. J Am Acad Child Adolesc Psychiatry 40:937–944, 2001

Silverman WK, Pina AA, Viswesvaran C: Evidence-based psychosocial treatments for phobic and anxiety disorders in children and adolescents. J Clin Child Adolesc Psychol 37:105–130, 2008

Sood ED, Kendall PC: Ethnicity in relation to treatment utilization, referral source, diagnostic status and outcomes at a child anxiety clinic. Presented at the annual meeting of the Association for Behavioral and Cognitive Therapies, Chicago, IL, 2006

Treadwell KR, Flannery-Schroeder EC, Kendall PC: Ethnicity and gender in relation to adaptive functioning, diagnostic status, and treatment outcome in children from an anxiety clinic. J Anxiety Disord 9:373–384, 1995

Verduin TL, Kendall PC: Differential occurrence of comorbidity within childhood anxiety disorders. J Clin Child Adolesc Psychol 2:290–295, 2003

Walkup J, Albano AM, Piacentini J, et al: Cognitive-behavioral therapy, sertraline, or a combination in childhood anxiety. N Engl J Med 359:2753–2766, 2008

Wood JJ, Piacentini JC, Bergman RL, et al: Concurrent validity of the anxiety disorders section of the Anxiety Disorders Interview Schedule for DSM-IV: child and parent versions. J Clin Child Adolesc Psychol 31:335–342, 2002

Wood JJ, Piacentini JC, Southam-Gerow M: Family cognitive behavioral therapy for child anxiety disorders. J Am Acad Child Adolesc Psychiatry 45:314–321, 2006

第八章

儿童创伤后应激障碍

Judith A Cohen　医学博士

Audra Langley　博士

超过 2/3 以上的儿童与青少年会经历创伤，其中超过半数会经历多重创伤事件（Copeland et al., 2002）。在暴露于创伤事件的儿童身上，创伤后应激障碍的症状表现十分普遍。然而，根据 DSM- Ⅳ -TR（American Psychiatry Association, 2000），许多创伤症状显著，同时功能受到损伤的儿童并不完全满足创作后应激碍的诊断标准，这是因为这些标准对于发展中的儿童可能并不适宜，例如，他们对未来感到没有希望（Meiser-Stedman et al., 2008；Scheeringa et al., 2006）。

人们已发展出多种认知行为治疗模式，这些模式已证明在应对儿童创伤后应激障碍及暴露于创伤后出现的相关问题中有较好效果。认知行为治疗模式已在儿童经历的多种创伤类型中检验有效，包括性虐待、家庭暴力、恐怖主义行动、自然灾难、战争、社区暴力及多重创伤暴露。

本章将集中介绍两种类型的认知行为疗法的创伤治疗模式：①以聚焦创伤的认知行为治疗（trauma-focused cognitive-behavior therapy, TF-CBT）为代表的个体治疗；②基于学校环境的创伤认知行为治疗（Cognitive-Behavioral Intervention for Trauma in Schools, CBITS；Stein et al., 2003）为代表的团体认知行为疗法（主要基于学校）。聚焦创伤的认知行为治疗（Cohen et al., 2006）已

在 8 个随机控制治疗试验中得到检验，这 8 个研究聚焦的创伤事件包括 3—17
岁儿童所经历的性虐待、家庭暴力及多重创伤（Cohen 等综述于 2009）。基于学
校环境的创伤认知行为治疗已在两个针对暴露于社区暴力下的儿童的随机控制
治疗试验中得到检验（Kataoka et al., 2003；Stein et al., 2003）。其他认知行为治
疗模式已在对暴露于单一创伤（Smith et al., 2007）和战争中的儿童和青少年的
研究中得到验证。本章随后将指出，这些治疗模式多有重叠的部分，这些重叠
部分说明了对于不同创伤类型及不同年龄段儿童认知行为干预的广泛适用性。

创伤后应激障碍的认知行为治疗理论

　　创伤后应激障碍在 1980 年才正式被《精神障碍诊断与统计手册》
（American Psychiatric Association，1980）所涵盖。有几个互为补充的理论来
解释其复杂的症状。根据学习理论，创伤后应激障碍的成因是无法摆脱恐惧
和其他负性情绪，而这些负性情绪又过度泛化。创伤性体验顾名思义，会伴
随着恐惧、害怕、愤怒等负性情绪（American Psychiatric Association，2000，
p. 463），这些情绪通常伴随着生理唤醒，例如心跳加速、血压升高、脸红和
出汗。研究表明，人际暴力如儿童性虐待和身体虐待、忽视、家庭和社区暴
力等对儿童有明显的负面影响；早期或多重创伤经历会给儿童带来更糟糕的影
响；而如果不及时治疗，则会给儿童的多个功能领域带来损伤，如下文描述的
例子所示（如，Felitti et al., 1998）。

案　例

　　玛丽埃尔今年 8 岁，由于最近在学校多次和男孩子打架而被她的妈妈
带至心理治疗室进行心理健康评估。根据母亲的说法，玛丽埃尔的主要问
题是在学校打架和成绩下降，而且最近玛丽埃尔开始去学校护士的办公室
说自己头痛。在评估过程中，治疗师问玛丽埃尔在她身上是否发生了不好
的或可怕的事。她说："人们互相打斗。"治疗师问："你的意思是打斗发生
在学校吗？"玛丽埃尔回答说："不，打斗发生在家里。"治疗师于是进行

了一个简短的、关于其是否暴露于创伤以及是否有创伤后应激障碍症状的评估。玛丽埃尔目睹过父母之间的家庭暴力，并表现出以下症状：玛丽埃尔爱她父亲，但会想到父亲伤害她母亲的可怕场景；她试图不去想这些事，但学校里的一些男孩总让她想起这种恐惧；他们有时简直让她抓狂；她在学校不能集中注意力，晚上也睡不着觉，因为她总在担心父亲会做什么，她比以前更紧张、更易怒，并且不愿像往常一样与朋友待在一起。

贾奎因是一名14岁的中学生，由他的数学老师送至学校的社工那里。他的老师说，贾奎因是一个认真的学生，特别在数学上表现突出，并且很受大家欢迎。然而，在过去的两个月里，老师注意到贾奎因经常逃课，他的成绩也在下降，并且在课堂上难以集中注意力，看起来悲伤并变得孤僻。贾奎因经常要去洗手间或护士办公室说自己肚子疼。老师说，上周有一次为让同学们集中注意力，他特意提高音量，结果贾奎因当即从座位上跳了起来，变得非常不安，并走出了教室。治疗师见到贾奎因后，询问他最近是否遇到过可怕的、困难的或很有压力的事，他回答说在3个月前，他和最好的朋友在步行回家路过公园时，目睹了一起黑帮枪战。从那以后，他就一直不停地思考所发生的事情，担心这可能会发生在他和家人的身上，并感到肚子疼。他每次看到最好的朋友，就会感到很悲伤，并觉得自己与同龄人疏远了。"我脑中一直不停地出现子弹的声音和歹徒发现我们跑开时的眼神。这种时候，他们怎么能希望我在数学考试中集中注意力呢？"

当中性线索与最初的创伤或与创伤提示物相似的线索（例如，能让孩子想起当时创伤事件的图像、声音、人或地点）一起出现时，经典条件反射就发生了，这些中性线索就会与孩子在创伤中体验的负性情绪、躯体反应相联系，从而诱发相同的反应。

例如，玛丽埃尔在学校时，对周围男孩很愤怒。男孩子们并没有危险，也并不暴力，而只是因为他们是男性，这使她想起了她的父亲，因此作为创伤提示物的"男性"就会诱发出她在创伤事件中体验到的情绪。类似的，贾奎因看到他最好的朋友时很不安，虽然他的朋友只是创伤事件的另一个目击者，但他成了创伤经历的提示物。

对于经历创伤的孩子，关于创伤的记忆和想法也可以成为创伤提示物并引发高度负性的生理和心理反应。操作性条件反射会让孩子们为了减少经历这些负性情绪的可能性而避免这些提示线索。由于回避得到强化（如果这样能成功地甚至只是间歇地使孩子避免感觉糟糕），他们将学会避免谈论或置身于创伤提示物的周围。例如，玛丽埃尔爱她的父亲，但很怕他，她试图在父亲变得"疯狂"时躲开他。同时，她也避免谈论或思考她的家庭状况，这就导致了她回避朋友或社交场合。当回避变得更泛化时，回避就很难缓解情绪，因为大多数有创伤的孩子都经历了多次人际之间的暴力，而这些经历的提示物在他们的心里或者在周围，是如此无处不在的，因此他们很难完全回避提示物。

表现出高度回避或情感麻木的孩子可能无法使用最优应对策略，例如当暴力发生时实施一个安全计划或从成人那里寻求帮助。在贾奎因的案例中，他甚至没有告诉母亲和兄弟姐妹他经历的创伤事件，因为他不愿意去想，也因为他不想给辛苦的母亲增添负担。避免思考和谈论关于创伤的经历也意味着避免内疚和担心，不能阻止枪击意味着他没有能力保护他的兄弟姐妹和母亲，而当去年他父亲被遣返回祖国时，父亲曾恳求他作为长子保护家人。

孩子和成人一样，容易对创伤经历或创伤经历的影响发展出适应不良的认知，如自己天生有缺陷或不健全（羞愧），对创伤负有责任（自责），不值得被爱或不值得别人关心（低自尊）。此外，他们可能会出现认知发展问题，尤其是年龄小的孩子，比如出现奇幻思维或错误归因。这些认知可能源自外界的塑造（例如源于行凶者、粗心的父母、欺负人的同龄人，他们可能已经告诉孩子说他一无是处或理应受虐），或通过认知错误的推理得出这些结论（例如，"其他的孩子没有被欺负，因此，我被欺负是因为我自己不好"）。经历过长期的、严重的人际间创伤（如儿童期虐待、遭到忽视或家庭暴力）的孩子往往缺乏应对创伤的技能，例如表达情感、自我安抚、情感和行为管理等。因此，这些技能可以成为创伤治疗的重要组成部分。

大部分针对儿童创伤后应激障碍的认知行为治疗模式已将上述多种需求整合进它们的干预方案内。针对创伤后应激障碍的认知行为治疗模式通常包括：①行为干预；②认知干预；③亲子关系建立。这是就通常而言，但并非总是如此，这些模型都会以基于技巧的干预措施开始，例如放松训练、情绪命名、情绪调节、一般认知应对技巧及问题解决。暴露为主的干预或聚焦创伤的干预，例如发展出创伤叙事、采用现场暴露以泛化对于创伤线索的适应等，通常都会在早期提供应对技巧之后才开展。许多模型也将积极的父母因素包括在内，将着重提高父母养育子女的能力，并加强亲子关系。通常有更多证据表明，比起仅有以上一个成分的认知行为治疗模式，包含三大成分的认知行为治疗模式能更好地缓解创伤后应激障碍及相关创伤问题。将经历创伤的儿童的父母或其他养育者纳入认知行为治疗会显著提高父母的心理健康水平（例如，缓解抑郁、情感不适）、养育技能，并且提升其对于儿童的支持。有证据支持，对于下面几类经历创伤的儿童可以不使用暴露而使用简明的应对技巧：①较小的儿童（4—11 岁）却表现出较严重的行为问题（例如 Deblinger et al.，2001）；②表现出中等水平创伤后应激障碍症状的儿童，即在治疗开始时，加州大学创伤后应激障碍反应指数（UCLA PTSD Reaction Index）小于 23 分（CATS Consortium，2010）。

评估

有效治疗创伤儿童的主要障碍之一是很难准确识别儿童创伤后应激障碍的症状。而认知行为治疗如何开展，均建立在对症状的准确评估基础之上。已有许多自评工具可评估创伤后应激障碍的症状，例如对 DSM-Ⅳ 的加州大学创伤后应激障碍反应指数。然而，由于创伤回避（不愿意想起或谈论创伤或与之相关的症状），或由于儿童报告外化症状（如愤怒或行为问题）的可信度普遍较低，儿童通常未能充分报告出创伤后应激障碍的症状水平。在评估中纳入父母有助于更多地了解儿童的行为。然而，父母也许并不知道儿童的内化创伤症状（例如，脑中闪回创伤相关的可怕念头；对创伤事件再次发生的高警觉；回避创伤提示物和与创伤有关的想法；对创伤有适应不良的认知，例如自责、羞耻或害怕信任他人），或者父母可能对这些问题未加重视，仅仅一笔带过。例如，玛丽埃尔的母亲并不认为玛丽埃尔已知晓家中发生的家庭暴力事件，在得知女儿因此表现出严重创伤后应激障碍症状后，她感到震惊。父母通常更多地关注儿童的外化创伤症状（例如，易激惹、睡眠问题、愤怒、攻击性强）。玛丽埃尔的母亲从未想到将玛丽埃尔在学校的打架事件和她父亲在家的行为联系起来。

　　为了对儿童创伤后应激障碍的症状进行最佳评估，治疗师应考虑创伤影响的几方面因素（ABCs）：

● A——情感（Affect）：与创伤后应激障碍相关的典型情感反应是焦虑和害怕，但治疗师也应该询问儿童是否出现了哀伤、愤怒、情感淡漠、情绪调节异常（例如，在不高兴之后能在多大程度上安抚自己的情绪，请从 0—60 评分）及解离症状。

　　玛丽埃尔对父亲既爱又怕。对她而言，在家中表达愤怒很不安全，但她在学校却很愤怒，并且情绪管理失调。同时她也感觉不到平日在朋友身边的快乐（情感淡漠）。

　　贾奎因在班里和家中都表现出哀伤与焦虑，同时对他曾经喜欢的事物失去了兴趣。对在其他人看来是小事的事情上会"勃然大怒"，例如某人撞到了他，或者老师为让班级集中注意力而提高嗓门。

● B——行为（Behavior）：对创伤提示物和创伤线索的回避是创伤后应激障碍相关症状最显著的表现。

　　贾奎因避免见自己最好的朋友，这个朋友就是当天发生枪击事件时和他在一起的人，他也不去发生枪击事件的那个公园。他的焦虑已泛化到其他户外场所。在周末，他母亲需要工作或者在平日的下午他负责看管弟弟妹妹时，他不允许他们在外玩耍。

经历创伤的儿童也可能表现出在创伤经历中习得或形成的问题行为。

　　玛丽埃尔在学校对男孩的攻击行为源于这些男孩让她想起了父亲在

家对母亲的攻击行为。她很害怕这些男孩，但同时很愤怒，因为男孩让她想起了父亲伤害母亲的样子。

另一些与创伤相关的问题行为包括自伤、物质使用和滥用、易激惹、攻击、勃然大怒等，这些是常见的行为管理失调的表现。

● B——身体变化（Biological changes）：当事人可能表现出许多身体上的变化，如躯体化症状或躯体化疾病，如头疼、胃疼、肌肉疼痛、睡眠问题、高警觉、难以放松及对感觉刺激的高反应。处在生理警戒状态中的儿童，对于他们感知为威胁的事物可能会表现出消极的反应，致使他们愤怒地冲出去或者保卫自己。

贾奎因可以通过抱怨肚子疼而不去学校，并且避免靠近那个位于学校和家之间的公园。类似的，当他在学校感到焦虑或难以承受时，会以同样的诉求要求去护士办公室。

玛丽埃尔在学校经常说头疼。

● C——认知（Cognition）：需要询问适应不良的认知，包括自责、羞耻、感觉到自己不一样了、无能感（"我不能阻止坏事的发生，也不能保护自己或家人"，"我什么也做不了"）、幸存者罪恶感（"为什么其他人死了而我却还活着"）、对于成年人及可提供支持的社会系统缺失信心、对于社会契约（正义得以伸张）失去信心、对于世界的一般看法变为"世界是一个危险的地方"，以及其他不准确或无帮助的想法。

玛丽埃尔认为她父亲糟糕的情绪及随后对母亲的虐待是自己的错，因为有时在这些事发生之前，父亲会冲她喊叫。

贾奎因为所发生的事而责备自己，因为那一天他回家比平时晚了一些。同时他为自己不能阻止枪击以及目睹枪击可能会给家人带来危险而感到罪恶和羞愧。

● S——School interference（学校干预）：由于以下多种原因，当事人可能会在学业上遇到困难：和创伤有关的想法反复闯入，不断回避与创伤有关的想法，令自己麻木，以及学校场景中可能存在的创伤提示物，这些都会让当事人无法胜任认知任务。在学校中出现的问题可能包括难以集中注意力、学习困难、成绩差、课堂行为问题等。

受闯入想法、闪回和高警觉的影响，贾奎因难以集中注意力、易激惹、常缺课并且成绩下降。

玛丽埃尔在学校会遇到创伤提示物，这让她很难集中注意力，并且成绩开始下降。

● S——社会和关系问题（Social and relationship problems）：这些问题可能包括新的或更多的打斗、社交退缩、与不良少年结交，及其他源于对他人失去或缺乏信心而产生的社交和人际问题，感觉到老朋友不能理解自己，感觉自己与其他人不一样或者被其他人孤立。

玛丽埃尔感觉自己被朋友孤立，与其他人的交往也越来越少。

类似的，贾奎因在自己最好的朋友离开他时感到哀伤、自责和被孤立，感觉自己与同龄人非常不一样，这些让他在社交活动中退缩不前。

应用

回顾个体认知行为治疗（Cohen et al.，，2009）和基于学校（Jaycox et

al., 2009）针对创伤儿童的认知行为治疗，我们可以看到，这些治疗有许多共同的治疗成分（本节将详细描述）。除这些核心成分之外，对经历创伤的儿童开展认知行为治疗还有两个一般性和关键性的治疗理念：①将家庭纳入治疗之中；②在整个治疗过程中使用逐级暴露。

治疗概念

治疗参与度

治疗参与度对于有效治疗任何家庭都是必不可少的，但对于治疗经历创伤的个体则显得尤为重要，因为创伤通常会给信任带来负面影响。儿童和家长可能会对信任的人、社区、教育系统、司法系统、信仰或更大范围的社会都感到一种被背叛感，他们曾经信任的这些人和事竟然让如此不公平的事发生了。当创伤事件是由父母或其他照料者引起，或持续了很长时间时，依恋常会受到不良影响。要让家庭很好地参与到心理治疗中，需要家庭成员信任治疗师，这一点对于经历创伤的儿童和他们的父母则可能更加困难。以下策略对即使有多重创伤经历的儿童和父母也会有效果：

● 询问家庭对心理健康治疗的预想和期望。
● 询问在心理治疗过程中，可能有碍于参与度的因素，包括家庭和治疗师之间民族、种族、信仰、社会经济地位的差异，或其他可能让家庭怀疑治疗师能否理解他们的问题或需求的事情。
● 治疗师解释对于儿童问题及儿童创伤经历之间关系的看法（如果有这种关系），并且检视家庭是否能接受这种解释。如果家庭并不理解或接受这一解释，他们可能不会参与到聚焦于创伤的治疗中。此时，治疗师可以考虑提供其他类型的治疗（Cohen et al., 2010；McKay and Bannon，2004）。

逐级暴露

逐级暴露指在整个治疗过程中，治疗师逐渐地、有目的地增加在每次治疗中所介绍的创伤相关材料的强度、长度或者程度。当治疗师实施认知行为治疗时，需要将治疗成分与儿童创伤经历进行连接，治疗师可以询问儿童，当他们想起创伤经历时，将如何应用这些治疗成分。

需要注意的是，治疗师要避免在无意中为儿童和家长做出回避的示范，例如治疗师可能会回避创伤的话题，或者间接表达创伤经历让人难堪且难以开口谈论。当治疗师开始使用创伤的认知行为治疗模式时，这些回避是可能会发生的。创伤儿童倾向于自责并为所发生的事感到羞耻。无论是出于尴尬还是想要表达同情，治疗师可能会降低自己的声音，看向另一边，使用委婉的话语，或当直接讨论到儿童的创伤经历时说"我很难过"。儿童或家长可能会将这些行为理解为治疗师认为发生的事情是可耻的。治疗师需要努力避免出现这样的事。

治疗师在提到创伤事件时，应使用对创伤事件准确的描述（例如，"性虐待""家庭暴力""你父亲的死亡""那场车祸"），而不要使用委婉的说法，如"那件可怕的事""令人难过的情境""9·11事件"或"去世"。不要使用"下身"来代替私处（例如，"阴道""阴茎""肛门""乳房"）。这些行为可能看起来无关紧要，但它们向儿童传递的信息是治疗师并未准备好听或者谈论儿童的创伤事件。

治疗师要意识到，不要回避谈论儿童的创伤经历（回避谈论是逐级暴露的相反面）；逐级暴露是创伤的认知行为治疗模式的核心部分，不要等待儿童给你信号或者通过其他方式告诉你他们已经准备好讨论创伤经历了。因为回避是创伤后应激障碍的核心特点之一，很少有儿童会主动谈论创伤经历，需要靠治疗师来提供足够的创伤相关暴露，以让儿童达到治疗中的特定阶段，即当他们需要谈论个人创伤经历的细节时，这种谈论不会让他们感到难以承受。

核心治疗成分

父母养育成分

在合适时，治疗师应将父母纳入对儿童创伤后应激障碍的认知行为治疗中，为父母提供有效的养育技巧，同时提供其他相应的认知行为治疗成分。治疗师可以通过并行的儿童和家长会谈、家庭会谈，或以上几种形式的合并，来帮助父母明白儿童现在的行为问题与过去的创伤经历之间的关系。通过这种方式，聚焦于创伤的治疗才能对当事人产生意义。父母养育的行为技巧可包括鼓励父母使用积极赞扬、选择性注意（积极关注并表扬期望的行为，并减少对不期望行为的关注）、适宜的一致性强化，及适用于儿童特定行为的其他奖励与惩罚措施等。

如果父母不能规律地参加治疗会谈，则可以为他们提供关于孩子正在接受的治疗内容的书面材料，以帮助父母强化孩子正在学习的技巧。在基于学校的创伤治疗中，治疗师应指导教师在教育环境下对学生的治疗予以支持，并实施认知行为技巧。这将会促使孩子们在学校环境中最大化地使用这些技巧，并帮助教师理解孩子在课堂中表现出的创伤症状。

心理教育

由于社会污名、家庭、文化信仰或其他原因，许多儿童和家长对于创伤的理解并不准确。由于并不了解创伤是一种常见的经历，许多其他家庭和孩子也可能有类似的体验，他们可能感到很孤独。此外，儿童和家长通常并未将孩子所经历的事与当下他们所遇到的困难联系起来。心理教育可以改善不准确信息带来的负面影响，并将创伤经历正常化。治疗师对儿童、家长和教师讲解创伤的影响，从创伤的视角帮助他们明白儿童目前表现出的症状，将这些问题正常化，将其视为是对创伤事件的正常反应，并为恢复健康倾注希望。同时可以介绍经历过类似创伤事件的儿童的人数信息，关于儿童创伤的信息表可在美国儿童创伤应激网站中查找到。

放松技巧

帮助儿童和家长理解与识别创伤的生理反应（例如，心跳加速、头晕、胃疼、肌肉持续紧张、面色潮红），如果可以，还应帮助他们识别这些症状早期的信号（当它们一开始出现时便识别出这些表现）。询问儿童与创伤相关的生理症状最早出现时是什么表现，在出现创伤相关的躯体症状之前发生了什么，并请他们对本周出现的迹象做记录。这些回应会帮助治疗师找到合适的放松技巧以预防或者"调小"（降低严重程度）这些症状在特定情境下的影响。如果治疗设置允许（如在个体治疗中），治疗师可以提供更个性化的放松技巧。在团体治疗中提供个性化放松的机会相对较少。练习放松技巧时，更小的儿童需要父母和其他成人持续不断地帮助。治疗师应向父母教授这些技巧，这样他们可以更好地鼓励孩子使用这些技巧。

情感的表达与管理技巧

治疗师需要非常留意正在接受治疗的儿童是否仍生活在暴力环境中。鼓励儿童在治疗之外表达情感时需要非常小心（例如，向加害者或其他家庭成员表达情感），除非治疗师确认儿童这样做是安全的，才可以鼓励他们表达。治疗师可以使用游戏或其他参与性活动鼓励儿童命名并表达之前没有谈论过的情绪：帮助儿童在管理困难情绪时获得新的技巧，例如通过寻求社会帮助，问题解决，协商，学习技巧以减小症状的程度，使用幽默和信仰，学会乐观等。父母和其他照料者需要在儿童将这些技巧应用于治疗之外时提供支持。

认知应对

认知应对是帮助儿童管理不安情绪和消极行为的特定技巧。治疗师应帮助儿童识别适应不良的想法（错误或没有帮助的想法）与其负性情绪之前的联系，及这种联系会怎样影响他们的行为。例如，某个孩子在一次考试中成绩很糟，他可能会认为"我是个笨蛋"，这种想法让他很不安，然后他在学校里不再用功、表现不好，因为他感到在学校没有任何希望。治疗师可以与孩子共同查看在"我是个笨蛋"之外，是否有其他想法可以解释成绩不好（例如，"我并没有用功学"，"我并没有学这次考试考查的内容"，"我不理解考卷上的材料"，"这次考试的内容确实很难"，"如果我寻求帮助我会做得更好"）。治疗师应询问儿童关注到以上这些想法时，而不是"我是个笨蛋"这一想法时，感觉怎么样（例如，感觉更好了，有希望，差不多），这种想法和情绪的变化可能会引起不同的行为（例如，更用功地学习，向老师或成人寻求学习上的帮助，上课时更集中注意力，不放弃）。治疗师让儿童先在一系列与创伤相关的日常情境中练习这一技巧，并帮助儿童找到其他可以感觉更好的想法。通常情况下，父母也需要练习认知应对技巧。治疗师应向父母介绍认知应对技巧，并帮他们处理儿童创伤经历带来的消极情感。在通常情况下，在儿童还未发展出自己的创伤叙事时，即下文所说的"创伤叙事与创伤处理"时，治疗师先不要处理孩子创伤经历的具体细节。

创伤叙事与创伤处理

发展出儿童对于创伤经历的叙事应包括儿童所经历的所有重要的创伤类型。留给儿童选择的自由，让其选择从哪一个创伤开始聊，但在最初治疗师就应准备好叙事中要包含的内容，以便预留出足够时间涵盖所有方面。同时，需合理地把控时间，以保证叙事成分在全部治疗中不超过 1/3，这将可以使治疗中现在（技巧）、过去（叙事）和对未来的计划（最终成分）三者的比例保持平衡。通过多次会谈，治疗师帮助儿童建立对于创伤或整个生活的叙事。在谈论"创伤事件中发生了什么"之前，如果先从"我是谁"，及"在创伤发生之前我和加害者的关系"开始（如果合适的话），会对处理创伤叙事很有帮助。每次创伤描述都应包括想法、感受和身体反应。治疗师尽可能多地收集创伤描述，以抓住儿童所经历的重要创伤事件。最后一部分将讲述"我发生了怎样的变化"，这非常重要。治疗师随后回到儿童已经写出（或以其他形式记录）的部分，并开始针对核心创伤经历相关的适应不良认知，进行上文介绍的认知加工处理。如同和其他成分一样，当儿童开始进行描述、发展叙事时，治疗师应将这一过程告知父母或看护者，为今后的联合治疗做准备。

在真实环境中掌控创伤提示物

如果儿童对于中性线索已发展出广泛的担忧，治疗师可选择逐级暴露练习来帮助儿童发展对创伤线索的掌控能力，这些创伤线索对儿童越来越具有挑战性，并与泛化的焦虑反应相联系。这一成分只能在满足下列条件时使用：①创伤线索是安全的（不会有与之相伴的危险）；②家人和其他成人完全认同暴露计划，并且承诺对逐级暴露提供全力支持，因为如果中途停止暴露，反而会加重孩子的回避症状。

亲子联合治疗

当治疗接近尾声时，治疗师应安排 2～3 次亲子联合治疗。为联合治疗做准备，治疗师应先分别与儿童和家长会谈 10 ～ 20 分钟，然后再将儿童和家长带至一起完成剩下的会谈。通常联合会谈用来帮助儿童将创伤叙事与家长分享，增进亲子之间在儿童创伤经历上的交流，并一同走向治疗的结束。

请记住，尽管治疗师已将儿童的创伤叙事告知父母，但父母亲耳听到孩子说出这件事，对于儿童和父母都是高度情感化的事，治疗师需要确保父母能够应对这件事，并且能在这一过程中为孩子提供支持。如果父母并不具备支持能力（例如，父母仍不相信孩子，把孩子叫作骗子，极度愤怒或不稳定），则需要找到另一种更适合的联合治疗方式，或者取消联合治疗。

强化安全措施与未来发展规划

请记住，在创伤之后，对许多儿童和父母而言，影响最大的是他们失去了对于世界是安全的、其他人是怀有良好意图的信心。治疗师需帮助儿童和父母发展出应对其生存环境并与其年龄相适应的最佳技巧。对经历过家庭成员创伤性死亡的儿童，在治疗结束前处理治疗的告别事宜的过程可能比一般孩子更加哀伤。通常，在治疗的后期再去强调安全保护自己的方法可以让儿童不会因为之前没能保护自己而感到羞愧或尴尬。然而如果儿童处境危险（例如，他们与家庭暴力的加害者住在一起，或住在社区暴力不断发生的地方），治疗师则可能需要在治疗初期就强调安全问题，而不是放在治疗后期强调。

案例管理

与其他儿童关怀机构合作也可能很有必要。这些机构包括儿童福利院、青少年法庭、儿科医生、教育机构，及其他能够帮助创伤儿童的看护提供者。

选择适宜的认知行为治疗模式及实施方式

多种针对儿童创伤的认知行为治疗模式已被实证研究证明有效（Cohen et al., 2009 ; Jaycox et al., 2009）。然而对有某一特定创伤经历的儿童而言，选择适宜的认知行为治疗模式不仅需要了解不同可选的治疗方案，还需要考虑以下因素：①孩子的学校可以提供哪一种（或者是否可以提供）认知行为治疗；②哪一种（或者是否有）认知行为治疗是孩子的家庭可以接受的。由于越来越多的学校已可以提供聚焦于创伤的认知行为治疗，因此基于学校的团体或个体认知行为治疗成为一个常见的选择（Jaycox et al.，2009）。然而，如果儿童所在的学校不能提供这样的治疗服务，治疗师就不要建议选择这样的形式。如果儿童的学校不提供创伤治疗，治疗师则可以建议儿童在门诊环境中参与团体治疗，这种治疗可以帮助大量有创伤经历的儿童。

个体治疗更适合于以下儿童：①表现出更严重的症状（个体治疗更容易满足个性化需求）；②经历过虐待或家庭暴力的孩子（家长通常会担心自己的孩子向其他孩子讲述这些经历）。团体治疗更适合于以下儿童：①表现出相对较轻的症状（由于治疗能同等程度地满足个性化的需求）；②只能在学校情境中接受治疗；③可能会从同伴支持、社会技巧训练及团体治疗的其他方面获益的儿童。

然而，这些都只是大致的指导，而更重要的是选择能够发挥效果的治疗形式。例如，团体治疗也帮助过初期有严重症状的孩子。无论是团体还是个体形式，聚焦创伤的认知行为治疗都可以帮助绝大多数经历过创伤的儿童。尽管团体或基于学校的治疗对某些孩子是较好的选择，但如果无法提供团体治疗，个体治疗形式也是很好的选择。反过来，如果无法提供个体治疗，选择团体治疗也是值得提倡的。许多个体儿童治疗，例如聚焦于创伤的认知行为治疗，在没有父母参与时也会很有效。尽管将父母纳入治疗通常是较好的选择，但研究结果也表明，没有父母参与的聚焦于创伤的认知行为治疗和其他儿童认知行为治疗模式也显现出了较好的效果（Deblinger et al.，1996；Weiner et al.，2009）。选择治疗方案时会考虑多种因素，例如症状严重程度以及是否可提供团体治疗（孩子的学校是否可提供），但大部分时候是选择家庭会参与的治疗形式。绝大多数认知行为治疗模式包含 10～12 次会谈，这样的会谈数量是一个较为合理的治疗长度，治疗师可以此长度作为参照，需要确保让家庭了解到有些儿童需要较短的治疗时间，而有些儿童可能需要更多的治疗会谈。

发展性适应

儿童创伤认知行为治疗模式（尤其是聚焦于创伤的认知行为治疗模式），

已在 3—17 岁儿童中使用并进行检验，而根据儿童发展水平做出的适应性调整相对较小。针对学龄前儿童和青少年的改动简述如下：

学龄前儿童（3—7 岁）

即使是非常小的孩子，如果我们能够根据他们的心智发展水平，通过适宜的方式提供认知行为治疗的成分，也会收到较好的效果（Cohen and Mannarino，1993；Deblinger et al.，2001）。由于学龄前儿童的主要活动是玩耍，因此玩耍是治疗师实现有效治疗应采取的主要媒介。治疗师应开发出参与度高且有趣的活动来呈现核心治疗成分，提供心理教育信息、谈论情绪、学习放松，谈论"你的大脑在说些什么"（认知应对），这些都可以变成让孩子喜爱、愉快、轻松和激动人心的猜谜游戏、讲故事及其他可以和孩子在治疗中一起玩的活动。在每次孩子答对时，治疗师可提供小奖品（包括巧克力豆、贴画，而最重要的是充分的赞扬，例如，"天啊，你真是太聪明了"），这将会使小孩子在这些活动中的参与度更高、更兴奋，并且能融入其中。

青少年（13—17 岁）

经历创伤的青少年通常会出于多种原因难以参与到治疗中。他们通常会抵制来治疗，当他们被其他人（父母、老师、法官等）强制送来治疗时，抵制尤甚。如果他们来治疗是由于创伤相关事件，治疗师可能会听到多种抱怨，例如，"我并没有做错事""发生的事并不是我的错""为什么是我被惩罚（来这里接受治疗）""我没有疯""我不想和精神科医生说这件事"，等等。治疗师在治疗一开始就应回应这些担心，告知青少年其有权利表达这样的感受，他们并不是因为要为创伤负责或因"发疯了"而来到治疗中，在绝大多数情况下，他们是因为与创伤经历通过某种形式相联系的情感或行为问题而来治疗的。在一开始讨论青少年的这些担心是进入创伤心理教育的自然方式，并给治疗师机会询问青少年期望从治疗中得到什么，同时也可以让治疗师了解到在开始治疗时青少年顾虑的其他事。这对于青少年能否参与到心理治疗中非常关键（McKay and Bannon 2004），并已被证明能有效保持经历创伤的儿童在认知行为治疗中的参与度。

文化适应

至少有三个儿童创伤认知行为治疗模式已被不同文化进行本土化应用，并进行了初步检验：

- 针对拉丁移民儿童（De Arellano et al., 2005）和美国印第安儿童（Morsette et al., 2009）的基于学校环境的创伤认知行为治疗。
- 针对拉丁移民儿童（Kataoka et al., 2003）、美国印第安儿童（Bigfoot and Schmidt, inpress）和赞比亚感染艾滋病的遭性虐待的儿童（Murray, 2007）的聚焦于创伤的认知行为治疗。
- 针对移民至德国的国际难民的儿童保护网（KidNET）（Ruf et al., 2010）。

以上研究都充分重视将当地人纳入干预作为模式本土化的一部分，这不仅包括评估有创伤经历的儿童所表现出的临床症状的文化差异，也包括干预自身的文化适应。有趣的是，在三种模式不同的使用情境中（学校、诊所、难民营和难民营中的诊所），所有模式都保留了其核心成分，而只将语言和例子改编至与儿童的文化、发展水平、社会背景相适应的内容。在每种治疗中，这些模式都获得了较好的文化敏感参与程度，较好地实施了干预技术，在跨文化儿童中表现出了较好的接纳度和积极的初期结果。

治疗的阻碍

治疗师可能会在一开始对儿童实施针对创伤的认知行为治疗时遇到很多阻碍。这些阻碍可能包括：与儿童有关的挑战（例如，儿童由于创伤而高度回避）；父母自己有严重的创伤史（这样治疗师就会担心父母能否接受治疗将会谈论到的话题）；儿童有严重的情感或行为障碍（无论是否与创伤相关）；以及"每周危机"（儿童或家长每周到会谈中都带来新的危机，这些危机有时源于但并不总是源于儿童的负性行为，这将考验治疗师完成治疗计划的能力）。为帮助治疗师更好地应对这些常见问题，凯西基金会（Annie E. Casey Foundation）开发出了一套基于互联网的治疗资料（TF-CBT Consult）。

案 例

玛丽埃尔：聚焦于创伤的个体认知行为治疗

在初次会谈中，治疗师询问玛丽埃尔是愿意玩一个游戏还是愿意画画，玛丽埃尔选择玩游戏。游戏的名字叫"你知道什么"（CARES Institute，2006）。治疗师先选择聚焦于家庭暴力的卡片。由于玛丽埃尔当下即面临着安全问题，因此治疗师可在第一次会谈就谈论安全问题。治疗师为家庭暴力提供心理教育，并提供儿童安全技巧的例子（例如，不要玩火柴，当绿灯亮时再过马路，大人打架时不要夹在中间，何时及如何打报警求救电话）；也可以提供关于创伤后应激障碍的信息：她遇到的问题其实有名字，对经历过非常可怕的事情（例如家庭暴力）的儿童而言，碰到这些问题很正常，而这些孩子可以从创伤后应激障碍中恢复。谈论到安全时，玛丽埃尔说她担心自己不能保障家人的安全。治疗师问她这件事应该由谁来做。她回答说应该由她来完成。治疗师使用了一个形象的比喻——儿童的双肩包和家长的行李箱。治疗师画出行李箱和双肩包，并列出了许多任务（例如，付账单、完成家庭作业、去学校、工作、买食物、刷牙、保障家庭安全），请玛丽埃尔将这些卡片依据父母和孩子分工的不同放入对应的容器中。玛丽埃尔将大部分任务都放入了对应的容器中，除了保障家人安全这一条。她说道："我知道应该由父母做这件事，但他们没有做，所以只好我来做了。"治疗师回答："我们在讨论可以保障你安全的事。保障家庭和父母的安全，是成年人的任务，应该放入成年人的行李箱里，而不是儿童的双肩包里。"玛丽埃尔同意与妈妈谈论家中需要更多的安全这件事。在会谈结束时，玛丽埃尔在谈论这些话题时明显轻松了。

当治疗师与玛丽埃尔的母亲安妮塔在第一次会谈中见面时，治疗师告诉她，让儿童从创伤后应激障碍康复过来最有效的因素之一就是"拥有像你一样在治疗全程信任并支持孩子的母亲。玛丽埃尔已经知道这一点，因此她已经在康复的路上了。她拥有你这样的妈妈真幸运"。很明显，安妮塔在听到这些后感到安慰了很多。接着，治疗师向安妮塔讲述了玛丽埃尔对安全问题的担心以及她认为应该由自己来保障家庭的安全。安妮塔听到这里哭了起来，说："我理解她为什么会这样想，我丈夫很易怒，她有时候肯定感到不安全。"治疗师问道："请描述一下你们家的状况"。安妮塔的讲述与玛丽埃尔告诉治疗师的信息相同，她还讲述了更多丈夫的控制性行为。治疗师给安妮塔提供了关于防止家庭暴力的书面材料信息，材料中描述了这些行为已经是家庭暴力的形式。治疗师还提供了关于家庭暴力的其他资源，包括当地一家家庭暴力治疗中心，并建议她上网查询相关资料，考虑去这个中心寻求咨询和其他帮助。安妮塔否认丈夫会更严重地伤害她。治疗师告诉安妮塔，其本人和玛丽埃尔都很关心安妮塔的安全，他们并不希望安妮塔发生什么事，这不仅仅因为治疗师关心她，同时也因为玛丽埃尔深爱着她，也需要她。治疗师解释到，如果玛丽埃尔能有一套安全方案，她可能会在当下感到更安全。安妮塔同意这一观点，但并不知道该如何找到这一方案。治疗师询问安妮塔有没有朋友或亲戚了解她丈夫是如何对待她和玛丽埃尔的，当玛丽埃尔感到害怕时她可以给谁打电话。安妮塔哭着说她耻于将这些事告诉亲戚朋友。治疗师鼓励她将这件事告诉她的姐姐卡罗琳娜，她是整个家族中与安妮塔最亲近的人。安妮塔同意让玛丽埃尔在感到害怕时打电话给她的姨妈卡罗琳娜。

在第二次会谈中，玛丽埃尔告诉治疗师，她的妈妈和她谈论了安全问题，并告诉她如果因父母打架而感到害怕，可以打电话给姨妈卡罗琳娜。玛丽埃尔说，自从妈妈告诉她这件事后，她感到安全多了。治疗师教授玛丽埃尔渐进式放松和聚焦式呼吸，并和玛丽埃尔、她的母亲以及学校一起，为处理玛丽埃尔在学校的头疼问题制订了以下计划：

（1）当准备好要去学校时，玛丽埃尔将使用视觉化方法。她喜欢蝴蝶，因此蝴蝶就将成为她视觉化过程中的注意焦点。她会在去学校的路上将蝴蝶的形象一直保持在脑海中，并在这段路上使用深呼吸和渐进式肌肉放松。如果她不能放松，则会告诉妈妈，妈妈会在她去学校之前帮她继续练习这些技巧。

（2）在到达学校后，她会先到上第一节课的教室。在她的背包里有一个画有蝴蝶的照片，她会早到 5 分钟，以在课程开始前看蝴蝶的照片，会在脑中唱她最喜欢的歌（妈妈曾为她唱过的摇篮曲），这让她感到很安全。

（3）如果开始感到头疼，她会给出特定信号（将头发梳成马尾辫），让老师知道她需要帮助。老师会走到她桌子旁，帮助她做深呼吸和蝴蝶视觉想象练习。玛丽埃尔同时还有第二套视觉练习可以用。她会在座位上悄悄地做这套练习。如果这不起作用，老师会允许她去护士办公室拿一些阿司匹林止疼药，然后她会再次回到教室继续上课。

治疗师单独与安妮塔见面时，安妮塔告诉治疗师她已将家庭暴力的事告诉了她的姐姐卡罗琳娜。卡罗琳娜听到后很难过，但很支持安妮塔，并很快答应如果玛丽埃尔感到害怕或受到惊吓，无论白天黑夜都可以打电话给她。安妮塔向卡罗琳娜解释说她和玛丽埃尔正在寻求解决这一问题的援助，卡罗琳娜听到这里感到安慰，并说她很欣慰看到安妮塔能把这件事告诉其他人并寻求帮助。安妮塔说："听到卡罗琳娜这么说，我很吃惊，我原想卡罗琳娜可能会数落我一顿，但事实上她却为我能来寻求帮助而感到欣慰。现在有人知道这件事，我感觉到好多了。我之前不确定是否应该这样做，但现在我告诉她这件事后我真的感到压力小了很多。"安妮塔同意和玛丽埃尔一起练习之前学到的放松策略。

在下一次会谈中，治疗师开始训练情感表达与调节的技巧。玛丽埃尔说她这一周给卡罗琳娜姨妈打了两次电话，在恐惧不安时只要给姨妈打个电话就会感到安全了许多。她说"另一次给姨妈打电话只是想说说话，知道我能和她说话，我就已经很开心了"。她也开始在学校使用放松策略，头疼的次数减少了。治疗师还和玛丽埃尔玩"情绪配对"游戏，玛丽埃尔可以说出开心的时候（当她妈妈开心时），难过的时候（当父母打架时），焦虑的时候（当父亲带着糟糕情绪回家时），生气的时候（当学校里的男孩吵闹时），困惑的时候（当她不理解老师在讲什么时）和激动的时候（当她得到一份礼物时）。她想不起来什么时候会感到充满希望，治疗师问："其他孩子会在什么时候感到充满希望？"玛丽埃尔回答："当她的家庭和睦，家人都很开心的时候。"接着治疗师问，孩子们能做些什么让自己在难过，比如很哀伤或愤怒的时候，感觉更好些。玛丽埃尔一开始想不出来，治疗师说："有些孩子会回到房间里读书，有些孩子会和妈妈或朋友聊天，有些孩子会活动活动，有些孩子会有其他的兴趣爱好。做什么事能让你变得开心，不再难过呢？"玛丽埃尔说："我试着不去想让自己不开心的事。"治疗师接着问："这样会让你感觉好一些吗？"玛丽埃尔说："有时会。"治疗师说："我敢说，有时候，一定要自己不去想父母打架的事肯定很难。我们来找找看，有没有其他方法能让你感觉更好吧。"玛丽埃尔想了一分钟说："我可以给卡罗琳娜姨妈打电话。"治疗师问："这会不会让你感觉更好？"她说："是的，这让我感觉没那么害怕了。"治疗师说："也就是说，除了不去想，还有另外一种方式能让你感到更好，那就是向可以让你感到安全的成年人求助，这种方式叫作寻求帮助。那么，在家里有没有其他你可以寻求帮助的成年人？"玛丽埃尔说："爸爸不和妈妈打架时，我可以找妈妈。"治疗师说："那么妈妈就是当你感到难过或者害怕时可以寻求帮助的人。在学校里你可以向谁寻求帮助？"玛丽埃尔说："琼斯夫人，我的老师，她人很好，这周在学校她一直帮我做呼吸练习。还有学校护士托马斯夫人也很好。"治疗师说："那么在学校里当你感到哀伤难过时可以去找这两个人。"接着治疗师和玛丽埃尔一起识别了玛丽埃尔在学校感到失控并和男孩子打架时的预警信号。她同意在大发脾气之前试着和学校里可以寻求帮助的成年人先说这件事。同时，治疗师也介绍了思维停止技术（例如，当玛丽埃尔在学校做作业，脑中突然闯入可怕的想法时，她可以想象一个红灯的视觉形象）。她很喜欢这种能够掌控自己思维的方法，她画下了一个红灯，以此练习思维停止。在练习之后，她愿意将这张红灯的画带到学校，并在出现和父亲有关的闯入思维时，练习思维停止。

　　治疗师和安妮塔见面时，还向她介绍了情绪管理技巧。安妮塔告诉治疗师，她丈夫已发现安妮塔在带着玛丽埃尔接受心理治疗。丈夫强烈要求她停止治疗，但安妮塔决定要带玛丽埃尔继续接受她需要的治疗。她丈夫这周已经严重殴打了她两次，她给治疗师看她身体上的多处伤痕。然而，她很担心离开丈夫会发生什么，因为她曾读到过，施暴者在妻子离开时会变得很可怕。她询问治疗师，她和玛丽埃尔是否处在危险中？治疗师告诉她，事实上，她和玛丽埃尔已处在危险中，而且她当下就需要帮助。治疗师强调自己非常关心她，因为没有人应受到这样的虐待。治疗师在办公室帮助安妮塔向当地家庭暴力中心打电话，并安排她和玛丽埃尔从办公室直接去家庭暴力中心。安妮塔同意这样做。随后，治疗师和安妮塔及玛丽埃尔一起谈话，向玛丽埃尔解释她的妈妈会带她去一个特殊的地方，那儿可以帮助她们。玛丽埃尔拥抱了妈妈，并问她是否可以给卡罗琳娜姨妈打电话。安妮塔说可以。治疗师表扬玛丽埃尔可以使用他们讨论过的应对技巧。治疗师说也许卡罗琳娜姨妈可以和她们母女一起去家庭暴力应对项目组。玛丽埃尔打电话给姨妈，卡罗琳娜说她会尽快乘公交到家庭暴力应对中心和她们见面。安妮塔和玛丽埃尔感到安心，离开了治疗师的办公室并去往家庭暴力应对中心。

　　在下一次会谈开始时，治疗师简短地向安妮塔了解了上次会谈后发生的事。安妮塔说她仍然和丈夫在一起，但在家庭暴力应对中心参加了一个妇女互助团体的第一次会谈，她在那里还遇到一位法律援助者，并听到了许多可怕的故事，这让她更加担心和丈夫继续生活，但也更害怕离开丈夫。她不知道该怎样做。好消息是玛丽埃尔在学校表现得更好了。当治疗师和玛丽埃尔见面时，玛丽埃尔告诉治疗师，她在学校的头疼情况已经明显好转。她和老师谈论自己的"抓狂"，而出乎意料的是，琼斯夫人对她用语言而不是打架表达自己感受的方式表示了感谢。这一回应大大鼓励了玛丽埃尔，她很喜欢自己掌握的新技巧。当她感到难过或害怕时，她继续和妈妈、姨妈、老师谈这些事，并且再没有出现打架的情况。通过询问玛丽埃尔上周是否有烦躁不安的情绪，治疗师引入认知应对技巧。玛丽埃尔说："有不开心的时候，这段时间以来，我第一次想要在午饭时和我的几个朋友一起玩，但她们没人叫我一起玩，我非常伤心。"治疗师说："这是一个非常好的例子，当你感到难过和哀伤时，你在想些什么？你对自己说了些什么？"玛丽埃尔说："我不知道，可能就在说我感到很难过。"治疗师说："难过是你的感觉。通常我们会用一个词表达感觉，如伤心、愤怒或高兴等，我们上周讨论过，很高兴你已经很好地掌握了如何识别情绪。想法和情绪有关系，但又有一些不同。当我们有情绪时，通常会有与它有关系的、更复杂的想法，它们就像我们在头脑中和自己说话一样。这比可用一个词来描述的感觉更复杂一些，通常是一句话。那么，当你感到哀伤时，你对自己说了些什么和朋友有关的话？"玛丽埃尔说："嗯……也许现在她们都不再喜欢我了。"治疗师说："非常好，这就是我说的想法。当你想到也许朋友们都不再喜欢我了，正是这个想法让你伤心。确实也是，如果我想到朋友们再也不喜欢我了，我也会很伤心的。当你伤心的时候你做了些什么？"玛丽埃尔说："我回到教学楼，一个人坐在洗手间里。"治疗师说："很好，这就是想法、感受和行为之间的关系，现在我们可以将它们记录在图里了（图 8-1）。"

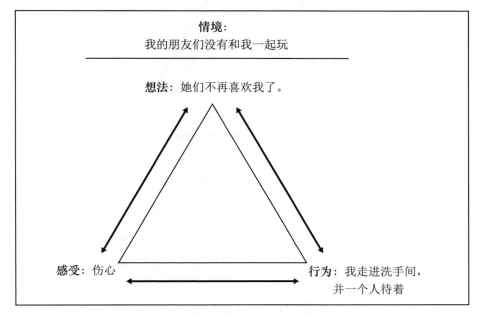

图 8-1　玛丽埃尔原先的认知三角

　　治疗师问："除了想到她们不喜欢你之外，你还想到了些什么？能不能想到一个孩子在这种情况下常会有的其他想法？"玛丽埃尔想了一会儿，摇了摇头。治疗师说："会不会这么想：也许她们认为你不想和她们玩，因为你已经有很长一段时间不想和她们玩了，而且你也没有请她们过来一起玩，对吗？也许你的朋友们认为你还是想一个人待着。如果这样想，你是什么心情？"玛丽埃尔说："我从来没有这样想过。这样想的话，我应该就不会感觉那么差了吧。"治疗师问："如果你没有感觉那么差，你会做些什么？"玛丽埃尔说："我可能会问问她们我可不可以和她们一起玩？"治疗师说："非常好！我们把这些写在图里（图8-2）。"

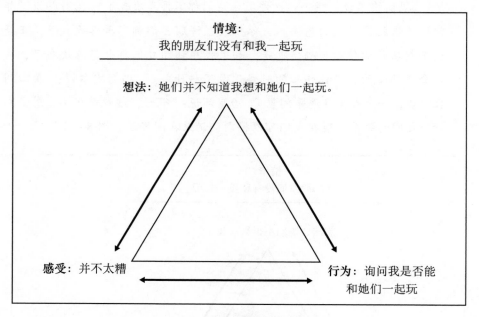

图 8-2　玛丽埃尔新的认知三角

　　治疗师鼓励玛丽埃尔在接下来的一周感到难过的时候使用认知应对技巧，并将适应不良的想法替换为更准确、更有帮助的想法。治疗师和安妮塔再次会面，向她介绍了认知应对技术，并请她鼓励玛丽埃尔使用这一技术。

　　在接下来的三次会谈中，玛丽埃尔写下了如下创伤叙事。她写下之后，治疗师在和安妮塔的单独会谈中告诉了她这些事。

第一章：我的介绍 嗨，我的名字叫玛丽埃尔，我8岁了。我现在和爸爸妈妈住在奥克兰。我在圣克里斯托弗学校上学，我最好的朋友是芭芭拉。我们都有黑色的头发和棕色的眼睛。我最喜欢吃的食物是比萨饼，我不喜欢吃的食物是豌豆。我喜欢和洋娃娃玩，喜欢唱歌跳舞，喜欢读书。长大以后我想做老师。

第二章：我的家庭 我有一个非常大的家庭，有很多姑姑姨姨、叔叔舅舅、表兄妹，并且有三个祖父母。但我家里的人只有三个，妈妈、爸爸和我。小的时候，家里很好，爸爸和我一起玩，并且很爱我。那时我们家非常幸福。

第三章：打架 爸爸妈妈在我很小的时候，大约5岁在幼儿园的时候开始便不像以前那么开心了。爸爸在工作中遇到困难，他的脾气很不好，他经常打妈妈，家里很糟糕。我记得有一次当爸爸回家时心情非常不好，冲我大喊大叫，让我立刻回到卧室里。他冲我喊："你出了什么问题？"我跑回卧室里哭了。我当时想，"爸爸冲我大喊大叫，他不再爱我了，我不是一个好孩子"。我的肚子开始疼，我需要到厕所去，但我害怕那样会让他更疯狂，我没去厕所，而我的肚子越来越疼。如果他不再爱我和妈妈了该怎么办？我很难过，很害怕他会对妈妈做什么。我听到摔门和妈妈哭的声音。我努力不去听这些，但我知道爸爸正在打妈妈。而且我听到头撞在墙上的声音。我听到爸爸在骂妈妈，他骂很脏的话，一遍又一遍，我用手捂住耳朵，让自己听不到声音。这太糟了，甚至连想到这些我都觉得受不了。我很害怕他会伤害或杀了妈妈，那么还会有谁来爱我呢？想到这里我感到很伤心，我希望我能打倒爸爸。我感到自己快要疯了，我太难受也太害怕了，那天晚上我一直哭着入睡。妈妈整晚上哭着我也哭着，我一直祈祷让这一切停下来，但整晚他都在又打又骂又踢，妈妈一直在哭，我只想着制止他，打他，我太害怕他会杀了妈妈。第二天妈妈有很深的黑眼圈，脸也肿了，她说是自己摔倒了，但我知道是因为爸爸。我很害怕告诉她我听到了什么。所以我拥抱了她就去学校了。

当治疗师把这些读给安妮塔听时，她感到深为震惊。她一直在抽噎，并说她不知道玛丽埃尔竟然知道这件事。她说："我认为我把这件事隐瞒得很好，但她一直知道这件事。她爸爸看起来像一个怪兽。玛丽埃尔成长在这样恐怖的环境下，我让这一切发生了。"治疗师说："你们两个都是家庭暴力的受害者，而在这之前，你并不知道玛丽埃尔的创伤经历会像这样。作为她的母亲，了解到这些让你对这件事的看法有哪些改变？"安妮塔说："我……我只是不敢相信，我不敢相信我竟然让自己的孩子经受这些事。我必须要离开这里，我不能让她在这个环境里再多待一分钟。我不能忍受自己竟然让……"安妮塔说到这里哭了起来："我怎么能视而不见呢，怎么能认为玛丽埃尔不知道这件事呢？"治疗师回应了安妮塔的痛苦，并支持她使用认知加工技术将适应不良的想法替换为更准确和有帮助的想法（例如，"是丈夫施加了这次家庭暴力，不是我"；"现在我已经知道玛丽埃尔经历的事，我就能够保护她"；"如果我没有将她带来治疗，她可能还不会谈论这些，并且变得更糟"；"玛丽埃尔现在正在康复，而这大部分源于我对她来说是一个好妈妈"）。

在接下来的一周，安妮塔打电话告诉治疗师她和玛丽埃尔搬到了庇护所，但她们仍然会准时来参加治疗。在下一次会谈中，治疗师询问玛丽埃尔这段时间怎么样？她说她感到放松、生气和伤心。她说放松是因为妈妈安全了，但她对父母双方都很生气，"因为他们让事情变得这样糟，为什么他们不能像以前那样相爱。为什么爸爸这么自私？为什么妈妈不能让爸爸变得好一些？我以后一定不要结婚"。治疗师回应了玛丽埃尔，她为失去原有家庭感到的伤心和愤怒。治疗师拿出了三个娃娃玩具，并将玛丽埃尔比作蓝色娃娃，将妈妈比作红色娃娃，将爸爸比作黄色娃娃。一开始，只有红色和黄色的娃娃，接着有了红色、黄色和蓝色娃娃。治疗师请玛丽埃尔将它们摆放成第二章故事中家庭的形状。玛丽埃尔将红色、黄色和蓝色的娃娃摆成了一个圆圈。接着治疗师向她解释到，家庭在第三章发生了变化，和在第二章中的情形不再一样了。红色和黄色的娃娃在打斗，而蓝色的娃娃有时候藏起来不让黄色娃娃看到，因此它们的形状和第二章开心围在一起的形状不一样了。治疗师请玛丽埃尔再摆出一个第三章中家庭看起来的样子。玛丽埃尔将蓝色的娃娃摆放在远离红色和黄色的娃娃的位置，而红色和黄色的娃娃在她的拳头之下打在一起。接下来治疗师解释道，还会有第四章，在这一章中蓝色和红色娃娃住在一个地方，而黄色娃娃住在另一个地方。虽然它们住在不同的地方，但三个人仍然是一个家庭。在这一章中它们会被摆成什么样子呢？治疗师请玛丽埃尔摆出第四章中家庭的形状。玛丽埃尔想了一会儿，将蓝色和红色娃娃做成一个圆圈，而将黄色放在外面。治疗师问到这时她感觉怎样？她说："有些难过，但并不害怕。这比打架安静多了。"玛丽埃尔完成了第四章的叙事。

第四章：我是怎样改变的 自从我来治疗后，我知道了许多家庭暴力的事。我知道了应该是成年人来保护小孩子的安全。当警察来到我家，将我们带到庇护所时，我想念爸爸但不想念打斗。我担心爸爸一个人住，不知道没有我们他是否过得好。想到他一个人让我感到很难过，但我接着想到了所有的打斗，我并不想回到过去的样子，不想让妈妈再受到伤害，妈妈受伤比什么都糟。当我感到伤心或担心的时候，我就打电话给卡罗琳娜姨妈，或者告诉妈妈和我的老师。我遇到了其他也经历家庭暴力的孩子。很多孩子都会遇到家庭暴力，我并不是唯一的一个。家人不能在一起让我感到很难过。不是我让爸爸变得狂怒。他需要得到家庭暴力中心的帮助。我会告诉其他孩子家庭暴力并不是他们的错，如果你感到害怕了就说给某个成年人听。当人们打架时不要夹在中间，否则可能会让情况变得更糟。事情总有一天会变得更好。你并不孤单。

安妮塔和玛丽埃尔这次一起来到会谈中，治疗师邀请玛丽埃尔将第四章叙述读给妈妈听（在此之前都是治疗师在安妮塔的个体治疗中单独读给她听）并调整了安全方案。玛丽埃尔和妈妈最近刚搬到位于卡罗琳娜家附近的一个小公寓里。玛丽埃尔的症状显著缓解了。她开始在爷爷奶奶家与父亲见面，这减少了她对父亲的担心。在治疗结束时，她已经表现得很好，而加州大学创伤后应激障碍反应指数也已经回归至正常范围。

贾奎因：基于学校环境对创伤的团体认知行为治疗

在与贾奎因的初次会谈中，治疗师评估了他的创伤后应激障碍症状水平（处于中到重度），之后治疗师为他提供了相关信息，并且共同决定参与治疗师目前在学校提供的团体治疗，他会从中获益。治疗师获得贾奎因母亲的许可，安排贾奎因参加在学校针对压力和创伤性事件的为期10周的团体干预。尽管他母亲并未知晓枪击事件，但她知道他们居住的区域比较危险，孩子们也会在学校中看到打斗，而他们的父亲去年被遣送回国。她发现贾奎因在过去几个月里变得哀伤、疲惫，且经常肚子疼，对弟弟妹妹们变得没有耐心，也不愿意去学校。她同意让贾奎因接受帮助，并学习应对技巧，希望这样能让贾奎因感觉好一些。贾奎因的母亲目前兼顾两份工作，并且要养育三个更小的孩子，这使得她不可能接送和陪伴贾奎因接受治疗。因此母亲很感激贾奎因能在学校参加团体治疗。当和她电话沟通时，治疗师为她简短介绍了贾奎因将会学到的技巧，并让她知晓，贾奎因会有机会讨论到他所经历的事。母亲愿意尽她所能抽出时间参加学校里的家长会谈。治疗师留给她联系方式，并请她提供可能联系到她的其他方式，以及她最适宜接电话的时间。

在第一次团体会谈中，治疗师用一个游戏让学生们可以更好地了解身边的人，并且愿意在团体中发言。贾奎因觉得很有意思，有两个组员的名字和他自己的很相似，还有一个组员和自己一样是家中的长子，而且父亲也不在身边。治疗师讲述了青少年中暴力和创伤的流行率，并介绍这些词的意义。治疗师邀请六位参与者分别介绍自己参与这个团体的原因，贾奎因说他在从学校回家的路上"看到有一个孩子被枪杀了"。大家讨论了保密原则，并且一致达成了"团体公约"，同时治疗师引入了奖励表格，让学生们看到参与团体治疗并进行练习可能得到的奖励。接下来治疗师画了一个想法、感受和行为的认知三角，治疗师解释可怕的事或者创伤事件如何从这三方面影响我们生活中的每件事。治疗师举例说明这三者如何相关联并互相影响。在其他人发言后，贾奎因也参与进来发表了自己的看法。他说，发生在他身上的事让他感到如果再次走进那个公园或让弟弟妹妹在外玩耍，就可能遭到枪击。这些担心让他"紧张得要命"，因此他冲弟弟妹妹大喊大叫让他们不要在外玩耍，自己也不再和朋友靠近那个公园。团体其他成员很支持他，他们认为他经历了这么可怕的事，这些想法、感受和行为都是正常的。随后治疗师介绍了基于学校环境对创伤的认知行为治疗团体将如何帮助贾奎因和其他人以更舒服的方式思考、感受和行动，每个人都可以像从前那样做自己喜爱和需要做的事，并且是安全的。在第一次团体会谈的结尾，治疗师请每位学生写下加入团体治疗的目标，这样治疗师可以更好地了解每位学生希望从团体中得到些什么，从而更好地为每个人制订个性化的治疗方案。同时治疗师也让孩子们给他们的父母带去一张类似的表格，让家长填写他们对孩子的期望和目标。

在初次会谈后的一周，治疗师在一个早晨安排了家长会谈。贾奎因的母亲和团体中其他成员的父母参加了这次会谈。在简短介绍和认识之后，治疗师回顾了人们在应激状态和面对创伤时常见的反应，让父母们也参与到放松练习中。他们探讨了想法、感受和行为之间的联系，治疗师解释团体治疗的原理，并回答问题。治疗师重点讲述了回避的问题，以及青少年需要通过讲故事来加工、消化这些经历的重要性。治疗师还强调学生们会在各次会谈间在家中练习技巧，因此可能会需要家人的支持，尤其当他们再次遇到之前回避的事情时。治疗师告诉家长，下一次家长会谈将在三周后举行，那时会进一步探讨回避、暴露以及问题解决。治疗师也为家长准备了两次家长会谈的讲义，以防有些家长下次可能不参加而缺少某部分信息。治疗师留意到现场有些家长在交换联系方式，在这次会谈后，治疗师留出了一些时间，以便家长们与治疗师交流。

在第二次团体会谈中，治疗师展开了一个关于应激和创伤中常见反应的讨论。在讨论中，治疗师会对症状的出现进行正常化，并告诉团体成员，团体将如何帮助他们缓解症状，从而让他们充满希望。例如，贾奎因分享了一种面对创伤和应激的反应，不想去那些能让自己回想起创伤事件的地方或见某些人。治疗师鼓励了他的分享，并指出："回避非常常见而且是有原因的，这会让你在当时感觉好一些。但正如不想谈论或者想到创伤一样，回避那些让你想起枪击的人会阻碍你正常地生活，对吧？在这个团体中，我们会学习如何应对这种不好的情绪，以使你能够重新去做之前的那些事。其他人能否再提供些与贾奎因刚说的回避相关的信息？"讨论完常见的反应之后，治疗师开始教授不同的放松训练方式，包括深呼吸、渐进式肌肉放松和积极想象，因为许多症状都伴随有躯体反应。治疗师引入了情绪温度计（对你的感觉进行0—10分评估，0表示感觉好，10表示非常难过、焦虑、害怕），并请他们在放松前和放松后进行情绪评分。治疗师将"应激与创伤常见反应"的资料发给父母，并询问学生是否愿意告诉父母他们经历过的事情和反应。此外，治疗师请他们在接下来的一周做两次放松练习，并在下一次会谈中进行汇报。

治疗师用接下来的两次团体会谈回顾并练习认知应对技能（与"玛丽埃尔：个体认知行为治疗"中描述的相似），让每位学生练习如何将负性思维替换为更有帮助和更准确的想法。在会谈之间，治疗师督促每位学生练习放松和认知应对技术。贾奎因说他在课堂考试前使用深呼吸能缓解不适的情绪，另一位团体成员说她在头疼时使用深呼吸和积极想象，这提醒了贾奎因，他决定要在肚子疼或老师和其他孩子很吵闹的时候试一试这些方法。当他想到枪击时，贾奎因使用积极想象技术，想象"安全和开心的地方"（他祖母在萨尔瓦多的厨房），并想象温暖、冷静的感觉，想象他最喜欢的食物的美味，这些都带给他平静。随后他说他已能在家里找到独处的地方——浴室，在那他可以完成肌肉渐进式放松，这样可以让他在弟弟妹妹们闹他时不那么生气。治疗师请团体成员在小纸片上写下有帮助的想法，并随身携带这些小纸片，这让贾奎因想到他弟弟的能量卡（日本卡通片中出现的），因此他将能量卡放在自己的口袋中，提醒自己当负性思维出现时，要检视这些思维，并用正确和有帮助的想法来代替这些思维。

在团体会谈之外，在第三和第四周之间，治疗师两次单独和贾奎因进行治疗来完成他的创伤叙事（和每位学生都进行1～3次个体会谈）。在初始交谈中，治疗师发现贾奎因还经历过其他创伤事件，包括7年前家里人跨过边境进入美国时，家人被抢劫而且被迫暂时分离；5年前经历过一次入室盗窃；去年父亲在工作的地方遭受过一次突击检查并被驱逐出境。然而贾奎因说，最近的这次枪击事件让他现在感到最痛苦。

治疗师请贾奎因详细地告诉他枪击那天发生了什么，以便更好地想象出当天发生的事，就好像让这件事投影在眼前的电影屏幕上一样。治疗师让他知道，在他叙述这个故事的过程中，要对这个故事进行快速记录。

贾奎因分享的经历如下："那天放学后，我最好的朋友卡尔洛斯和我在学校待了一会儿，因为我们看了会儿别人打篮球。我开始想要回家的，因为担心弟弟妹妹独自在家，我应该在放学之后照顾他们。于是我和卡尔洛斯就往家走。当我们走到第三大街的公园时，天黑了下来，我们就从娱乐中心抄小道回家，就像平常那样。当我们路过街角那座楼时，看到对面街角有两个黑帮的人用枪指着一个穿大夹克的高中男孩。他们不断地诅咒和叫骂，我感到自己好像冻住了一样，一动不动，不知道该做些什么。接下来我知道的事就是开枪了，声音非常大，而另一个黑帮的人看到了我。卡尔洛斯推了我一下，我们俩开始狂跑。我们太害怕了，甚至没想到叫喊和警告其他在那里的人，甚至不知道那个男孩是否被杀。我们一直跑，直到再也跑不动，还好我们到家了。卡尔洛斯直接跑回了他家，而我也回到了我家。我到了浴室里，坐在地上，一直发抖，告诉弟弟妹妹们让我一个人待着。当妈妈晚上下班回家时，我仍然在发抖并且肚子疼。妈妈看起来非常疲惫，并且很担心我是否生病了。自从爸爸被遣送回萨尔瓦多，她成天辛苦工作，我不能告诉她我看到了什么。我不能对她说这些。爸爸走的时候对我说在他找到方法回来之前，我要照顾好妈妈和弟弟妹妹。"

在接下来的两次会谈中，治疗师和贾奎因一起多次重复他的故事，并在这一过程中给予支持，帮助他重述关于所发生的事情及他在其中所扮演的角色的功能失调的信念。在第二次会谈中，贾奎因已能比较容易地讨论他经历的事了。接着，治疗师帮他为随后的团体会谈做计划，他将在团体会谈中继续练习处理他的创伤记忆。治疗师询问他是否愿意继续在团体中处理故事的某些部分，因为有些部分他可能想要自己私下处理，而有些可能想与团体一起分享。治疗师把这些事记录了下来。同时为了让贾奎因在团体中能够得到足够的支持，治疗师询问他希望在团体中如何感到被支持、感到舒适。他说，他希望"其他人能专心听，而不是在那里浪费时间""每个人都会讲到自己的故事，而我不是唯一一个做分享的"。治疗师接着用这条信息问他，他怎样才能对团体中的其他成员表达出尊重和支持。贾奎因表示愿意以自己期待别人对待自己的方式去对待别人，会在别人说话的时候看着别人，并且会以"一种友好的方式，而不是直视他们的眼睛"。在第二次个体会谈结束时，贾奎因说他认为自己已经准备好告诉妈妈所发生的事情了，治疗师帮他想好整个过程，和他一起定好了与母亲谈这件事的时间，并和他角色扮演了可能发生的事。同时治疗师发出邀请，希望他的母亲来参加下一周的第三次个体会谈，以防贾奎因在本周中没能找到时间去与母亲分享，或者在他完成分享后邀请母亲参加。治疗师鼓励贾奎因在这一周做些自己喜欢的事，照顾好自己，因为这一周里他处理的都是很困难的事。他说他可以在妈妈休息的时候打篮球或到表兄家打游戏，他很久都没有做这些事了。

在与每个团体成员完成个体会谈后，治疗师回到一开始的个体治疗计划，并在其中加入在各次会谈中获得的新信息，包括症状、家庭结构及其他信息，并标注了基于每位团体成员的表现，可能会对其有用的最重要的特定技能。例如，贾奎因的躯体症状和易激惹较为突出，治疗师就要确保找到真正对他有效的放松技术。类似的，由于贾奎因对枪击事件的焦虑已泛化至他的朋友，并干扰了他的家庭生活，使他不允许弟弟妹妹在外玩耍。治疗师需要通过现场暴露和问题解决来处理这些问题。同时，治疗师发现贾奎因愿意和妈妈分享自己的经历，治疗师也发现由于父亲不在身边，整个家庭可能会从转介至社区及社会资源中获益。在第五次会谈前，治疗师需要与每位家长进行电话沟通，让家长们知道从第五次会谈开始，孩子会稳步处理可能会唤起他们焦虑、让他们回避的事情，这些事情是他们想要并且需要去完成的。治疗师会对家长、其他照料者或那些可能会对练习提供支持的家人进行评估。治疗师邀请家长来参加第二次家长会谈。为防止他们不能来参加而错过信息，治疗师会简要介绍这次家长会谈。在与贾奎因母亲的电话交流中，治疗师得知她不能来参加家长会谈，因此就在电话中为她介绍了这次会谈的主要信息。

她告诉治疗师，贾奎因对她说了枪击事件，也告诉了她其他让他难过的事。她告诉治疗师，这些事现在对她来说非常困难，因为她独自支撑整个家庭，有时甚至要担心家里的经济来源。治疗师回应了她的担心，肯定了她为整个家庭和孩子的健康生活付出的努力。治疗师建议贾奎因的母亲去能提供近期移民支持的社区机构，并去可能会为他父亲的身份或其他可能带来家庭团聚机会的非营利法律援助组织寻求帮助，治疗师再次表达了对她在极度繁忙的情况下还能参与贾奎因的治疗的欣赏。

在第五次团体会谈中，治疗师集中于学生经历创伤事件后可能回避的事。每一位学生列出他现在回避但希望能够再次做好的事。治疗师在每个学生之间走动，帮每个人重新制订逐级暴露等级，使用情绪温度计为每一等级评分，让每位学生选择一到两件可完成的事在接下来的一周中进行暴露练习，这些事在情绪温度计上评分为3—4分。贾奎因列出的事是他一直在回避的最好的朋友卡尔洛斯，以及不让弟弟妹妹到外面玩耍。治疗师先评估让弟弟妹妹外出玩耍是否安全，（"社区里是否有其他孩子在外玩耍？""弟弟妹妹之前是否能够在外安全玩耍？""有没有在外玩耍时安全的地方？""是白天或晚上，平日还是周末在外玩耍安全？"）随后治疗师帮助贾奎因列出可以让弟弟妹妹在外玩耍的暴露等级阶梯，他可以根据每个步骤评出他（目前）的焦虑程度，如图8-3所示。

弟弟妹妹在院子里玩，而贾奎因在房屋内（工作日）。	8
弟弟妹妹在院子里和贾奎因一起玩（工作日）。	6
弟弟妹妹在院子里玩，而贾奎因在房屋内（周末）。	5
弟弟妹妹在院子里和贾奎因一起玩（周末）。	4
弟弟妹妹在表兄家的外面玩耍。	3
想象弟弟妹妹在贾奎因的监督下在外玩耍。	2

图8-3 贾奎因的焦虑评分

治疗师帮贾奎因制订出了再次与卡尔洛斯建立联系的逐级暴露计划。他将暴露的每一级和每一步写在了图8-4中。

与卡尔洛斯一起在卡尔洛斯家。	7
与卡尔洛斯一起在贾奎因家。	5
与卡尔洛斯一起在午饭时和其他孩子在一起。	5
在两个时间段与卡尔洛斯打招呼。	4
给卡尔洛斯发短信"嗨，最近怎么样"。	2

图 8-4　贾奎因按焦虑评分的暴露等级

　　贾奎因决定这一周他会练习让弟弟妹妹在表兄家的外面玩，他在周末的时候去那儿玩过，他会在某一天放学后与卡尔洛斯发短信。

　　在第六次会谈开始后，治疗师会检查每位成员在真实环境中暴露的进程及在暴露过程中他们如何使用应对技巧来管理焦虑。贾奎因说他让弟弟妹妹在表兄家外面玩了两次，第二次这样做时他感到更容易。他甚至可以在某一个时候到房间里打游戏，让弟弟妹妹自己在外玩。同时他也给卡尔洛斯发了短信，在他发完短信之后，他马上感到比他预期的更焦虑（在练习表上他列出的情绪评分是 8 分）。在同一张表上贾奎因记录了对于卡尔洛斯不立即联系他而产生的自动思维和其他有帮助的想法，并记录了他使用深呼吸来减少焦虑。治疗师问贾奎因最后结果怎样？贾奎因说卡尔洛斯收到他的短信很吃惊，同时非常高兴。他们来回发短信，开玩笑，并以"在学校见"结束。治疗师用这个机会提醒团体成员们，下一次他们感到焦虑时可以回想经历这些事之前的想法是什么，回想应对策略如何帮他们克服这些困难，要牢记事情最终会好转。接着治疗师帮助每位团体成员确定在接下来的一周中他们将进一步在真实环境中进行暴露的目标。

　　在第六次和第七次团体会谈中，治疗师主要是让学生们加工自己的创伤记忆。首先，治疗师递给每位学生在个体会谈中的记录信息，让他们想起当时愿意在团体中继续加工的部分。接着治疗师指导团体进行想象暴露。学生们通过治疗师缓慢的提问想象出故事中某个特定的部分，让他们的感官集中于正在发生的事，谁在那里，他们的感受如何，想到了什么，等等（他们并不需要回答，在治疗师的指导下，即使在团体情境中也可以进行个体暴露练习）。治疗师不时地停下来，并询问学生现在的感受，他们通过手指比画告知治疗师情绪评分，这样治疗师就可以在团体中知晓什么时候分数下降了，可以继续推进。接下来，治疗师拿出画画用品和纸张，请每位成员画出他们故事的某一部分。治疗师允许学生们不受指导地自由画画，在他们创作时不进行提问，尊重每位学生可能制作出的不一样的作品。贾奎因画了娱乐中心的画，他和卡尔洛斯在一个角落，在大厦另一边，两个男孩用枪指着另一个男孩。在完成绘画后，治疗师查看每一位学生的作品。随后，治疗师让成员们做放松练习，然后通过问下一节会上什么课和放学后打算做什么来帮助每个人回到当下。

在第七次团体会谈中，治疗师回顾了现场暴露练习及目前的进展。贾奎因说他周末时和弟弟妹妹在家外面玩耍，现在他已经开始和卡尔洛斯及之前的老朋友们一起吃饭了。治疗师再次帮助学生们选择下一个真实环境暴露练习的目标，并拿出上一周他们未完成的画，留下一些时间让他们可以完成这幅画。接下来，治疗师引导成员们用语言分享每位同学的故事，并解释成员们可以在团体中展示自己的画；如果愿意，可以在团体中讲述当时发生了什么，或者也可以讲述故事的其他方面。治疗师让大家知道如果他们不愿意通过语言来讲述这些，也可以花几分钟把这些故事写出来，可以留给自己看，也可以在本次会谈结束时读给治疗师。贾奎因分享了自己的画，向团体描述了当时他看到的情景。治疗师接着可以引导团体画另外一幅画，或者进行想象暴露，并以与第六次会谈相似的方式结束。

在第八次团体会谈中，治疗师回顾了学生在暴露练习中的进展，并计划继续提升暴露等级。第八次和第九次团体会谈将聚焦于问题解决，以使团体成员能够看到他们应对生活中的现实问题时可能的选择。通过举例子，治疗师展示了想法和行为的联系，并列出当事人可能采取的各种行动，将其与背后的想法相连。治疗师请团体成员们想出他们在日常生活中可能会遇到的麻烦事。这些情境可能包括，某人在厕所墙上写你的坏话，老师冲你喊叫，父母打架等。治疗师通过游戏和头脑风暴的团体任务来为这些情境评分，并选择可能的应对方法。治疗师强调，有很多类似的情景是我们不能控制的，但我们总可以控制对这一情境的看法和所采取的行动。在第九次会谈结束时，治疗师组织学生参与到名为"CBT 危机（CBT Jeopardy）"的小游戏中，在游戏中他们回顾了到目前为止学到的技巧。治疗师和团体成员们讨论了如何在最后一次会谈中庆祝他们取得的成绩。治疗师再次评估了学生们的创伤后应激障碍症状水平，发现贾奎因的创伤后应激障碍分数明显下降了。治疗师也注意到贾奎因开始再次与卡尔洛斯联系，甚至邀请他来家里，他也会在周末和家人待一起，他还允许弟弟妹妹天黑前在外玩耍，并且他开始更规律地上课了。

　　第十次团体会谈主要包括以下内容：治疗师表达对孩子们进步的欣赏以庆祝每个人的进步；发放毕业证书；将写有一位成员名字的纸片传递给每个人，让大家为他写下积极的话语，随后该成员可以留下这张纸片。绝大多数学生彼此交换了联系方式，治疗师让成员们知道尽管团体治疗已接近尾声，但治疗师仍会每周来到学校，治疗师留下了自己的联系方式，如果成员们需要任何帮助，可以联系他。治疗师询问他们是否愿意在学期结束前再进行一次强化会谈，成员们认为这是一个非常好的建议。治疗师为每个人发放了小包，里面有他们学到的认知行为治疗技巧和自我保护方法的提醒物，包括写着有益想法的小卡片，可以继续进行的暴露阶梯，用于放松的文本或提醒物（例如，抹掉一个忧愁石），让他们能够感到开心的事物，当他们感到不开心或需要建议时可以寻求帮助的人，以及各种问题解决办法的利弊。

　　之后，治疗师联系团体成员的家长，告诉他们团体治疗即将结束，未来如果有需要如何联系到治疗师。治疗师提醒父母们，孩子们学到的技巧及如何在家强化这些技巧。贾奎因的妈妈因看到贾奎因的改变而非常感激，她说已经去找了治疗师推荐的社区资源，并已和一位法律顾问预约时间讨论移民的可能性，以及她的家庭可能需要的社区和社会帮助。同时治疗师从学生的老师那里了解到学生们的课堂表现。贾奎因的数学老师说他在课堂中更坐得住了，他的注意力和参与度也有了提高，也没有出现在上课时要出去的情况。

总　结

个体的（TF-CBT）和团体的（CBITS）聚焦于创伤的认知行为治疗对有创伤经历的儿童（包括经历多重创伤及共病的儿童）都已被广泛证明有效。对于创伤儿童的其他认知行为治疗也能有效缓解创伤后应激障碍的症状。聚焦于创伤的儿童认知行为治疗已被大量使用，并成功地在美国及国际范围内发展起来。未来的研究将检验这些努力在多大程度上能够改善创伤儿童的症状水平。

❑ 本章要点

- 认知行为治疗是适用于表现出明显创伤症状的儿童的，即使他们并未完全满足创伤后应激障碍的诊断标准。
- 对于大部分针对儿童创伤的认知行为治疗，其核心成分是逐级暴露。
- 儿童创伤认知行为治疗的技巧成分包括心理教育、家长养育技能培养、放松技能、情绪管理技能及认知应对技巧。
- 儿童认知行为治疗针对创伤的成分包括：发展创伤叙事，在真实环境下对于创伤提示物的掌控，以及安全计划。某些模型可能包括亲子共同参与的会谈。
- 个体认知行为治疗模式和团体认知行为治疗模式都是有效的，选择最适宜的治疗形式主要取决于可行性和可开展性。

❑ 自测题

8.1　以下哪些项目是逐级暴露的特点？

　　A. 逐渐在每个治疗成分中增加创伤材料的长度和强度

　　B. 治疗师留心自己不要表现出回避

C. 将每个成分，包括技巧成分与儿童创伤经历以某种形式进行连接

D. 让儿童每天至少回想创伤经历 1 个小时

E. 只有 A、B 和 C

F. 以上全部

8.2 认知应对的基础是将以下哪三部分相联系？

　A. 想法、感觉、行为

　B. 想法、先行事件、结果

　C. 先行事件、行为、结果

　D. 想法、行为、信念

8.3 在选择个体和团体创伤认知行为治疗时，需考虑以下哪些因素？

　A. 症状的严重程度

　B. 学校是否提供相应的治疗形式

　C. 家长可接纳的治疗形式

　D. 以上全部

8.4 下列哪些描述在治疗中无意间向儿童表达出对创伤的回避？

　A. 对创伤经历使用隐晦的说法

　B. 在讨论创伤时，试图通过改变语调和声音大小来表达同情

　C. 改变身体语言

　D. 在介绍创伤主题时使用准备好的话语

　E. 只有 A、B 和 C

　F. 以上全部

8.5 关于创伤认知行为治疗文化适应性的正确描述有：

　A. 对于某些群体而言，某些核心成分已被验证并不有效

　B. 在有效治疗形式中，所有核心成分都保留了下来

　C. 治疗手册已被验证不能翻译成其他语言

　D. 对于不同少数民族创造出了新的治疗模型

❑ 参考文献

American Psychiatric Association: Diagnostic and Statistical Manual of Mental Disorders, 3rd Edition. Washington, DC, American Psychiatric Association, 1980

American Psychiatric Association: Diagnostic and Statistical Manual of Mental Disorders, 4th Edition, Text Revision. Washington, DC, American Psychiatric Association, 2000

Bigfoot DS, Schmidt S: Applications for Native American and Alaskan Native children: honoring children—mending the circle, in Applications of Trauma-Focused Cognitive-Behavioral Therapy. Edited by Cohen JA, Mannarino AP, Deblinger E. New York, Guilford, in press

CARES Institute: What Do You Know? A therapeutic card game about child sexual and physical abuse and domestic violence. 2006

CATS Consortium: Implementation of CBT for youth affected by the World Trade Center disaster: matching need to treatment intensity and reducing trauma symptoms. J Trauma Stress 23:699–707, 2010

Cohen JA, Mannarino AP: A treatment model for sexually abused preschoolers. J Interpers Violence 8:115–131, 1993

Cohen JA, Mannarino AP, Deblinger E: Treating Trauma and Traumatic Grief in Children and Adolescents. New York, Guilford, 2006

Cohen JA, Mannarino AP, Deblinger E, et al: Cognitive-behavioral therapy for children, in Effective Treatments for PTSD: Practice Guidelines From the International Society for Traumatic Stress Studies, 2nd Edition. Edited by Foa EB, Keane TM, Friedman MJ, et al. New York, Guilford, 2009, pp 223–244

Cohen JA, Berliner L, Mannarino AP: Trauma-focused CBT for children with trauma and behavior problems. Child Abuse Negl 34:215–224, 2010

Copeland WE, Keeler G, Angold A, et al: Traumatic events and posttraumatic stress in childhood. Arch Gen Psychiatry 64:577–584, 2002

De Arellano MA, Waldrop AE, Deblinger E, et al: Community outreach program for child victims of traumatic events: a community-based project for underserved populations. Behav Modif 29:130–155, 2005

Deblinger E, Lippmann J, Steer R: Sexually abused children suffering posttraumatic stress symptoms: initial treatment outcome findings. Child Maltreatment 1:310–321, 1996

Deblinger E, Stauffer LB, Steer R: Comparative efficacies of supportive and cognitive-behavioral group therapies for young children who have been sexually abused and their nonoffending mothers. Child Maltreat 6:332–343, 2001

Felitti VJ, Anda RF, Nordenberg D, et al: Relationship of childhood abuse and household dysfunction to many of the leading causes of death in adults. The Adverse Childhood Experiences (ACE) Study. Am J Prev Med 14:245–258, 1998

Jaycox LH, Stein DB, Amaya-Jackson L: School-based treatment for children and adolescents, in Effective Treatments for PTSD: Practice Guidelines From the

International Society for Traumatic Stress Studies. Edited by Foa EB, Keane TM, Friedman MJ, et al. New York, Guilford, 2009, pp 327–345

Jaycox LH, Cohen JA, Mannarino AP, et al: Children's mental health care following Hurricane Katrina: a field trial of trauma-focused psychotherapies. J Trauma Stress 23:223–231, 2010

Kataoka S, Stein BD, Jaycox LH, et al: A school-based mental health program for traumatized Latino immigrant children. J Am Acad Child Adolesc Psychiatry 42:311–318, 2003

McKay MM, Bannon WM: Engaging families in child mental health services. Child Adolesc Psychiatr Clin N Am 13:905–921, 2004

Meiser-Stedman R, Smith P, Glucksman E, et al: The PTSD diagnosis in preschool- and elementary school-age children exposed to motor vehicle accidents. Am J Psychiatry 165:1326–1337, 2008

Morsette A, Swaney G, Stolle D, et al: Cognitive Behavioral Intervention for Trauma in Schools (CBITS): school-based treatment on a rural American Indian reservation. J Behav Ther Exp Psychiatry 40:169–178, 2009

Murray LA: HIV and child sexual abuse in Zambia: an intervention feasibility study (NIMH Grant No K23 MH77532). Baltimore, MD, Johns Hopkins University, 2007

Ruf M, Schauer M, Neuner F, et al: Narrative exposure therapy for 7- to 16-year-olds: a randomized controlled trial with traumatized refugee children. J Trauma Stress 23:437–445, 2010

Scheeringa MS, Wright MJ, Hunt JP, et al: Factors affecting the diagnosis and prediction of PTSD symptomatology in children and adolescents. Am J Psychiatry 163:644–651, 2006

Smith P, Yule W, Perrin S, et al: Cognitive behavior therapy for PTSD in children and adolescents: a preliminary randomized controlled trial. J Am Acad Child Adolesc Psychiatry 46:1051–1061, 2007

Stein BD, Jaycox LH, Kataoka SH, et al: A mental health intervention for schoolchildren exposed to violence: a randomized controlled trial. JAMA 290:603–611, 2003

Weiner DA, Schneider A, Lyons JS: Evidence-based treatments for trauma among culturally diverse foster care youth: treatment retention and outcomes. Children and Youth Services Review 31:1199–1205, 2009

第九章

强迫症

Jeffrey J. Sapyta 博士

Jennifer Freeman 博士

Martin E. Franklin 博士

John S. March 医学博士 公共卫生硕士

强迫症（obsessive-compulsive disorder，简称 OCD）是一种比较严重的心理健康问题，各种流行病学研究发现其流行率在 1% ～ 3%（Flament et al., 1988; Sasson et al., 2001; Valleni-Basile et al., 1996）。在强迫症的成人群体中，大约有一半人从儿童或青少年时期就开始经历一些强迫症状（Rasmussen and Eisen, 1990）。考虑到强迫症的持续性与较长的病程和较早的发病年龄均有很强的相关（Stewart et al., 2004），一旦识别出儿童患有强迫症，就要马上使用实证研究支持的方法对其进行高强度治疗。从 20 世纪 90 年代中叶至今，对儿童强迫症的治疗有了巨大的进展，很多研究结果一致表明认知行为疗法是儿童强迫症最佳的单一治疗方法（Abramowitz et al., 2006）。

尽管认知行为治疗作为单一治疗方法或与 5- 羟色胺再摄取抑制剂（SRI）治疗结合使用的优越性是显而易见的，但我们依然很需要将这个有效的方法从研究领域传播到临床前线。我们从多年成功治疗儿童的经验中，包括治疗那些从其他经验丰富的认知行为治疗师那里转介过来的难治性（treatment-resistant）患者的经验中，发展出了一套认知行为治疗的方法，用来促进治疗依从性并避免那些导致认知行为疗法的原则无法执行的常见陷阱。对于那些力求更好地帮助强迫症患者的治疗师来说，本章内容适用于提高对暴露与反应阻止（exposure and response prevention，E/RP）疗法的使用。

　　本章从对认知行为治疗效果的文献综述开始，然后举例说明了我们对于治疗儿童强迫症独特的认知行为治疗方法。首先，我们呈现了在临床和研究环境中，认知行为疗法对儿童强迫症治疗效果的实证证据。其次，我们介绍了几种在认知行为框架内用来治疗强迫症的理论模型，以及这些模型的成分是如何在儿童强迫症的治疗方案中有代表性地发挥效果的。再次，我们详细地说明了我们对儿童强迫症的临床评估、治疗计划和治疗方法。最后，我们讨论了在特殊人群中出现的常见问题，尤其是儿童强迫症所涉及的多虑（scrupulosity）或与性相关的强迫思维的内容。

实证支持

　　从 20 世纪 90 年代中叶起，针对儿童群体的强迫症的认知行为干预得到了长足的发展。这些干预方案最初开始于针对成人群体的有效治疗方案向低龄群体的延伸，并最终通向了对这些治疗方案进行公开的临床试验（Franklin et al.，1998；2001；March，1998）。同时，对认知行为治疗效果的评估也由不经控制的评估发展为随机控制研究（例如，Barrett et al.，2004；Bolton and Perrin 2008；de Haan et al.，1998；Franklin et al.，in press；Pediatric OCD Treatment Study Team，2004；Storch et al.，2007）。我们的研究团队对儿童和青少年认知行为治疗的文献进行了定量综述（quantitative review）。在儿童群体中开展的效果研究一致地证明了认知行为干预，尤其是个体和家庭的干预形式，具有较大的效应值（Freeman et al.，2007）。对这些人群中的认知行为干预在治疗结束之后仍有比较持久的效果，能够显著地持续长达9 个月的时间（Bolton and Perrin 2008；Franklin et al.，1998；March et al.，1994；Wever and Rey 1997）。

　　即使把认知行为治疗灵活地应用于效果研究之外，它也依然被证明是有效的。例如，那些在社区中开展的在方法学上控制较少的有效性试验，也证实了认知行为治疗有很大的效应值（Nakatani et al.，2009）。在挪威，一个由社区治疗师和他们的督导一起参与的开放性试验显示，阶段性地与强迫症专家接触（每3～4周1次）使得治疗结果可以与那些效果研究的结果相媲美（Valderhaug et al.，2007）。这个"对督导师的督导"模型说明，在那些缺乏大量强迫症专家的地区，仅仅与专家督导师定期地接触，就可以显著地改善一线治疗师的治疗质量。在儿童强迫症领域一个具有决定性的有趣进展是证实了门诊治疗和集中治疗的效果是相同的。尽管大部分儿童强迫症的认知行为治疗是每周进行一次，但有证据表明，认知行为治疗可以更加密集地开展（例如，每天一次会谈），并且证实其在效果方面与每周一次的效果非常相似（Franklin et al.，1998；Storch et al.，2007）。不论会谈如何安排，会谈中进行的特定的、基于技术的认知行为治疗是改善功能和减少症状的主要驱动力。

　　尽管有各种认知行为治疗的方案在投入使用，但迄今为止的证据都说明，认知行为疗法可以有效地治疗强迫症。美国儿童和青少年精神病学会（1988）和美国心理学协会（Task Force on Promotion and Dissemination of Psychological Procedures，1995）都得出结论称，包括暴露与反应阻止成分的认知行为治疗是儿童和成人强迫症的最佳选择。简单来说，暴露与反应阻止是一个行为技术的集合，为同时接近引发恐惧的线索（暴露）和避免中和恐惧的仪式或其他安全行为提供了一个系统的方法。对强迫症的认知行为治疗也包括认知治疗的成分，例如认知重建。一篇元分析文章比较了暴露与反应阻止治疗和单纯的认知治疗的效果，并更加推崇暴露与反应阻止治疗（Abramowitz et al.，2002），作者承认考虑到两者在治疗中的重叠，很难将单纯的行为治疗和单纯的认知治疗进行比较。我们会在后面讨论过度强调认知技术会如何减弱暴露和行为阻止治疗所产生的影响，在心理教育和最初的暴露计划中智慧地运用认知疗法，对于患者开始进行认知行为治疗是很有帮助的。

理论模型

行为学习

现在使用的大部分治疗方案所依据的原理，都是来自于条件模型或信念和评价模型，这些模型被应用于解释强迫症状的发展和维持（Taylor et al., 2007）。恐惧的两因素模型描述了这样一个过程，在一些情境中，个体会体验到受生理因素调节的焦虑，而非条件反应（如非习得的逃跑反应）则会发生在这些情境中（Mowrer 1960）。如果个体表现的行为成功地缓解了焦虑，这个行为将会被负强化；在之后的情境中出现类似引发焦虑的刺激，个体更可能会再次做出这种习得性的缓解焦虑的行为。此外，与那些为回避引发生理恐惧的情景相关的行为也会被强化。从这个初步的发现开始，操作性条件反射模型被用来专门描述强迫症（例如，Rachman and Hodgson，1980）。当我们发现个体的逃避行为涉及习得性的强迫仪式时，可以考虑这个个体可能有强迫症。

认知信念和评价

基于认知理论的模型扩展了早期对强迫症病因学的解释。认知理论的研究者们认为，大部分心理病理问题都源自于个体具有或过度重视他们的功能不良信念（例如，Beck，1976）。关于强迫症的认知理论（例如，Salkovskis，1989，1996）认为大部分人每天都会出现一些短暂的、闯入性的想法，但当这些想法被个体解读为会带来严重后果并且个体需要为这些后果负责的时候，这些想法就可能会变成强迫观念。根据前面讲到的学习模型所描述的，强迫行为是被负强化而成的，因为它们有助于立即减轻个体的痛苦感。认知理论家进一步发展了他们的理论，认为强迫行为之所以会持续下来，是因为它们使个体没有机会去检验强迫观念是否真的会导致他们预期的不现实的危害发生（Salkovskis，1989）。

清楚地阐明了强迫观念中功能不良信念的各种主题是早期认知理论家的不朽遗产。尽管已经有研究结果显示单纯使用认知疗法技术（例如，苏格拉底式提问）并不比使用暴露与反应阻止技术更有效（Abramowitz et al.，2002），但这些认知内容的术语对于直接针对个体的核心恐惧进行暴露是十分有用的。一个协作性的强迫症治疗专家团队进一步发展了 Salkovskis 的重要观点，他们概括出了在强迫观念中的一些认知维度（OCD Working Group，1997）。结合小组成员的一致观点，强迫症认知工作小组概括出了在强迫症中最常见的认知维度。最新的认知维度包括夸大的责任感、对威胁的过高估计、想法和行动融合（例如，相信有了一个想法就等同于把这个想法付诸行动）、迷信或奇幻思维、不能容忍不确定性或怀疑、完美主义、对控制想法的担心。尽管这些认知结构并不仅仅存在于儿童和青少年强迫症中，但研究者观察发现，这里的很多认知内容可以作为区分强迫症儿童和控制组儿童或其他焦虑障碍儿童的途径（Barrett and Healy，2003）。

尽管对于强迫症有很多不同的理论解释，但需要强调的一点是，没有任何一个理论可以单独地解释在强迫症患者身上观察到的各种症状（Himle and Franklin，2009）。我们的治疗方法强调要在神经行为的框架下工作，这个工作框架结合了生物模型、发展模型、学习模型以及家庭动力模型（Freeman et al.，2003；March and Mulle，1998）。然而，在其他治疗方法中使用的技术（如动机性会谈法、基于正念的治疗）灵活地应用在这个治疗项目中也是很有用的，尤其对于促进暴露与反应阻止练习的持续进行以及移除家庭成员对那些强化强迫症的逃避行为。下面，我们将更加详细地介绍我们的认知行为治疗方案。

应用

评估

对患者进行全面的评估是十分必要的，这样可以判断患者是否存在强迫症，以及在所有共病中强迫症是不是最主要的病症。如果发现还有其他共病情况，治疗师必须慎重考虑是否应该将暴露与反应阻止治疗作为对患者的治疗方案的重心。例如，出现的强迫症状更应该归于其他一些表现有闯入性思维或重复性动作的障碍（如冲动控制障碍或抽动障碍），那么最佳的治疗方案通常不会包括暴露与反应阻止疗法。此外，如果患者强迫症状的严重程度已经使其很难忍受暴露与反应阻止治疗，则治疗师应该考虑进行药物治疗。对于儿童来说，还有很重要的一点是要去判断观察到的行为是否真的达到了临床显著的水平，还是仅仅是儿童正常发展过程中的表现（Evans et al.，1997）。最后，识别家庭因素，比如与强迫行为相关的家庭动力（如家庭适应）和是否有强迫症的家族史也是非常重要的。下文会详细地介绍在我们在治疗诊所中进行的评估过程。

表 9-1 中介绍了在我们协作性治疗研究小组和各自的诊所中使用的一系列评估工具。一般来说，我们对大部分的儿童和青少年都会使用儿童耶鲁-布朗强迫症量表（Children's Yale-Brown Obssessive Compulsive Scale，CY-BOCS；Scahill et al.，1997）和儿童版焦虑障碍晤谈手册（Anxiety Disorders Interview for Children，ADIS；Silverman and Albano，1996）。然而有些时候，因为患者的年龄或为了排除共病，我们还会酌情使用一部分学龄儿童情感障碍和精神分裂症晤谈手册当前版和终身版（Schedule for Affective Disorders and Schizophrenia for School-Age Children-Present and Lifetime Version，K-SADS-P/L；Kaufman et al.，1997）、耶鲁广泛抽动严重程度量表（Yale Global Tic Severity Scale，YGTSS；Leckman et al.，1989），或者童年期高功能自闭症评分量表第二版（Childhood Autism Rating Scale-High Fuctioning，2nd Edition，CARS2；Schopler et al.，2010）。我们还会常规地使用儿童多维焦虑量表（Multidimensional Anxiety Scale for Children，MASC；March et al.，1997），儿童强迫症影响量表修订版（Child Obsessive-Compulsive Impact Scale-Revised，COIS-R；Piacentini et al.，2007），以及儿童抑郁问卷（Children's Depression Inventory，CDI；Kovacs，1981）来筛查共病及改进治疗方案。

下面，我们会介绍评估可能要接受认知行为治疗的患者的一些重要注意事项。这些注意事项对于帮助我们判断认知行为治疗方法是否适合某一家庭是很重要的。

表 9-1　一套有代表性的强迫症评估工具

评估工具	年龄	评估对象	备注
访谈工具			
ADIS	8—17 岁	根据 DSM- Ⅳ 对焦虑障碍的诊断标准就症状的严重程度和功能损害进行评估	主要用于排除焦虑障碍的共病
CARS2-HF	6—17 岁	高功能自闭症谱系行为	主要用于排除自闭症谱系障碍相关的刻板行为
CY-BOCS	5—17 岁	强迫症状和严重程度	16 分提示存在临床显著的强迫症
K-SADS-P/L	5—17 岁	涵盖全部 DSM- Ⅳ 的诊断标准	主要用于 8 岁以下或者存在大量共病的儿童
YGTSS	5—17 岁	运动性和发声抽动症状及其严重程度	
自我报告问卷			
CDI	7—17 岁	抑郁症状	包括父母报告和儿童报告问卷
COIS-R	7 岁以上	强迫症相关的功能损害	包括父母报告和儿童报告问卷
MASC	8—19 岁	儿童评分的焦虑症状	包括严重程度和效度评估的常模

　　注：ADIS= 儿童版焦虑障碍晤谈手册；CARS2-HF= 童年期高功能自闭症评分量表第二版；CDI= 儿童抑郁问卷；COIS-R= 儿童强迫症影响量表修订版；CY-BOCS= 儿童耶鲁 – 布朗强迫症量表；K-SADS-P/L= 学龄儿童情感障碍和精神分裂症晤谈手册当前版和终身版；MASC= 儿童多维焦虑量表；YGTSS= 耶鲁广泛抽动严重程度量表。

强迫症与发展性适应行为

区分与强迫症相关的强迫和仪式行为及发展性适应行为是很重要的。一个正常发展的儿童可能会深入地专注于某一兴趣，僵化地遵守某一规则或者有一些自然的刻板行为。患强迫症的儿童表现出的行为不是发展适应性的，与同龄人比较，他们的表现显得很极端。强迫症患者或伴有强迫症状的个体的强迫行为会在生活面临变化时或在有压力时变得更加严重。然而，强迫症儿童的行为通常会更加严重、更加具有弥散性，即使在父母的支持下也很难控制。儿童如果存在因为好玩而进行的重复性行为是不需要考虑诊断为强迫症的。表9-2列出了一些儿童发展性适应行为的例子。

表9-2　儿童的发展性适应刻板行为

年龄	正常的刻板行为和仪式行为
1—2 岁	偏爱有关家庭惯例的刻板惯例（如上床前说晚安）。对于玩具或衣服的瑕疵会很警觉，并很容易因此而不安。
3—5 岁	一遍一遍地玩相同的游戏。
5—6 岁	对于游戏规则或其他活动的规则（如教室里的规则）有很强烈的警觉，如果规则被改变或打破可能会很不安。
6—11 岁	进行迷信行为来阻止不好事情的发生，对收集物品（如扑克牌）表现出越来越多的兴趣。
12 岁以上	变得很容易被某种喜欢的游戏（如电子游戏）或者某类人（如流行歌手）所吸引；可能也会进行迷信行为来促使好事发生（如在体育比赛中取得好成绩）。

来源：改编自 Evans et al., 1997；Freeman and Garcia, 2009。

强迫症与鉴别诊断

一些童年期心理障碍也会有类似强迫症的症状，而且伴有严重强迫症状的儿童通常会有一些共病，尤其是抽动障碍、注意缺陷/多动障碍和对立违抗障碍。因此，我们需要进行仔细的评估来鉴别强迫症状和其他情况。因为，很多鉴别诊断的主要治疗方法都不是暴露与反应阻止疗法。

有一些心理障碍会存在类似于强迫思维或强迫行为的行为，但是其实却不是强迫症。强迫思维最主要的特点是这些想法是闯入性的并且不能被患者所接受（Ego-Dystonic），就是说当儿童思考这些想法的内容时，他们体验到的仅仅是害怕、不适或者愧疚。此外，在存在强迫思维的情况下，只有当行为的目的是用来减少或者缓和强迫思维带来的负性情绪时，这个行为才被认为是强迫行为。因此，如果没有自我不能接受的思维内容，就不能将那些被他们感兴趣的东西"迷住了"的孩子，或者表现出一些具有功能性的刻板和重复行为的孩子诊断为强迫症。

认识到这种比较纯粹的强迫症界定，就可以更加清晰地鉴别一些伴有类似行为的心理障碍了。例如，在自闭症中看到的刻板行为（如拍手、踱步、来回摇摆）有时候可能是为了自我刺激或者自娱自乐，并且它们不是在某些自我不能接受的强迫思维之后出现的。运动性抽动在功能上与强迫行为比较相似，因为运动性抽搐是为了减少不舒服的生理冲动，但是并不能因此将其诊断为强迫症，因为冲动与思维是不同的（如担心如果不进行抽动可能出现的后果，暂时从不舒服的冲动中解脱）。儿童存在试图破坏父母的严格控制的行为（如抵制家庭日常惯例、孩子总是要求玩某种游戏、接受特别对待或偏爱），尤其是当其没有明显的与强迫相关的担心，并且对于其他成人有相似的违抗行为时，我们可能需要与对立违抗障碍进行鉴别诊断。

识别儿童核心恐惧的重要性

治疗师使用认知行为疗法治疗强迫症常犯的错误之一是对儿童的核心恐惧缺乏恰当的理解。尤其对于年龄较小的儿童，了解他们的核心恐惧可能是非常困难的，因为他们可能还不能清楚地阐述或者不能对他们的强迫思维有全面的认识。但是从评估的最开始直到治疗，治疗师应该抓住每一个机会尝试去理解强迫症触发事物的具体特点以及担心如果不完成仪式性动作可能出现的后果。例如，一个孩子可能会回避"带有细菌"的东西，但是为什么呢？他是担心自己会生病或者害怕自己爱的某个人会生病吗？如果这个孩子生病了，他是担心自己可能会死掉，还是只是得一场急性发作的小病（头疼、咽喉痛、呕吐）？一个伴有多虑强迫思维的小女孩，如果她不向妈妈忏悔，她是担心妈妈对她生气，还是担心她有可能会因为自己的过错而下地狱？这些关键的细节会帮助治疗师为暴露与反应阻止治疗建立一个有针对性的恐惧等级。我们可以看到表 9–3 中列出了一些儿童描述的典型的强迫思维和强迫行为主题。请注意在特定的案例里，某种具体的恐惧可能是两个或者更多主题的结合。

表 9–3　儿童和青少年中常见的强迫症主题

强迫症主题	相关的强迫思维	相关的强迫行为
污染	因为细菌、灰尘、化学物品或其他的污染物而得病或死去； 因为自己身上的细菌或流感而让其他人生病； 接触黏的、潮湿的物体表面时，会感觉很不舒服。	洗手或清洁； 寻求安慰； 主动回避接触恐惧的物体（如外科医生的手）。
伤害	自己或家人遭到伤害或死亡； 自己"失去控制"伤及其他人。	寻求安慰； 检查； 迷信行为。
丧失本质	恐惧丧失或者怀疑自己是否还保有活力、人格或幽默感； 当个人物品放错位置或者被有某种不受欢迎特质的人（如书呆子）接触后就会丧失本质或被污染。	囤积； 迷信行为； 检查。
排序	需要保持事物处在刚刚好的、平衡的、对称的状态中。	计数； 重复； 排序。
多虑	道德或宗教怀疑带来的感受； 闯入性的"难听的话"； 自我排斥跟性相关的想法。	忏悔； 祈祷； 寻求安慰。

治疗项目概述

这个治疗方案通常是每周进行一次，共 12 ～ 14 次，但是这种治疗形式可以根据家庭特定的需要和动机而改变。像前面的"实证支持"部分谈到过的，治疗师无论采取每周一次还是更为密集的门诊病人治疗方式（如工作日每天一次），都可以有效地应用这个治疗方案并得到相似的结果。不考虑特定安排的治疗计划，这个治疗项目总体的治疗结构是相同的：①心理教育；②将强迫症外显化；③绘制暴露等级、识别强迫症状中的家庭参与；④采取主动回击（bossing back）策略；⑤逐级进行暴露与反应阻止治疗，并使家庭从强迫症中脱离。然而，由于考虑到儿童的成熟和发展，我们要基于儿童的年龄调整治疗方案。对于年龄较大的儿童或青少年，治疗的焦点可以主要放在孩子身上。在这种治疗形式中，父母只在每次会谈的开始和结束时参与进来，有需要时，治疗师也可以定期进行家庭会谈（详见 March and Mulle，1998）。对于年龄较小的儿童，或对于那些全家都存在仪式行为或对强迫症诱因进行回避的家庭，父母应该参与到大多数的会谈中，并主要聚焦于差别性注意（differential attention）、恰当地示范认知行为治疗技术以及用不强化强迫症状的方法来辅助和支持儿童（Freeman and Garcia，2009）。对于儿童强迫症的预防管理也应该是发展适应性的。治疗师需要帮助父母在儿童完成作业以及在不是计划好的情境中自发地使用认知行为技术，向儿童提供适当的奖励和特权。治疗师还必须向父母说明需要奖励的是儿童在练习认知行为技术时所付出的努力，而不必一定要有结果才给予奖励。

心理教育

这个治疗方案的第一个任务就是训练家庭了解强迫症的神经行为模式并着重于治疗项目中的决定性因素。在一个家庭来做治疗的时候，他们很可能已经经历了极度的痛苦、家庭成员间的冲突、对污名的担心以及无助的感受。因此，治疗师最初的工作焦点应该是介绍强迫症的神经行为模式，也就是说这不是谁的错，并关注希望，告诉他们现在已经有经实证证明的方法处理强迫症对儿童及整个家庭产生的影响。治疗师可介绍最近对于强迫症的研究所取得的进展，简要地强调这一点是很有帮助的，尽管强迫症会受到个体和家庭与强迫行为的交互作用影响，但强迫症是一种大脑的疾病。治疗师使用一些隐喻如"大脑打嗝"、无效的"循环"或者坏了的"闹钟"来进行描述是很有效的。下面是一个典型的向家庭解释强迫症的例子。

近年来，关于什么是强迫症以及如何在家庭中治疗强迫症，我们了解了很多。首先需要去理解的是，强迫症与其他儿童期的疾病（如哮喘或糖尿病）没有什么区别。就像哮喘是你的肺出了问题而影响了你的呼吸，强迫症是你的大脑出了问题从而影响了你控制想法、感受和行为的方式。

就像你可能已经知道的，我们的大脑就像一台强大的计算机。它有空间去储存我们需要记忆的信息，有空间去处理来自感觉的新信息，有电线或者是"回路"将大脑的不同部分都连接起来。一些回路甚至会在我们遇到危险时为我们的身体敲响警钟来保证我们的安全。你知道的每一种动物都有一些这样的回路，当你身处危险中的时候，这些回路会帮助身体准备行动。

对于患有强迫症的孩子来说，这些回路工作得有些不正常。对于一些孩子来说，与所面临的危险相比，他们的警钟回路响的声音太大了。所以当他们_____（描述一个与孩子的强迫思维类似的触发因素）的时候，即使并没有真正的危险，他们脑袋里的闹钟还是会大声地响起来。这些孩子可能自己也知道他们并没有处在危险中，但是不管怎样，他们脑袋里的警钟还是会响！对于另一些孩子来说，他们脑袋里的警钟响的声音倒是不大，但是一旦这个警钟响起来就很难把它关掉。比如，当警钟因为_____（插入一个强迫思维）而响起，_____（描述一个相关的重复性强迫行为），他们很久也没法让自己感觉好起来，或者会花很长的时间想要把事情做得"刚刚好"。他们好像知道通过_____（做强迫行为），自己能够变得安全，然而他们的警钟回路却不会安静很长时间。

上面的心理教育，让有关神经行为的部分符合家庭的利益和临床治疗的需要会很有帮助。一些家庭会对于简要地、聚焦于神经回路所起作用的讨论非常感兴趣。如果家长会认为孩子"就是想用这种方式操纵大人"或者某一个家长被贴上只不过是太溺爱孩子的标签时，治疗师最好在这里稍稍多讲一些。例如，用幽默的方式描绘一个孩子和家长可能会经历的假设情景（如在公园里散步，不小心跌倒了，手不小心扑到了狗屎里），会是一个非常好的方式来讲解其实每个人都会激活大脑皮层—丘脑—纹状体—大脑皮层回路，并证明在一些特定的情境中，过度洗手也有一些适应性的价值！治疗师可以这样讲述强迫症的遗传性，大脑的这些回路附近长有"胎记"，导致了强迫行为。在恰当地解释过强迫症的生物成分之后，治疗师接下来要讲述认知行为治疗和其他一些行为改变技术是怎样影响这些"大声的和有漏洞"的回路的。解释要精心地进行修改以适应儿童的理解能力。

所以像我们已经讨论过的，强迫症主要是大脑的问题。很多得了强迫症的人都知道，脑中的那些意识其实是没有意义的，他们所做的让自己好受一些的行为也不会有很长久的效果——尽管如此，他们还是会继续这么做，因为如果不这样的话，他们大脑中的回路会让他们觉得极其不舒服。

但是，这些感受是由于你大脑上有关胎记而产生的，这其实是一个非常好的事情。我们的大脑是一个惊人而灵活的器官，一旦它学会了做一些新的事情，它就可以自己改变细微的线路。思考一下你的大脑是如何工作的。每次你学会一些新的东西，大脑都在细微地改变自己的线路，一些回路的连接变得更强了，一些则变得更弱了。这对于我们处理大脑上的胎记和有漏洞的回路是多么棒的一件事啊！如果是你的肾有了类似的问题，为了治好它你很可能需要动手术。但是因为治疗对象是我们的大脑，我们只要学习新的东西，练习新的技术就能够帮助大脑健康起来。

我将要教给你的新东西来自一个叫作认知行为疗法的治疗项目。已经有大量的研究证明认知行为疗法对于治疗像你这样的孩子很有效果。在接受治疗之后，孩子们为仅仅会感觉好一些，他们的大脑也会变得不同。这是真的哟！研究者们在治疗前给患有强迫症的人的大脑拍了照片，又在他们接受了这种治疗3个月后给他们的大脑再拍了一张照片。令人惊讶的是，在这么短的时间之后，他们的大脑看起来已经完全不像强迫症患者的大脑了。而这些孩子们在这3个月中唯一的改变就是对他们的强迫症用一种不同的方法去思考和行动。所以，你觉得如何，想知道更多吗？

这时，治疗师应该核实家庭此时关于强迫症是一种神经行为障碍是否有问题，并评估每位参与者对治疗的整体参与状况。在处理过这些问题之后，治疗师可以继续介绍有关强迫症的各种具体细节以及认知行为疗法是如何起作用的。

> 现在，我们可能要多谈一些强迫症是什么。就像你知道的那些，强迫症包括强迫思维和强迫行为。你知道到底什么是强迫思维和强迫行为吗？首先，我想说其实有强迫思维和强迫行为都是非常正常的。（看向父母）如果曾经有过这样的经历，一首恼人的歌不断地在你脑袋里循环播放，那你就有过一个短时的强迫思维。同样，如果你有过一再检查某个非常重要的东西的经历，那么你就也有过强迫行为。但是如果这些行为每天都会发生，变得越来越令人痛苦，并且成为你生活的阻碍时，我们就会考虑这个人是否患了强迫症。强迫思维是一些卡在某人脑袋里的持续的观点、想法、画面或者声音，即使他不想去想这些东西也做不到。这些卡在脑袋里的想法是充满压力且非常强烈的，这个人会愿意做任何事情，只要能止住这些想法。而强迫行为是人们会在脑袋里或现实中做的一些行为，用来让自己对于他们所想的强迫思维感觉好一些。典型的强迫行为包括洗手、检查、计数、排列以及要让事物都保持在刚刚好的状态；也可能包括重复地向外界寻求安慰。尽管得了强迫症的人会花大量的时间用来做强迫行为，但其实他们并不想这样去做。他们进行强迫行为只是为了转移注意力或者减少强迫思维带给自己的不好的感受；强迫行为永远不是一件有趣的事。

在初步地介绍了强迫思维和强迫行为之后，我们用图来说明典型的强迫症模式如何发挥作用是很有帮助的（图9-1）。强迫症发作通常是一个锯齿状的模式，一开始的时候痛苦感较低。一旦儿童遇到了一个与强迫症相关的诱发物，焦虑水平就会上升直到引起强迫行为，然后引发一个重复的模式——重复的强迫行为和来回摆动的焦虑水平。（在本章后面的"绘制暴露等级，识别强迫症状中的家庭参与"部分会向家长解释这个模式。）

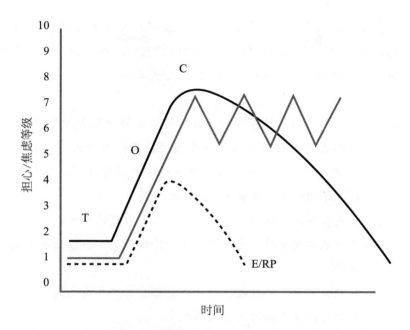

图 9-1　在心理教育部分使用的样图，用来解释典型的强迫症模式

T= 强迫症诱发物；O= 强迫思维；C= 强迫行为；E/RP= 暴露与反应阻止

将强迫症外显化

从心理教育向开始积极治疗转化通常是从介绍强迫症的外显化开始的。治疗师应该在第一次会谈中留出足够的时间向儿童恰当地阐述这个概念。像我们前面提到的，对于小一点儿的儿童来说，外显化就是要给强迫症起一个外号，对大一点儿的儿童可直接说强迫症。即使在治疗师明确地了解儿童强迫症的外在表现之前，他关于儿童问题的语言都要与第一次会谈时了解到的外在表现相一致。例如，对一个担心细菌会杀死妈妈的小孩，治疗师可能会这么说："××（强迫症 / 外号）让你担心妈妈如果因为细菌生病了就很可能会死掉。"

最初引入强迫症的外显化，尤其是对于那些对自己的强迫症状不太理解的孩子来说，治疗师应该谨慎一些。治疗师应该聚焦在确认儿童与强迫症相关的具体价值信念上，并将这些价值信念与强迫症迫使家庭做的回避和无效的事情区分开来。在家庭描述儿童强迫症的基础上，治疗师应该使用积极倾听，然后真实地反映强迫症是那么"狡诈"或"惹人讨厌"，给他们带来了很多挫败感，但同时也要确认这些价值信念背后的核心恐惧；这个方法能够帮助治疗师突出外显化的重要性并建立密切的治疗关系。

治疗师：今天的最后一件事是讨论我们可以怎样开始掌控你担心的事情。我们已经讨论过了强迫症是因为你有一部分大脑在打嗝或者不正常工作，这部分大脑会用一些方法让你觉得非常糟糕，而其他孩子的感受则不会像你的那么强烈。

儿　童：但是我不想生病……而且我也非常不希望妈妈生病。

治疗师：你当然不想生病，你也非常关心你的妈妈，不想让她生病。

儿　童：是的。

治疗师：并且大部分人，包括我自己，也都非常不喜欢生病。

儿　童：会因为细菌生病的想法太强烈了。

治疗师：是这样的！当你想到细菌，就好像强迫症在你耳朵里大吼，让你一想到细菌就只能逃开细菌并洗手。

儿　童：是的。

治疗师：并且这会让人觉得非常讨厌。

儿　童：是的。

治疗师：我在想，跟你同样年纪的孩子想到细菌的时候会有什么感觉？他们需要洗那么多次手吗？你觉得他们的大脑也会那么大声地向他们吼吗？

儿　童：可能不会。

治疗师：所以我想我们可以一起努力：你依然可以关心你妈妈，做对你健康有好处的事情，但是我们也能做强迫症的主人，这样它就不会这么惹人讨厌还朝你喊那么大声了。

儿　童：听起来不错。

绘制暴露等级，识别强迫症状中的家庭参与

在教授治疗技术和进行暴露与反应阻止之前，家庭必须了解强迫症是如何在家庭中产生影响的，以及儿童强迫症状的具体等级。一些目标可能已经在评估和最初的心理教育部分完成了。然而，随着治疗师通过对儿童强迫症诱发物的功能进行分析去理解儿童独特的强迫思维内容、伴随的强迫行为以及强迫症儿童的家庭适应情况，治疗师要开始梳理如何最好地建构在后面治疗中需要去完成的暴露与反应阻止等级。使用强迫症恐惧温度计来建构恐惧等级会帮助儿童和家庭了解每个强迫症状所引起的痛苦程度。治疗师检查等级表的时候要仔细地确认儿童对恐惧的评分，要确保评分与儿童改变或去除仪式行为时所引发的困难和恐惧程度相符。如果没有正确地完成这个任务可能会埋下潜在的误解，因为某个特定症状带来的痛苦和恐惧与试图去阻止仪式行为所带来的痛苦和恐惧很有可能是不一样的。例如，一个儿童对于洗手带来的痛苦和恐惧的评分是 4 分，而对于不（或忍住不）进行洗手这个仪式行为的痛苦和恐惧的评分为 8 分。最后，经常会有这样的例子，儿童不在家人面前时控制强迫症状的能力与在家人面前不同。例如，即使儿童所感受到的痛苦是一样的，但有时儿童在学校或者在同龄人面前时能够更好地控制自己的仪式行为。治疗师应识别出儿童什么时候可能因为担心同伴拒绝或有其他动机，可以暂时忍耐不进行仪式行为，这会是开始进行暴露与反应阻止任务的好地方。

案　例

克丽丝特尔是一个 7 岁的白人小女孩，她在过去的几个月里对细菌产生了越来越多的担心。在学校里，她学到了外界有一些非常危险的细菌会导致人们得很严重的病，她必须小心不要接触带细菌的东西，并且要把手彻底洗干净。如果有东西不是刚刚被清洗过的，她会问妈妈这个东西是不是足够干净，以及如果一个东西大部分是干净的，那她有多大的可能性会生病。开始时，克丽丝特尔的父母很耐心地对待她关于清洁的担心，详细地解释大部分的细菌对她来说都是安全的。他们甚至还觉得不错，因为她知道了细菌还主动洗手，但是最近事情变得越来越令人担心了。克丽丝特尔开始回避接触任何她认为可能有细菌的东西。她甚

至开始回避她的小弟弟，一个还穿尿布的幼儿，他经常把他的手放在嘴里之后又去摸房间里的所有东西。克丽丝特尔的手因为过度冲洗已经变成粉红色了，并且她几乎无时不刻不在跟妈妈核实关于细菌的事情。

治疗师：那么我想更好地了解细菌先生是怎样让你感觉不好的。

儿　童：好的。

治疗师：我们之前谈过一点儿关于细菌先生是怎样让你感觉不好的问题。但是，现在我有一个方法可以让你更好地告诉我这一点，我们来使用这个叫作恐惧温度计的东西。像你看到的，在0—10的数字旁边有很多脸。你可以看到0旁边有一张笑脸——意思是细菌先生没有在跟我说话，你感觉挺好的。10的旁边有一张皱着眉头的脸——意思是细菌先生对你说了很多话，就好像细菌先生最严重困扰你的时候那样。

儿　童：好的。

治疗师：那么在我们检查细菌先生在家的时候是如何困扰你的之前，我想先检查一下你现在的感受。你现在从0—10分会打几分？

儿　童：差不多两分。

治疗师：哦，差不多两分。你不能感到完全地放松，但是你也没有觉得特别糟，是吗？

儿　童：是的。

治疗师：好，现在你在家中，通常什么东西会使细菌先生跟你说话，让你感觉不好？

儿　童：细菌先生会说如果我碰了我弟弟碰过的东西，我可能会生病。他总是把手放在嘴里。那真恶心。

治疗师：是挺恶心的。所以如果你离某个东西很近，可能会碰到它，比如说玩具，是你刚刚看到杰克用他从嘴里拿出来的手碰过的，你会评几分？

儿　童：10分，可能是12分。

治疗师：哇哦……所以即使你没有真的碰到它，细菌先生也会让你感觉极度不舒服，温度计上最高是几分你就想打几分？

儿　　童：嗯，如果我确实碰到了它，会是最高分。如果我没有碰它，但是它离我很近，可能有 9 分。

治疗师：9 或 10。（治疗师在恐惧温度计的 10 旁边写下："接触杰克从嘴里拿出来的手刚刚碰过的玩具。"在 9 的旁边写："离这个玩具很近，但是没有接触。"）大部分的孩子都可能会觉得粘了他们弟弟的口水的玩具是挺恶心的……细菌先生会不会也让你担心杰克已经有一会儿没碰的东西？

儿　　童：我猜只要是杰克的东西都有细菌在上面。

治疗师：所以，如果你要去碰一些杰克的东西，如他的高脚椅子，你会打几分？

儿　　童：10 分。

治疗师：如果他已经好一会儿没有坐过它了呢？比如午饭过后，妈妈已经清洗过他高脚椅子的托盘，又把它装回到了高脚椅子上。如果你碰了它会打几分？

儿　　童：如果妈妈清洗过了，他还没有碰过？可能是 9 分……他在上面吃东西，还把他的食物弄得到处都是。

治疗师：所以对于杰克碰过的东西，即使清洗过了，细菌先生还是会大声地朝你大喊关于细菌的事情？

儿　　童：是的。

治疗师：如果是高脚椅子上他从没碰过的部分呢？比如高脚椅子的椅背，那么高他肯定碰不到？

儿　　童：大概 5 分。

治疗师：（在 5 旁边写下："杰克椅子的椅背——他永远也碰不到的地方。"）现在，如果不是你直接去接触椅背，我们用一个东西先去接触椅背，比如一支新铅笔——然后你去碰这支铅笔呢？

儿　　童：嗯……不会很高，可能是 3 分。

治疗师：所以如果一个干净的东西碰了一个脏的东西，那么在你碰这个干净的东西时，细菌先生就不会像你喊那么大声。

儿　　童：是的。

治疗师：那么我们现在拿另一支干净的铅笔，不是去接触杰克的椅背，而是去接触妈妈刚刚清洗过的杰克高脚椅子的托盘。如果你碰这支铅笔的话，会打几分？

儿　　童：嗯，如果碰托盘是打 9 分的话，那么这个差不多 7 分。

在总结和确认克丽丝特尔对于接触日常用品的焦虑之后（带着幼儿口水的玩具的确是令人恶心的），接下来治疗师继续询问那些让她感觉更安全的物品。当一系列问题引出的大部分物品都被打了很高的分数，即使是被清洗过的或没有被克丽丝特尔的弟弟接触过的也得分很高时，治疗师把问题转向了她的弟弟从未碰过的东西。通常，儿童对于那些他们没有想到的假设中的触发物会降低他们的恐惧评分。最后，一旦确定了评分在温度计中部的目标物，即使它们只是假设中的物品，治疗师应该接着询问那些可以在后面的暴露与反应阻止练习中被操控的部分（摸一些干净的但是接触过"脏"东西的物品）。如果可以在这些更温和的触发物中发现一些评分上的梯度，那么治疗师可以用同样的办法在更高的恐惧评分那里也找到相应的评分上的梯度。如果治疗师能够首先在较低的恐惧等级上具体化一些事物，那么很可能在更高的等级中寻找焦虑梯度物的时候会更容易成功。

该个案例说明了如何用与发展相适应的方法解决儿童的问题。治疗师在搜集儿童强迫症的信息，并为未来的暴露打好基础。第一，治疗师用一种开放的方式与儿童讨论强迫症的内容，这对于平时一直花很多时间来回避去想强迫症的儿童来说已经算是一次小的暴露了。第二，在这个治疗阶段，治疗师对于强迫症的态度应该是不要对强迫症的内容太过执迷，而要对儿童的强迫症是如何运转的保持好奇。很重要的一点是，治疗师不要急于挑战那些会激发儿童强迫症的错误信念。而要为后来的暴露与反应阻止治疗收集信息。第三，对于那些对大部分的强迫症触发物都打分很高的儿童来说，引入不常见的强迫症触发物是非常重要的。

我们要对于识别强迫症状中的家庭参与保持敏感性，就像我们在介绍强迫症的外显化那里用到的识别儿童和家庭背后的价值信念一样。这个任务对于那些有强迫症史的家庭以及父母的行为促进了孩子的强迫行为的家庭来说尤其重要。抓住每一个机会来确认父母想要减少儿童的痛苦和想要做一个有效能的父母的愿望。适当的心理教育以及在家里绘制一张强迫症进步地图可以让父母清楚地看到强迫症对于达成这两种愿望的阻碍。治疗师使用将强迫症外显化的语言（如"强迫症让整个家庭团团转"），将强迫症描述为狡诈的，敌对的或者是与家庭的价值观不一致的，对于建立密切的治疗关系，并使大家团结起来一致对抗强迫症很有用。

下面是治疗师与克丽丝特尔的妈妈的一段沟通，展示了如何对成人进行心理教育以及如何指导父母如何去教育子女。

治疗师：我们从迄今为止对强迫症进行的研究中可以很好地理解强迫症是如何在家庭中运转的。让我来为你介绍一下强迫症的运转机制，你来看看是不是有道理（见图9-1）。如果我们在这条线上（y轴），把克丽丝特尔感觉到的压力分成0—10分，这条线（x轴）就是时间，让我们画一下强迫症在家里是怎样运转的。那么假如这是她很平常的一天（在y轴上2分左右的位置画一条水平线），但是她不小心在走过的时候碰到了弟弟的高脚椅子（写下一个T，代表强迫症的触发物）。那么按她平时的表现，下面会发生什么？

妈　妈：克丽丝特尔会变得极度不安。

治疗师：好，所以她开始感觉特别焦虑（画一条呈45°角的斜线），然后会发生什么？

妈　妈：她会走向我，对我说："妈妈，我刚刚碰了杰克的高脚椅子。我还好吗？我会生病吗？"

治疗师：然后会发生什么？

妈　妈：嗯，当然，我会像平时那样告诉她，她很好，没有什么需要担心的。

治疗师：这样会有帮助吗？

妈　妈：会的，被安慰之后她通常会没那么不安了。

治疗师：（在 8 分左右的位置停止向上画线；接着在顶点开始呈 45° 角向下画线；在第一次锯齿的顶点写下一个 C，表示强迫行为），好，所以她的焦虑开始下降。就是这样了吗？它有没有降到 0 呢？她在接下来的一天里都还好吗？

妈　妈：不，就管用几分钟，然后她会碰到别的东西，她会再跑过来问我她是不是被弄脏了。

治疗师：哦，所以几分钟之后，她的焦虑又上升了（继续画线再次呈45° 角上升），然后又会发生什么呢？

妈　妈：我又会跟她解释她是安全的，这会安慰到她，但是类似这样的过程会反反复复一整天，只要我俩一起在家……

治疗师：所以她又不安地来找你，你又一次对她解释，安慰她是安全的，什么也不会发生……（将线向下画，完成第二个锯齿）。

妈　妈：一直向她解释并没有帮助，是吗？

治疗师：嗯，我不知道，你怎么认为呢？这种模式在这一天里会如何发展呢？

妈　妈：她就会这样起起落落一整天，我的安慰永远也不能让她满意。（治疗师画下重复的锯齿模式。）

治疗师：那么让我总结一下强迫症是如何在克丽丝特尔身上运转的。在克丽丝特尔碰到某个强迫症的触发物之前，她挺好的。碰到之后，那些强迫症警钟回路就开始响了，让克丽丝特尔觉得非常焦虑（在第一条上升的线旁边写下"O"，代表强迫思维）。当这一切发生时，她唯一想做的就是让这些想法和感受停下来，所以有时候她去洗手，有时候她会跟你确认她是不是安全的。这些清洁工作在短时间内很有效，让她的焦虑几乎立竿见影地得到了缓解。但是这个缓解是非常短暂的，接着又会开始我们刚刚谈过的这个模式。

妈　妈：所以我们能做些什么呢？在那个时候我觉得我让她感觉好一些了，但是我有些担心我好像也成为了仪式行为的一部分了。我只是找不到其他能够帮助她的办法！

治疗师：你不必自责。并没有一本指导手册教导父母如何在每一种情境中帮助他们的孩子。并且对于大部分的孩子来说，一点点安慰，告诉他们一些关于细菌如何工作的，我们的身体是如何准备好跟细菌斗争的这样的知识，就真的可以让他们感觉好起来。但是对于强迫症儿童来说，那些有漏洞的回路是永远不会因为爸爸妈妈的安慰就满足的，我们会看到这样锯齿状的模式一次又一次地出现。在你们试图去帮助克丽丝特尔的时候，你们已经知道了，这种安慰式的回应事实上会导致孩子每天都遭受这种模式的折磨。

妈　妈：所以我能做点什么代替呢？

治疗师：我们要在这里做的就是教你一些不同的方法。我们会花几周的时间来教你，再花几周的时间来练习。当我们开始这个治疗项目的时候，我们要把这种不同的方法教给家里的所有人，这样强迫症就不会战胜你们了。我们可能会在特定的情景中引发克丽丝特尔的强迫症，但是不会再让她掉入强迫行为的圈套，我们会教你们和克丽丝特尔一些替代性的做法。我们在治疗其他强迫症儿童的经验中发现，当家人运用在治疗项目中学到的技术时，孩子的焦虑没有马上降低（用一个不同颜色的记号笔画一条逐渐习惯化的线），但是它逐渐变得平稳并最终降到焦虑引发前的状态。大致的方法就是这样的。我们会先教你们和克丽丝特尔，当强迫症出现的时候，能做些什么来代替那些锯齿模式的强迫行为。然后，我们还会通过帮助克丽丝特尔接近那些她现在回避或试图用强迫行为去抵消的触发物，来教她怎样主动地做强迫症的主人。我们通过教她暴露与反应阻止的方法来达到这个效果。当我们使用暴露与反应阻止治疗的时候，我们会帮助她一小步一小步地主动练习强迫症让她感到焦虑的部分（在 4 分的位置画一条向上的线），然后使用那些技术让她明白她不需要去做任何强迫行为。只要什么都不做，她的身体会自己恢复平静。我们会教你们在她做暴露与阻止练习的时候如何鼓励或奖赏她。我们跟很多强迫症儿童工作的经验告诉我们，孩子做的暴露与反应阻止练习越多，他们的身体对强迫症触发物的反应就越少。随着时间的推移，这些顶点会变得越来越平缓，他们身体需要的恢复时间也越来越短。

治疗策略

我们的治疗项目将有效的治疗方法分成两大类：①暴露与反应阻止治疗；②有助于进行暴露与反应阻止治疗的方法。我们前面已经提到过，我们的临床实践和元分析都显示，暴露与反应阻止疗法是减少强迫症状最主要的方法。尽管这好像意味着治疗师要赶紧进行暴露与反应阻止治疗，但其实早期不合时宜地进行暴露与反应阻止练习可能会对治疗产生不可挽回的损害，这就是为什么我们要小心地建立认知行为治疗模型、引入症状的监察、加入其他有助于后面实施暴露与反应阻止治疗的治疗策略。治疗策略（如认知阻抗）分为大两类：①将强迫症外显化；②认知治疗方法，如认知重建和建构性的自我对话。那些与强迫症的客观表现相一致的治疗策略对于治疗效果是最有帮助的。将强迫症的想法和感受看作在儿童之外，然后在与这些想法和感受互动的过程中达到跟这些想法和感受的分离是暴露与反应阻止治疗的核心，并且这个过程会引起儿童的习惯化。相对来说，我们发现认知重建策略只有在一些非常特定的情境中才是有帮助的。尽管在给一个家庭进行暴露与反应阻止练习之前进行一些认知重建活动是很重要的（例如，"如果我碰了这个桌子，我有多大的可能性会感染猪流感"），但同样很重要的是在前几次会谈里不要过于强调它作为一种减少压力的手段。我们会发现对于一些孩子来说，过于强调用反驳强迫症的方式在急性压力中应对强迫思维（如提醒自己"我是安全的"或"细菌不会真的杀死我"），有时可能会引发在脑中的安全行为，这种安全行为会强化强迫症状。而其实强调不做额外的努力去提升安全感，并去习惯这种压力会更有效。我们推荐的做法是治疗师使用的认知练习只要足够让儿童有效地参与到暴露与反应阻止治疗中，促使儿童敢于接近他之前回避的强迫症触发物就可以了。最重要的是，认知策略只能在暴露与反应阻止之前使用，绝对不可以在暴露与反应阻止练习之中使用，这样才能使暴露的效果最大化。治疗师一定要警惕不要强调任何潜在的有可能成为头脑中的仪式行为的东西。

逐级进行暴露与反应阻止及家庭脱离

只有跟儿童建立起紧密的治疗关系，完成对强迫症的外显化，绘制儿童和家庭常见的强迫症过程，通过足够的认知练习让儿童看到强迫行为的无效性之后，治疗师才可以开始进行暴露与反应阻止练习。治疗师的首要目标是让最开始的暴露与反应阻止会谈有关于儿童的核心恐惧，但又不能让儿童太过痛苦从而采取安全行为。就像之前在"绘制暴露等级，识别强迫症状中的家庭参与"谈到过的，我们推荐全面地讨论儿童在哪些地方已经能够成功地忍住不做仪式性动作了。从部分成功到完全成功的转变要比在一个儿童勉强同意的地点进行暴露要容易很多。

第一个暴露与反应阻止活动应该以已经在儿童的暴露等级上具体化了的那些活动为对象，包括在儿童恐惧温度计上的低分组（1～3分）中的对象、中间组（4～6分）中的对象以及高分组（7～10分）中的对象。尽管治疗师对儿童的暴露等级有很好的了解了，但还是要注意开始时暴露的等级不宜过高。一旦治疗师观察到儿童在低分组已经表现得非常好了，治疗师可以相应地调整低分组的暴露目标。一旦开始暴露与反应阻止治疗，治疗师应该鼓励儿童保持对情绪的觉察，或者直到情绪的强度下降了至少50%的时候再停止接触恐惧的触发物，但是如果想让习惯化更快发生，就要坚持到情绪强度下降了90%～100%的时候才停止。治疗师可以每隔30～60秒检查一次儿童的恐惧等级。在儿童进行暴露的时候，治疗师可以这样回应儿童报告的数字，"好的，已经下降了一些"或者"好的，跟刚才差不多"，但是不要尝试通过提醒儿童使用认知应对或者其他的应对方式来减少痛苦感。我们发现，通常儿童在30秒到10分钟的时间里就会报告痛苦感有显著地减少。如果治疗师发现儿童的焦虑进入了平台期，或者在下降之后又开始上升了，治疗师可以在之后（不是当时）去探索一下那个时候发生了什么。治疗师通常会发现儿童在那个时候要么就是没有聚焦于觉察感受（如想"时间太长了"），要么就是明显地回避，如在头脑中做仪式行为。

后面的暴露目标应该随着儿童的步调从低分组向中间组过渡。在儿童成功地进行了一些暴露与反应阻止练习之后，原来评分在中间部分的目标其恐惧评分通常会降低。在这样的情况中，治疗师也不需要跳过低分组和评分变低的中间组去进行较难的暴露。如果在一些暴露之后，只剩下高分组的暴露目标了，花一些时间，在这些高分组的目标（如接触一些脏东西）之间再找出一些梯度（如接触那些碰过脏东西的干净的东西）。一旦儿童成功地习惯化了前一个目标，就继续向上推进直到儿童成功地习惯化了他的核心恐惧，这个过程可能要花几周的时间。之后，治疗师才能开始对下一个强迫恐惧进行工作。

对于不能进行现场暴露的强迫思维内容来说，想象暴露是很有用的（例如，对于下地狱、伤害别人或者进监狱的恐惧）。在进行想象暴露之前，这个家庭应该已经对这类恐惧对象进行过一些成功的暴露了，并且治疗师已经仔细地解释过进行暴露的原理，他们也很好地理解了。很重要的一点是，治疗师要先跟患者一起合作将想象暴露的情境具体化。故事的情节应该从一个典型的强迫症触发物开始，这个触发物会引发个体的强迫思维，最终导致一个想象中的灾难性后果。治疗师在讲这个故事的时候，应尽可能地使用儿童的语言。一个比较好的想象暴露练习，应该包括尽可能多的详细的对感受的描述。治疗师对会谈中进行的想象暴露要进行录音，儿童在家的时候可以重听一遍。这种在家中进行的再次暴露应该在一个安静不受打扰的空间进行。

治疗师应该遵守几条能促进会谈内有效暴露的关键原则。首先，治疗师要先做示范，然后尽可能多地参与到儿童的暴露中。治疗师可以做任何让儿童觉得可靠的事情。诚然，做出像触摸脏的物体或者吃地板上的食物这样的事情，确实不是零风险的，但是当这样的任务首先由一直支持他们的治疗师示范，并且治疗师愿意陪着他们一起做的时候，儿童能够采取这样的方法来对抗他们的强迫症。治疗师可以在开始暴露前很自然地衔接这些内容，在做示范的同时跟儿童谈论暴露的计划（例如，"所以我们能够对抗强迫症的第一件事是把我们的手指像这样碰一下桌子，然后再快速地碰一下我们的舌头"）。其次，在计划会谈内暴露与反应阻止练习的时候，治疗师应该在儿童面前实事求是地讨论即将要进行的暴露。再次，除非这个家庭已经有过几次独立地在家里进行暴露的成功经历，否则，任何增加强度的暴露最好还是先在会谈内进行，然后让家庭在家里不断重复进行一个新的暴露，直到儿童在家中进行这个暴露时已经不再感到焦虑。最后，直到儿童已经习惯化了或者焦虑的强度至少下降了50%才可以停止暴露。因此，如果要在会谈中进行新的暴露，治疗师一定要留好充足的时间。

对儿童进行暴露与反应阻止治疗的同时，治疗师还要记得帮助家庭从那些会促进强迫症的行为中脱离出来。我们诊所最近新发表的一篇文章里描述了怎样在跟儿童工作的同时，系统地将这个治疗项目应用于父母的步骤（Freeman and Garcia，2009）。里面教授的大部分技术与其他的父母训练方法是一致的，包括差别性注意和让儿童在对痛苦情绪的管理中承担更多的责任。让父母观察治疗师是如何进行症状监察、绘制强迫症等级、进行暴露练习的，这会给他们提供一个榜样，让他们知道在家里可以做同样的事情来替代那些会促进强迫症的行为。

预防复发

一旦在会谈内和家里都成功地进行了暴露与反应阻止治疗，当儿童对前一个暴露目标物习惯化了之后，治疗师就在后面的会谈中进行更高等级的暴露。一旦儿童在暴露中很少再有痛苦感，在家和学校，在上学和放学的路上或社会场所都不再因强迫症而感到痛苦或带来阻碍时，会谈的频率要相应缩减，并且治疗师要开始引入预防复发的策略。

有效的复发预防包括预期到强迫症可能会再次复发，人们可以使用认知行为疗法技术来主动回击（Boss Back）出现的症状。因此，治疗师应该告知家庭，强迫症在某一时刻会有复发的可能，尤其因为一些发展性的变化（如升入初中或高中的时候）或者遇到任何急性压力的时候。将强迫症可能会复发的事实进行正常化是很重要的，但是治疗师也要强调儿童和整个家庭现在已经掌握了能够有效回击强迫症的工具。随着儿童年龄的增长，因为发展性的变化，强迫症表现出担心的内容和价值信念会不同（见表9-2）。然而，锯齿状的模式通常很少会改变，会很典型地出现在强迫症中（见图9-1）。要鼓励父母对强迫症的迹象保持警惕，但是不要因对儿童过度保护而不让他们接触相关的触发物，承受相关的压力。应该使用表扬或其他在这个家庭中有效的奖励方式，给予儿童很多支持和鼓励，让他们使用认知行为技术。治疗师还应该鼓励家庭在症状再次出现时通过电话或支持性会谈寻求治疗师的帮助，脱离治疗后初次尝试独立处理这类问题通常是不太奏效的。

考虑文化因素

认知行为治疗应该对特定的文化背景保持敏感性并做相应的变化。尽管在强迫症相关的文献中，我们很少能看到种族对于治疗效果的调节作用，但事实上，强迫症状在少数族群人口中经常会被误诊或诊断不足（Hatch al.，1996）。在我们能够改变我们的治疗以更好地服务于少数群体之前，我们还需要做更多关于少数群体的认知行为治疗干预研究。

一个在我们诊所经常出现的文化考虑是，治疗那些来自有强烈宗教信仰的家庭的伴有与多虑、伤害或者性相关的强迫思维的儿童时，治疗师想通过暴露治疗强迫症会有一些独特的挑战，然而我们还是要持续地支持和确认家庭的精神价值观。一些家庭甚至会怀疑治疗师的动机，尤其是如果治疗师没有其特殊的宗教传统的时候。

Huppert 和 Siev（2010）最近提出了一些很好的方法，用来治疗伴有多虑强迫思维的信仰宗教的个体，我们也成功地将其用来治疗儿童。不论治疗师的个人信仰是什么，对于儿童想要拥有更充实的宗教生活，治疗师应该一直保持尊重的和支持的态度。一旦强迫症已经成为其当下最主要的问题，治疗师就要向家庭清楚地解释儿童的强迫症并不是宗教信仰的结果。相反，是强迫症引起了那些核心的价值信念导致儿童在宗教方面的多虑。治疗师应该在心理教育和将强迫症外显化的早期工作中详细地在家庭的宗教传统中探索这个概念。如果治疗师能够将强迫症描绘成想要趁机扰乱他们信仰的形象，治疗师可能有机会讨论一些宗教活动之间的差别，以及强迫症是如何歪曲了儿童真诚地过宗教生活的愿望的。大部分大一点的儿童能够清楚地说出精神性的联结带来的真正快乐，和敬畏与强迫症的仪式行为带来的空虚感之间的区别。

对多虑进行暴露之前需要与儿童及整个家庭进行明确的讨论。治疗师应该提供足够的时间来讨论进行暴露的原则以及如何用家庭感到舒服的方式进行暴露。家庭需要给治疗师提供一个边界，什么是他们的信仰中不能触犯的（如祭拜魔鬼），什么行为会引发个体的焦虑（如大声说出"魔鬼"这个词）。

总　结

人们从 20 世纪 90 年代中叶开始聚焦于实证研究，对儿童强迫症的认知行为疗法已经发展成为一个能够治疗这种通常很严重甚至会致残的疾病的有实证支持的治疗方法。就像对认知行为治疗对成人强迫症的效果的研究一样，认知行为疗法对儿童和青少年强迫症的治疗效果也是有力而持久的。当其结合 5–羟色胺再摄取抑制剂进行治疗时，每周一次，12～14 周的治疗就足够了，但是之前我们也提到过，增加治疗的密度并不会对治疗的总体效果有什么影响。因此，当前主要的挑战不是进一步发展治疗技术，而是如何将这种方法传播给更多的受训者和社区治疗师，尤其是对于那些不会常规治疗强迫症儿童的治疗中心。这是这个领域的一个迫切的挑战，但是最近的研究认为，应该鼓励发展一种叫作"对督导的督导"的社区模式，这种模式可以产生不亚于学术治疗机构的治疗效果。

❑ 本章要点

- 强迫症是一种能够被有效治疗的神经行为问题。让家庭明白强迫症不是他们的错也不是孩子的错是至关重要的。如果想要后面的认知行为治疗发挥效果，家庭必须相信强迫症是客观存在于个体和家庭之外的。讨论关于认知行为疗法是如何有效治疗强迫症以及改变大脑活动的。
- 成功治疗强迫症需要教给家庭强迫症是如何操纵他们的（如家庭试图让儿童减少焦虑的适应行为），去除强迫症的神秘感。通过与发展阶段相适应的方式，要让每个参与的家庭成员理解强迫症是被儿童的强迫行为和家庭相关的适应行为不断负强化的。

● 为了促进强迫症的外显化，治疗师应该强调强迫症所玩的把戏就是折磨每个家庭成员最关心的人。将强迫症描绘成聪明并且喜欢投机的形象，可以有效地以不责备的、见证性的方式呈现强迫症的内容和家庭适应行为。清楚地区分什么是每个人真正关心的，什么是被强迫症所歪曲的会很有用。这个工作也会帮助治疗师计划对什么目标进行暴露与反应阻止治疗以及在哪里进行暴露与反应阻止治疗。

● 习惯化是治疗师最有力的同盟，暴露与反应阻止治疗是治疗师最主要的工具；如果其他工具能够用来促进暴露与反应阻止的进展，那么它们也是有用的。记住，警惕治疗工作可能被强迫症所利用的迹象。例如，注意患者有没有在暴露中使用应对性的思维或者让焦虑持续不减弱。要弱化任何可能成为仪式行为的东西。

● 要谨慎选择暴露与反应阻止的目标，尤其是在最初几次练习的时候。最初暴露的地点可以放在儿童有时候已经能够成功忍住不进行强迫行为的地方，直到儿童感觉痛苦已经至少降低了50%才可以停止暴露。要彻底对一个目标进行暴露之后，才可以进行下一个目标的暴露。暴露与反应阻止练习要在家人的协同下进行，但是要由儿童决定进展的速度。

● 直到治疗师感到家庭已经能够熟练地在家中进行暴露与反应阻止治疗的时候，治疗师才可以在会谈中开始进行新的或更困难的暴露。尽管如此，儿童最好每天都能进行某种形式的暴露与反应阻止练习，在这个时候，治疗师可以布置一些稍微容易一些的暴露在家进行。

● 有效的预防复发包括预期到强迫症复发的可能性，以及在症状再次出现的时候主动地使用认知行为疗法的技术进行回击。治疗师应告知家庭，强迫症再次回来的时候可能会有不同的表现（因为发展性的变化或者由于儿童兴趣和价值观的改变），但是强迫症的强化过程（如锯齿状的模式）是很少改变的。当强迫症想要全面复发的时候，不应该对儿童过度保护，而应该鼓励儿童使用认知行为疗法的技术进行应对。

□ **自测题**

9.1. 对认知行为治疗的研究表明，减少强迫症状最有效的治疗成分是：

A. 延长的暴露

B. 苏格拉底式提问

C. 渐进式肌肉放松

D. 暴露与反应阻止

9.2. 由 Storch 和他的同事们进行的研究表明，包括暴露与反应阻止的认知行为治疗：

A. 进行每周一次的门诊看病模式最有效

B. 进行每天一次的门诊看病模式最有效

C. 每周一次和每天一次的门诊看病模式的效果是一样的

D. 每周一次和每天一次的住院看病模式的效果是一样的

9.3. 儿童耶鲁－布朗强迫症量表（CY-BOCS）的临床显著临界值是：

A. 10

B. 12

C. 16

D. 20

E. 30

9.4. 下面哪一条与强迫认知没有一点关系？

A. 害怕不去冲动得不到缓解所带来的后果

B. 想法和行动融合

C. 对威胁的过度估计

D. 不能忍受不确定感或怀疑

9.5. 以下哪种情况成功地完成了暴露与反应阻止练习？

A. 当儿童和家长体验到的痛苦下降了 30%

B. 当儿童体验到的痛苦下降了 50%

C. 当儿童体验到的痛苦下降了 90%

D. 当儿童和家长体验到的痛苦下降了 90%

E. B 和 D 都对

F. B 和 C 都对

❑ 参考文献

Abramowitz JS, Franklin ME, Foa EB: Empirical status of cognitive-behavioral therapy for obsessive-compulsive disorder: a meta-analytic review. Romanian Journal of Cognitive and Behavioral Psychotherapies 2:89–104, 2002

Abramowitz J, Whiteside S, Deacon B: The effectiveness of treatment for pediatric obsessive-compulsive disorder: a meta-analysis. Behav Ther 36:55–63, 2006

American Academy of Child and Adolescent Psychiatry: Practice parameters for the assessment and treatment of children and adolescents with obsessive-compulsive disorder. J Am Acad Child Adolesc Psychiatry 37(suppl):27S–45S, 1998

Barrett PM, Healy LJ: An examination of the cognitive processes involved in childhood obsessive-compulsive disorder. Behav Res Ther 41:285–299, 2003

Barrett P, Healy Farrell L, March JS: Cognitive-behavioral family treatment of childhood obsessive-compulsive disorder: a controlled trial. J Am Acad Child Adolesc Psychiatry 43:46–62, 2004

Beck A: Cognitive Therapy and the Emotional Disorders. New York, International Universities Press, 1976

Bolton D, Perrin S: Evaluation of exposure with response-prevention for obsessive compulsive disorder in childhood and adolescence. J Behav Ther Exp Psychiatry 39:11–22, 2008

de Haan E, Hoogduin KA, Buitelaar JK, et al: Behavior therapy versus clomipramine for the treatment of obsessive-compulsive disorder in children and adolescents. J Am Acad Child Adolesc Psychiatry 37:1022–1029, 1998

Evans DW, Leckman JF, Carter A, et al: Ritual, habit, and perfectionism: the prevalence and development of compulsive-like behavior in normal young children. Child Dev 68:58–68, 1997

Flament M, Whitaker A, Rapoport J, et al: Obsessive compulsive disorder in adolescence: an epidemiological study. J Am Acad Child Adolesc Psychiatry 27:764–771, 1988

Foa EB, Kozak MJ: Emotional processing of fear: exposure to corrective information. Psychol Bull 99:20–35, 1986

Franklin ME, Kozak MJ, Cashman LA, et al: Cognitive-behavioral treatment of pediatric obsessive-compulsive disorder: an open clinical trial. J Am Acad Child Adolesc Psychiatry 37:412–419, 1998

Franklin ME, Tolin DF, March JS, et al: Treatment of pediatric obsessive-compulsive disorder: a case example of intensive cognitive-behavioral therapy involving exposure and ritual prevention. Cogn Behav Pract 8:297–304, 2001

Franklin ME, Sapyta J, Freeman J, et al: Cognitive behavior therapy augmentation of pharmacotherapy in pediatric obsessive-compulsive disorder: the Pediatric OCD Treatment Study II (POTS II) Randomized Controlled Trial. JAMA (in press)

Freeman J, Garcia A: Family Based Treatment for Young Children With OCD: Therapist Guide. New York, Oxford University Press, 2009

Freeman JB, Garcia AM, Fucci C, et al: Family based treatment of early onset obsessive-compulsive disorder. J Child Adolesc Psychopharmacol 13 (suppl 1):S71–S80, 2003

Freeman JB, Choate-Summers ML, Moore PS, et al: Cognitive behavioral treatment for young children with obsessive-compulsive disorder. Biol Psychiatry 61:337–343, 2007

Hatch M, Friedman S, Paradis C: Behavioral treatment of obsessive-compulsive disorder in African Americans. Cogn Behav Pract 3:303–315, 1996

Himle M, Franklin M: The more you do it, the easier it gets: exposure and response prevention for OCD. Cogn Behav Pract 16:29–39, 2009

Huppert JD, Siev J: Treating scrupulosity in religious individuals using cognitive-behavioral therapy. Cogn Behav Pract 17:382–392, 2010

Kovacs M: Rating scales to assess depression in school-aged children. Acta Paedopsychiatr 46:305–315, 1981

Leckman JF, Riddle MA, Hardin MT, et al: The Yale Global Tic Severity Scale: initial testing of a clinician-rated scale of tic severity. J Am Acad Child Adolesc Psychiatry 28:566–573, 1989

Kaufman J, Birmaher B, Brent D, et al: Schedule for Affective Disorders and Schizophrenia for School-Age Children—Present and Lifetime Version (K-SADS-PL): initial reliability and validity data. J Am Acad Child Adolesc Psychiatry 36:980–988, 1997

March J: Cognitive behavioral psychotherapy for pediatric OCD, in Obsessive-Compulsive Disorders: Practical Management, 3rd Edition. Edited by Jenike M, Baer L, Minichello WE. Philadelphia, PA, Mosby, 1998, pp 400–420

March J, Mulle K: OCD in Children and Adolescents: A Cognitive-Behavioral Treatment Manual. New York, Guilford, 1998

March JS, Mulle K, Herbel B: Behavioral psychotherapy for children and adolescents with obsessive-compulsive disorder: an open trial of a new protocol-driven treatment package. J Am Acad Child Adolesc Psychiatry 33:333–341, 1994

March JS, Parker JD, Sullivan K, et al: The Multidimensional Anxiety Scale for Children (MASC): factor structure, reliability, and validity. J Am Acad Child Adolesc Psychiatry 36:554–565, 1997

Mowrer OH: Learning Theory and Behavior. New York, Wiley, 1960

Nakatani E, Mataix-Cols D, Micali N, et al: Outcomes of cognitive behaviour therapy for obsessive compulsive disorder in a clinical setting: a 10-year experience from a specialist OCD service for children and adolescents. Child Adolesc Ment Health 14:133–139, 2009

Obsessive Compulsive Cognitions Working Group: Cognitive assessment of obsessive-compulsive disorder. Behav Res Ther 35:667–681, 1997

Pediatric OCD Treatment Study Team: Cognitive-behavioral therapy, sertraline, and their combination for children and adolescents with obsessive-compulsive disorder: the Pediatric OCD Treatment Study (POTS) randomized controlled trial. JAMA 292:1969–1976, 2004

Piacentini J, Peris TS, Bergman RL, et al: Functional impairment in childhood OCD: development and psychometrics properties of the Child Obsessive-Compulsive Impact Scale—Revised (COIS-R). J Clin Child Adolesc Psychol 36:645–653, 2007

Rachman S, Hodgson RJ: Obsessions and Compulsions. Englewood Cliffs, NJ, Prentice Hall, 1980

Rasmussen S, Eisen J: Epidemiology of obsessive compulsive disorder. J Clin Psychiatry 51 (suppl 2):10–13, 1990

Salkovskis PM: Cognitive-behavioral factors and the persistence of intrusive thoughts in obsessional problems. Behav Res Ther 27:677–682, 1989

Salkovskis PM: Cognitive-behavioral approaches to the understanding of obsessional problems, in Current Controversies in the Anxiety Disorders. Edited by Rapee RM. New York, Guilford, 1996, pp 103–134

Sasson Y, Chopra M, Amiaz R, et al: Obsessive-compulsive disorder: diagnostic considerations and an epidemiological update, in Anxiety Disorders: An Introduction to Clinical Management and Research. Edited by Griez EJL, Faravelli C, Nutt D, et al. New York, Wiley, 2001, pp 157–168

Scahill L, Riddle MA, McSwiggin-Hardin M, et al: Children's Yale-Brown Obsessive Compulsive Scale: reliability and validity. J Am Acad Child Adolesc Psychiatry 36:844–852, 1997

Schopler E, Van Bourgondien ME, Wellman GJ, et al: The Childhood Autism Rating Scale, 2nd Edition (CARS2). Los Angeles, CA, Western Psychological Services, 2010

Silverman W, Albano AM: Anxiety Disorders Interview Schedule for DSM-IV: Parent Version. San Antonio, TX, Graywing, 1996

Stewart SE, Geller DA, Jenike M, et al: Long-term outcome of pediatric obsessive-compulsive disorder: a meta-analysis and qualitative review of the literature. Acta Psychiatr Scand 110:4–13, 2004

Storch EA, Geffken GR, Merlo LJ, et al: Family-based cognitive-behavioral therapy for pediatric obsessive-compulsive disorder: comparison of intensive and weekly approaches. J Am Acad Child Adolesc Psychiatry 46:469–478, 2007

Task Force on Promotion and Dissemination of Psychological Procedures: Training and dissemination of empirically validated psychosocial treatments: report and recommendations. Clin Psychol 48:3–23, 1995

Taylor S, Abramowitz JS, McKay D: Cognitive-behavioral models of obsessive-compulsive disorder, in Psychological Treatment of OCD: Fundamentals and Beyond. Edited by Antony MM, Purdon C, Summerfeldt L. Washington, DC, American Psychological Association, 2007, pp 9–29

Valderhaug R, Larsson B, Götestam KG, et al: An open clinical trial of cognitive-behaviour therapy in children and adolescents with obsessive-compulsive disorder administered in regular outpatient clinics. Behav Res Ther 45:577–589, 2007

Valleni-Basile L, Garrison C, Waller J, et al: Incidence of obsessive-compulsive disorder in a community sample of young adolescents. J Am Acad Child Adolesc Psychiatry 35:898–906, 1996

Wever C, Rey JM: Juvenile obsessive compulsive disorder. Aust N Z J Psychiatry 31:105–113, 1997

第十章

慢性躯体疾病：以肠道炎为例

Eva Szigethy　医学博士，哲学博士

Rachel D. Thompson　文学硕士

Susan Turner　心理学博士

Patty Delaney　临床社工执照

William Beardslee　医学博士

John R. Weisz　哲学博士，美国专业心理学委员会

越来越多的证据表明心理与生理确实是存在关联的，对于患慢性躯体疾病的儿童来说尤为如此。例如，身体的生理过程会影响脑功能（例如，炎症、传染病、新陈代谢的失调等），这些变化进而也会影响情绪的调控与认知。这些疾病相关的神经生物学临床表现可能反过来影响与生病有关的态度（如由于战胜疾病的可能性低而导致无助与悲观）和应对行为（例如，依从性差）。另外，已有研究报告儿科的躯体疾病中有精神病的共病与功能性的躯体症状（非潜在药物作用引起）（Burke and Elliott，1999）。由于有躯体疾病的儿童的精神障碍常常需要更多的看护，并且往往与功能损伤、更低的生活质量、较差的预后、更高的死亡率有较高的相关（Karwowski et al.，2009；Lernmark et al.，1999；Strunk，1987）；因而在改善标准的医学看护的同时提供心理治疗，将有利于治疗的依从性、医疗的预后以及情绪健康。

在医学疾病的心理方面的治疗中，得到最多证据支持的疗法是认知行为

疗法。对儿科病人，认知行为治疗的目标是帮助儿童对与生病相关的生活事件的意义进行现实性思考，挑战适应不良的想法与行为模式（例如，悲观主义、受损的自我、否认对依从的抵触、病人角色的行为）。如果不治疗，这些消极的认知图式与适应不良的应对策略将不利于患有终身躯体疾病的儿童形成乐观的态度。认知行为治疗也可以帮助患躯体疾病的儿童更好地处理疼痛与疲劳的症状。

我们首先概述将认知行为治疗应用于一般疾病治疗的实证发现。在本章的其他部分，我们也会阐述一种有实证支持的认知行为治疗方法的理论与应用，以儿童肠道炎为范例，这一方法将个别会谈与家庭会谈结合起来，处理抑郁与躯体疾病相关的问题。更具体地说，我们可以运用躯体疾病初级和次级控制强化（PASCET-PI, Primary and Secondary Control Enhancement Training for Physical Illness; Szigethy et al., 2007），经过适当调整，该训练可以用来帮助有肠道炎的抑郁儿童应对心神不宁、肠胃的症状、腹部的疼痛、对疾病的悲观认知与不良的依从性等，我们会通过一个案例来详细介绍，阐述如何有效地实施治疗。我们建议读者阅读第十一章，了解进一步的关于运用认知行为治疗进行慢性躯体疾病的治疗的介绍，第十一章主要聚焦于介绍另一种认知行为治疗模型——对有多囊卵巢综合征及暴食相关症状的少女的肥胖与抑郁问题的治疗。

将认知行为治疗法应用于一般的疾病治疗的实证证据

现有研究中，采用随机控制实验检验认知行为治疗相比于其他形式的治疗对儿童躯体疾病的效果的研究是比较有限的。现有的研究（表 10-1）既关注与具体疾病的相关因素（例如，社会隔离、对生病的评判、受损的自我、家庭冲突以及与健康相关的生活质量），也关注精神病的共病（如焦虑和抑郁）。然而，现有的文献难以被整合，因为文献的异质性太大，比如具体的躯体疾病、儿童样本、认知行为治疗的方法和剂量、干预后的结果，这些都太多样化了。而且，认知行为治疗的各种成分，包括认知重建、应变计划（Contingency Contracts）、放松、系统脱敏法、社会角色扮演、问题解决、冲突处理等，都已得到研究，但也使得我们很难确定哪一个成分是最"有效的成分"。治疗模型虽多种多样，但对个体、团体以及基于家庭的干预模型已经取得了一定的实证支持（见表10-1）。

初级和次级的控制强化训练理论

最初的 PASCET 计划是由 John Weisz 和他的团队（2009）提出的，那是治疗儿童抑郁的结构化的认知行为治疗方法。PASCET 计划基于"技能与思维（Skills-and-Thoughts，SAT）"抑郁模型，这一模型尤为关注儿童抑郁背后的技能缺陷以及思维习惯，这些反过来也延长了抑郁。技能的缺乏常常包括较少的活动选择，自我安慰技巧不足，不参与或者回避的社交风格，以及不良的学业或课外的表现（Hammen and Rudolph，1996；Weisz et al.，1992）。思维习惯包括：①负性认知（例如，不适当的自我责备、灾难化、不能够找到坏事中好的方面等）；②反刍引起消极情绪的事件与认知；③感到无助，无望，缺乏控制感，导致在应对压力与挑战时很难坚持（Gladstone and Kaslow，1995；Weisz et al.，1992，2001）。患慢性躯体疾病的儿童更有可能有这些技能的缺乏（躯体疾病的发作令他们缺乏社交锻炼的时间）与认知习惯（不得不处理医疗方面不可控的压力源）。SAT 的观点认为，这些技能的缺乏与认知习惯会产生悲伤的情绪，让儿童在应对不利的、有压力的或模棱两可、不确定的生活事件时容易表现出抑郁症状。另外，这些技能的缺乏与认知习惯事实上也会形成他们的压力源（例如，失败的互动与社会排斥），随后又引发了进一步的抑郁，循环往复（Hammen and Goodman-Brown，1990）。这一循环不仅干扰了心理功能，而且习得性无助也会影响免疫系统的功能，从而导致有躯体疾病的患者的病情得到恶化（Sieber et al.，1992）。治疗的一个核心任务是通过为来访者提供一系列的解决工具，帮助这些儿童与抑郁症状抗争，增强他们的免疫功能，从而打破这一相继影响的循环，消除来访者自己施加的压力。

表 10-1 对儿科病人用认知行为疗法（CBT）干预的发现

研究	N	设计	干预类型	发现
哮喘				
Burkhart et al., 2007	77	随机控制试验	个体 1.CBT 2.控制组	CBT组在峰喘的自我调控上有更好的治疗依从性
癌症				
Liossi and Hatira, 1990	30	随机控制试验	个体 1.应对技能 2.催眠 3.标准看护	与控制组相比，接受简单催眠与应对技能治疗的被试在骨髓穿刺前报告更少的痛苦，穿刺后也有更少的与痛苦相关的焦虑
Poggi et al., 2009	40	非随机控制试验	个体 1.CBT 2.控制组	CBT的内化症状、总体的问题、对睡眠的抱怨、注意力及社交技巧有更多的改善
慢性疲劳症状				
Knoop et al., 2008	71	随机控制试验	个体 1.CBT 2.控制组	CBT组的疲劳程度、功能损伤与学校参与都有更多的改善；且这一积极作用在长期追踪下仍得到维持

续表

研究	N	设计	干预类型	发现
Chalder et al., 2010	63	随机控制试验	家庭 1.CBT 2.教育	未发现在学校参与、疲劳与社会适应方面有差异
肠道炎				
Szigethy et al., 2006, 2007	41	随机控制试验	个体 1.PASCET-PI 2.标准看护	PASCET-PI 组对于抑郁、整体功能及控制感有更好的改善
多囊卵巢综合征				
Rofey et al., 2009	12	开放试验	个体 1.PASCET-PI	体重减轻，抑郁症状得到缓解
周期性腹痛				
Robins et al., 2005	69	随机控制试验	家庭 1.CBT 2.标准看护	CBT 组无论是在短期还是长期的追踪条件下，均报告了更少的腹痛、更少的逃学表现；在功能受损与躯体化方面未发现差异
1型糖尿病				
Grey et al., 2000	77	随机控制试验	团体 1.应对技能 2.标准看护	应对技能组的糖化血红蛋白（A1C）水平、糖尿病病情以及对抗疾病的自我效能感有所改善，在长期追踪中糖尿病对于生活质量的影响减少

续表

研究	N	设计	干预类型	发现
Ellis et al., 2005c	31	随机控制试验	家庭 1. 多系统 2. 标准看护	多系统治疗组的住院病人减少，医药花费减少。
Ellis et al., 2005a, 2005b, 2007	127	随机控制试验	家庭 1. 多系统 2. 标准看护	多系统治疗与代谢控制、血糖监测频率、住院病人数量（减少）与糖尿病相关的压力的改善的短期改善作用有关；一些改善作用在长期追踪中消失了。
Wysocki et al., 2006, 2007, 2008	104	随机控制试验	家庭 1. 行为系统 2. 教育 3. 标准看护	行为系统治疗与AIC水平的提高，治疗依从性的提高，家庭冲突的减少相关。治疗依从性与相关结果在长期追踪中是变化的，没有得到维持
Grey et al., 2009	82	随机控制试验	团体 1. 应对技能 2. 教育	应对技能组并未比教育组在疾病的评估、医疗结果、生活质量或家庭功能上有更好的改善。

备注：PASCET-PI=躯体疾病初级和次级控制强化训练（Primary and Secondary Control Enhancement Training for Physical Illness）

PASCET 项目源于感知控制与应对的双过程模型（two-process model），改变模型促进了它的形成（Rothbaum et al., 1982；Weisz and Stipek，1982；Weisz et al., 1994）。感知控制假定行动与其结果之间的联系是偶然的（Weisz et al., 1982）。在 PASCET 模型中，初级控制需要人们努力应对，创造客观环境（例如，人们参与的活动）来与其想要的保持一致。相反，次级控制需要人们努力调整自己（例如，调整想法或对事件的理解）来适应客观环境，从而影响他们的主观反应，而非改变事件本身。模型认为，在某种程度上，如果对本来可改变的引起痛苦的环境运用初级控制，人们的抑郁可得到缓解，而对那些不可调整的环境运用次级控制有利于改善抑郁。综上所述，两个技巧都可以帮助个体现实性地评估他们不能控制的情境，从而促进对环境的适应与接纳。

这一改变模型与先前介绍的 SAT 抑郁模型是相辅相成的。总之，PASCET 项目中教授的初级控制的应对策略可以解决技能缺乏问题，而 SAT 模型中介绍的思维习惯可以通过次级控制的应对策略来解决。随着人们越来越多地掌握有关初级与次级应对策略的应用知识（working knowledge），人们就可将之用于与抑郁症状及触发抑郁的情境做斗争，抑郁能够逐渐得到缓解。通过有治疗师陪伴的结构化练习，以及儿童参与的治疗室外现场练习活动，知识将得到强化。

PASCET 模型认为，抑郁的儿童表现出来的技能与认知习惯缺陷并不都是一样的。因此，灵活地使用这一工具的方法是，根据每个儿童具体的问题与情境来选择最合适的技术。因此，治疗师要协助来访者共同选择最合适、最可能有益的应对技能。会谈的前半部分涉及初级控制技术，即儿童可以如何通过行动（ACT）改变环境；而治疗的后半部分涉及次级控制技术，即儿童可以有怎样不同的想法（THINK）来改变期待，适应客观环境。ACT 是初级控制技术方面的技巧的缩写，而 THINK 是次级控制技术方面的技巧的缩写（附录 10-A）。这一理论假定 ACT 技术通过教授主动行为或有强化作用的行为来帮助儿童对抗行为抑制与被动性。这一干预引起的心境的改善也可能会令儿童更愿意接受 THINK 技能，即消除有偏差的认知的过程（负性的认知歪曲与归因风格）。患者运用学习理论的原理，这些早期的改变会通过技能的重复练习得到强化，而最终目的就是建立自动化的、更稳定的行为方式来对抗消极的心境，以及思维引起的抑郁。儿童时期大脑发育的可塑性提供了一个重要的窗口进行认知与行为的改变，特别是那些不得不终身应对躯体疾病的儿童。

最初的 PASCET 计划包括对儿童个人进行 10 次结构化的会谈，聚焦于学习 ACT、THINK 技术，然后要进行 1 ～ 4 次个别制订会谈，包括如下的内容：①对儿童生活中的重要情境或问题运用最合适的 PASCET 应对技能；②为治疗结束后对于 PASCET 技术的应用做计划。10 次结构化的会谈包括会谈内暴露、家庭练习任务、发给每一位儿童一本工作手册作为指导手册，可以在整个项目中使用，儿童以后也可以自己保存。在个别会谈之外补充了三次会谈，以帮助父母支持他们的孩子练习新的应对技能。

PASCET-PI：以肠道炎为例

儿童肠道炎，包括克罗恩氏病（节段性肠炎）与溃疡性结肠炎，是一种慢性的、衰竭性的自身免疫系统疾病，患者有腹痛、血性腹泻、体重减轻等症状，并伴有长期的后遗症（青春期的延缓与生长迟滞）。儿童肠道炎通常在10—20 岁发作，并伴有很难预测的问题，需要频繁就医，外科手术涉及的药物治疗或有副作用（如糖皮质激素）。即使疾病症状得到了缓解，肠道炎患儿也会表现出更多的焦虑、抑郁、功能性的腹痛和疲劳；而且有越来越多的文献发现，压力会直接导致肠道炎的发作（Tang et al., 2009）。患有肠道炎的儿童常会错过学校的很多课程、业余活动与朋友的社交时间。由于这些原因，我们选择肠道炎为典型的例子来介绍用 PASCET 的基本模型处理躯体疾病相关的问题。对肠道炎的成人患者的研究发现，认知行为治疗不仅仅可以改善情绪困扰，提高生活质量，缓解病人的痛苦，而且基于 PASCET 的认知行为治疗可以减轻患者的抑郁，改善功能（Szigethy et al., 2006，2007）。其他的研究者也通过"应对焦虑的猫"（见第七章）干预儿童与肠道炎相关的焦虑，发现改良的认知行为治疗方法对患者的预后有积极影响。

实证证据

我们的 PASCET-PI 模型已经得到实证的检验，无论是开放的试验（Szigethy et al., 2004）还是与中性的常规治疗条件进行对照的随机试验（Szigethy et al., 2007，2009）。PASCET-PI 组治疗后，不仅抑郁程度与整体功能有改善，而且与标准看护组相比，这些积极的作用还在治疗后 1 年内仍维持着效果（Szigethy et al., 2006）。另外，肠道炎的程度（通过测量有效的疾病表现及循环炎症指标进行评估）在儿童接受 PASCET-PI 后 6 个月内有改善。尽管其他的因素也可以解释认知行为治疗组的这些积极变化，总的来说这些结果支持 PASCET-PI 对于肠道炎的情绪和躯体方面的症状都有积极作用。而且，对于生病有悲观叙述的儿童，接受过 PASCET-PI 后，对于患有肠道炎的态度显著乐观了，而且在认知行为治疗后，他们的应对方式变得更积极、主动了（McLafferty et al., 2010）。有一些潜在的机制可以解释 PASCET-PI 对于肠道炎患者的影响，包括提高依从性，用更积极的态度与主动的方式应对肠道炎，而且个体通过放松训练等调节了大脑，从而也可以调节外周免疫系统。我们实验室的最新数据表明，与健康个体组成的对照组相比，患有肠道炎的抑郁儿童在接受认知行为治疗后，脑部背外侧前额叶的代谢有所增加，而这一脑区与情绪调控有关。

领域

基于 PASCET 的认知行为治疗除了关注改变适应不良的技能与认知外（这是认知行为治疗一贯的焦点），还整合了三个部分的内容：

（1）强调儿童对躯体疾病的叙述，尤其是对疾病负性的看法或关于他患的肠道炎的认知上的误解。

（2）增加对疾病相关问题（如药物治疗依从性与痛苦导致的失能）的应对策略。

（3）运用 Beardslee 及其同事（1996）提出的心理教育模型，进行强度更大的家庭工作。

Beardslee 模型能帮助父母用合适的、适应孩子发展的方式支持他们的孩子，比如弱化孩子的病人角色的行为，从而帮助孩子减少生病带来的影响。PASCET-PI 做出的调整参照了有关成年人的研究文献，研究显示这些干预对于应对躯体疾病的孩子来说更有帮助，强调父母要增加对疾病相关知识的学习，理解人们对疾病的认知（Barlow et al., 2010；Bernstein et al., 2011），学习自我管理技能，以及鼓励孩子用积极的应对策略代替被动的应对方式，这些非常重要（Gil et al., 1989）。

对躯体疾病叙述

基于叙述的治疗强调把对意义的构建作为核心的概念与目标（Grinyer, 2009；Hörnsten et al., 2004），使用叙事的方法也可以提高人对疾病的应对能力（Pennebaker, 1997）。在 PASCET-PI 中，儿童需要写下他们的患病经历，包括他们对于自身躯体疾病的原因、所感到的恐惧、对日常生活的影响、得病利弊的认识，以及他们认为自己可以怎样影响病情（附录 10-A）。例如，有肠道炎的儿童，常常会感到丧失了控制感，觉得自己的身体形象很不好，害怕疾病复发，害怕没有足够好的身体状态或功能水平，怕被同伴拒绝，觉得尴尬等，这些可能会导致儿童容易抑郁（McLafferty et al., 2009；2010）。治疗师也会与父母讨论孩子生病的经历，包括肠道炎对于家庭生活的影响，以及他们如何应对孩子的疾病。治疗师会使用 PASCET 技术，协助儿童和他们的父母重构太过消极（或者限制性的）叙述，更充分地将生活事件纳入一个连贯、积极的故事，形成新的叙述。研究表明，这样的自我领悟及把领悟到的与治疗师分享，对于心理康复是很重要的（Focht and Beardslee, 1996）。

躯体疾病相关问题

为了处理孩子对于疾病认识上的问题，很重要的是处理与肠道炎相关的适应不良行为。这些行为常见的有社交回避、活动匮乏、过度进食或洗浴、创伤，以及回避不愉快的外在因素（例如，看病、手术或药物副作用）。PASCET-PI 中的一些策略有助于解决这类问题。

（1）教育家庭与儿童要向合适的医学专家咨询肠道炎的知识，这对于矫正家长与孩子对肠道炎及其治疗的误解是很重要的。例如，解释抑郁症状是肠道炎的肠外表现，而不是单独的、需要有病耻感的精神科诊断，认识这一点是很有益，也是很必要的。

（2）教授一些能够减少腹痛的策略，包括放松、催眠、生物反馈、分心、以及认知应对策略等，向儿童及其家人提供一些有用的心理教育。做日常的放松与平静技术的练习并与治疗师仅有少量的治疗接触，就能够提高日常生活的功能水平，减少健康看护投入的时间和精力（Gil et al., 2001）。对于患有肠道炎的成人，催眠不仅可以改善生活质量，还可以降低肠道炎相关的炎症指标（Mawdsley et al., 2008; Miller and Whorwell, 2008）。

（3）通过聚焦社交问题的解决提高社交技巧（例如，如何与同伴分享患慢性躯体疾病的经历，并获得支持）；运用会谈内角色扮演处理认知歪曲及和同伴相处时相关的感受（例如，因为躯体疾病感受到的社会拒绝）；以及通过促进解决躯体疾病引起的社交限制（例如，在肠道炎发作期间如何选择或维持原来的娱乐活动）来处理儿童生活中重要方面的问题，来增强应对技能。这些应对策略的发展不仅可以帮助儿童克服抑郁症状，也可以让他们与肠道炎发作的压力的影响抗争，改善日常功能水平。

（4）对药物治疗的依从性差是需要处理的重要议题，常常会影响认知重建与积极的问题解决的进程。

家庭干预

慢性躯体疾病患者在生活中常常会有很大的心理社会压力，因为患者需要处理疾病的症状、对疾病的治疗、包括在学业与职业上不得不受到的限制、经济与医疗保险上的负担、交流上的困难、休闲与工作之间缺乏足够的平衡（Barakat and Kazak, 1999）。孩子生病对于家庭系统也会造成影响，父母会遇到这些困难，而父母如何进行应对则直接影响家庭中的其他成员的应对。父母常常把他们的注意力放在生病的孩子身上，很难有效地平衡他们的工作、个人的需要以及他们的其他孩子的需要。尽管在这个关键阶段，在正常情况下，自然地发展会促使核心家庭走向分离与个体化，然而，由于孩子的躯体疾病的一些问题，以及新的教养风格（过度保护或过于仁慈）代替了原有的教育风格，孩子对父母的依赖会增加，这使得青少年的这个过渡期不那么顺利。另外，研究表明，有患抑郁与躯体疾病共病的孩子的家庭确实需要特别的关注。有躯体疾病的孩子的家庭更可能会感到痛苦、有缺乏沟通的问题（Engstrom，1999）。抑郁的孩子更可能有抑郁的父母，而父母的抑郁可能会干扰孩子对于医学与心理治疗的依从性（Beardslee et al.，1993；Cohen and Brook，1987）。使用认知的方法对家庭进行教育，介绍孩子的抑郁方面的信息，可促进家庭的理解与沟通，降低将来抑郁的风险（Beardslee et al.，1997；Brent et al.，1993）。

由于这一人群的特殊性，治疗师进行家庭的心理教育会谈时借鉴了Beardslee（1990）提出的方法，即治疗师促进家庭做预防性的干预。Beardslee的"家庭谈话干预法"已经经过长期的随机试验的检验，在"国家注册有效疗法（National Registry of Effective Programs）"中排名非常靠前。这一干预方法也适用于低收入非裔美国人与拉丁裔的家庭，并且在斯堪的纳维亚与哥斯达黎加全国性的项目中使用过。我们从这一方法中挑选出与PASCET最为相关的核心的部分，进行调整与整合，来进行儿童的治疗。

在PASCET-PI中，青少年与他们的家庭要参与三次家庭心理教育会谈，分别在个体认知行为治疗的开始、中间、结束时期。这些间隔开的家庭会谈涉及的内容可以帮助父母强化儿童使用PASCET-PI技术进行应对的能力，对青少年进行抑郁与复原力的教育，处理父母对于孩子和家庭的担心，帮助家庭形成更有效的沟通。Beardslee的工作表明，在治疗中把认知的信息与个体对生活经历的叙述相联系至关重要（Beardslee and Podorefsky，1988；Focht and Beardslee，1996）。这一方法可以帮助家庭识别情绪，解决病耻感，减少不依从的现象、心理社会功能的缺陷以及对生病这一事实的阻抗。训练父母成为孩子的认知行为治疗教练，不仅能够用主动的、建设性的视角调动父母的能量，同时这个角色也可以帮助他们避免适应不良的父母应对方式，如疏远、否认、对生病孩子的过度保护等。此外，这些家庭会谈也有预防的作用，父母获得力量也有助于促进家庭形成长久的复原力。

如同最初的 PASCET，儿童和家长都有 PASCET-PI 的工作手册作为指南。儿童会有 9 次的个体会谈，多达 3 次的灵活进行的会谈将教给孩子最有用的技能。父母在大约 3 个月的干预中共参加 3 次会谈。为了更好地结合躯体疾病领域相关的问题，治疗师除了要对内容进行调整外，也有结构上的改变，如可以选择电话会谈（占总会谈的 60%）的形式，结合医疗性面谈，来提高依从性。我们发现，电话会谈在连续地与治疗师进行面对面的初始会谈之后是最有益、最有效果的，电话会谈富有成效的关键就是需要儿童手边有他们的 PASCET-PI 手册，而且要确保他们所处的环境比较私密、自由、没有干扰。

应用

接下来的部分将列出 PASCET-PI 对患有肠道炎并与抑郁共病的儿童进行干预的大致提纲，主要强调的是对个案的概念化以及对个体与家庭会谈的内容介绍。

个案概念化

PASCET-PI 技术的成功运用依赖于个案的概念化，以及心理与躯体疾病相关的信息的整合。为了更彻底地收集精神病史及医疗史，治疗师要考虑可能会影响治疗的潜在阻碍，以及个体和家庭的资源，这是很重要的，这些因素可以作为素材来帮助治疗师定位更适应不良的一些领域。另外，治疗师要评估儿童对于发生的事件或情境的处理能力，如何表达抑郁情绪，以及彻底考察儿童的社会功能，这些都有利于形成综合的个案概念化。总之，这种基于认知行为治疗的评估是对经典的精神检查的重新改造，可以帮助治疗师对患者形成一个初期假设，哪种 ACT 和 THINK 技术对于这个儿童是最适用的。下面是一个 PASCET-PI 的个案史与概念化的示例。

个案病史

凯尔是一个 13 岁的西班牙裔青少年，读八年级。4 年前他被诊断为克罗恩氏病。精神检查发现他 6 个月以来感到情绪低落、挫败、做事动力与精力减退、间歇性的无望感、失眠、低自尊。他比以前更多地抱怨胃痛，这种抱怨超出了克罗恩氏病的疾病活动程度（据他的血液及内窥镜检查结果的炎症指标得出的）。在 6 个月中，他因为腹痛有 40 多天没有去上课，导致他中等偏上的成绩有所下滑。过去 4 年内他断断续续地接受着激素（类固醇）治疗，他发现在激素剂量偏高时会感到情绪低落。凯尔报告早上可以好好吃这个药，但晚上就不能乖乖吃了。凯尔觉察到一些压力源，如感到被朋友孤立，躯体疾病对身体活动的限制，父母一直以来都关系紧张，他们时常吵架，总是想着要离婚。当他报告自己花时间和朋友一起玩的时候，会觉得很难协调学业与邻里朋友之间的冲突。凯尔的父母很担心他的抑郁症状与胃痛症状，孩子对于学业落后的焦虑，他们夫妻之间的冲突可能会对凯尔造成的影响，孩子已有的和班上同学交往的问题（如凯尔第一次被勒令休学是因为他和同学在自助餐厅打架），以及凯尔如何应对克罗恩氏病。他的父亲长期失业，凯尔不上学的时候，他就在家里陪他。凯尔的母亲是一名高中老师，在家中常常回避冲突，拼命工作以免面对家里的事情。凯尔的资源包括：他很聪明，对未来很努力，很有幽默感，对于其他人的感觉很敏感，有广泛的兴趣，擅长视频游戏、足球、骑单车。

PASCET-PI 概念化：一位 13 岁患有克罗恩氏病的白人少年，6 个月以来抑郁症状加重，腹痛增多（期间并无克罗恩氏病发作的证据），学校出勤率降低引起成绩下滑，社交隔离使他与同伴的冲突增加，躯体活动减少。肠道炎的发作与服用激素，以及家族性抑郁、焦虑、甲状腺功能减退可能增加凯尔对抑郁症的易感性。他的压力源有下降的学业表现、父母的婚姻冲突、与同伴交往的困难、对慢性躯体疾病的应对。另外，病人与角色与从他的父亲身上习得的无助也可能导致凯尔适应不良的应对方式。

技能缺乏与认知习惯：凯尔的技能缺乏包括：难以处理与同伴的社交冲突；难以从周围的成人那里得到积极的社交强化；由于越来越关注疼痛，他很难自我安慰；难以在不同的生活区域设置目标。认知习惯包括缺乏对环境的控制感，这也会引起无助感，还有消极的认知歪曲（例如，"我不能参加任何有乐趣的事，因为我得了克罗恩氏病"，"我的朋友如果知道我病了会觉得我很奇怪"）以及无望感。这些消极的行为和想法加到一起让他更容易感到抑郁。治疗师应运用技术（用 ACT 与 THINK 技术进行放松，并运用 STEPS 的问题解决技术以及 POWER 技术）与家庭会谈一起促进父母的沟通，并令凯尔形成初步的控制感（STEPS 与 POWER 技术都将在接下来的"个别会谈"、"第二次会谈：问题解决"与"第六次会谈：天赋"中分别讨论）。

这一初步的概念化提炼自从个别会谈及父母或家庭会谈中收集的信息。治疗进行到了相对灵活的最后的第十至十二次会谈，越来越强调从 PASCET-PI 方案中挑选出特定的最能帮助儿童改善抑郁以及身心问题的课程和应对技能。通过挑选、调整形成适用于患者的治疗方案，治疗师要依据逐渐形成的个案概念化，还有儿童在 PASCET-PI 方案的不同部分中的反应的信息（也就是说，对于哪些部分，孩子好像更喜欢或运用得更好），以及儿童所分享的内容，来确定最适合儿童的应对技能，并且要与儿童的发展性发育以及因抑郁或所处的环境（例如，父母离婚，躯体疾病发作）所引起的改变相适应。一个精心形成的个案概念化对于维持性会谈（Maintenance Session）的成功至关重要。维持性会谈的设计是十分灵活的，其核心目的是希望应用的 PASCET-PI 技能能够最大限度地适用于儿童的生活。

个别会谈

下面的部分将概要地介绍基于 PASCET-PI 干预方案的儿童个别会谈。表10-2 是每次会谈的纲要，是运用 ACT 与 THINK 技术的格式列出的。

第一次会谈：心境调节 第一次会谈的关键部分是治疗师解释会谈的目的与进程，给予关于抑郁与肠道炎的心理教育，介绍 ACT 与 THINK 表（参见附录 10-A），并解释心境调节的内涵。如同在其他 CBT 方案中需要做的，治疗师要向来访者解释，他们会在治疗中学到不同的做事方式、对事件的不同想法，来帮助他们改善心境。如果他们能够按时出席，参与对新技能的学习，并且在会谈间完成技能的练习，他们会在 9 ～ 12 周的会谈之后达成这样的目的。其次，治疗师要解释两类不同的技能：ACT 技术用来学习新的行为，而 THINK 技术用来改变患者对一些困扰之事的认知，这些困扰之事凭他自己的力量无法改变。这两种技术可用来处理肠道炎及其他与生活问题相关的困难。接着，治疗师对来访者给予心理教育，让其理解抑郁是由于在肠道炎发作期，身体在肠道中释放了化学物质，影响了大脑功能，导致了抑郁情绪、疲劳、睡眠与食欲的变化，并且使人对痛苦的敏感性增强。对于没有处于肠道炎发作期的儿童，抑郁可能是他们得知了自己患有终身的慢性疾病这一事实后的反应，而并非与肠道炎直接相关。不论根本的原因是什么，对于患者而言，最重要的信息就是，无论是哪种原因，使用 ACT 与 THINK 应对技能都有助于促进他们的情绪发生积极的变化。最后，治疗师要介绍这次会谈的新技能：学会觉知情绪，觉察情绪与患者正在做的事情（或没在做的事）的关系。让患者在一周内的每天都对他的总的情绪按照 1 到 10 分进行打分（1 分表示非常糟糕，10 分表示非常好）。然后，让儿童选一个最能够描述他一天心情的词或短语，并记下当天发生的最好和最糟糕的事情。

第二次会谈：问题解决　本次会谈的重要内容是完成对疾病的叙述性问题的回答，并教授"STEP"的问题解决方法（附录 10-A）。从这次会谈开始，包括以后的每次会谈，治疗师都要评估儿童每周的情绪评分、肠道炎症状以及药物依从性；回顾上一周的任务，和儿童讨论遇到的任何困难；在儿童完成对疾病的叙述（见附录 10-A）后，用共情、开放的方式讨论所有消极的或者乐观的答案。较为年幼的儿童可能更喜欢画出他们"生病的故事"。治疗师在倾听的同时，有意识地把所有与生病有关的问题列成清单，运用 STEPS 的问题解决技术来处理这些问题。治疗师和孩子一起，让孩子把一般的问题以及肠道炎相关的问题列出后，根据困难程度由小到大排序。STEPS 方法将教人们一种决策模型，这种模型首先形成一系列的解决办法，然后去探索每种解决方法的可能结果，从而为儿童提供一种方式来决定尝试每一种解决方案的顺序。治疗师与儿童一起在会谈中完成 STEPS 工作表后，儿童需要在回去后完成的练习任务是，在一周中就新的问题完成工作表——提炼出他想到的对每一个问题的解决方案，并检查每一种解决方案的影响。附录 10-A 中有这一活动中需要使用的情绪温度计。

对于解决一些儿童药物依从性差的问题，这次会谈也是一个很好的机会。儿童越努力寻找解决方案，他们的依从性就越可能得到改善。

表 10-2　躯体疾病的初级与次级控制强化训练个别会谈提纲（PASCET-PI）

会谈	目标
第一次会谈	治疗师介绍 PASCET-PI、ACT 与 THINK 技术（参见附录 10-A），就肠道炎相关知识进行教育。
第二次会谈	患者初步地完成对躯体疾病的叙述，运用问题解决技术与肠道炎抗争。
第三次会谈	治疗师帮助儿童找到能让他们感到快乐的活动，并意识到身体活动与锻炼的重要性。
第四次会谈	运用放松技术与催眠，来缓解痛苦并增强免疫系统。
第五次会谈	教授儿童如何展示积极的自我，提高社交技巧。
第六次会谈	聚焦对儿童的天赋与技能的发展。
第七至八次会谈	处理关于躯体疾病的消极的认知歪曲。
第九至十二次会谈	回顾学到的技巧并且将这些技巧个人化。
第一至六次维持性会谈	强化应对技能的使用。

第三次会谈：活动　这次会谈的主要目的是学习各种行为激活。主要有这样几类活动：需要单独完成的，并且参加与否、所需成本都相对灵活的活动；需要和其他人一起完成的活动；需要一个团队或社团一起完成的活动（如课余的学校活动、班集体活动、做高年级同学分配的任务）。这一行为激活意味着帮助儿童社会化，扩大其视野，尤其是对于因患了肠道炎影响日常活动的孩子非常有帮助。另外，讨论的活动还可以包括适度锻炼，以及帮助他人——这可以使得孩子将注意力从自身的问题上转移开。制作出可以接受、可行的身体活动清单对于儿童是很重要的，因为人们已发现锻炼对于患有肠道炎的成年人有缓解作用（例如，散步、瑜伽或更结构化的运动）。患有肠道炎的儿童要和他们的胃肠病医生一起商量决定躯体活动的量与类型。

第四次会谈：平静　本次会谈的目的是教会儿童平静下来的技术，帮助其放松。这些技术包括肌肉放松、横膈膜呼吸法以及视觉想象法（即让孩子调用他所有的感官想象一个快乐或者平静的场景，如看沙滩、听海浪、感受太阳的温暖、闻海风的气息等）。催眠的指导语可以参见附录10-B中，用于给患有腹痛或急性肠道炎的儿童进行催眠。这些指导语能帮助儿童提高对注意力的控制，忽略疼痛，增强免疫系统功能。正如所有的催眠会谈一样，治疗师在阅读催眠的指导语之前，以及让儿童回到意识完全清醒的状态前，要适当运用恍惚状态的诱发与加深技术（如从1数到10）。除了在催眠中使用的语言以外，治疗师的声音节奏与青少年在恍惚状态的身体反应变化的节奏（如缓慢的呼吸频率）越匹配，效果越好。

在放松会谈的前后，需要监控儿童的情绪，治疗师应记录改善情况。另外，可以用体温传感器（会根据皮肤温度的变化而改变颜色，类似于情绪变色戒指）来增加练习的趣味性，也给孩子生物反馈，让他感到自己有能力改变躯体功能。下面是一个介绍体温传感器如何协助放松的示例。

有一种方法可以测量我们身体内感受到的压力的大小，即测量我们手部的体温。手部的体温在很大程度上是我们体内的血液运输引起的。当我们大脑中有太多的血液时，流向身体的血液就会减少，包括我们的手部；因此，我们的手就会变冷。知道这样一个事实很有用，因为当一个地方的血液太多时常常就会引起压力，有压力便会引起疼痛。举个例子，头痛常常是因为大脑中有太多血液。今天我们要一起学习放松，用我们的心灵来帮助血液从头脑中转移到手部。我们要用到体温传感器来监测我们的目标是否达到了。这里有一个体温传感器，可以放在你的手背或皮肤上的其他位置。当我们一起做放松训练的时候，注意体温传感器的颜色变化。

可把会谈中完成的放松练习做成一个CD，这样儿童就可以在家中练习这些技术。听音乐也是一种能够让儿童放松的方式。CD中配合的舒缓音乐如果是孩子喜欢的，更有助于产生平静的体验。

第五次会谈：自信　患有肠道炎的孩子常常情绪低落，本次会谈的主要目的是帮助儿童理解自信的意义。感到自信涉及对和他人交往感到乐观，与其他技能相似，这是需要练习的。可通过下面的练习进行学习这一技能。首先，治疗师介绍消极自我与积极自我的概念，识别出儿童消极自我与积极自我的特征及与之伴随的特定行为；然后，在儿童表现沮丧、消极、悲伤时，进行摄录，并与儿童探讨肠道炎是如何影响他的消极自我的；接着，在儿童训练与练习后再摄录一份录像，让儿童尽可能地表现一个积极的自我；最后，让儿童比较消极自我与积极自我两份录像，判断他自己还有别人会更喜欢这两个自我中的哪一个。用现实生活的经历作为一个锚定点来看儿童在这些方面如何表现是很有帮助的。用回顾生病的经历及在第二次会谈中制作问题清单的方法，也可以为特定事件、经历提供线索。对于录像，用角色扮演的方式很有用，尤其是和儿童的生活相关的情境。在凯尔的例子中，可以用他和同伴发生冲突的场景。治疗师可以扮演他的同伴，而凯尔就是自己，先是消极自我，然后是他的积极自我。这次会谈的练习任务是让儿童和其他人练习表现积极自我，并让他们把这一经历写下来，包括他扮演自己和别人的互动过程。

在本次会谈中，治疗师要注意避免一些陷阱。避免批评孩子的抑郁的自我，而要在练习的过程中对呈现的内容有探索与好奇的态度。也就是说，治疗师确实想知道孩子如何看待这两份不同的录像，以及他自己的感受、其他人对他的感受，他如何看待积极与消沉的行为的结果。第二个陷阱是避免用任何方式暗示孩子，让他觉得表现出积极的自我等同于"假装"。相反，关键是要强调每个人都有潜力，只是表现方式不同；积极的方式似乎会让人感觉更好些，也让别人对这个人感觉更好。治疗师与来访者一同在识别积极自我的行为上工作，他们最后的议题是，不仅要意识到新的行为对于同辈的影响，也要意识到它对大人的影响。避免令儿童形成的积极自我只会在同辈中引起积极的反应，但显得自负或者让大人讨厌。同样地，也要避免让来访者用大人可能会喜欢而他的同辈可能会觉得"讨厌"或不欢迎的方式表现自我。用这些治疗的概念自由地训练来访者形成他的积极自我的技能。

第六次会谈：才能　本次会谈的目标是和儿童一起进一步增强他们的才能，培养新的技能，并且学习解决社交问题的方法来提高社交技能。本次会谈对于那些因疾病症状导致日常生活或社交机会受阻的青少年尤为重要。核心的概念是采取三个步骤发展社交技能：设置目标、计划现实性步骤，以及反复练习直到青少年掌握了每一个小的步骤，最终实现想要的目标。询问儿童想要确立的目标，可以是想要发展的一些才艺或技能，通过头脑风暴，治疗师找出了一些实现这个目标所需要掌握的小步骤。每周的练习任务可以让儿童开始练习其中的一个步骤。

这一会谈的第二部分聚焦在教会儿童用 POWER 步骤进行社交方面的问题解决（P=Problem，指关系的问题；O=Outline，指列出这一关系中的积极与消极的方面；W=Which，指哪一些消极的方面是患者能够改变的；E=Explore，指探讨做出改变的利与弊；R=Relationship，指为关系的改变付出行动；参见附录 10–A）。治疗师要向来访者表达这样的观点，即每个人都会有和别人在某个特定场合下很难相处的时候。治疗师可以从其他儿童身上或从儿童自己的生活中列些常见的例子（例如，争吵、关系破裂、与父母争吵）；告诉儿童，就像解决其他问题时有"STEP"方法一样，一个人要改善和另一个人的关系也有些具体的事要做。改善与他人的关系可以让儿童感到快乐。练习任务是让儿童找到一个人，试着用 POWER 工作表进行练习，并且试着找到解决方案来改善与这个人的关系。在患者实施 POWER 步骤的时候，治疗师要确保紧随基本的要点，即 POWER 每一个字母所代表的含义。

- **关系的问题**。这一步骤涉及识别与另一个人交往中的具体问题。治疗师让来访者找到一个与关系相关的具体问题（如昨天在餐厅里与一个朋友发生的一次争吵），而不是描述比较宽泛的问题（如"我和朋友打架"），这可以让随后确立问题解决步骤变得简单。
- **列出关系中积极与消极的部分**。这一步是最难的，也是与改善关系最密切相关的。当一个人和另一个人相处有了问题时，有时很难看到这段关系中积极的部分，或是他喜欢这个人的地方。改善关系中的重要一步就是让其克服这种倾向，意识到关系中既有好的方面，也有坏的方面。治疗师和来访者探讨关系中的积极方面是否比消极方面更多。通常，即使积极方面很显然比消极方面多，但当人们开始关注消极的部分时，他们会忘记积极的东西。

- **哪一些消极方面"我"能够改变？** 看看儿童列出的关系中的消极部分，帮助他确定哪些部分他可以控制或能够改变。治疗师向来访者解释，通常我们所不能控制的是他人的性格特点或品质。解释这一点时，不妨用某个来访者知道的人举例，或假设的一个苦于想要改变他人的人物。通常，如果用局外人的视角，人们很容易看到要改变另一个人是多么令人受挫和徒劳。这一步骤是对 PASCET 模型的主要原则之一的具体应用：决定什么时候采用初级控制（改变环境），何时采用对情境的次级控制（改变一个人自己的思维），来相应地改变自己的行为与背后的想法。

- **探讨做出改变的利与弊。** 在这一步中，治疗师引导儿童思考这些为改变关系制订的步骤及每一步实施后可能的结果。

- **为关系改善付出行动。** 这一步仅仅是要儿童试着落实解决办法清单中的一个，看看是否有效果。鼓励他做出何时开始行动的承诺。

案　例

　　凯尔刚开始表现得比较安静，没精打采。他在会谈中打了几个哈欠，也没有持续的眼神交流。在起初的几次会谈中，治疗师不仅关注了心理教育并介绍 ACT 技术，也注重关系的建立。与凯尔建立关系的主要方式是通过把 ACT 技术与他在疾病叙述中报告的担心结合起来。随着时间的推移，凯尔对于治疗投入些了。他对于 ACT 技术与 THINK 技术接受得较快，并开始完成他的情绪调节任务。凯尔坦白，当他待在家里以及没有花时间和朋友玩时，他的心情比较低落。他的心情在他忙一些的时候会好转。治疗师和他讨论了这一模式，凯尔承认，参与社交活动比他独自在家里更快乐。

　　治疗师提醒凯尔，在他参加娱乐活动时，他的情绪评分要高些，而在他自己独自一人时，情绪会低些，于是很自然地引出了对 ACT 活动技术的介绍。在治疗师的帮助下，凯尔列出了一系列他可以参加的有趣的、社交的、主动的、有益的活动。他需要每天至少参加一项活动，并且在参加活动的前后都要对情绪进行评分。凯尔按时完成了这一任务，他的情绪评分也开始逐渐提高。他也注意到他花越多的时间与同伴玩，他就和他们越亲近，和他们的冲突就越少。凯尔的解释是，当他没有经常和朋友们在一起时，他会假设其他人觉得他很"讨厌"，所以他就需要和别人打架来证明自己很酷。然而，当他越来越多地和朋友们一起玩，他就没有那么强的防御性了，不再需要表现得很强硬；因此，他的打架行为就减少了。

另一个对凯尔有效果的 ACT 的技术是 STEPS 问题解决技术。凯尔把学业问题作为目前最让他不安的问题。于是治疗师便向凯尔介绍 STEPS 问题解决技术，他们共同对他的成绩下降及低出勤率进行分步骤的问题解决。最终，凯尔能够把解决方案告诉他的老师与父母：①找一个家庭教师帮他补习他落下的功课；②开始恢复正常的学校出勤。治疗师告诉他，由于他生病的特殊情况，学校可能会同意给他额外的时间，提供支持帮他补习功课，增加他在学校的时间，直到他能够全勤出席为止。凯尔知道这个之后非常兴奋。凯尔的父母在会谈结束时签字同意让治疗师接触学校的指导老师，以便指导老师在学校给凯尔提供便利，因为凯尔存在健康问题，所以他确实需要这些便利。

凯尔对于问题得到解决很高兴，于是对于第六次会谈聚焦才能的 POWER 技术欣然接受。他说目前他的病最让他担心的事之一，就是害怕被嘲笑而不能告诉他的朋友他正在经历的事。这一恐惧令他感到被朋友孤立，尤其是他最好的朋友。凯尔意识到，是否向他的朋友坦白是他自己的选择，但选择不告诉他们让他感到被朋友们孤立。他想到的解决方案是告诉他最好的朋友他得了肠道炎的事，看看他会有什么反应。治疗师帮助凯尔做了角色扮演，试试他会如何和他朋友提起这个话题，如何处理朋友可能的反应。在他告诉朋友这件事后，凯尔很惊讶地听到朋友的回应是"好酷啊"。凯尔说这对于他有很大触动。他感到一旦他的病不再是个大秘密了，他就好受了许多，尽管他和朋友的关系还没有恢复到诊断前的亲密程度。

虽然在用了 ACT 技术后，凯尔的情绪评分逐步提高，但他的肠道炎的症状评分与最初相比并没有改善，因为凯尔仍然报告有很频繁的疼痛，尤其是早上上学前。凯尔可以接受这样的观点：他的疼痛可能与对学校的焦虑有关，而不仅仅是跟肠道炎的症状有关。他学习了平静技术，包括呼吸技术、视觉化还有催眠。凯尔尤其受益于催眠技术，他发现日常练习这一技术时，他的疼痛会有所减轻。在他学习与练习这些技术后，凯尔的疼痛逐渐减少，对于他的症状更有控制感了，他每周的肠道炎症状评分开始下降。

第七次会谈：积极地思维 这次会谈象征着从 ACT 技术到 THINK 技术的转变。首要的技能是聚焦 THINK 中的"T（积极地思维）"，这标志着本次认知行为疗法中认知部分的开始。正如所有的认知疗法，会谈的基本原理是基于"个体对事件或情境的看法会影响他们的感受"这样的理念。因此，人们在不能改变的情境（例如，患有躯体疾病）中，控制感受的一种方法是改变他们对那些情境的看法。这是次级控制应对的定义性特征。

BLUE 思维从广泛意义上讲，是基于贝克的认知错误模型（1967）：

B（Blaming myself）＝责备自己，在贝克的概念中，相当于过度担责，或个人化，是指认为消极事件是个人的责任。

L（Looking for the bad news）＝寻求坏消息，在贝克的概念中，相当于选择性概括，指的是选择性地关注事件消极的方面。

U（Unhappy guessing）＝不愉快猜想，指的是过快下结论——基本上做出的是消极的缺乏事实依据的预设（例如，假设某人没有跟你问好是因为不喜欢你）。

E（Exaggerating—imagining a disaster）＝灾难化想象，指的是贝克概念中的灾难化的概念（也就是说，想象事件的结果将是灾难，或者事件本身是灾难）。

练习任务包括要来访者每天记录消极思维，并且对相关情绪按照 1 到 10

分进行打分；其次，来访者要依据 BLUE 字母的含义对自己的每一个思维分类；最后，来访者要找到一个相对不那么消极（或者更中性）的思维，给相关情绪评分。例如，改变"我讨厌得肠道炎"这样的说法，因为他可能只看到了消极的部分，来访者可以这样想，"情况可能会非常糟糕——我会非常虚弱，需要住院，但事实上我还没有那么糟"。

第八次会谈：向朋友求助，识别资源，不重复糟糕的想法　这次会谈的重点是形成并且运用与负性思维不同的方式。首先，治疗师介绍如何向信任的他人寻求反馈，这对于捕捉负性思维是很有帮助的。让来访者确定三个他们在确立与改变负性、悲观的思维上可以寻求帮助的人。其次，解释谚语"每一朵乌云都镶有金边"，联想到即使在坏的、消极的情境中，总有好的东西可以关注。或者，让一些孩子想象最糟糕的情况是什么可能会更好理解。当他们同时看到现在的情况与更糟糕的情况的对比时，现在的情况看上去似乎就没那么坏了。最后，单纯在认知领域对一些儿童工作可能会有发展性的挑战。例如，一些年幼的孩子可能常常会有这样的问题，即能够识别出消极思维，但是很难理解可以用积极思维来代替这些消极思维的观点。这时，治疗师可以帮助孩子想想他可以用来从消极思维上转移注意力的一些活动，这会让他感觉好一些。本次会谈的练习任务是，让孩子在接下来的一周内运用这三种技巧，并且在每次任务的前后进行情绪评分。

案　例

在 ACT 技术缓解了凯尔的症状后，治疗师就开始在随后的治疗中教授 THINK 技术了。治疗进行到这里时，凯尔的功能水平已经有了很大的改善。然而，他还是对疾病有无望感和消极的认知。治疗师向凯尔解释思维与感受的关系，引入 BLUE 思维的概念。凯尔开始意识到自己"寻求坏的方面"的模式，即自己过于关注肠道炎对他的消极影响。另外，他们也讨论了他夸大肠道炎对于生活的消极影响的模式。凯尔练习与这些思维辩论，并且用更有益的思维来代替。他也开始定期练习"识别积极资源"，挑战他对消极面的注意倾向。凯尔对疾病的叙述慢慢地有了改变。尽管刚开始时他对于疾病的想法让他感到悲伤，但在治疗快结束时，他的思维变得更具现实性了。大多数时候，凯尔能够觉察到他的想法正在让他感到糟糕，然后他会去挑战这些想法。

第九至十二次会谈：继续努力　在最后的结构化会谈中（第九次会谈），治疗师的首要目标是介绍这样的理念：通常，单凭一个技能是不足以最优化地改善来访者的心境的。不同的技能配合使用往往会有最好的效果。在第九次会谈中，治疗师会回顾 ACT 表与 THINK 表，以及来访者确定的一系列现实生活及肠道炎相关的问题。对于每一个问题，治疗师要鼓励来访者思考对于所处情境最有用的 3 个 ACT 与 THINK 技术，以帮助其制订出未来的行为计划（见附录 10-A）。为了巩固有计划这一概念，来访者与治疗师做一个角色转换是很有用的，可以由治疗师扮演抑郁的来访者，而儿童扮演治疗师来帮助"来访者"形成针对具体问题的计划 A、计划 B 与计划 C。这一角色转换不仅可以让来访者体验到掌控感，也可以在会谈中象征一种转变，让来访者用更主动的角色去面对问题，找到解决方案。

至于剩下的第十至十二次会谈，核心是运用最个人化的 PASCET-PI 技术来解决来访者现有的问题，以及介绍一些将来可能需要用到的技术。这些附加的会谈可能对于抑郁症状仅仅得到部分缓解的儿童、来自混乱或缺乏支持的家庭的儿童、在治疗期间肠道炎发作的儿童、对于掌握 PASCET-PI 应对技能有困难的儿童、很难把技术应用到日常生活事件上的儿童来说很有帮助。这次会谈的内容主要包括聚焦性讨论、角色扮演、头脑风暴及其他的练习，这些练习旨在锻炼或强化特定 PASCET-PI 技术的运用，主要针对儿童日常生活中潜在的引起抑郁的事件、情境。因此，每一次后期会谈都可以考虑增加一个环节，商议如何设计下一周的练习任务，并解决困难。

维持性会谈　来访者在完成治疗的急性阶段后，需要进行 6 个月的支持性会谈。这些会谈的形式比较灵活，目的是为了强化来访者的应对技能以便处理当前问题，预期未来的问题，尤其是社交的、功能的或者躯体疾病方面的问题。为了实现这些目标，治疗师获得来访者在上次会谈结束至本次会谈开始这段时间内的全面信息很重要，包括：

● 抑郁症状与缓解情况；

● 躯体疾病的发展进程；

● 环境压力源（来自家庭、学校、同辈）；

● 运用 PASCET-PI 技术时遇到的问题；

● 运用 PASCET-PI 技术后一些积极的改变。

家庭会谈

除了儿童个别会谈之外，作为补充，治疗师还会通过两种形式与父母联系。在每次儿童个别会谈结束时，邀请一位家长（如果可以的话，就邀请父母双方）参与到治疗师和孩子的会谈中，进行 5 分钟的总结，讨论本次会谈的要点（不包含孩子不想分享给家长的内容），以及孩子在接下来一周的练习任务，并且鼓励家长协助孩子完成这些任务。家庭会谈可在儿童治疗的开始、中间、结束时分别进行。这些家庭会谈有三重目标，包括对治疗师的治疗计划的解释并了解家长对于孩子抑郁、对肠道炎的应对的看法，教授关于抑郁与躯体疾病共病的知识，帮助家庭强化孩子运用 PASCET-PI 技巧来应对抑郁与躯体疾病的能力。治疗师要灵活地选择邀请家长参与的时机。例如，要与儿童单独讨论儿童提出的特定话题，来保护儿童的隐私；鼓励儿童在会谈结束时把学到的认知行为应对技能分享给父母，让他们了解；帮助父母对于儿童的行为形成更适宜的看法，在控制与授予其自主权之间找到平衡。

家庭参与的形式在总的 PASCET-PI 方案中是短期的、集中的、心理教育性的、基于家庭的干预。正如个体 PASCET-PI 的关键在于帮助儿童形成初级与次级控制，治疗师在家庭会谈中核心的工具是应用经调整的 STEPS 技能帮助家庭进行问题解决。治疗师会使用各种策略，来帮助家庭提高他们的问题解决能力，这些策略包括对抑郁、抑郁与躯体疾病间如何相互影响进行心理教育；灌注对未来的希望感；并且在探讨这些认知信息时，结合来访者及其家庭对情绪类疾病的看法、家庭特有的生活经验来讨论（如对躯体疾病的处理）。

下面是每次家庭会谈的提纲。理想的情况是，第一次会谈只有父母或孩子生活中的其他照料者参与；在随后的两次会谈中，先是治疗师与父母单独谈，然后孩子也进来一起谈，这样治疗师可以帮助亲子间形成更具建设性的互动方式。不过，由于不同的家庭有不同结构，受损程度也不同，治疗师可以具体情况具体分析，最终目的是为了最大程度地帮助儿童，让他们学习更多的应对肠道炎的合理方式。

第一次家庭会谈：家长作为合作伙伴 这次会谈的主要目标是使家长了解认知行为模型，咨询师需了解家长是如何看待孩子和家庭所处状况的，对家长进行简要的心理教育，并对整个家庭教授技术。首先，治疗师询问家长是如何看待孩子的问题的，以及对孩子和整个家庭与肠道炎有关的经历；然后，总体上介绍一下 PASCET-PI 的结构、ACT 和 THINK 表格，并介绍基本原理，即如何运用这些技术解决他们当前的情况和孩子的困境；向家长阐述肠道炎和抑郁的关系，并且提供有用的技巧来帮助孩子重返学校，提高孩子对治疗的依从性（见附录 10–C 中的信息）；最后，介绍家庭 STEPS 问题解决练习。这个练习使用的工作表同青少年第二次个别会谈中所填写的工作表一模一样；但是，在本次会谈中，每一个家庭成员都要参与解决方案的提出，并且参与检验每种方案的优点和缺点。这项练习教会了家庭如何以一种尊重他人的方式来解决问题，通过这种方式，每个人的观点都被认为是有价值的，交流是开放的。

第二次家庭会谈：家长作为促进者 这次会谈的主要目标是收集信息，复习 ACT 和 THINK 技术，并且强调积极沟通的重要性。首先，治疗师询问家长关于孩子的进步和现有问题的反馈；其次，通过心理教育，让家长知道改善后的家庭沟通可以帮助孩子更好地应对，而减少沟通或者家长情感的消极表达不利于改善孩子的抑郁或悲观状态（图 10–1），帮助家长设立目标，即他们怎样改变自己同孩子的沟通方式（比如，停止唠叨，表扬孩子每天去上学）；让家庭复习 ACT 和 THINK 技术，这些技术已经被涵盖在孩子的个别会谈中了，治疗师带家长复习他们应如何来强化这些技术；如果儿童在场，可让他参与进来，可能的话甚至可以让他来主持本次会谈的这一部分。最后，治疗师给家庭介绍下面描述的这个减压游戏，这个游戏的目标是通过在家庭成员之间建立更加积极的互动来减少家庭中的压力。

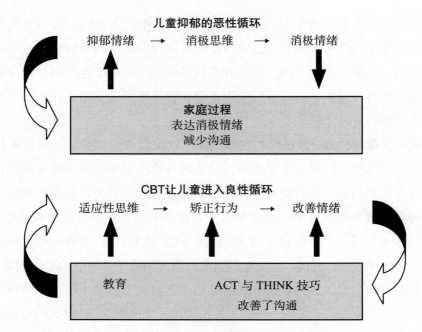

图 10-1　家庭成员之间的沟通及其对儿童抑郁的影响

ACT= 活动、平静和自信、才能；CBT= 认知行为疗法；THINK= 积极思考、朋友的帮助、找到坏事中的好的方面、不重复坏想法、不断尝试且决不放弃。

家庭减压游戏：每个家庭成员有五根不同颜色的棒冰棍（红、橙、黄、绿、蓝或紫），也可用其他独一无二的符号来标记。游戏的目标是在游戏结束之前参与的选手比其他成员拥有更多颜色的棒冰棍。选手可以通过赞美另一个家庭成员或者为他做一件事，来从他手中得到一根棒冰棍。比如，如果孩子说，"爸爸，我真的很感谢你昨天花时间陪在我身边"，他就可以从爸爸那里得到一根棒冰棍。如果母亲为孩子烘焙了饼干，那么孩子要给母亲一根棒冰棍。整个家庭一起来决定游戏的起止时间。理想的情况是，每次玩 5 ～ 7 天。消极的评价或互动不算。

第三次家庭会谈：家长作为教练　本次会谈的主要目标是，由家长和孩子一同来决定家长用怎样的方式充当教练可以最好地帮助孩子长期维持治疗效果。之前的会谈提到，治疗师会询问家长关于孩子的进步和现存的问题。

在这次会谈中，治疗师会在孩子在场的情况下询问这些问题，所以在会谈内就可以有一个运用 STEPS 来解决现存问题的生动演练，由整个家庭来完成。然后，儿童复习 ACT 和 THINK 技术，并且和父母讨论他们可以做什么来最好地帮助自己强化新技术。在此过程中，治疗师可以发挥调节的作用。

案　例

凯尔的个别会谈对改善他的情绪和功能十分有帮助，家庭会谈同样发挥了重要作用。凯尔的父母第一次参加家庭会谈时，凯尔不在场，他们学习了认知行为疗法，以及他们可以在治疗过程中做些什么来帮助凯尔。这次会谈让凯尔的妈妈意识到她自己也是抑郁的。她被转介给了另外的治疗师，并参与了那个治疗的会谈。对自身症状的治疗使得她可以更有效地帮助凯尔建立新的、健康的生活方式。与此同时，在咨询师的鼓励下，凯尔的爸爸也通过一些方式帮助凯尔建立新的健康的生活方式，比如在凯尔使用应对技巧时表扬他或者给予特别的关注，在凯尔没有坚持到底的时候减少对他的关注。这样，凯尔不去上学时可以得到更多与父亲相处的时间，这一原本会强化凯尔缺席行为的因素，被父亲现在的行事方式抵消了，所以父亲行事方式的改变也能够帮助改善凯尔的出勤率。

后续的家庭会谈同样集中于在家庭这一单元里解决难题。凯尔有机会表达他的感受，父母吵架时他经常觉得自己"夹在中间"，这让他感觉自己"没有办法赢"。因此，治疗师促使家长达成一致，以后只在私下里讨论夫妇间的事，不要再把凯尔牵涉进来。尽管这对他们来说不是容易的事，而且他们偶尔做不到，但是凯尔注意到他与父母的互动有了很大的改善，而且他报告的与家庭有关的压力水平有所降低。

❑ 本章要点

在用认知行为疗法治疗抑郁症时，治疗师要考虑如下重要的临床注意事项，这样做有助于增强治疗效果，尤其是对于有躯体疾病的儿童。

● **在趣味性和教育性之间取得平衡。**针对有躯体疾病的人群使用初级和次级控制强化训练，要想取得效果，关键是在趣味性和教育性间取得平衡，这通过采用一种富有趣味的方式来实现，并且这种方式能够让青少年在整个治疗过程中越来越积极地参与问题解决这一模块。当然，一个 12 岁的男孩认为有趣的事物可能对一个 16 岁的女孩来说一点也不好玩。正因为如此，我们不可能规定出何谓好玩有趣，并将其写进手册。相反，这是治疗师的任务，去让课程变得令人愉快，并且有吸引力，通过设计聪明的、有趣的、难忘的方式，来呈现和阐释每一课的主要内容。

● **灵活性**。治疗师应该具有灵活性，无论是协调治疗课程和就诊预约，或者是上门进行药物注射，都要灵活处理。当病人在医院接受治疗时，课程也可以在枕边完成。

● **复习**。在第一次会谈之后，在每一次会谈开始之前，治疗师都要回顾上周的材料和练习作业。这样的复习对治疗师来说是一个非常重要的机会，通过复习他们可以给儿童的练习提供正强化。而且，回顾练习作业为治疗师提供了一个机会，去记录儿童的行为方式的连续性和模式，这可能对治疗师设计例子和设定今后的作业有帮助。因此，花费时间去回顾练习作业是值得的，而且不应该为了马上进入新的会谈内容而急匆匆地进行回顾。在回顾练习作业时，治疗师经常会自然地引导大家进入新的会谈材料，因此为复习付出精力也是值得的，以促进这样的自然过渡。

● **工具箱个性化**。记住认知行为治疗是一个建立在工具箱概念上的技能建构疗法。ACT 和 THINK 技术包括了大量的应对抑郁症和慢性躯体疾病的方法。不是任何一个工具对于每一个个体都有效。因此，当治疗师注意到儿童可能会排斥 ACT 或 THINK 中的某种技巧、理念时，或者不愿使用它时，切不可过分吹嘘该技巧或理念。相反，治疗师应该先确定儿童理解了概念，然后再继续。当某个儿童发现一些技巧对自己特别有帮助时，治疗师安排一些额外的练习将有利于强化他已学习的课程。治疗师还可以挖掘该儿童的创造力和兴趣，以使得治疗工具个性化（例如，鼓励他做一个拼贴画，或者通过画画来阐述某特定的技巧，或者写一个关于使用该技巧的小故事）。

● **尊重**。认知行为治疗师以充满尊重的方式对待每一个人，在这个方面他们树立了模范。他们也是模范的倾听者。他们还帮助病人和孩子们发现自己的力量。

● **对发展性的考虑**。治疗师应当确保治疗的过程和内容能够在儿童目前的认知能力之内被感知和解读（见第二章）。在呈现问题、概念和技巧时，根据年龄进行调整是很有必要的，这样做可以使得认知行为治疗体验对儿童来说是一个积极的体验。前青春期儿童（9—12 岁）可能仍然使用具体思维，而且他们经常对自己为什么生病或者为什么需要去医院有不同寻常的信念。他们难以理解一些概念，比如持续性和程度（比如，"这个只会持续一分钟"，"这个只有一点点疼"），他们面对过程性压力源时会表现出回避性行为。而且，他们对于感觉的认识有限，或者认为某种感觉是不可接受的。儿童可能通过一些活动来表达自己的感觉，如玩耍、画画、涂色和角色扮演（例如，扮演医生的角色）；因此，治疗师可以利用这些形式作为工具来传达 PASCET-PI 技巧，这是很重要的。此外，治疗师要继续对青少年和家长讲解正常的青春期发育过程，从而促进正常发展（例如，青春期与较差的体形之间的关系；青少年从需要成年人监督的"孩子"转变为需要更多自我管理的"成人"，在帮助青少年完成这个转变的过程中，家长应担当的角色是什么）。

● **退行**。有些时候，如果压力极度强烈，或者是病情突然恶化，年龄较大的儿童会退行，采用他们在生命的早期所使用的应对方式。这会导致他们重新回到奇特的思维里（比如，将生活中的事件归因于自己的想法、感觉和行为），推断时空上接近的事件存在偶然的关联。他们正在经受的治疗也可能使得他们退行，尤其是如果他们有焦虑特质的话，他们可能误解自己为什么要接受治疗，错误解读疾病和治疗的本质，或者错误地认为疾病和治疗是一项"惩罚"。

● **自主性和对治疗不依从**。青少年对自己是个病人的矛盾心理是常见的导致他们对治疗不依从的原因。因此很有必要让青少年参与治疗计划的制订，并促进他们从家庭和亲密的朋辈关系中发展自主性。发展同一性和归属感是青少年期的重要任务，但是这一任务经常被慢性疾病的出现打断。青春期快速的生理改变导致自我意识的加强和对外貌的关注。进行治疗会扰乱这些任务，尤其是当治疗过程和功能性丧失联系在一起时（比如，结肠造口术）。接受权威和放弃控制感，这是个体接受治疗所需要的，但是对这个年龄的人群来说，做到这些有困难，而且这样做可能会使他们发展出无助感和依赖性。青少年患者可能会变得抗拒，不依从，努力在医院重获控制感和变得不依赖别人。幸运的是，他们逐渐发展的抽象思维能力使得他们可以使用更广泛的策略来应对焦虑和压力，包括想象放松与认知重构。通过同青少年一起进行问题解决，找出减轻环境影响的方式，治疗师可迅速而直接地处理青少年不愿出席课程和完成练习作业的情况。

● **多方联合，共同努力**。在治疗开始时，来自多个方面的力量要同儿童一起努力，去解决由儿童自己提出的需要解决的问题，并实现由其他各方提出的共同目标。比如，那些因为生病而错过很多课程的儿童为了重返学校，需要一个在内容和时间上都比较现实可行的问题解决计划。儿童和治疗师之间的合作，以及和其他资源（比如，父母及学校）的合作，能够对计划的制订和执行起到帮助。

● **治疗联盟**。认知行为治疗希望治疗师与来访者形成初步的治疗联盟，并且会频繁地把治疗师和其他成年人相比较。治疗师要对儿童感同身受，给予温暖，保持耐心，并且真诚地尊重儿童，这些能够有助于营造融洽的气氛，并建立一个很强的治疗联盟。治疗师可使用认知行为治疗会谈中的结构或者考虑使用电话会谈，来满足儿童的需求。另一个建立强大治疗联盟的重要内容是，评估儿童的人际技巧（比如，言语和非言语沟通能力、观点采择和共情能力、社会判断能力）。

● **社会环境**。要想充分评估儿童对环境的哪些方面有能力控制、哪些方面需要治疗师的帮助去解决（比如，应对父母的批评或引发羞耻的言辞，使用学校的资源来得到更多社交和学习的机会），非常重要的是要关注学校和家庭的社会环境。记住，学校不仅仅是一个习得学术能力的场所，它同样是个体发展社交技能和个人应对策略的地方。

- **治疗师对肠道炎的说明。**尽管在治疗儿童或青少年时，治疗师对儿科疾病的病因和治疗做详细说明并不是必需的，但是让他们对与自己疾病伴随的生理和心理表现有一定理解，有利于治疗师更好地把应对技能教给患者。

- **抑郁的病因并不妨碍使用认知行为疗法来治疗。**治疗师需要牢记在心的是，躯体疾病既是生理的也是心理的应激源，并且这两方面都可以导致社交和学习机会的减少、家庭的痛苦以及身体发育和性成熟的延迟，这些都增加了抑郁的风险。很重要的是，治疗并非一定要紧密结合病因进行。即使是很大程度上由生物因素导致的抑郁状态，同样可以通过心理干预（比如 PASCET-PI）来有效地治疗。

□ 自测题

10.1　当治疗师使用认知行为疗法来治疗有慢性躯体疾病的儿童时，下列哪一个成分可能对改善情绪和促进积极应对最有效？

A. 教授儿童一项技术——改变与躯体疾病有关的负性思维

B. 进行家长会谈，内容是对认知行为疗法的介绍和教授父母可以怎样做来最好地帮助孩子

C. 教授儿童一项技术——当心情烦闷时该怎样做，比如可以进行一些令人愉快的活动

D. 以上都是

10.2　下列哪个选项最好地描述了心理过程和生理过程的关系？

A. 躯体疾病的症状，比如，发炎会对大脑的化学过程造成负性影响，导致心理紊乱

B. 躯体疾病和心理问题之间没有关系

C. 关系是双向的。心理问题会减少健康行为，从而加重躯体疾病。同时，躯体疾病增加了内在和外在的应激源，从而也会对心理健康产生不利影响

D. 心理问题会降低儿童对躯体疾病的控制感，导致对健康的无望感，并减少有利于健康的行为

10.3　一个同时有克罗恩氏病和抑郁症的 14 岁女孩，大部分时间都躺在床上，与外界隔绝。下列哪个应对方式是最可能帮助她改变这种消极行为的初级控制工具？

　　A. 识别资源，然后这个女孩能够意识到她的处境中的那些积极的方面

　　B. 使用放松训练技术，比如深呼吸或者催眠

　　C. 识别消极思维模式，并用更有帮助的思维来挑战这些模式

　　D. 做活动计划表：鼓励她参加各种各样的活动，包括令人愉快的的活动、运动，以及社交活动

10.4　根据技能和想法（Skill-and-Thoughts，SAT）理论，下列哪个选项不是治疗的焦点？

　　A. 识别消极思维模式并学习改变它们

　　B. 增强自我安慰这一技术

　　C. 将治疗关系作为治疗室外关系的一个示范

　　D. 多参加令人愉快的或者有益的活动

10.5 当治疗师面对的是一个 17 岁的男生时，治疗师注意到，在呈现材料时，这个男生表现出无聊。下列哪一个改良的选项对这种情况最有帮助？

　　A. 不再讨论 ACT（活动、平静和自信、才能）技术，以便更多地聚焦挑战认知模式这一更复杂的技术

　　B. 想办法增强会谈的合作性和趣味性，比如去了解青少年的兴趣点，以及将技能的学习和青少年对自身疾病的叙述相联系

　　C. 增加家长在青少年会谈中的参与度，从而确保他积极地参与

　　D. 不做任何改良，因为改良会降低治疗的整体效果

❏ 参考文献

Barakat LP, Kazak AE: Family issues, in Cognitive Aspects of Chronic Illness in Children. Edited by Brown RT. New York, Guilford, 1999, pp 333–354

Barlow C, Cooke D, Mulligan K, et al: A critical review of self-management and education interventions in inflammatory bowel disease. Gastroenterol Nurs 33:11–18, 2010

Beardslee WR: Development of a clinician-based preventive intervention for families with affective disorder. J Prevent Psychiatry and Allied Disciplines 4:39–

60, 1990

Beardslee WR, Podorefsky D: Resilient adolescents whose parents have serious affective and other psychiatric disorders: importance of self-understanding and relationships. Am J Psychiatry 145:63–69, 1988

Beardslee WR, Keller MB, Lavori PW, et al: The impact of parental affective disorder on depression in offspring: a longitudinal follow-up in a nonreferred sample. J Am Acad Child Adolesc Psychiatry 32:723–730, 1993

Beardslee WR, Wright E, Rothberg PC, et al: Response of families to two preventive intervention strategies: long-term differences in behavior and attitude change. J Am Acad Child Adolesc Psychiatry 35:774–782, 1996

Beardslee WR, Salt P, Versage EM, et al: Sustained change in parents receiving preventive interventions for families with depression. Am J Psychiatry 154:510–515, 1997

Beck AT: Depression: Clinical, Experimental, and Theoretical Aspects. New York, Hoeber, 1967 (Republished as Beck AT: Depression: Causes and Treatment. Philadelphia, University of Pennsylvania Press, 1970)

Bernstein KI, Promislow S, Carr R, et al: Information needs and preferences of recently diagnosed patients with inflammatory bowel disease. Inflamm Bowel Dis 17:590–598, 2011

Brent DA, Poling K, McKain B, et al: A psychoeducational program for families of affectively ill children and adolescents. J Am Acad Child Adolesc Psychiatry 32:770–774, 1993

Burke P, Elliott M: Depression in pediatric chronic illness: a diathesis-stress model. Psychosomatics 40:5–17, 1999

Burkhart PV, Rayens MK, Oakley MG, et al: Testing an intervention to promote children's adherence to asthma self-management. J Nurs Scholarsh 39:133–140, 2007

Chalder T, Deary V, Husain K, et al: Family-focused cognitive behaviour therapy versus psycho-education for chronic fatigue syndrome in 11- to 18-year-olds: a randomized controlled treatment trial. Psychol Med 40:1269–1279, 2010

Cohen P, Brook J: Family factors related to the persistence of psychopathology in childhood and adolescence. Psychiatry 50:332–345, 1987

Ellis DA, Frey MA, Naar-King S, et al: The effects of multisystemic therapy on diabetes stress among adolescents with chronically poorly controlled type 1 diabetes: findings from a randomized, controlled trial. Pediatrics 116:826–832, 2005a

Ellis DA, Frey MA, Naar-King S, et al: Use of multisystemic therapy to improve regimen adherence among adolescents with type 1 diabetes in chronic poor metabolic control. Diabetes Care 28:1604–1610, 2005b

Ellis DA, Naar-King S, Frey M, et al: Multisystemic treatment of poorly controlled type 1 diabetes: effects on medical resource utilization. J Pediatr Psychol 30:656–666, 2005c

Ellis DA, Templin T, Naar-King S, et al: Multisystemic therapy for adolescents with poorly controlled type 1 diabetes: stability of treatment effects in a randomized controlled trial. J Consult Clin Psychol 75:168–174, 2007

Engstrom I: Inflammatory bowel disease in children and adolescents: mental health and family functioning. J Pediatr Gastroenterol Nutr 28:S28–S33, 1999

Focht L, Beardslee WR: "Speech after long silence": the use of narrative therapy in a preventive intervention for children of parents with affective disorder. Fam Process 35:407–422, 1996

Gil KM, Abrams MR, Phillips G, et al: Sickle cell disease pain: relation of coping strategies to adjustment. J Consult Clin Psychol 57:725–731, 1989

Gil KM, Anthony KK, Carson JW, et al: Daily coping practice predicts treatment effects in children with sickle cell disease. J Pediatr Psychol 26:163–173, 2001

Gladstone TR, Kaslow NJ: Depression and attributions in children and adolescents: a meta-analytic review. J Abnorm Child Psychol 23:597–606, 1995

Grey M, Boland EA, Davidson M, et al: Coping skills training for youth with diabetes mellitus has long-lasting effects on metabolic control and quality of life. J Pediatr 137:107–113, 2000

Grey M, Whittemore R, Jaser S, et al: Effects of coping skills training in school-age children with type 1 diabetes. Res Nurse Health 32:405–418, 2009

Grinyer A: Contrasting parental perspectives with those of teenagers and young adults with cancer: comparing the findings from two qualitative studies. Eur J Oncol Nurs 13:200–206, 2009

Hammen C, Goodman-Brown T: Self-schemas and vulnerability to specific life stress in children at risk for depression. Cognit Ther Res 14:215–227, 1990

Hammen C, Rudolph KD: Childhood depression, in Child Psychopathology. Edited by Mash EJ, Barkley RA. New York, Guilford, 1996, pp 153–195

Hörnsten A, Sandström H, Lundman B: Personal understandings of illness among people with type 2 diabetes. J Adv Nurs 47:174–182, 2004

Karwowski CA, Keljo D, Szigethy E: Strategies to improve quality of life in adolescents with inflammatory bowel disease. Inflamm Bowel Dis 15:1755–1764, 2009

Knoop H, Stulemeijer M, de Jong L, et al: Efficacy of cognitive behavioral therapy for adolescents with chronic fatigue syndrome: long-term follow-up of a randomized, controlled trial. Pediatrics 121:619–625, 2008

Lernmark B, Persson B, Fisher L, et al: Symptoms of depression are important to psychological adaptation and metabolic control in children with diabetes mellitus. Diabet Med 16:14–22, 1999

Liossi C, Hatira P: Clinical hypnosis versus cognitive behavioral training for pain management with pediatric cancer patients undergoing bone marrow aspirations. Int J Clin Exp Hypn 47:104–116, 1999

Mawdsley JE, Jenkins DG, Macey MG, et al: The effect of hypnosis on systemic and rectal mucosal measures of inflammation in ulcerative colitis. Am J Gastroenterol 103:1460–1469, 2008

McLafferty LP, Craig A, Courtright R, et al: Qualitative narrative analysis of physical illness perceptions in depressed youth with inflammatory bowel disease (abstract 133). Abstract presented at the 22nd annual meeting of the North American Society for Pediatric Gastroenterology, Hepatology, and Nutrition, National Harbor, MD, November 12–14, 2009, p E59

McLafferty L, Craig A, Levine A, et al: Thematic analysis of physical illness perceptions in depressed youth with inflammatory bowel disease. Poster presented at the 57th annual meeting of the American Academy of Child and Adolescent Psychiatry, New York, October 2010

Miller V, Whorwell PJ: Treatment of inflammatory bowel disease: a role for hypnotherapy? Int J Clin Exp Hypn 56:306–317, 2008

Pennebaker JW: Writing about emotional experiences as a therapeutic process. Psychol Sci 8:162–166, 1997

Poggi G, Liscio M, Pastore V, et al: Psychological intervention in young brain tumor survivors: the efficacy of the cognitive behavioural approach. Disabil Rehabil 31:1066–1073, 2009

Reigada L, Masia Warner C, Benkov K, et al: Cognitive-behavioral treatment for youth with IBD and co-morbid anxiety disorders: results of an open pilot (abstract P-152). Abstract from the CCFA National Research and Clinical Conference, Advances in the Inflammatory Bowel Diseases, 2010, p 194

Robins PM, Smith SM, Glutting JJ, et al: A randomized controlled trial of a cognitive-behavioral family intervention for pediatric recurrent abdominal pain. J Pediatr Psychol 30:397–408, 2005

Rofey DL, Szigethy EM, Noll RB, et al: Cognitive-behavioral therapy for physical and emotional disturbances in adolescents with polycystic ovary syndrome: a pilot study. J Pediatr Psychol 34:156–163, 2009

Rothbaum F, Weisz JR, Snyder S: Changing the world and changing the self: a two-process model for perceived control. J Pers Soc Psychol 42:5–37, 1982

Sieber WJ, Rodin J, Larson L, et al: Modulation of human natural killer cell activity by exposure to uncontrollable stress. Brain Behav Immun 6:141–156, 1992

Strunk R: Deaths from asthma in childhood: patterns before and after professional intervention. Pediatr Asthma Allergy Immunol 1:5–13, 1987

Stulemeijer M, de Jong L, Fiselier, T, et al: Cognitive behaviour therapy for adolescents with chronic fatigue syndrome: randomised controlled trial. BMJ 330:14, 2005

Szigethy EM, Whitton SW, Levy-Warren A, et al: Cognitive-behavioral therapy for depression in adolescents with inflammatory bowel disease: a pilot study. J Am Acad Child Adolesc Psychiatry 43:1469–1477, 2004

Szigethy EM, Hardy D, Kenney E, et al: Longitudinal effects of cognitive behavioral therapy for depressed adolescents with inflammatory bowel disease (abstract P-0086). Abstracts from the CCFA National Research and Clinical Conference, 5th Annual Advances in the Inflammatory Bowel Diseases, 2006, pp 673–674

Szigethy EM, Kenney E, Carpenter J, et al: Cognitive-behavioral therapy for adolescents with inflammatory bowel disease and subsyndromal depression. J Am Acad Child Adolesc Psychiatry 46:1290–1298, 2007

Szigethy EM, Craig AE, Iobst EA, et al: Profile of depression in adolescents with inflammatory bowel disease: implications for treatment. Inflamm Bowel Dis 15:69–74, 2009

Szigethy EM, Jones NP, Silk J, et al: Brain processing of illness perception in depressed adolescents with inflammatory bowel disease. Poster presented at the 6th annual NIH Director's Pioneer Award Symposium, Bethesda, MD, October 2010

Tang Y, Preuss F, Turek FW, et al: Sleep deprivation worsens inflammation and delays recovery in a mouse model of colitis. Sleep Med 10:597–603, 2009

Weisz JR, Stipek DJ: Competence, contingency, and the development of perceived control. Hum Dev 25:250–281, 1982

Weisz JR, Yeates KO, Robertson D, et al: Perceived contingency of skill and chance events: a developmental analysis. Dev Psychol 18:898–905, 1982

Weisz JR, Rothbaum FM, Blackburn TF: Standing out and standing in: the psychology of control in America and Japan. Am Psychol 39:955–969, 1984a

Weisz JR, Rothbaum FM, Blackburn TF: Swapping recipes for control. Am Psychol 39:974–975, 1984b

Weisz JR, Rudolph KD, Granger DA, et al: Cognition, competence, and coping in child and adolescent depression: research findings, developmental concerns, therapeutic implications. Dev Psychopathol 4:627–653, 1992

Weisz JR, McCabe MA, Denning MD: Primary and secondary control among children undergoing medical procedures: adjustment as a function of coping style. J Consult Clin Psychol 62:324–332, 1994

Weisz JR, Thurber CA, Sweeney L, et al: Brief treatment of mild-to-moderate child depression using primary and secondary control enhancement training. J Consult Clin Psychol 65:703–707, 1997

Weisz JR, Southam-Gerow MA, McCarty CA: Control-related beliefs and depressive symptoms in clinic-referred children and adolescents: developmental differences and model specificity. J Abnorm Psychol 110:97–109, 2001

Weisz JR, Southam-Gerow MA, Gordis EB, et al: Cognitive-behavioral therapy versus usual clinical care for youth depression: an initial test of transportability to community clinics and clinicians. J Consult Clin Psychol 77:383–396, 2009

Wysocki T, Harris MA, Buckloh LM, et al: Effects of behavioral family systems therapy for diabetes on adolescents' family relationships, treatment adherence, and metabolic control. J Pediatr Psychol 31:928–938, 2006

Wysocki T, Harris MA, Buckloh LM, et al: Randomized trial of behavioral family systems therapy for diabetes. Diabetes Care 30:555–560, 2007

Wysocki T, Harris MA, Buckloh LM, et al: Randomized, controlled trial of Behavioral Family Systems Therapy for Diabetes: maintenance and generalization of effects on parent-adolescent communication. Behav Ther 39:33–46, 2008

附录 10-A

技术和工具

- ● ACT 和 THINK 技术
- ● STEPS 问题解决工作表
- ● BLUE 想法
- ● 对躯体疾病的叙述
- ● 练习活动前后的情绪温度计
- ● POWER 人际问题的解决技术
- ● 维持计划

ACT 和 THINK 技术

A（Activities）＝活动。进行能够解决问题的活动（使用 STEPS），进行"我"喜欢的活动，进行和"我"喜欢的人一起参与其中的活动，进行能够使"我"忙碌起来的活动，进行那些能帮助他人的活动。

C（Calm and Confident）＝平静和自信。保持平静——让你自己放松。保持自信——展现一个积极的自我。

T（Talent）＝才能。发展出一项独特的才艺或技能。设立一个目标，计划实现目标的步骤，然后练习，练习，再练习！

T（Think positive）＝积极地思考。不允许消极地思考。将 BLUE 想法、不现实的想法转变为积极的、现实的想法。

H（Help from a friend）＝朋友的帮助。同"我"信赖的人一起思考问题的解决之道。

I（Identify the silver lining）＝找到坏事中的好的方面。找出自身所处的环境中那些好的方面。

N（No replaying bad thoughts）＝不重复坏想法。停止思考那些使"我"感觉不好的事情；把"我"的思绪放到别的事物上去。

K（Keep trying-don't give up）＝不断尝试——决不放弃。不断尝试 ACT 和 THINK 中的方法，直到"我"感觉好一些为止。

注：STEPS 和 BLUE 所代表的含义会在本附录的后面得到阐述。

STEPS

S（Stay calm and Say what the problem is）= 保持平静并且找出问题是什么。当个体平静且放松时，问题解决的效果最好。因此，问题解决的第一步是保持平静。

_____

T（Think of solutions）= 思考解决之道。尽可能地想出更多的解决办法，这样可以增加找到最佳方法的可能性。

    1._____   3._____

    2._____   4._____

E（Examine each one）= 检验每一种方法。当你使用这种方法后，有什么好的、坏的事情会发生？每种方法的优点、缺点、简易和困难之处分别是什么？

    1._____ 优点:_____ 缺点:_____

    2._____ 优点:_____ 缺点:_____

    3._____ 优点:_____ 缺点:_____

    4._____ 优点:_____ 缺点:_____

P（Pick one and try it out）= 选择一种并且试一试。你想尝试哪种？

_____

S（See if it worked）= 看看它是否奏效。如果奏效了，那太好了！如果没有奏效，那么回到方法清单，尝试另一种。

积极问题解决步骤 STEPS

BLUE 想法

B（Blaming myself）= 责怪自己

L（Looking for the bad news）= 寻找不好的消息

U（Unhappy guessing）= 不愉快的猜测

E（Exaggerating-imagining a disaster）= 灾难化的想象

对躯体疾病的叙述

关于"我"的躯体疾病

1a. 你认为是什么导致了你的肠道炎疾病？

1b. 你认为那些致病因素是怎样起作用的？

2a. 思考你经历的所有与你的肠道炎有关的问题。这些问题是什么？

2b. 想一想最近两周你的肠道炎的症状。这些症状是什么？

3a. 得了肠道炎，你的感受是什么？

3b. 对你的肠道炎的治疗进行得怎么样了？

4a. 肠道炎对你生活造成了哪些影响？

4b. 在得肠道炎之后，你对自己身体的感觉有什么变化？

4c. 得肠道炎对你的家庭造成了哪些影响？

5a. 得肠道炎对你来说有什么好的影响吗？

5b. 得肠道炎对你来说坏的方面是什么？

6. 你认为你对自己的肠道炎有多大的控制力？你为什么这么认为？

7a. 你能改变你的疾病的状态吗（使之好转或恶化）？

7b. 你可以做些什么来使你的肠道炎好转或更严重？

8a. 你做了什么使你的肠道炎好转或更严重？

8b. 给最近一个月来你护理自己身体的情况打个分，采用 10 分制，1 表示做得非常差，
    10 表示做得非常好。

9. 当你患上肠道炎时，你怎么让自己感觉好一点？

10. 当疾病出现时，你的生活发生了什么改变？

	实施方法前的感觉	实施方法后的感觉
解决方法 1	10 非常好 9 8 比较好 7 6 5 一般 4 3 比较糟糕 2 1 非常糟糕	10 非常好 9 8 比较好 7 6 5 一般 4 3 比较糟糕 2 1 非常糟糕
解决方法 2	10 非常好 9 8 比较好 7 6 5 一般 4 3 比较糟糕 2 1 非常糟糕	10 非常好 9 8 比较好 7 6 5 一般 4 3 比较糟糕 2 1 非常糟糕
解决方法 3	10 非常好 9 8 比较好 7 6 5 一般 4 3 比较糟糕 2 1 非常糟糕	10 非常好 9 8 比较好 7 6 5 一般 4 3 比较糟糕 2 1 非常糟糕
解决方法 4	10 非常好 9 8 比较好 7 6 5 一般 4 3 比较糟糕 2 1 非常糟糕	10 非常好 9 8 比较好 7 6 5 一般 4 3 比较糟糕 2 1 非常糟糕

情绪温度计

"我"有"POWER"去改善人际关系

P（Problem with a relationship）＝人际的问题：识别一个人际问题。人际问题的对象可以是朋友、家人、恋人、老师等。

_____

O（Outline the positive and negative parts of the relationship）＝概括此关系中好的和不好的方面：

      Positive   Negative

1._____   1._____

2._____   2._____

3._____   3._____

W（Which negative parts do I have the power to change？）＝哪一个不好的方面是"我"能够去改善的？

1. 方面：_____   如何改变？_____

2. 方面：_____   如何改变？_____

3. 方面：_____   如何改变？_____

E（Explore each one）＝探索每一个改变的结果：如果"我"用上面的方法改变了那些不好的方面，有什么好的和坏的事情会发生？对一个改变分别在下面列出好的结果和不好的结果。

1._____ 好的结果：_____ 坏的结果：_____

2._____ 好的结果：_____ 坏的结果：_____

3._____ 好的结果：_____ 坏的结果：_____

R（Relationship improvement takes action）＝人际的改善需要行动：在"我"有力量去改变的事情中选择一件，然后去行动。

_____

人际相关的问题解决。

不断尝试

当"我"感觉糟糕时，发生了什么：

_____

使用 ACT 和 THINK 中的理念来帮助自己提出可以让感觉变好的三个计划：

计划 A

ACT 和 THINK 表中的字母：_____

应该怎么做：

_____

计划 B

ACT 和 THINK 表中的字母：_____

应该怎么做：

_____

计划 C

ACT 和 THINK 表中的字母：_____

应该怎么做：

_____

维持计划

附录 10-B

止痛训练：引导想象

在开始这个训练之前，非常重要的是让青少年描述他们疼痛的位置，以及疼痛的强度和严重程度；他们的描述和措辞应当被治疗师纳入治疗方案中。尽管在该训练中，青少年会闭上眼睛，但是治疗师会通过问问题的方式得到言语反馈，以确定青少年能够在头脑中想象治疗师描绘给他们的场景。治疗师会告诉青少年，一些儿童可以很好地掌握这项技术，他们甚至可以在手术过程中回应医生的问题，因此不需要麻醉或止痛药。

引言

你可以坐着或者躺下，总之尽可能地让自己感觉舒服。轻轻地闭上你的眼睛，感觉很舒适，很放松——释放你的身体，任何一块肌肉都不需要紧张……你需要做的仅仅是倾听。现在将你的感觉聚焦于你的右手手指和右手手掌上，消除这些部位任何一丝的紧张——慢慢放松——你会发现那种放松的感觉就像一种温暖的感觉或者一种令人愉悦的麻刺感——让它出现——自然地……让这种放松的感觉慢慢地扩散到你的右手……前臂……上臂……然后到你的右肩……消除所有的紧张——放松，慢慢放松……现在我们再从左边来一次……首先是放松左手手指和左手手掌……慢慢扩散到左前臂……左上臂……然后到左肩……现在你的左右肩膀、手臂、手掌和手指都放松了——保持这种放松的感觉……

太棒了——你做得很好……现在，我们把注意聚焦于你的头部和颈部的肌肉……放松你前额的肌肉——从你的眉毛上面的肌肉——一直到脸部的肌肉——包括你的眼睛、脸颊；你的下颚也是松弛的——感觉一下那种放松感正从你的耳朵蔓延到——你的头部——一直到你的颈部……你做得非常好——对，就是这样，保持这种放松感……感觉一下那种放松感。现在从你的肩部扩散到你的背部，然后达到你的腹部——让它进一步蔓延到你的左右腿——经过了你的膝盖、脚掌、脚趾……

可以想象放松感就像一股暖流，从你的头部流淌到脸部，然后是肩膀、手臂、背部、腿部，一直到脚——每一股暖流经过时，身体的紧张感也随之消散……现在将注意力聚焦于你的胃部——放松这里的肌肉，驱散所有的紧张。放松，慢慢放松。这样，你可以驱散任何的疼痛或不适，变得放松而平静。

为了帮助你更加放松，我现在要从1慢慢地数到10，我每数一个数，你要让自己感觉更舒适更放松——即使你觉得自己已经没办法更加放松了——但事实上你可以通过进一步释放自己的身体而更加放松……你可以在我数数的时候在脑海中描绘每一个数字的含义……现在我们开始——1，你非常的放松……2，更加的放松……3，感觉你的整个身体变得越来越重，越来越松弛……4，放松的程度进一步加深……5，越来越放松……6，你感觉你的身体已经完全放松了……7，你的身体继续进入深度放松……8，越来越深地进入到一个放松、舒适的状态……9，无忧无虑，自由自在的放松状态……10，彻底地放松，没有担忧，没有顾虑。

现在把注意力放到你的呼吸上……来一个深度放松的呼吸，有节律的，平稳的，轻松的……倾听你的呼吸……我想要你尝试以下的练习——每次呼吸时，静静地想一个词语——平静——这将帮助你将"平静"这个词同你当前平静而放松的状态联系在一起——所以以后任何时候你想进入平静而放松的状态，你可以有节律地呼吸，缓慢地，并且在每次呼吸时默念"平静"这个词语——这样做几分钟，直到我再次对你说话（1～3分钟）。现在你在一个深度放松的状态，而且你将变得更加放松……而且随着我们的继续，你还会进一步放松。你可以移动你的身体来进一步让自己感觉舒适，而且这不会干扰你的放松和专注。你会一直保持这种放松状态直到我告诉你唤醒自己。

恍惚状态

现在聚焦于你的身体。仔细查看一遍你的身体，找到你疼痛的部位。当我问你的时候，你可以用语言与我交流和这些部位相关的信息，并且不需要打断现在这种恍惚状态（停顿）。当你准备好了，请告诉我你身体的哪些部位体验到疼痛（停顿，并且等待回答）。好的，你做得非常好。

请想象你的____（说出刚刚病人告诉你的一个疼痛部位，比如胃部），并且用一个想象的画笔来描绘你的____（这个部位的名称）。画出你疼痛的整个部位。从1到10，1代表几乎没有疼痛，10代表你所经历的最强的痛疼，在你的____（这个部位的名字），你体验到的疼痛是几分？

注意力集中在你的____（这个部位的名称），想象一下你感觉疼痛的具体位置，以及疼痛的类型。现在，想象有一根电缆或电线连接着你的____（这个部位的名字）和你的大脑——你的所有感觉包括痛觉的控制中心。你可以看见这根电缆吗？（等待回应。）很好。现在，想象你的大脑里有一个房间，叫作丘脑。当你看着这个房间的内部，它是一个明亮的房间，你看到了四面墙——每面墙上从天花板到地板布满了照明开关。当你环视这些开关时，你发现每一个开关下面有一个胶带，上面写着一个身体部位的名称。你在房间内到处察看，直到你找到了写着____（这个部位的名称）的开关。你找到这个开关了吗？很好。现在你慢慢靠近这个开关，你看到它从1到10标记着，10表示最疼的挡位，1表示几乎没有疼痛。描述一下你现在的疼痛是数字为几的挡位。（等待回应。）现在想象开关被调到了10，最疼痛的那一挡。描述一下你的____（这个部位的名称）现在的感觉。现在想象自己在控制室内将开关依次调到10,9,8，而且随着调到每个数字，想象疼痛变得越来越弱。继续将开关调得越来越低。你想象你自己调到的最低数字是多少？

治疗师应鼓励孩子一直想象，直到他能够想象自己将开关调到至少4或5，而且继续强化他对开关以及与此相对的疼痛的控制。在孩子达到他能够实现的最低疼痛挡位的时候，结束该练习。

附录 10-C

给家长的工作表

帮助你的孩子在因躯体疾病缺课后重返学校

与学校沟通

你要帮助孩子处理与学校沟通的事情。肠道炎不是一个常见的疾病，因此学校可能并不了解它，或者会把它和一个较轻微的疾病搞混。你的肠胃科医生可以给你提供一封信和一本来自美国克罗恩氏病和肠道炎基金会的小册子，帮助你解释什么是肠道炎，你可以通过这两样东西和学校沟通，让他们明白患有肠道炎的孩子有什么特殊需要。与学校的相关人员的沟通十分重要，同时你要了解学校关于缺课和补课的相关政策。

要不要让孩子的朋友们知道？

尊重孩子的意愿——让孩子来决定是否将生病的事情告诉朋友。你的孩子可能会选择不告诉朋友，尤其是在刚开始的时候，但是情况可能在之后发生改变。

要不要让孩子的老师知道？

需要。老师需要知道你的孩子的病情和症状，以及他们可以做些什么来给予帮助：

- 允许你的孩子自由地走出教室去卫生间，孩子不需要每一次都询问老师是否可以，或者给孩子提供一个私人的卫生间或护理设施。
- 如果孩子缺了很长时间的课，给孩子提供补课或者课外的帮助。
- 让学校的护士来给孩子用药，这样孩子就不必在不合适的时间为此离开学校了。
- 发现恶化的迹象或其他糟糕的情况时，能够同家长还有孩子的医生沟通。

处理与学习有关的问题

● 同校长还有老师讨论孩子长期缺课后的补习计划，是否请家教，以及针对孩子制订的教育计划。

● 请孩子的一个好朋友帮忙告诉孩子每天的家庭作业是什么，帮忙把重要的资料带过来，并且让这位好朋友告诉你的孩子当天学校发生了哪些事情。

● 制订一个家庭作业计划——设定完成家庭作业的合理目标，规定一段时间为每天的家庭作业时间，你们要陪在孩子身边，给孩子提供帮助。

● 要明确对每门课的期望值，对可能赶不上学业的进程要做好心理准备。

儿童或青少年的慢性躯体疾病会导致家长变得过度保护：你能做些什么？

● 提高孩子的独立性，鼓励孩子自己去做与治疗相关的事情（吃药和打电话给医生），所以你不必反复提醒孩子。

● 尽可能地鼓励孩子自己做决定，以及尝试一些新的事物和活动。

● 当孩子在独立性方面取得了哪怕很小的进步时，要给予表扬。

● 鼓励孩子和自己的好朋友一起玩。这一点尤其重要，因为患躯体疾病的青少年会因为自己的疾病错过很多的社交机会。

鼓励你的孩子掌握一些在学校应对疾病的实用的方法

● 找到最近的卫生间的位置。

● 带一些备用的内衣。

● 有需要的时候，可以去校医院。

处理他人对疾病的好奇和问题

● 让你的孩子来决定是否将生病的事情告诉同学。

● 告诉孩子，他可以给出一个很简单的回应，不用说太多细节；比如，"我之前是生病了而且住院了，但是我现在感觉好多了，所以我可以回到学校了。"或者"是的，我之前是感觉身体不舒服，但是我不想去想和谈论那个，现在我感觉还不错。"

● 如果有人的问题涉及药物的副作用（比如，脸部浮肿），一个实事求是
的描述，比如"那是因为我服用了药力很强的药物，但是等我停止服
药后，副作用就会消失"，可以驱走对方的好奇。甚至一个耸肩，一
句"我不知道"，也能让对方停止发问。

应对他人的戏弄和取外号的行为

在孩子可以承受的情况下，一个好办法是，就像上面提到的，可以平淡
处理。如果不奏效，那么最好的办法是无视。

重返课外活动

● 尽管一个长期的高剂量的类固醇处方使得孩子不适合去参与诸如足
球、摔跤这类的体育活动（询问医生），但是孩子应当可以去做他想做
的事情。

● 与教练或活动的监督者讨论可以做些什么来帮助孩子更好地参与活动
（比如，如果孩子打篮球时很容易感到疲劳，减少其跑圈的量，在美
术课或音乐课过程中允许他去卫生间）。

预防疾病的发生

在疾病突然发作之前制订一个预防计划是很有帮助的，这样就可以有一
套体系来保证孩子学业的连续性。

让自己熟悉关于请假的必要联络人和学校的相关规定。

是否要在家学习？

● 和医生团队讨论是否有必要让孩子在家里接受教育（比如，患有严重
的免疫抑制时）。

● 对网络教学的项目要做一番研究，比如，项目的资质、学术的严谨性
以及使用过该项目的学生重返课堂或者升学情况的统计数据。

● 家庭学习使得孩子失去了和同伴在学校交流的机会，所以很有必要让
在家学习的儿童和青少年有其他和同伴在一起交流或玩耍的机会。

提高孩子对治疗的依从性

理解发展性因素是如何影响依从性的

● 躯体疾病会阻碍青少年与父母分离的能力，也会影响他们发展出自我同一性，因为他们对照料者更加依赖。

● 青少年的无懈可击感：坚信自己不会受到伤害。很多青少年说"那决不会发生在我身上"或者"我永远不会得那种病"，青少年的这种认为自己是无懈可击的信念，使得他们对治疗不依从。

● 同伴也会对青少年的依从性产生影响。他们认为患有慢性疾病是羞耻的，而且在同伴们面前服药对青少年来说是尴尬的。同时，一些治疗肠道炎的药物会影响身体和外貌，这使得青少年不想服药。

理解躯体疾病是如何影响依从性的

正如上面提到的，一些治疗肠道炎药物的副作用（比如，体重增加、易怒、浮肿）可能使得青少年对治疗不依从，因为他们对体形的变化很敏感。

根据孩子的情况制订一个长久的行动计划

● 思考一下家长需要在多大程度上监督孩子的依从性。设立一个严格但又考虑孩子感受的限度是很重要的。

● 尝试着和孩子一起制订一个奖励计划，以此强化他的依从行为。你也可以制订一个相似的计划，来鼓励孩子完成作业。你可以把这个计划作为一个例子，或者在此基础上想出一系列的奖励计划，使得你的家庭更好地运转。

● 尽管强化依从行为很重要，但讨论如何解决孩子不依从的行为同样重要。你可以和孩子一起想一想如果他没有服药或错过了去见医生，他就会失去做某件喜欢的事的权利了。

● 想办法让孩子更容易记起吃药，可以使用一些线索来提醒（比如，电话铃声）。将药物整理得井井有条，使得孩子可以很清楚地知道该吃哪一种药。使用药丸盒是个不错的主意。以下是一些对促进依从行为很有帮助的方法：

a. 制订一个服药日程表。

b. 让孩子每天在固定的时间服药。

c. 让孩子在进行每天例行的活动的同时服药，比如，在刷牙或吃饭时服药。

● 使用 ACT 和 THINK 的应对技术来提高治疗依从性。比如，K 代表"不停尝试——决不放弃"。把这一点运用到你和孩子制订的各种计划中去。如果一种计划不起作用，那么尝试另一种，不停尝试直到计划发挥作用。

增进和治疗团队的沟通

● 在和医生讨论治疗方案或其他问题时，请用你感到舒服的方式。你和孩子要能感受到治疗团队的支持和尊重，这一点是很重要的。如果情况并非如此，请和医生或治疗师就此进行讨论。

● 记录症状，并且迅速报告给医生。在一本日志上记录症状，并且标注日期，这可以帮助孩子在医生问起时很清晰地回忆当时的感觉。要让医生知道孩子对治疗的依从情况，以及孩子在服药后体验到的副作用。

第十一章

肥胖和抑郁：关注多囊卵巢综合征

Dana L. Rofey　博士

Ronette Blake　理学硕士

Jennifer E. Phillips　理学硕士

美国疾病控制与预防中心的数据显示，大约 17% 的儿童青少年达到了肥胖的标准，他们成年后也会表现出明显的后遗症（Ogden et al.，2006）。儿童肥胖会带来很多的健康问题，比如心血管疾病、胰岛素抗性、慢性炎症等（Ford et al.，2001；Freedman et al.，1999）。伴有心血管疾病的肥胖会一直持续至成年期（Fuentes et al.，2003；Hemmingsson and Lundberg，2005；Magarey et al.，2003）。相比那些确定无疑的、由生理因素导致的肥胖而言，与心理因素相关的肥胖更加不易识别（Friedman and Brownell，1995；Wardle and Cooke，2005）。然而，越来越多的证据表明，具有肥胖问题的青少年常常表现出抑郁症状，也常常成为同辈群体、老师和监护人歧视的对象（Kraig and Keel，2001；Latner and Stunkard，2003；Neumark-Sztainer et al.，2002；Bauer et al.，2004；Neumark-Sztainer et al.，1999；Davison and Birch，2004）。因此，和慢性的生理问题一样，和肥胖有关的歧视问题也会对青少年的心理健康造成持续的消极影响（Phillips et al.，2010）。

多囊卵巢综合征——一种生理疾病

多囊卵巢综合征（polycystic ovary syndrome，POS）是在达到生育年龄的女性中，最为常见的一种内分泌障碍，其患病率以每年 5% ～ 10% 的速 度 增 长（Arslanian and Witchel，2002；Azziz and Kashar-Miller，2000；Knochenhauer et al.，1998）。虽然多囊卵巢综合征准确的病因还尚不明了，但现在有两种理论对该病做出解释：①下丘脑 / 垂体促黄体激素以及促卵泡素调节异常，导致卵巢的雄性激素分泌增多；②雄性激素过多症导致胰岛素抗性。在近期美国卫生局承办的会议上，一名专家指出了多囊卵巢综合征的诊断标准：①临床或生物化学证据显示有雄性激素过多症；②不频发地、不规律地排卵；③排除其他障碍（Azziz et al.，2006）。患有多囊卵巢综合征的青少年的新陈代谢的异常情况很复杂，但最典型的新陈代谢异常包括胰岛素抗性和炎症（Apter et al.，1995；Legro，2002；Lewy et al.，2001；Morin-Papunen et al.，2003;palmert et al.，2002）。

患有多囊卵巢综合征的大部分青少年超重或肥胖。肥胖与多囊卵巢综合征密切相关。例如，在美国，一半以上的多囊卵巢综合征患者超重或肥胖。比较确定的是，肥胖会影响多囊卵巢综合征的基因表达，肥胖也可能在与生理症状相关的病理生理学中扮演重要角色。而且，肥胖的多囊卵巢综合征患者比较瘦的患者的心脏代谢风险更高（Yildiz et al.，2008）。此外，抑郁症状常与多囊卵巢综合征共病（Elsenbruch et al.，2003；Himelein and Thatcher，2006；Hollinrake et al.，2007；Rasgon et al.，2003；Weiner et al.，2004）。2008—2011 年的数据显示，在寻求帮助的样本中（n=119），大约一半患有多囊卵巢综合征的青少年同时患有抑郁症。肥胖和抑郁症的关系在本质上是由生物化学因素造成的。截止到目前，只有两个研究使用实验室数据深入探讨了患有多囊卵巢综合征的成年女性抑郁和体重之间的关系。初步的结果显示：①在控制了体重因素后，睾丸激素水平会轻微地上升，并且和抑郁显著相关（Weiner et al.，2004）；②抑郁的女性会有更高的身体质量指数（body mass index，BMI）和胰岛素抗性（Rasgon et al.，2003）。这样，患有多囊卵巢综合征的青少年因其肥胖和抑郁共病率高，所以是理想的寻求治疗的儿童群体。

　　本章我们将回顾与儿童肥胖相关的心理因素，提供认知行为疗法治疗肥胖的实证证据，还将介绍"健康身体，健康心灵"的理论和应用，这是一部针对多囊卵巢综合征女性青少年患者肥胖和抑郁问题制订的、操作化的认知行为干预手册。

与儿童肥胖相关的心理因素

　　除了多种影响儿童肥胖（BMI ≥ 95）的生理因素之外，越来越多的证据显示，心理社会因素也会导致严重的超重（BMI ≥ 85）。这些心理社会因素包括被嘲笑（Eisenberg et al.，2003）、社会孤立和歧视（Latner and Stunkard，2003）、对身体不满意和低自尊（Eisenberg et al.，2003；Pierce and Wardle，1997），以及抑郁和焦虑（Goodman and Whitaker，2002）。

嘲弄和社会拒绝

　　肥胖的儿童遭遇到的嘲弄有很多种形式，包括言语嘲弄，比如取外号，被传谣言，以及被忽视、回避，或者其他形式的社会孤立。近期的研究数据让人不得不警惕，肥胖的孩子还可能遭到身体上的欺凌（见 Puhl 和 Latner 在 2007 年发表的综述）。比起没有超重问题的孩子，肥胖的孩子更容易被同伴拒绝，更可能遭遇社会孤立（Pearce et al.，2002；Strauss and Pollack，2003）。

对身体不满意

　　前人研究得出结论，肥胖的孩子，特别是女孩，会比体重正常的同龄人更多地表现出对身体的不满（Ricciardelli and McCabe，2001；Wardle and

Cooke，2005）。此外，对身体的不满可能会对肥胖孩子的自尊造成不良影响。一个针对小学生样本的研究表明，对身体的不满是肥胖和自尊间的中介变量（Shin and Shin，2008）。

低自尊

因体重问题带来的歧视会对肥胖青少年的自尊造成不利影响。在青少年中，因体重被嘲笑且自尊低的孩子，更有可能患上抑郁症（Eisenberg et al.，2003）。前瞻性数据表明，在肥胖青少年的超重和低自尊之间，同伴的嘲笑和家长对孩子体重的指责起到了调节作用（Davison and Birch，2002）。另外，对于年轻人来说，与体重有关的嘲笑会影响体重和身体不满之间的关系（Lunner et al.，2000；van den Berg et al.，2002）。这一结果对于青春期的孩子来说同样成立，一个针对成人的回溯研究报告显示，儿童期因体重受到嘲笑与成人期对身体的不满存在显著相关（Grilo et al.，1994）。

前瞻性研究检验了低自尊与肥胖的发展，结果发现，儿童期体重过重能够显著预测未来的低自尊（Brown et al.，1998；Davison and Birch，2001，2002；Hesketh et al.，2004；Strauss，2000；Tiggemann，2005）。人口统计学（French et al.，1996）和临床数据（Zeller et al.，2004）也指出，孩子的体重与自尊之间存在负相关，虽然探讨自尊与肥胖的综述认为这种负相关仅为中度相关（French et al.，1995；Wardle and Cooke，2005），但是，与不肥胖的同伴相比，特别是测查对身体的自我知觉而不是笼统地测查自尊时，肥胖的孩子的自尊与肥胖表现出更显著的负相关。

焦虑和抑郁

到目前为止，焦虑相关障碍和儿童肥胖之间的关系还存在争议。有的研究认为，超重的儿童与青少年和体重正常的儿童与青少年相比，焦虑症状不存在显著差异（Tanofsky-Kraff et al.，2004）。然而，在肥胖的青少年参与的住院减肥项目中，比起不肥胖的控制组，这些肥胖的青少年有更高的焦虑障碍终身患病率（Britz et al., 2000；Buddeburg-Fisher et al., 1999）。最近一个关于8—18岁儿童的心理病理学和体重的追踪调查研究表明，相比控制组，肥胖男孩的焦虑会显著增加（Rofey et al., 2009a）。

儿童肥胖和抑郁之间的关系也存在争议。研究普遍认为在社区样本中，肥胖儿童与正常体重的儿童在抑郁水平上不存在显著差异（Brewis, 2003；Eisenberg et al., 2003；Wardle et al., 2006）。然而，在寻求治疗的临床样本中，肥胖儿童表现出了比正常体重儿童更高的抑郁水平（Britz et al., 2000；Erermis et al., 2004）。关于肥胖和抑郁的因果关系，还需要更多研究来探讨。两个前瞻性研究没有得出肥胖能够预测青春期女孩抑郁的结果（Stice and Bearman, 2001；Stice et al., 2000），然而，针对男孩的研究则表明，慢性肥胖和随后高水平的抑郁之间存在中等程度的相关（Mustillo et al., 2003）。不过，其他证据则指出，儿童期抑郁能够预测儿童（Goodman and Whitaker, 2002）和成人（Anderson et al., 2006；Richardson et al., 2003；Rofey et al., 2009a）肥胖的发生。总的来说，儿童心理病理学与儿童肥胖之间的关系尚无定论。这些疾病带来的长期的后遗症也敦促未来研究进行进一步的探讨，特别是对阐释任何因果方向关系的探讨。除了因果关系，由于肥胖儿童呈现出的高抑郁风险，还应进行针对体重与情绪的实证验证干预。

在这几十年间，大量的研究探讨了体重与心境，特别是与抑郁之间的重要关系（Faith et al., 1997, 2002；Franko et al., 2005）。因为心境问题常常发生在儿童时期（Dahl and Spear, 2004；Lewinsohn et al., 1993），近期研究发现，儿童时期经历的抑郁会影响成年初期的肥胖。Pine等（1997）指出，14岁的抑郁症状能够显著预测22岁时的身体质量指数（BMI）和肥胖。Franko等（2005）进一步扩充了数据，发现16岁和18岁时的抑郁症状会增加成年期肥胖的危险。最近，Rofey等人（2009a）发现，在非肥胖的样本中，女孩的抑郁和焦虑，以及男孩的焦虑能够预测之后的BMI值，这与之前在肥胖样本中得到的结果是一致的（Goodman and Whitaker, 2002）。考虑到肥胖和抑郁间的关系，以及患上肥胖和抑郁这两种疾病的高可能性，出炉一种有效的干预方法就显得尤为重要了（见第五章，儿童期抑郁的实证支持治疗）。

对儿童肥胖的行为治疗的实证研究

　　幸运的是，有很多方法能够预防或减少儿童期肥胖，有研究指出，对儿童减肥的干预对健康有积极的影响（Becque et al.，1988；Epstein et al.，1995；Katch et al.，1988；Rocchini et al.，1988）。相似的是，完成减肥项目的孩子，其心理因素（如抑郁）也会得到长期的改善（如 Levine et al.，2001）。虽然很多因素会造成儿童肥胖患病率的增加，但患病率的增加在很大程度上归咎于环境因素（如营养和生活方式）（Miller and Silverstein，2007）。有证据表明，一些集合了控制热量摄取和运动的综合方案，比单一的因素对减肥能产生更好的效果（Epstein et al.，1984，1985；Rocchini et al.，1988）。因此，针对儿童肥胖有实证支持的治疗通常包括营养学教学（Emes et al.，1990；Epstein et al.，1984，1985）和增加身体活动（Epstein and Goldfield，1999；Epstein et al.，1995）。另外，研究发现，将孩子和家长一起纳入治疗能够获得更好的减肥效果（Brownell et al.，1983；Kingsley and Shapiro，1977；Renjilian et al.，2001）。

认知行为治疗

　　认知行为治疗是治疗肥胖的心理社会方面的众多方法中最具实证研究特点的一种治疗方法。针对儿童肥胖，认知行为治疗的目标是帮助儿童做出健康的行为，减少自我挫败的想法。还有一点很重要，就是帮助家长识别哪些是更具适应性的应对方式，比如，减少情绪驱动进食行为，更自信、更多地表达自己的需要等。这章将介绍认知行为治疗如何帮助患者深入了解思维过程、情绪反应和进食行为之间的关系。认知行为治疗的方法会试图解决那些在早期行为干预项目中被忽视的事项，包括与身体形象和进食相关的认知扭曲、自我管理、问题解决技术、动机问题，以及识别具体的减肥目标和健康行为的障碍。

虽然一些研究表明，对于儿童肥胖，行为治疗要优于认知治疗（Herrera et al.，2004），但是基于实验室的研究表明，加入认知治疗能令儿童和成人的减肥起到可喜的效果（Brownell et al.，1983；Coates and Thoresen，1981；Senediak and Spence，1985；Williams et al.，1993）。与行为治疗项目相似的是，认知干预常被用于进行饮食和身体活动的教育。一个早期针对 9—13 岁儿童的认知行为治疗项目持续了 9 个星期，项目包含了饮食和运动的自我管理、对消极自我评价的认知干预以及自信训练（Kirschenbaum et al.，1984）。与控制组相比，认知治疗组的孩子体重有了更明显地下降，并且他们的减重在 3 个月后得到了更有效的保持。Duffy 和 Spence（1993）将 27 名超重的孩子（年龄为 7—13 岁）随机分配至 8 次会谈的行为管理治疗组和认知行为治疗组。结果显示，两组孩子在干预后的 6 个月和 9 个月都有明显的体重减轻，但两组间没有显著差异。总之，行为治疗和认知干预的疗效间是否存在差异，还需要进一步的研究来明确。不过可以确定的是，两种方法对儿童减肥都有着同等重要的价值。

动机访谈

尽管认知行为治疗被认为是青少年减肥最安全的方法，然而肥胖儿童和青少年的家人常因对认知行为治疗的依从性较差而去寻求其他的、即使是更加危险的减肥方法（如药物治疗、肥胖手术）（Miller and Silverstein，2007）。动机访谈技术是一种关键的、能够促进安全有效并长期控制体重的方法，旨在增强孩子和家长对饮食和运动建议的依从性。动机访谈是一种治疗策略，它的目标是帮助个体探索自己对于改变行为的矛盾心理，它被认为是完成饮食和身体活动任务的一个有效工具（DiLillo et al.，2004）。动机访谈会使用反应式倾听，也会诱发"改变谈话"，以此寻找到解决矛盾的方法，让来访者投入到能达成目标和实现价值的积极行动中（Miller and Rollnick，1991）。

对动机访谈治疗儿童肥胖的研究还很少，不过这是个值得探讨的领域。到目前为止，仅有几个研究关注到了动机访谈和儿童肥胖这个领域。数据显示，动机访谈有助于培养健康的进食习惯，有助于增加身体活动并促进成年人保持体重，不过这些结论还存在争议（Berg-Smith et al.，1999；Dunn et al.，2001；Smith et al.，1997）。目前只有两个儿童减肥干预项目采用了动机访谈技术，它们是"健康生活方式试点研究（Healthy Lifestyles Pilot Study）"（Schwartz et al.，2007）和"女孩向前走（Go Girls）"（Resnicow et al.，2005）。前者在2004—2005年开展，面向3—7岁的肥胖儿童（Schwartz et al.，2007）。在办公室设置的儿童研究里，治疗师在办公室面见来访者并提供动机访谈。控制组的患者在办公室仅接受常规治疗，而低强度干预组的患者会接受一次动机访谈，高强度干预组患者接受两次动机访谈。6个月后，低强度干预组的患者和高强度干预组的患者，其BMI值都有了下降的趋势，只是数据不存在统计学上的显著差异。同时，患者家人出去吃饭的行为以及摄取高热量食物的行为也有所减少。因此，即使孩子体重的变化没有达到显著水平，但这个研究表明，在医生办公室进行肥胖干预的项目中，动机访谈的使用是可行的。"女孩向前走"是一个营养和身体活动项目，它的对象是超重的非裔美国青春期女孩。在一种治疗条件下，女孩接受了4～6个聚焦于项目进程的动机访谈电话。然而，无论是6个月之后，还是1年之后，动机访谈组与控制组女孩的BMI值没有显著差异。概括来说，到目前为止，没有足够的数据表明运用动机访谈来干预或治疗儿童肥胖是有效的（Resnicow et al.，2006）。

治疗儿童肥胖的认知行为治疗核心技术

认知行为治疗中有多种技术可用于治疗肥胖（见第五章，这些相同的技术是如何治疗抑郁的儿童的）。很多技术被涵盖进认知行为治疗的概念中，这些概念可能会与本书中其他章节讲述的技术具有相似之处。这些核心的元素会被分解为行为的技术和认知的技术，当然，认知行为治疗最主要的目标还是认知的改变（注意，也有数据指出，药物治疗和手术治疗对严重的儿童肥胖有效）。

行为技术

饮食指导

美国心肺血液研究所和肥胖委员会推荐低热量食物，他们认为每天减少摄入 500 卡以上的热量，就能够帮助儿童每周减重 225 ～ 450 克。此外，还有针对女孩减重的食谱，这些食谱会考虑一些医学因素（比如，应该从蛋白质和碳水化合物中摄取一定比例的热量）。

身体活动

美国运动医学院认为，对于孩子来说，每天运动 60 分钟比较适宜。身体活动是指一天内进行的任何活动。对于肥胖患者来说，少量的、可掌控的活动常常会导致心率上升以及随后的体重减少。因此，认知行为治疗中治疗肥胖的身体活动，应该着眼于那些符合肥胖患者能力的运动。

自我管理

自我管理，或者称作食物摄取（如时间、总量、热量、相关的心情）和身体活动（种类、时间、步骤）的记录，是标准化行为项目中最重要的技术。它能够精确地测量热量的摄取量以及消耗量，从而帮助患者和家人达成减肥目标。

目标设定

目标设定对于克服挑战、成功减肥非常重要。在认知行为治疗中，一个很重要的环节是为营养、身体活动和生活方式（如乐观地看事情）设定每周的合理目标。

刺激控制和家庭参与

家庭参与是认知行为治疗对患者所处环境进行管理的一个关键方法。有关青少年肥胖治疗的研究表明，家庭参与对于治疗的成功不可或缺（Epstein et al.，1995）。治疗师会告诉家庭成员肥胖和抑郁的关系，告诉他们如何帮助患者形成更健康的生活方式。另外，儿童肥胖的刺激控制的要素就是将家里的高热量食物移走。虽然一些家庭成员会觉得这样做"不公平"，但我们需要传递一种观点，就是每个家庭成员都能从健康的生活方式中获益。

放松训练

在干预中，我们还会教来访者膈膜式呼吸、渐进式肌肉放松和引导式想象，从而帮助他们应对压力情境。越来越多的数据表明，异常的进食方式可能源自唤起个体强烈情绪的刺激事件，在肥胖治疗中，放松训练已成为一个越来越不可或缺的技术。

行为激活

行为激活是提醒患者每天多花点时间在感兴趣的运动上。治疗师会告诉来访者肥胖的本质，一点点的、可掌控的运动能起到的效果，等等（比如，积极减肥的第一步，就是穿上网球鞋）。

家庭作业和会谈间任务

治疗师会鼓励患者设置目标，特别是围绕着食物摄取和热量消耗来设置目标。认知行为治疗鼓励患者在会谈间练习一些任务，因此患者可能被要求做"实验"，或者设置自己的目标。

认知技术

问题解决

这种改变生活方式的技术主要强调更健康的饮食、更持续多样的运动和更积极的想法。在干预中，问题解决的方法会鼓励来访者明确自己的问题是什么，寻找不同的解决办法，并且评估每种解决办法的结果。

认知重建

认知行为疗法治疗肥胖很重要的一个技术就是认知重建，教练（治疗师）鼓励来访者识别自己功能不良的想法，并学习那些能够降低消极想法的、更具适应性的方式。在干预的后期，患者能够针对当前的问题，找到替代的想法，从而减轻当前问题带来的压力并减少适应不良的想法。

预防复发

这个技术可以强化认知行为治疗的模型，控制体重的反弹和抑郁的复发，为迎接将来的压力事件做好准备。另外，治疗师会和患者讨论退步（"疏忽"）和复发的区别，不让退步变成复发。

健康身体，健康心灵：一本干预手册

Leonard Epstein 和他的同事认为，家庭生活方式的改变，能够促进孩子减重的效果，这些生活方式的改变包括，将运动变成生活的一部分（Epstein et al.，1995）、减少坐着的时间（Epstein et al.，2008）、改变饮食习惯（Epstein et al.，2001）。在"健康身体，健康心灵（Healthy Bodies，Healthy mind，简称 HBHM）"中，我们对 Epstein 基于家庭的减肥项目（Traffic Light Diet；Epstein and Squires，1988）进行了扩展，加入了更多针对患有多囊卵巢综合征的青少年的技术（比如、推荐健康食谱，每餐中合理搭配淀粉、蛋白质、水果和蔬菜；附上指南，脂肪 <5 克、纤维 >2 克、糖 <10 克；增加每天的走步数），并且进行动机访谈，激发来访者的内部动机，从而减少阻抗行为（表 11-1 描述了 Epstein 的项目的两个核心内容，我们将这些内容纳入到了HBHM 项目中）。不仅如此，我们也从"躯体疾病初级和次级控制强化训练"项目（PASCET-PI；Szigethy et al.，2007，2009；详见第十章）中吸收了对抑郁的治疗方法，来干预这些多囊卵巢综合征青少年患者的抑郁症状。HBHM项目在试点实验（Rofey et al.，2009b）中，表现出了可喜的疗效，近期研究将招募多囊卵巢综合征和抑郁症的青少年患者，将她们随机分为接受 HBHM治疗组和接受普通治疗的治疗组。

HBHM 项目使用认知行为治疗和动机访谈，在 8 次高强度的一对一会谈中（由一位行为教练带领），治疗师教授多囊卵巢综合征患者改变生活方式的方法，并激发她们的改变动机。每次会谈开始时，行为教练会用大约 45 分钟的时间复习治疗手册（每次会谈的内容）。回顾完治疗内容后，教练或运动生理学家会和患者一起运动 15 ～ 20 分钟。运动的方式依患者的兴趣（比如走路、跟录像跳操、阻力训练、跑步机训练）并结合其体能而定。同时，在设置健康生活方式的目标时，教练会强调积极想法（减少抑郁症状）对患者的影响。此外，项目会强调患者健康积极的一面，减少患者的病耻感，从而减少污名感、增加依从性。治疗师，常常被叫作教练，因为很多人表示她们的愿望是"避免接受心理治疗"。这句话背后的意思并非减弱心理健康咨询的作用，而是增加患者的内部动机，因为许多多囊卵巢综合征的青少年患者已经接触过很多徒劳无功的治疗了。

表 11-1　将"饮食红绿灯"的核心部分纳入"健康身体，健康心灵"项目

成分	描述
自我监测	写下食物摄取量和摄取步骤，以此提高自我知觉。
刺激控制	将高脂肪、高热量的食物移出家门，从而减少诱惑。
基于家庭的成分	找一个能够帮助孩子减肥的人，可以成为孩子的榜样或者教练。
交通灯指引（热量限制）	更多地进食脂肪含量<2 克的食品（"绿色"食品），适量进食脂肪含量在 2 ～ 5 克的食品（"黄色"食品），减少进食脂肪含量>5 克的食品（"红色"食品）。
减少静坐的时间，增加运动	减少每晚面对屏幕的时间（不包括做作业），帮助孩子寻找到一种有趣的体育活动，并使之成为生活的一部分（如散步），也可以进行目的明确的运动（如踢足球）。

[a] Epstein and Squires 1988。

　　高强度会谈结束后，患者一周或两周才需要见教练一次，之后是 3 次支持性会谈，患者只需要每月见教练一次，教练会检查她们的进度。在整个干预过程中，我们非常鼓励家人参与其中，研究数据表明，家人参与对肥胖管理以及抑郁治疗的效果都具有很强的预测作用。

实证研究和结果

　　在 HBHM 项目中，我们修改了 PASCET 项目（Szigethy et al.，2007；Weisz et al.，2009）中的相关部分，以此来治疗多囊卵巢综合征患者的抑郁。

同时，我们将 Epstein 基于家庭的儿童体重控制项目"饮食红绿灯（Traffic Light Diet）"和动机访谈用于改善营养、增加运动、减少静坐不动。Epstein 的体重控制项目自 1980 年起开始实施，并进行了超过 25 个随机控制试验（如 Epstein and Goldfield，1999；Epstein et al.，1981，1984，1985，1995，2000，2001，2008）。PASCET 范式在肥胖和抑郁的青少年、抑郁和有身体疾病的青少年中，都被重复证明是有效的（详见第十章）。

研究者设计了两个试验检验这种可操作的、整合多种方法的治疗（Rofey et al.，2009b）。第一个试验是一个非盲试验，用来检验认知行为治疗和 HBHM 对患有多囊卵巢综合征的青少年身体（肥胖）和情绪（抑郁）进行干预的可行性和干预效果。12 位患多囊卵巢综合征、肥胖和抑郁的青少年，接受了 8 周的每周一次的会谈和 3 次基于家庭的认知行为治疗会谈，她们的身心状况通过设定生活方式目标（营养和运动）、阐释躯体疾病（针对多囊卵巢综合征）和家庭心理教育（家庭功能），有了明显改善。通过 8 次会谈，这些孩子的体重有了明显下降，平均体重从 104 千克（SD±26）降至 93 千克（SD±18）。儿童抑郁量表（Children's Depression Inventory，CDI）显示，这些青少年的抑郁症状明显减少，平均分从 17（SD±3）降至 9.6（SD±2）。这个非盲实验的结果表明，使用基于手册认知行为疗法来治疗多囊卵巢综合征和肥胖的青少年的效果是值得期待的。

随后，一个对比治疗试验开展了大约两年。为了改善现有 HBHM 手册中的体重控制部分，我们进行了以下调整：为了促进多囊卵巢综合征患者健康进食，在饮食中加入了更多的营养成分；将疗程从 8 次会谈增加到了 11 次，其中 4 次会谈是每周进行一次，4 次会谈是两周进行一次，还有 3 次会谈是每月进行一次的支持性会谈；加入了更多的动机访谈。到目前为止，又有 50 名被试加入了这个对比治疗试验。在试验结束时，有 63 名被试将接受 HBHM，有大约 50 名被试将接受常规治疗。现在，有 50 名接受 HBHM 的患者体重有了明显下降，平均体重从 105.82 千克（SD±25.94）降至 104.10（SD±26.20），CDI 的分数也有明显下降，平均分从 13.85（SD±8.48）降至 10.05（SD±8.92）；同样的，在第一次会谈和第十一次会谈（最后的支持性会谈）间，体重和抑郁都有明显下降，平均体重从 103.63 千克（SD±21.42）降到了 99.30 千克

（SD±23.10），CDI 的平均分从第一次会谈的 12.11 分（SD±6.24）降到了第十一次会谈的 7.36 分（SD±6.45）。虽然我们没能完成常规治疗组（多囊卵巢综合征标准内分泌管理）的招募，但就 39 名被试的数据来看，常规治疗组的多囊卵巢综合征患者平均大约增重 1 千克：起始重量为 99.8 千克（SD±20.6），治疗后体重为 101.2 千克（SD±23.6））。然而，在相同时间内，接受 HBHM 的女孩平均减少体重 1 千克。我们还将继续收集数据，加入美国其他地方多囊卵巢综合征青少年的数据，希望这个随机控制试验的结果能够有更好的外部效度。

治疗概览

表 11-2 列出了 HBHM 针对的目标行为。这 11 种"药"是在最初的治疗阶段，在临床环境中针对肥胖共病情绪问题的青少年进行。因为在肥胖门诊，我们已证明 8～12 次的会谈对青少年抑郁是有效的，4～12 次的会谈也与青少年的体重减轻有显著相关，因此可实施一个共 11 次的会谈。但是必须承认的是，时间更长、强度更大的 HBHM 治疗会产生更好的疗效。

表 11-2 "健康身体，健康心灵"项目每次会谈的目标行为概览

会谈	行为
1	总览整个项目，介绍健康的饮食和运动，讲述节食和改变生活方式有何差异。
2	记录吃进的食物和从事的运动，阅读食物标签，避开食物陷阱。
3	管理情绪，不吃零食，分清心理和身体的饥饿。
4	使用"红绿灯指南"和其他自选工具来促进健康。
5	保持动机，增加运动，增进日常生活方式的改变，减少静坐不动。
6	改变自我对话，变得更加积极，发展健康的身体意象和自尊。
7	对自己的饮食、运动有更多的察觉，保持积极的状态。
8	克服障碍；为健康餐、意外情况和饭馆就餐提前做计划。
每月支持性会谈 [a]	
1	应对多囊卵巢综合征。
2	继续调整"健康身体，健康心灵"计划。
3	干预的收效。

[a] 紧接着上面的 8 次会谈进行。

基于家庭的会谈

将家庭纳入治疗计划对于治疗的成败有着重要的影响。父母和其他家庭成员常常能够决定青少年可以选择什么样的食物放家里。另外，父母的习惯也会对青少年的生活习惯产生重要影响。因此，针对父母的、和父母一起工作的治疗就显得格外重要。HBHM包含了三次家长会谈，旨在激发父母改变家庭环境、成为孩子的教练的动机（澄清一下，在随后的部分，"教练"指的是治疗师或者行为教练，将不是指父母，除非特殊说明）。

第一次家长会谈聚焦于如何建立一种鼓励健康饮食的家庭氛围。在这次会谈中，教练会讨论父母创造这种氛围的方式，比如改变购买和烹调的习惯（如用烘烤食品代替油炸食品）。另外，教练会鼓励父母建立一种倡导健康食品消费习惯的氛围（如在一起吃饭）。很多父母由于时间关系，不方便每餐都在家里做，那么教练会让父母们在出去吃饭时选择健康的食品，同时收集多家餐馆食物的热量信息。

第二次家长会谈聚焦在育儿方法上，父母能够鼓励孩子养成健康的习惯，减少不健康的习惯。教练将讨论强化和惩罚的差别，详细讲述正强化（为鼓励某种行为给予需要的东西）和负强化（为减少某种行为移去不想要的东西）是什么。在这个会谈中，教练会通过介绍这些策略的效用，指导并鼓励家长使用正强化（比如鼓励）的方法。教练也会对家长进行果断训练，并交给她们设置家庭限制和规则的方法。

第三次父母会谈聚焦于让家长准备成为孩子在家里的教练。在这次会谈中，教练会与家长回顾行为教练在整个干预中所涉及的内容，还会讨论所有使用过的技术，从而让家长能够在家中也使用这些技术。

动机访谈成分

认知行为治疗作为一种实证研究证明有效的治疗方法，可以教会青少年解决躯体和情绪的问题。在HBHM里面，我们还同时采用了动机访谈技术，这可以增强青少年的内部动机，从而促进健康行为的改变（Resnicow et al.，2006）。在初次与患者见面的访谈中，治疗师会使用动机访谈的核心要素（Miller and Rollnick，2002），这些要素包括：将偏见放一边、使用开放式问题、共情、反应式倾听、处理患者的防御、集中于改变和治疗依从性的谈话、提升患者的自尊。HBHM 使用动机访谈部分来促使这些患有多囊卵巢综合征、挣扎在超重和不良心境下的青少年进入、参与、积极融入认知行为治疗。这一治疗不同于以往，认知行为治疗和动机访谈都是补充的方法。

在 HBHM 干预中，治疗师常常使用开放式的问题，鼓励患者说出自己的故事，弄清重要或不清晰的地方，找到并加强来访者的资源。动机访谈强调患者有实现自己目标、偏好、价值的潜力，也有形成什么是健康、什么是适应行为的观念的潜力。动机访谈是让患者在讨论中表达自己的观点，而不是由行为教练表达自己的期许（例如，教练要避免做"对或错"的评价）。

行为教练将偏见放一边　大部分教练对于什么是健康的、适应的行为的认识，都会不可避免地受自己的一套价值观和信念的影响，特别在面对肥胖儿童这些常常忽视健康的来访者时。虽然这些价值观和信念不能（也不应该）被摈弃，但教练们在和患者工作时，必须把它们放在一边。此外，虽然教练们认真地学习过治疗干预策略，但必须记住，只有患者自己才是自己生活的专家。在访谈的某些时候，治疗师承担的是专家的角色，要对患者进行关于抑郁、超重和认知行为治疗原理的心理教育。但是，即便在这些时候，教练也不能在面对患者阻抗时仍坚持自己的观点。治疗师应该承认并尊重患者是她生活的专家，如果患者愿意的话，教练再提出自己有别于她的观点供其参考。

开放式问题　教练在整个 HBHM 中都会使用开放式问题。与封闭式问题不同，开放式问题不能用"是"或"不是"来回答，也不是用来确定具体信息的。开放式问题可以让患者敞开心扉，鼓励她们表达自己的想法、感受和所烦忧的事。开放式问题既能被用来温和地引领会谈的走向，也能够鼓励患者弄清治疗师觉得重要的某些问题。有时，治疗师会说很多话，但总的来说，患者说话的比例应该占会谈的 2/3。

使用反馈表达共情和做出解释　共情是治疗师对患者的表达和经历做出精确理解的、从患者角度看问题的方法。治疗师是通过有反应的倾听来表达共情的。在反应式倾听中，治疗师会将患者的词语、意思和感受以陈述句的方式反馈给患者。陈述要以谦逊的方式表达，治疗师从来不会断定自己理解的是正确的，而是以一种温暖的、接纳的、不加评判的方式来表达自己的理解。虽然治疗师的理解会超出患者的表达，也会传达出他们对患者未表达出的意思和情感的理解，但是，治疗师不会去解释患者潜在的动机，或者患者行为的可能原因。

坚定　只有在认知行为治疗中，治疗师才不是中立的，他是患者身心健康的倡导者。坚定，是指治疗师对患者在应对生活挑战以及投入治疗的过程中所付出的努力和体现出的资源给予真诚的赞赏。这是一种传递支持的有效方式。

总结　将患者之前表达过的若干想法、感受或担忧的事进行总结，其中可以包含着教练对它们之间关系的理解，这样的总结是很有意义的。它能够帮助教练明确自己是否正确理解了患者的处境，帮助患者看到她们叙述的事情之间的联系（连接式总结），也为切换主题或者转至下一部分的会谈内容做好准备（转换式总结）。当患者认为自己的议题被理解时，通常会更愿意跟随教练的步伐。

处理阻抗　患者对她们是否真的抑郁、是否真要减肥，或者是否想要与教练进行高强度的工作，常常矛盾重重。从这个观点来看，阻抗简单反映了矛盾的消极面，治疗师要去理解阻抗、处理阻抗（与阻抗周旋），而非挑战或与它对质：

- 集中于改变和依从性的谈话：集中于改变和依从性的谈话都是矛盾的"积极"面，因为这意味着患者想要改变她们的进食习惯、进行体育运动或者战胜抑郁。集中于改变和依从性的谈话也意味着，患者想要寻求帮助，想要进行治疗或者有所改变，她有依从于治疗或改变的理由，或者相信自己有能力成功地改变或坚持进行治疗。
- 提升自我效能：自我效能指患者对自己有多大可能性通过努力完成某件事的信念。自我效能在患者投入治疗的过程中起着决定性的作用。不管患者有多相信自己需要支持，不相信自己能在治疗中取得成功的患者是不可能努力坚持进行治疗的。

案 例

玛丽是个16岁的女孩，她超重、抑郁，被诊断为多囊卵巢综合征，由家庭医生转介至此。玛丽现在和父母住在一起，她的父母也超重，她的哥哥是名运动员，没有超重的问题。目前玛丽就读于地方公立高中，上11年级。

从出生到现在，玛丽的大部分时光都与肥胖相伴，她现在的BMI为32。除了被体重困扰之外，最近一段时间，玛丽也被学业和社会交往问题所困扰：她的绩点从A、B降至了C、D；因为肥胖，她被同班同学粗鲁地嘲弄。玛丽不再做作业，因为她无论怎样也不能把作业做好。最近，她的理科考试没能及格。玛丽开始独自吃午餐，因为如果她与同学们坐在一起，她会被嘲笑。

玛丽认为自己在一星期当中有4天情绪低落，在这段时间里，她不想和人接触，喜欢一个人在卧室独处，看电视或者睡觉。玛丽的母亲说，玛丽情绪低落时，还易怒、好争辩，常常因受挫而哭泣。到后来，玛丽开始逃学，一周至少有一次拒绝上学，因为她"感到不舒服"。

玛丽常常觉得自己对吃失去了控制，这种暴食的状况通常发生在放学后。过去，玛丽参加过一个国家性的减肥项目，会吃一些时兴的减肥餐和减肥药。在使用了三种方法后，玛丽减轻了体重，但是在几个月后体重又反弹回来。玛丽说，自己每周都要吃快餐，虽然知道快餐"不好"、自己"不应该吃"。玛丽很受挫，她相信自己永远都无法减肥成功，没什么能帮助到她，那她又何必再努力呢？

玛丽心直口快，在治疗刚开始时，她很快承认自己不乐意来看咨询师，是母亲逼迫自己来治疗的。玛丽认为自己没必要在意一个不懂自己状况的人的意见。但是，当进入第二次会谈，与一位新的咨询师谈话后，玛丽承认自己不再害怕前来咨询了。她开始坚持完成会谈间的任务，即使在每次讨论作业之前，她总会以"我做得不对"开头。

应用

第一次会谈：介绍项目

在这次会谈里，行为教练会介绍"多囊卵巢综合征生活方式项目"的目的。教练会讨论改变生活方式的定义，它与节食有何不同等；接下来会讨论全或无思维，看看怎样帮助患者表现出适应性的行为。教练会用热量摄入/消耗量表，着重讲解热量的摄取和热量的消耗，以此来解释体重的保持、增加和减轻；同时，他们会讨论患者之前减肥成功或失败的经验，这样可以了解阻碍未来的目标实现的因素。

这次会谈的另一个目标是讨论多囊卵巢综合征和抑郁的关系，评估抑郁对患者的影响。教练会帮助患者从情绪、想法和行为的角度认识悲伤（见附录 11-A，工作表 1）。注意，有的患者可能出现了抑郁的症状，但是在会谈期间不表现抑郁。所以，教练应该了解她们如何表述"抑郁"，允许这些青少年承认或者不承认有抑郁症状。教练也要帮助青少年理清家族史、生活压力事件和多囊卵巢综合征之间的关系，将焦点放在消极经验上。这部分讨论之后，就要开始概述认知行为治疗，介绍它如何帮助人们减肥和调适心情。教练也会介绍 ACT 和 THINK 这些缩写词语的核心概念，即人们可以通过自己的行动和想法来控制自己的感受（见第十章，附录 10-A，ACT 和 THINK 技术）。

这次会谈也包括一个互相认识的环节，以建立友好的关系，在这个环节中，患者需要谈谈自己的三个优点。这个环节不但可以让教练认识患者，也是在强调积极的想法，而非消极的自我认识。请注意，一些患者可能因为无法找到三个优点而备感失落。如果碰到这样的情况，教练要给患者足够的沉默时间，帮助患者减轻在第一次会谈中的不安。例如，教练可以说："如果我来说说我今天在这里注意到的你的优点，你觉得怎么样？"在形成融洽的咨访关系之后，教练可以强调这一情况，即患者难以想出自己的三个优点。这实际上是在找出让患者的想法变积极（无论是对外界还是对自己）的阻碍。在这个环节之后，患者要设定三个具体的生活方式目标，她们需要在随后的会谈中完成这些目标（见附录 11-A，工作表 2）。注意，如果患者设置了一个具体的减肥目标，教练就要引导她们以切实可行的实际行动（而非空想）去实现它。

在会谈的最后，教练应该开始追踪体重（见附录 11-A，工作表 3），在每次会谈开始时患者称重后，使用体重追踪表；然后讨论称重后患者有何感受。除非碰到极特殊的情况，患者可以不说自己的体重；否则，讨论现有的体重，对于获得具体的行为改变的数据来说，十分重要。

会谈以解释第一次的练习任务作为结束：

（1）让患者使用"情绪监测表"（见附录 11-A，工作表 4）来监控情绪。

（2）设定下周的目标（见附录 11-A，工作表 2）。

（3）在下次会谈开始前使用 ACT 和 THINK 技术表（见第 10 章，附录 10-A）。

第二次会谈：关于多囊卵巢综合征，吃对的食物

本次会谈有 4 个主要目标：

（1）讨论生活方式的目标和过去几周完成了的健康任务。

（2）回顾 ACT 和 THINK 技术表。

（3）介绍多囊卵巢综合征的食品金字塔。

（4）建立食物和运动日记。

在开始会谈时，治疗师会使用情绪温度计让患者为自己目前的健康食物水平、运动量、积极情绪和消极情绪进行评分（见附录 11-A，工作表 5）。研究显示，在抑郁的青少年中，感觉"好"与"不好"其实是情绪的两个不同面。换句话说，情绪温度计的一端是感觉好，另一端是感觉不好，青少年会在感觉到还可以的同时也感到非常不好（例如，抑郁的儿童常反复想那些不好的事，但是很难回味好的事情）。在患者给出一个评分后，治疗师要询问她们这个分数对她们意味着什么。教练也需要运用动机访谈来更好地了解为什么是 5 分而不是 4 分。教练还要和患者一起讨论"当我感觉不错时发生了什么"工

作表（见附录 11-A，工作表 6）。此时，要帮助患者认识到，感觉好不仅是一种感受，它还会让别人以某种方式感知她们，并且还会伴随有躯体和行为的反应。

营养适宜对于多囊卵巢综合征的治疗十分重要。这次会谈会聚焦在多囊卵巢综合征患者如何健康进食上。在手册的随后几页（本书未附），如果患者感兴趣的话，她们可以看到健康膳食的信息。为了防止这个环节太单调，特别是在患者已经知道食材的情况下，我们会强调每一点点的体重减轻都能对健康产生持续影响。我们也会强调，患者不需要去节食，将改变生活方式的融入平日的生活即可。之后，教练会讲述不同的控制体重的工具，如多囊卵巢综合征金字塔（5/2/10 准则：健康盘子见附录 11-A，工作表 7—9），还有饮食红绿灯），但是只让患者选择那些对她最有效的工具。

会谈结束时，她们要讨论自我监控在减肥中的重要性，治疗师会强调：①追踪体重；②监控饮食和运动；③讨论体重和心情的关系。随后几周的会谈将设定生活方式和情绪目标。

第三次会谈：处理你的情绪

本次会谈有 5 个目标：

（1）讨论过去几周的目标和成绩。
（2）检查生活方式日志和健康监控腕带记录的结果。[①]
（3）了解情绪化进食和过量进食。
（4）介绍强烈欲望的概念和如何关注饥饿。
（5）探索自我对话和常见的认知错误。

在会谈开始时，教练会先介绍情绪化进食和过量进食的概念，同时，还会看看患者是否被这两种进食方式所困扰。接着，教练会对这两种进食方式

---

① HBHM研究方案的一部分，来访者戴着 Body Media 品牌的身体建康监控腕带，这个腕带可以测量身体活动和睡眠。每个患者都有一块腕带来记录每天走路的步数。腕带不仅能提供研究数据，还能让患者有自我的觉察。治疗师会给每位患者提供总结性的报告。

进行正常化，并且激发患者想要去识别相关情境的内部动机。患者可能会羞于讨论这两个概念，如果这样，她们就不大愿意自我暴露。在这种情况下，教练可以说，"曾经有一位患了多囊卵巢综合征的女孩跟我说，放学是暴食的高风险期。我猜，碳水化合物或许是最难抵抗的食物吧。"教练可以介绍不同的认知歪曲（例如，"我每次试图减肥，最后总是徒劳而返，所以我再也不要尝试减肥了"），也可以围绕着进食和健康的目标，描述消极的自我对话会产生什么结果（例如，"我今天不去健身，我减肥的所有努力都白费了"，这一想法会使减肥目标难以达成），还可以讨论如何克服过量进食的问题。这些讨论让患者知道什么样的消极想法会导致情绪化进食。教练还需要使用 ACT 和THINK 技术表来讲解一些技术，这些技术可以帮助患者识别导致过量进食和情绪化进食的消极想法。

接下来，会谈把重点放在克服过量进食上，此时会讨论对食物的渴望和多囊卵巢综合征。很多患有多囊卵巢综合征的女性对食物都有一种热切的渴望，特别是对那些淀粉类的食物。教练会告诉患者这种热切的渴望有时会导致过量进食，更重要的是，他们会聚焦于如何在思想上与对食物的渴望做斗争。但渴望持续不断时，教练也会提供一些指南，教患者从行为上应对渴望。

在介绍完会谈内容后，教练需要完成一个工作表，即这个项目中最重要的一个是关于认知重建的工作表"认识上的自我监测"（见附录 11-A，工作表 10）。概括地说，教练先完成第一个例子，然后让患者提供其他例子，在例子中讲解概念。需要强调的是，"现在的想法（替代的想法，证据）"一栏或许是最难填写的。教练还要强调，在患者离开咨询室以后，在平日的生活中运用在会谈里学到的内容非常重要。因为教练和患者会在每次会谈结束后做练习，所以教练在治疗以外的环境中也会定期见到患者。教练还会使用放松训练。最常用的是，让患者选择三种放松方式中的一种（深呼吸放松、引导想象、渐进式肌肉放松）。如果需要，患者也可以尝试其他放松方式。患者可以尽情发挥自己的创造力，主宰自己的运动（比如，在瑜伽中进行深呼吸）。教练鼓励患者练习上述各种技术（比如，用积极的想法代替消极的想法、放松训练等）。

第四次会谈：红绿灯指南

本次会谈有三个目标：

（1）讲解营养标签。

（2）介绍红绿灯指南（Epstein and Squires，1988）。

（3）讨论各种营养成分的比例

教练会和患者一起讨论营养标签。通常，患者知道营养标签代表什么意思，但是可能不知道具体落实到行动上要怎么做。教练会回到5/2/10准则，了解患者是否用过这个技术。而红绿灯指南就是另一种形式的5/2/10准则，它同样能够帮助到患者。教练会强调，有的人很喜欢这种技术，但有的人认为它太幼稚。总的来说，脂肪含量 >5 克＝红色食物，脂肪含量为 2 ～ 5 克＝黄色食物，脂肪含量 <2 克＝绿色食物。将红色食物减少到每天一种或两种是减肥的目标。当然，在设定目标前教练要询问患者，看什么样的目标对她来说更合理。之后要鼓励患者在会谈间记录红色食物，并将其作为会谈任务。每天减少食用一种或两种红色食物，直至达到她设定的目标为止。

教练还要解释红绿灯指南和"多囊卵巢综合征饮食计划"如何相辅相成。"多囊卵巢综合征饮食计划"主要包含绿色和黄色的食物，教练可以使用"多囊卵巢综合征金字塔"（见附录 11-A，工作表 7）帮助患者确定合理的食物分量，关注各营养成分的比例和营养成分的流失。治疗师要清楚的是，大部分青少年都明白这些知识，但是要将知识落实到行动中却十分不容易。记住，要和患者一起设置目标：记录进食量、运动量、心情；标注红色食物摄入量；记录其他目标。

第五次会谈：活动并快乐着

本次会谈有 3 个目标：

（1）讨论身体活动。

（2）讨论"我的活动金字塔"。

（3）设置身体活动的目标。

在开始会谈的时候，教练会让患者回答她认为身体活动和运动有什么不同，然后对大家的回答进行讨论。身体活动是指任何可以增加机体作业量的运动，它包含很多日常作业。运动是指有计划、有结构、重复的活动，它可以提高或者维持身体的健康水平。

接下来他们会讨论增加身体活动的方法。教练会和患者讨论不同的身体活动：有氧运动——这种运动可以增加呼吸和心跳的速率；抗阻运动——这种运动可以提高肌肉的施力和抵抗力，让肌肉更加强壮；拉伸运动——这种运动可以通过热身和伸展肌肉提高肌肉的柔韧性。展示活动金字塔（见附录11-A，工作表11）可以让患者深入了解各种运动。在其中，治疗师可以询问患者，她认为哪些地方很奇怪，或者哪些地方很令人惊奇。然后教练对这些困惑进行阐释。在会谈的最后，教练要帮助患者设置在第六次会谈之前需要完成的、现实的身体活动和运动目标。尽管最理想的是每天都锻炼身体，但仍需着眼于现实的目标。教练会和患者分享，设置一个理想的目标有时仍会失败，更加重了消极的情绪症状。教练会帮助患者设置身体活动目标，鼓励患者使用的步数计，增加行走量。

第六次会谈：聚焦于身体意象

本次会谈有 3 个目标：

（1）介绍和定义身体意象。
（2）讨论影响关于身体意象的传说。
（3）介绍树立更好的身体意象的 8 个步骤。

大多数患者在以前就接触过身体意象这个概念。教练会使用为这次会谈编制的工作表（本书未附），来讨论患者怎样定义身体意象，她们对身体的看法如何影响她们的行为。这次会谈也会讲述那些和身体意象有关的传说。在讲完每个神话后，教练会询问患者之前是否听说过这个传说，是否相信这个传说对她的身体意象有影响。接下来，教练会讨论为什么传说不是真的，每个传说背后实际要告诉我们什么样的事情。最后，教练会分享形成健康身体意象的工作表"建立健康身体意象的8个步骤"（见附录11-A，工作表12）。治疗师和患者一起或者让患者自己通读这个工作表，然后讨论她认为最有帮助或者最吸引她的步骤。这次会谈的目标有：识别健康的生活方式目标（见附录11-A，工作表2），完成"身体意象工作表"和"改变帮助表：我的改变愿望"（Cash Body Image Workbook，1997）。

第七次会谈：更多的自我觉察

本次会谈有4个目标：

（1）介绍和定义自我觉察。
（2）讨论保持健康生活方式所面临的挑战。
（3）介绍STEPS问题解决工作表（见第10章，附录10-A）。
（4）讨论会谈间的任务。

首先，治疗师要评估患者对"自我觉察"这个词语的了解程度，询问患者对这个词语做何理解。很多患者在这部分内容开始之前从没有听说过这个词，那就很有必要讨论它的意思。在讨论了一般的定义并且患者能够理解之后，他们需要讨论在进食的情境下如何理解这个词语。这时候的自我觉察需要关注自己正在吃什么、喝什么，需要注意到吃东西前、吃东西时和吃东西后所有身体和心理的感觉。教练还需要讨论对身体活动的觉察。教练要先评估患者在身体活动情境下如何理解这个词的意思，并且讨论她们自己对身体活动的觉察。对身体活动的觉察是指去注意活动的时候身体有什么感觉，比如，呼吸的时候、心跳的时候、肌肉运动的时候、摆姿势的时候、身体协调的时候、沉浸于某事的时候（或者"集中注意力"的时候）。治疗师询问患者是否在身体活动的时候体验到了这些东西。最后，需要讨论患者对心情的觉察。觉察心情是指注意自己的情绪，明白自己有什么感受，并且知道该如何改变情绪。然后，教练会让患者关注自己控制情绪的能力，从而练习心情觉察活动（见附录11-A，工作表13）。请注意，对心境、情绪和情感这几个概念进行简明的区分，将在其他治疗中进行，HBHM 会将重点放在广泛意义上的情绪上，偶尔特指抑郁症状。

在这次会谈中，教练也将在讨论保持健康生活方式时会遇到的困难。教练会探讨随处可见的食物诱惑，习惯了的、不合理的饮食搭配，以及那些会让人过量进食的环境线索。教练鼓励患者敞开心扉谈论她们所遇到的困难。在人生的旅途中，大部分人都会遇到困难和挑战，重要的是知道如何有效地应对这些困难。在这次会谈里，教练还将介绍 STEPS 工作表，鼓励患者运用这种问题解决方法处理近期遇到的困难。

下次会谈前的那个星期，患者需要使用 STEPS 工作表处理她们遇到的挑战。教练会谈论日志以及日志和自我觉察之间的关系，然后和患者一同设置未来几天的日志目标。教练还可以设定患者想要完成的任何减肥目标。

第八次会谈：为接下来的成功做计划

本次会谈有两个目标：

（1）回顾之前的减肥目标，讨论 STEPS 问题解决工作表和其他日志。
（2）讨论进行健康选择的策略。

教练需要确保患者在遇到挑战的时候能够清楚如何使用问题解决工作表。例如，如果患者能够明确挑战是什么，头脑风暴出可能的解决方法，衡量每种解决方法的利弊，执行其中的一种，然后评估解决方法的效果，那就证明她掌握了问题解决工作表。为将来做计划对于患者是否能够成功应对今后的挑战十分重要。在本次会谈中，教练会和患者讨论如何对将来的每日三餐、零食、身体活动、特殊情况和积极想法制订计划。一个完整的饮食计划包能够在患者外出就餐时明确给出健康的饮食选择，它会强调，每餐饭以及食物需要遵守 5/2/10 准则。由于这是最后一个高强度干预的会谈（在每月一次的支持性会谈之前），所以设置的目标要能指引将来的改变。如果挑战太多或太大，教练会鼓励患者在遇到巨大挑战时提前来治疗。教练还要跟患者说明，高强度的干预部分已经完成了，然后确保患者设置了减肥目标。

支持性会谈

在高强度干预部分之后，教练鼓励患者参加为期 3 个月、每月 1 次的支持性会谈。对一些女孩来说，这些支持性的会谈可以让她们汇报体重和心情。对另一些女孩来说（这点完全不同于一些儿童肥胖治疗的结果），他们可以开始运用学过的技术，开始减去更多的体重、感到更加快乐。第一次支持性会谈主要进行患者的躯体疾病叙述（见第十章，附录 10-A）。这可以帮助教练和患者更好地了解患有多囊卵巢综合征对她们来说意味着什么。第二次支持性会谈聚焦于带着多囊卵巢综合征生活，从周围环境中汲取支持。主要讨论的话题有支持系统以及和同伴讨论患有多囊卵巢综合征时的不适感。第三次支持性会谈不仅会去谈论患者有些什么变化，还会谈论患上多囊卵巢综合征让患者有些什么变化（见附录 11-A，工作表 14）。虽然一些患者将此次会谈作为 HBHM 旅程的最后一站，但我们仍然会在我们的临床多囊卵巢综合征项目中为她们提供后续会谈。

总结和注意事项

在美国，儿童和青少年中肥胖的人数已经达到了流行比例。儿童抑郁症很普遍，常有复发，并会给患者造成损害。抑郁在儿童中的发病率是 1% ～ 2%，在青少年中的发病率是 3% ～ 8%（Lewinsohn et al., 1998）。目前对青少年肥胖的干预方案排除了那些具有共病情况的患者。长期以来，肥胖和抑郁有着密切联系，很多人提出应该先治疗哪种疾病的问题，然而 HBHM 为我们提供了一个基础的治疗方法，它可以在青少年人群中对常表现出肥胖（约70%）和抑郁（约50%）的躯体疾病（多囊卵巢综合征）进行治疗。幸运的是，很多基于实证的肥胖和抑郁治疗对于青少年的减肥和改善情绪都有很好的效果。我们在此做个梳理，辅助的治疗策略对于改善标准化的儿童体重管理项目是很有效的。在第五章中我们可以看到，相似的策略对于儿童抑郁是有效的。行为（Aragona et al.，1975；Brownell et al.，1983；Coates et al.，1982；Epstein and Wing，1980；Epstein et al.，1995；Flodmark et al.，1993）和认知（Brownell et al.，1983；Coates and Thoresen，1981；Senediak and Spence，1985；Williams et al.，1993）的技术，联合饮食和活动的改变策略，能够对青少年减肥和消除抑郁起到良好的效果。

　　比起只针对孩子的项目，基于家庭的行为项目有更好的效果，它会教给青少年及其父母进行饮食、活动和其他行为的技术（Epstein et al.，1981；Epstein et al.，2008）。它也鼓励互助式的减肥，在父母和孩子间营造一种积极的家庭氛围，因此它能让家庭里所有成员都受益（Wrotniak et al.，2004）。虽然，支持减肥干预中动机访谈技术的数据很少，但是这些策略对激发改变行为的动机，特别是为那些多次减肥和改善情绪失败的、患有精神疾病的青少年贡献了安全且代价小的方法。即使对于那些严重的肥胖患者，他们接受着其他治疗，比如药物治疗或外科手术，这些心理治疗的方法仍然能显著提高患者的生活质量和对减肥干预的依从性（Kalarchian and Marcus，2003）。除此之外，仔细考虑哪些患者能从这种联合干预中获益是至关重要的。例如，在 HBHM 中，治疗师需要排除那些有重症抑郁家族史、在过去因精神疾病住过院、甚至有过自杀企图的患者。对于这些患者来说，应该采用针对抑郁的、更加纯粹的认知行为治疗；需要的话，建议服用抗抑郁药物。

❑ 本章要点

- 许多适应不良的进食行为以及缺乏身体运动的背后，其实隐藏着有问题的情绪症状。
- 在"健康身体，健康心灵（HBHM）"项目之前，大部分儿童肥胖干预会将共病情绪症状的青少年排除在外。作为操作化的治疗，HBHM 旨在提供一套基于认知行为治疗的、更全面的技术，这些技术可以帮助青少年战胜肥胖、消除情绪症状。
- 认知行为治疗是 HBHM 治疗中的主体内容，但该项目还使用动机访谈的技术来帮助那些有阻抗行为的青少年更好地接受治疗。不过，HBHM 中的动机访谈的技术不适合那些需要接受高强度抑郁治疗的青少年（针对他们的治疗详见第五章）。

● HBHM 能够有效地帮助那些在完成健康生活方式目标时遇到困难的多囊卵巢综合征患者，同时也能够缓解她们的抑郁症状。细致地选择那些可能会受益于 HBHM 的患者对于最大化治疗效用是十分重要的。比如说，如果患者长期患有重度抑郁症，且反复发作，那么高强度的、针对抑郁的治疗更适合她。相反，如果患者的抑郁想法继发于她的身体意象，和她受损的自尊有关，那么 HBHM 会非常适合她。

● 虽然认知行为治疗和动机访谈技术被综合成了一个方案，但是这种干预仍然需要根据每个患者的需要进行调整。很多患有多囊卵巢综合征或肥胖的青少年可能很难掌握认知行为治疗所要求的认知技术。此外，治疗师还需要从患者那里了解她们的文化和年龄，从而最大化治疗的效果。

● 虽然会谈是逐次渐进向前的，但是患者常常会返回到之前的会谈中去再打打基础。由于失误或者环境因素影响，青少年常会在学习了一个技术之后又返回到了原来的状态。

● 一旦体重能够保持，积极想法能够树立，患者坚持认知行为治疗对于预防复发就会是很有效的。

🔲 自测题

11.1　青少年肥胖与以下哪种心理现象无关？

　　A. 低自尊

　　B. 受损的身体意象

　　C. 抑郁

　　D. 强迫特征

11.2　为什么认知行为治疗适合于治疗多囊卵巢综合征这种躯体疾病？

　　A. 认知行为治疗能够帮助青少年重新理解她们的身心疾病

　　B. 认知行为治疗能够帮助青少年更好地理解她们肥胖的原因

C. 认知行为治疗既能够治疗青少年的肥胖，又能治疗抑郁

D. 认知行为治疗可以激励青少年更多地运动

11.3 在治疗肥胖和抑郁的青少年时，认知行为治疗还可以对哪种共病情况起到治疗效果呢？

A. 强迫症

B. 创伤后应激障碍

C. 未分类的进食障碍

D. 酒精依赖

11.4 下列哪项不是动机访谈（辅助认知行为治疗的方法）的主要技术？

A. 开放式问题

B. 非直接的共情

C. 坚定

D. 反应式倾听

11.5 一个 8 岁的男孩来到诊所，他的身体质量指数是 99.9%。他抱怨家人买太多高脂肪、高热量的食品放在家里。他的父母都有肥胖问题，他们质疑，为什么他们要为孩子改变自己的生活习惯。在以下认知行为治疗技术中，哪种最可能调和这个孩子及其父母的不同需要？

A. 行为活动

B. 自我监控

C. 控制刺激物

D. 认知重建

📖 参考文献

Anderson SE, Cohen P, Naumova EN, et al: Relationship of childhood behavior disorders to weight gain from childhood into adulthood. Ambul Pediatr 6:297–301, 2006

Apter D, Butzow T, Laughlin GA, et al: Metabolic features of polycystic ovary syndrome are found in adolescent girls with hyperandrogenism. J Clin Endocrinol Metab 80:2966–2973, 1995

Aragona J, Cassady J, Drabman RS: Treating overweight children through parental training and contingency contracting. J Appl Behav Anal 8:269–278, 1975

Arslanian SA, Witchel SF: Polycystic ovary syndrome in adolescents: is there an epidemic? Curr Opin Endocrinol Diabetes 9:32–42, 2002

Azziz R, Kashar-Miller MD: Family history as a risk factor for the polycystic ovary syndrome. J Pediatr Endocrinol Metab 13:1303–1306, 2000

Azziz R, Carmina E, Dewailly D, et al: Positions statement: criteria for defining polycystic ovary syndrome as a predominantly hyperandrogenic syndrome: an Androgen Excess Society guideline. J Clin Endocrinol Metab 91:4237–4245, 2006

Bauer KW, Yang YW, Austin SB: "How can we stay healthy when you're throwing all of this in front of us?" Findings from focus groups and interviews in middle schools on environmental influences on nutrition and physical activity. Health Educ Behav 31:34–46, 2004

Becque MD, Katch VL, Rocchini AP, et al: Coronary risk incidence of obese adolescents: reduction by exercise plus diet intervention. Pediatrics 81:605–612, 1988

Berg-Smith SM, Stevens VJ, Brown KM, et al: A brief motivational intervention to improve dietary adherence in adolescents. The Dietary Intervention Study in Children (DISC) Research Group. Health Educ Res 14:399–410, 1999

Braet C, Mervielde I, Vandereycken W: Psychological aspects of childhood obesity: a controlled study in a clinical and nonclinical sample. J Pediatr Psychol 22:59–71, 1997

Brewis A: Biocultural aspects of obesity in young Mexican schoolchildren. Am J Hum Biol 15:446–460, 2003

Britz B, Siegfried W, Ziegler A, et al: Rates of psychiatric disorders in a clinical study group of adolescents with extreme obesity and in obese adolescents ascertained via a population based study. Int J Obes Relat Metab Disord 24:1707–1714, 2000

Brown KM, McMahon RP, Biro FM, et al: Changes in self-esteem in black and white girls between the ages of 9 and 14 years: the NHLBI Growth and Health Study. J Adolesc Health 23:7–19, 1998

Brownell K, Kelman J, Stunkard A: Treatment of obese children with and without their mothers: changes in weight and blood pressure. Pediatrics 71:513–523, 1983

Buddeburg-Fisher B, Klaghofer R, Reed V, et al: Associations between body weight, psychiatric disorders and body image in female adolescents. Psychother Psychosom 68:325–332, 1999

Cash TF: The Body Image Workbook: An Eight-Step Program for Learning to Like Your Looks, 2nd Edition. Oakland, CA, New Harbinger Publications, 2008

Coates TJ, Thoresen CE: Behavior and weight changes in three obese adolescents. Behav Ther 12:383–399, 1981

Coates TJ, Killen JD, Slinkard LA: Parent participation in a treatment program for overweight adolescents. Int J Eat Disord 1:37–48, 1982

Dahl R, Spear LP (eds): Adolescent Brain Development: Vulnerabilities and Opportunities. New York, New York Academy of Sciences, 2004

Davison KK, Birch LL: Family environmental factors influencing the developing behavioral controls of food intake and childhood overweight. Pediatr Clin North Am 48:893–907, 2001

Davison KK, Birch LL: Processes linking weight status and self-concept in girls at ages 5 and 7 years. Dev Psychol 38:735–748, 2002

Davison KK, Birch LL: Predictors of fat stereotypes among 9-year-old girls and their parents. Obes Res 12:86–94, 2004

DiLillo V, Siegfried NJ, Smith WD: Incorporating motivational interviewing into behavioral obesity treatment. Cogn Behav Pract 10:120–130, 2004

Duffy G, Spence SH: The effectiveness of cognitive self-management as an adjunct to a behavioural intervention for childhood obesity: a research note. J Child Psychol Psychiatry 34:1043–1050, 1993

Dunn C, Deroo L, Rivara FP: The use of brief interventions adapted from motivational interviewing across behavioral domains: a systematic review. Addiction 12:1725–1742, 2001

Eisenberg ME, Neumark-Sztainer D, Story M: Associations of weight-based teasing and emotional well-being among adolescents. Arch Pediatr Adolesc Med 157:733–738, 2003

Elsenbruch S, Hahn S, Kowalsky D, et al: Quality of life, psychosocial well-being, and sexual satisfaction in women with polycystic ovary syndrome. J Clin Endocrinol Metab 88:5801–5807, 2003

Emes C, Velde B, Moreau M, et al: An activity based weight control program. Adapt Phys Activ Q 7:314–324, 1990

Epstein LH, Goldfield GS: Physical activity in the treatment of childhood overweight and obesity: current evidence and research issues. Med Sci Sports Exerc 31(suppl):S553–S559, 1999

Epstein LH, Squires S (eds): The Stoplight Diet for Children. Boston, MA, Little, Brown, 1988

Epstein LH, Wing RR: Aerobic exercise and weight. Addict Behav 5:371–388, 1980

Epstein LH, Wing RR, Koeske R, et al: Child and parent weight loss in family based behavior modification programs. J Consult Clin Psychol 49:674–685, 1981

Epstein LH, Wing RR, Koeske R, et al: Effects of diet plus exercise on weight change in parents and children. J Consult Clin Psychol 52:429–437, 1984

Epstein LH, Wing RR, Penner BC, et al: Effect of diet and controlled exercise on weight loss in obese children. J Pediatr 107:358–361, 1985

Epstein LH, Valoski AM, Kalarchian MA, et al: Do children lose and maintain weight easier than adults: a comparison of child and parent weight changes from six months to ten years. Obes Res 3:411–417, 1995

Epstein LH, Paluch RA, Gordy CC, et al: Decreasing sedentary behaviors in treating pediatric obesity. Arch Pediatr Adolesc Med 154:220–226, 2000

Epstein LH, Gordy CC, Raynor HA, et al: Increasing fruit and vegetable intake and decreasing fat and sugar intake in families at risk for childhood obesity. Obes Res 9:171–178, 2001

Epstein LH, Paluch RA, Beecher MD, et al: Increasing healthy eating vs. reducing high energy–dense foods to treat pediatric obesity. Obesity 16:318–326, 2008

Erermis S, Cetin N, Tamar M, et al: Is obesity a risk factor for psychopathology among adolescents? Pediatr Int 46:296–301, 2004

Faith MS, Allison DB, Geliebter A: Emotional eating and obesity: theoretical considerations and practical recommendations, in Overweight and Weight Management: The Health Professional's Guide to Understanding and Practice. Edited by Dalton S. Gaithersburg, MD, Aspen, 1997, pp 439–465

Faith MS, Matz PE, Jorge MA: Obesity-depression associations in the population. J Psychosom Res 53:935–942, 2002

Flodmark CE, Ohlsson T, Ryden O, et al: Prevention of progression to severe obesity in a group of obese schoolchildren treated with family therapy. Pediatrics 91:880–884, 1993

Ford ES, Galuska DA, Gillespie C, et al: C-reactive protein and body mass index in children: findings from the Third National Health and Nutrition Examination Survey, 1988–1994. J Pediatr 138:486–492, 2001

Franko DL, Striegel-Moore RH, Thompson D, et al: Does adolescent depression predict obesity in black and white young adult women? Psychol Med 35:1505–1513, 2005

Freedman DS, Dietz WH, Srinivasan SR, et al: The relation of overweight to cardiovascular risk factors among children and adolescents: the Bogalusa Heart Study. Pediatrics 3:1175–1182, 1999

French SA, Story M, Perry CL: Self-esteem and obesity in children and adolescents: a literature review. Obes Res 3:479–490, 1995

French S, Perry C, Leon G, et al: Self-esteem and changes in body mass index over 3 years in a cohort of adolescents. Obes Res 41:27–33, 1996

Friedman MA, Brownell KD: Psychological correlates of obesity: moving to the next research generation. Psychol Bull 117:3–20, 1995

Fuentes RM, Notkola IL, Shemeikka S, et al: Tracking of body mass index during childhood: a 15-year prospective population-based family study in eastern Finland. Int J Obes Relat Metab Disord 27:716–721, 2003

Goodman E, Whitaker RA: Prospective study of the role of depression in the development and persistence of adolescent obesity. Pediatrics 110:497–504, 2002

Grilo CM, Wilfley DE, Brownell KD, et al: Teasing, body image, and self-esteem in a clinical sample of obese women. Addict Behav 19:443–450, 1994

Hemmingsson T, Lundberg I: How far are socioeconomic differences in coronary heart disease hospitalization, all-cause mortality and cardiovascular mortality among adult Swedish males attributable to negative childhood circumstances and behaviour in adolescence? Int J Epidemiol 34:260–267, 2005

Herrera E, Johnston C, Steele R: Comparison of cognitive and behavioral treatments for pediatric obesity. Child Health Care 33:151–167, 2004

Hesketh K, Wake M, Waters E: Body mass index and parent-reported self-esteem in elementary school children: evidence for a causal relationship. Int J Obes Relat Metab Disord 28:1233–1237, 2004

Himelein MJ, Thatcher SS: Depression and body image among women with polycystic ovary syndrome. J Health Psychol 11:613–625, 2006

Hollinrake E, Abreu A, Maifeld M, et al: Increased risk of depressive disorders in women with polycystic ovary syndrome. Fertil Steril 87:1369–1376, 2007

Kalarchian MA, Marcus MD: Management of the bariatric surgery patient: is there a role for the cognitive behavior therapist? Cogn Behav Pract 10:112–119, 2003

Katch V, Becque M, Marks C, et al: Basal metabolism of obese adolescents: inconsistent diet and exercise effects. Am J Clin Nutr 48:565–569, 1988

Kingsley R, Shapiro J: A comparison of three behavioral programs for the control of obesity in children. Behav Ther 8:30–36, 1977

Kirschenbaum DS, Harris ES, Tomarken AJ: Effects of parental involvement in behavioral weight loss therapy for preadolescents. Behav Ther 15:485–500, 1984

Knochenhauer ES, Key TJ, Kahsar-Miller M, et al: Prevalence of the polycystic ovary syndrome in unselected black and white women of the southeastern United States: a prospective study. J Clin Endocrinol Metab 83:3078–3082, 1998

Kraig KA, Keel PK: Weight-based stigmatization in children. Int J Obes Relat Metab Disord 25:1661–1666, 2001

Lamertz CM, Jacobi C, Yassouridis A, et al: Are obese adolescents and young adults at risk for mental disorders? A community survey. Obes Res 10:1152–1160, 2002

Latner JD, Stunkard AJ: Getting worse: the stigmatization of obese children. Obes Res 11:452–456, 2003

Legro RS: Detection of insulin resistance and its treatment in adolescents with polycystic ovary syndrome. J Pediatr Endocrinol Metab 5 (suppl 5):1367–1378, 2002

Levine M, Ringham R, Kalarchian M, et al: Is family based behavioral weight control appropriate for severe pediatric obesity? Int J Eat Disord 30:318–328, 2001

Lewinsohn PM, Hops H, Roberts RE, et al: Adolescent psychopathology: I. Prevalence and incidence of depression and other DSM-III-R disorders in high school students. J Abnorm Psychol 102:133–144, 1993

Lewinsohn PM, Rohde P, Seeley JR: Major depressive disorder in older adolescents: prevalence, risk factors, and clinical implications. Clin Psychol Rev 18:765–794, 1998

Lewy VD, Danadain K, Witchel SF, et al: Early metabolic abnormalities in adolescent girls with polycystic ovarian syndrome. J Pediatr 138:38–44, 2001

Lunner K, Werthem EH, Thompson KJ, et al: A cross-cultural examination of weight-related teasing, body image, and eating disturbance in Swedish and Australian samples. Int J Eat Disord 28:430–435, 2000

Magarey AM, Daniels LA, Boulton TJ, et al: Predicting obesity in early adulthood from childhood and parental obesity. Int J Obes Relat Metab Disord 27:505–513, 2003

Miller JL, Silverstein JH: Management approaches for pediatric obesity. Nat Clin Pract Endocrinol Metab 3:810–818, 2007

Miller WR, Rollnick S: Motivational Interviewing: Preparing People to Change Addictive Behavior. New York, Guilford, 1991

Miller WR, Rollnick S: Motivational Interviewing: Preparing People for Change. New York, Guilford, 2002

Morin-Papunen L, Vauhkonen I, Koivunen R, et al: Metformin versus ethinyl estradiol–cyproterone acetate in the treatment of nonobese women with polycystic ovary syndrome: a randomized study. J Clin Endocrinol Metab 88:148–156, 2003

Mustillo S, Worthman C, Erkanli A, et al: Obesity and psychiatric disorder: developmental trajectories. Pediatrics 111:851–859, 2003

Neumark-Sztainer D, Story M, Harris T: Beliefs and attitudes about obesity among teachers and school health care providers working with adolescents. J Nutr Educ 3:3–9, 1999

Neumark-Sztainer D, Falkner N, Story M, et al: Weight-teasing among adolescents: correlations with weight status and disordered eating behaviors. Int J Obes Relat Metab Disord 26:123–131, 2002

Ogden CL, Carroll MD, Lester RC, et al: Prevalence of overweight and obesity in the United States, 1994–2004. JAMA 295:1549–1555, 2006

Palmert MR, Gordon CM, Kartashov AI, et al: Screening for abnormal glucose tolerance in adolescents with polycystic ovary syndrome. J Clin Endocrinol Metab 87:1017–1023, 2002

Pearce MJ, Boergers J, Prinstein MJ: Adolescent obesity, overt and relational peer victimization, and romantic relationships. Obes Res 10:386–393, 2002

Phillips J, Hull E, Rofey D: Childhood obesity: highlights of the American Medical Association (AMA) Expert Committee Recommendations. American Academy of Family Physicians 38:411–419, 2010

Pierce JW, Wardle J: Cause and effect beliefs and self-esteem of overweight children. J Child Psychol Psychiatry 38:645–650, 1997

Pine DS, Cohen P, Brook J, et al: Psychiatric symptoms in adolescence as predictors of obesity in early adulthood: a longitudinal study. Am J Public Health 87:1303–1310, 1997

Puhl RM, Latner JD: Stigma, obesity, and the health of the nation's children. Psychol Bull 133:557–580, 2007

Rasgon NL, Rao RC, Hwang S, et al: Depression in women with polycystic ovary syndrome: clinical and biochemical correlates. J Affect Disord 74:299–304,

2003

Renjilian D, Perri M, Nezu A, et al: Individual versus group therapy for obesity: effects of matching participants to their treatment preferences. J Consult Clin Psychol 69:717–721, 2001

Resnicow K, Taylor R, Baskin M, et al: Results of go girls: a weight control program for overweight African-American adolescent females. Obes Res 13:1739–1748, 2005

Resnicow K, Davis R, Rollnick S: Motivational interviewing for pediatric obesity: conceptual issues and evidence review. J Am Diet Assoc 106:2024–2033, 2006

Ricciardelli LA, McCabe MP: Children's eating concerns and eating disturbances: a review of the literature. Clin Psychol Rev 21:325–344, 2001

Richardson L, Davis R, Poulton R, et al: A longitudinal evaluation of adolescent depression and adult obesity. Arch Pediatr Adolesc Med 157:739–745, 2003

Rocchini AP, Katch V, Anderson J, et al: Blood pressure in obese adolescents: effect of weight loss. Pediatrics 82:16–23, 1988

Rofey DL, Kolko RP, Iosif AM, et al: A longitudinal study of childhood depression and anxiety in relation to weight gain. Child Psychiatry Hum Dev 40:517–526, 2009a

Rofey DL, Szigethy EM, Noll RB, et al: Cognitive-behavioral therapy for physical and emotional disturbances in adolescents with polycystic ovary syndrome: a pilot study. J Pediatr Psychol 34:156–163, 2009b

Schwartz R, Hamre R, Dietz W, et al: Office-based motivational interviewing to prevent childhood obesity: a feasibility study. Arch Pediatr Adolesc Med 161:495–501, 2007

Senediak C, Spence S: Rapid versus gradual scheduling of therapeutic contact in a family based behavioural weight control programme for children. Behavioural Psychotherapy 13:256–287, 1985

Shin N, Shin MS: Body dissatisfaction, self-esteem, and depression in obese Korean children. J Pediatr 152:502–506, 2008

Smith DE, Heckemeyer CM, Kratt PP, et al: Motivational interviewing to improve adherence to a behavioral weight-control program for older obese women with NIDDM: a pilot study. Diabetes Care 20:52–54, 1997

Stice E, Bearman SK: Body image and eating disturbances prospectively predict growth in depressive symptoms in adolescent girls: a growth curve analysis. Dev Psychol 37:597–607, 2001

Stice E, Hayward C, Cameron R, et al: Body image and eating related factors predict onset of depression in female adolescents: a longitudinal study. J Abnorm Psychol 109:438–444, 2000

Strauss RS: Childhood obesity and self-esteem. Pediatrics 105:e15, 2000

Strauss RS, Pollack HA: Social marginalization of overweight children. Arch Pediatr Adolesc Med 157:746–752, 2003

Szigethy EM, Kenney E, Carpenter J, et al: Cognitive-behavioral therapy for adolescents with inflammatory bowel disease and subsyndromal depression. J Am Acad Child Adolesc Psychiatry 46:1290–1298, 2007

Szigethy E, Hardy D, Craig AE, et al: Girls connect: effects of a support group for teenage girls with inflammatory bowel disease and their mothers. Inflamm Bowel Dis 8:1127–1128, 2009

Tanofsky-Kraff M, Yanovski SZ, Wilfley DE, et al: Eating-disordered behaviors, body fat, and psychopathology in overweight and normal-weight children. J Consult Clin Psychol 72:53–61, 2004

Tiggemann M: Body dissatisfaction and adolescent self-esteem: prospective findings. Body Image 2:129–135, 2005

van den Berg P, Wertheim EH, Thompson JK, et al: Development of body image, eating disturbance, and general psychological functioning in adolescent females: a replication using covariance structure modeling in an Australian sample. Int J Eat Disord 32:46–51, 2002

Wardle J, Cooke L: The impact of obesity on psychological well-being. Best Pract Res Clin Endocrinol Metab 19:421–440, 2005

Wardle J, Williamson S, Johnson F, et al: Depression in adolescent obesity: cultural moderators of the association between obesity and depressive symptoms. Int J Obes (Lond) 30:634–643, 2006

Weiner CL, Primeau M, Ehrmann DA: Androgens and mood dysfunction in women: comparison of women with polycystic ovarian syndrome to healthy controls. Psychosom Med 66:356–362, 2004

Weisz JR, Southam-Gerow MA, Gordis EB, et al: Cognitive-behavioral therapy versus usual clinical care for youth depression: an initial test of transportability to community clinics and clinicians. J Consult Clin Psychol 77:383–396, 2009

Williams CL, Bollella M, Carter BJ: Treatment of childhood obesity in pediatric practice. Ann N Y Acad Sci 699:207–219, 1993

Wrotniak BH, Epstein LH, Paluch RA, et al: Parent weight change as a predictor of child weight change in family based behavioral obesity treatment. Arch Pediatr Adolesc Med 158:342–347, 2004

Yildiz BO, Knochenhauer ES, Azziz R: Impact of obesity on the risk for polycystic ovary syndrome. J Clin Endocrinol Metab 93:162–168, 2008

Zeller MH, Saelens B, Roehrig H, et al: Psychological adjustment of obese youth presenting for weight management treatment. Obes Res 12:1576–1586, 2004

附录 11-A

健康身体，健康心灵：挑选患者工作表

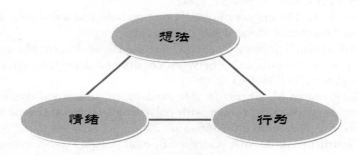

引领健康的要素

我们的情绪、想法和行为有什么样的联系：

消极想法让我们情绪低落。

消极想法	消极行为	消极情绪
我看上去很丑。	我今晚不出去了。	伤心

消极想法	消极行为	消极情绪
我永远都考不及格。	我不学了。	无助

积极想法让我们心情愉悦

积极想法	积极行为	积极情绪
我的朋友喜欢我。	出去能让我更舒服。	开心

积极想法	积极行为	积极情绪
如果我努力，我一定能做好。	为了考好，我好好学习。	自信

健康的生活方式目标

现在，花点时间考虑一下，你最想朝哪三个具体的生活方式目标努力。目标设定要尽可能具体，写下实现这些目标的步骤。我们还将询问你，在实现目标的过程中会有哪些障碍，你又能通过哪些方法克服这些挑战。确保你的目标是现实的，而不是理想化的，这样你才能实现它们。

目标 1：_____

_____

　　为了完成目标，我 / 我们会：_____

_____

目标 2：_____

_____

　　为了完成目标，我 / 我们会：_____

_____

目标 3：_____

_____

　　为了完成目标，我 / 我们会：_____

_____

健康身体，健康心灵

体重追踪器

姓名的首字母：＿＿＿＿＿＿＿

性　　别：＿＿＿＿＿＿＿

出生日期：＿＿＿＿＿＿＿

会谈	身高	体重	BMI	百分位数
1				
2				
3				
4				
5				
6				
7				
8				
9				
10				
11				
12				

情绪监测

练习任务：在接下来的一周，记录每天的大部分时候你是什么样的心情（比如、无聊、高兴、伤心、生气、烦躁、暴躁）。将你每天的心情用 1 ～ 10 评分（1 表示心情很糟糕，比如，没有比这更无聊的了；10 表示心情很好，比如，一点都不无聊）。然后写下这天发生了什么好的或不好的事情。

天	描述心情	心情评分（1—10）	今天发生的好事	今天发生的坏事	我在饮食上的改变（比如，比从前吃得多或少）
星期一					
星期二					
星期三					
星期四					
星期五					
星期六					
星期天					

评分

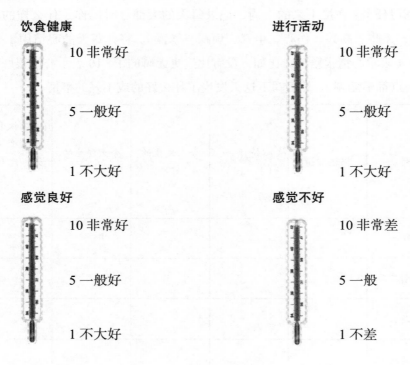

饮食健康

10 非常好

5 一般好

1 不大好

进行活动

10 非常好

5 一般好

1 不大好

感觉良好

10 非常好

5 一般好

1 不大好

感觉不好

10 非常差

5 一般

1 不差

感觉良好是种怎样的感受

我做了什么事情，或者发生了什么让我感觉良好：

_____

_____

_____

感觉良好时，我看上去是什么样子？

_____

_____

_____

感觉良好时，我的想法是什么？

_____

_____

_____

感觉良好时，我会做什么？

_____

_____

_____

工具 1：多囊卵巢综合征金字塔

■ 多囊卵巢综合征金字塔中给出了现阶段对患有多囊卵巢综合征的女孩或女人的推荐营养食谱。如果要确保摄入你所需要的营养，我们建议你根据金字塔来挑选食物。

■ 在会谈结束时，我们会给你一张金字塔图，便于你在平时挑选合适的食物。

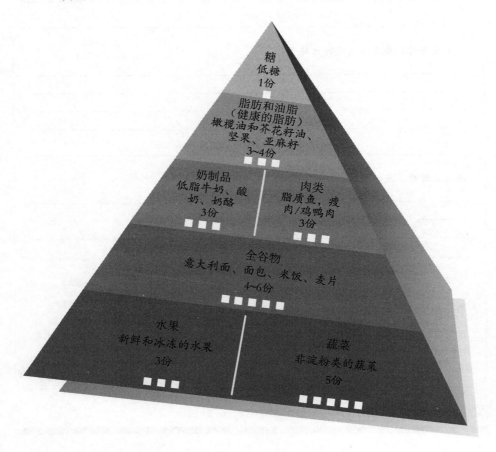

工具 2：营养读物

标签和 5/2/10 准则

你可以使用营养物标签来选择健康食品。选择健康食品时，你需要看看食物的脂肪含量、纤维含量和糖分。太多脂肪或糖会导致体重增加，太少纤维会让你容易饿。通常，健康食物脂肪含量小于 5 克 / 份，纤维含量大于 2 克 / 份，糖含量小于 10 克 / 份。现在你可以去看看家里食物的成分了，判断一下家里哪些食物具有健康的成分。

营养成分		
每份大小 1 杯（30 克）		
每份的含量		
热量 111		16 克脂肪的热量
		% 每日
脂肪总量 2 克		3%
饱和脂肪 0 克		2%
反式脂肪		
胆固醇 0 毫克		0%
钠 213 毫克		9%
碳水化合物总量 22 克		7%
膳食纤维 4 克		14%
糖 1 克		
蛋白质 4 克		
维生素 A	10%	维生素 C 10%
钙	12%	铁 57%

* 每日需要量的百分比，建立在 2000 热量的食物上。

你的每日需要量会根据热量的不同而不同：

	热量	2000	2500
脂肪总量	小于	65 克	80 克
饱和脂肪	小于	20 克	25 克
胆固醇	小于	300 毫克	300 毫克
钠	小于	2400 毫克	2400 毫克
碳水化合物总量	小于	300 克	375 克
纤维	小于	25 克	30 克

每克的热量：
脂肪 9 　　碳水化合物 4 　　蛋白质 4

旁注：
这是推荐的**每份大小**。
这里列出的脂肪含量、纤维含量和**糖含量**都是在此分量下的量。如果你吃了两份，那么你就摄入了两倍的脂肪量、纤维量和糖量。

将脂肪总量控制在 5 克 / 份以下。

将纤维的摄取量增加到 2 克 / 份以上。

将含糖总量控制在 10 克 / 份以下。

选择符合指南上对脂肪、纤维、糖含量要求的食物，你在家里将会选择出更健康的正餐和零食。

工具 3：健康盘子

■ 健康盘子是典型的一餐饭的结构。

■ 尝试每餐饭按照健康盘子去吃那些营养均衡的食物。

■ 参考健康盘子上的分量同样很重要。

　看下面的分配图。

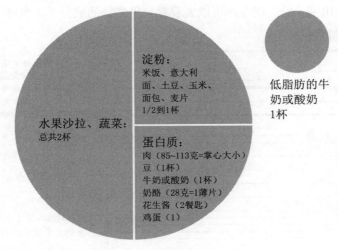

淀粉：
米饭、意大利
面、土豆、玉米、
面包、麦片
1/2到1杯

低脂肪的牛
奶或酸奶
1杯

水果沙拉、蔬菜：
总共2杯

蛋白质：
肉（85~113克=掌心大小）
豆（1杯）
牛奶或酸奶（1杯）
奶酪（28克=1薄片）
花生酱（2餐匙）
鸡蛋（1）

　　现在是时候将你学到的东西付诸实践了。

　　对于控制体重和改变生活习惯，非常重要的一点是，记录你的饮食习惯和身体活动。

　　记录的好处：

■ 将你的饮食和身体活动呈现出来，这样你就能直观地看到自己的习惯。

■ 帮助你将身体活动的计划纳入你的日常安排中。

■ 帮助你看到有益的地方和有困难的地方。

■ 帮助你设定现实的改变生活方式的目标。

　　在你努力变得健康、努力减肥的过程中，每周在见到我们的时候称体重是非常有用的。

认知上的自我监测

导火索 / 先行事件	自动 思维	焦虑 （0—8）	问题 （0～100%）	现在的想法（替代 的想法，证据）	现实的问题 （0～100%）	焦虑 （0—8）
我没有收到舞会邀请。	因为我长得不好，没人喜欢我。	6	75%	到现在很多女孩都没收到邀请。 生活中有更重要的事情。 我有很多好朋友和家人。	10%	3

我的活动金字塔 *

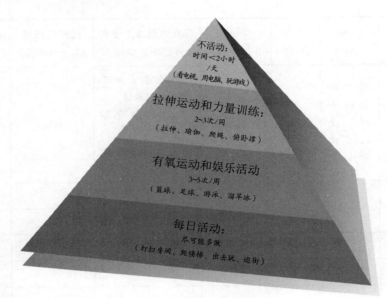

不活动：
时间＜2小时
/天
（看电视、用电脑、玩游戏）

拉伸运动和力量训练：
2~3次/同
（拉伸、瑜伽、爬绳、俯卧撑）

有氧运动和娱乐活动
3~5次/周
（篮球、足球、游泳、溜旱冰）

每日活动：
尽可能多做
（打扫房间、爬楼梯、出去玩、遛狗）

* 改编自密苏里大学的"USDA 我的金字塔"。

这些层级能够反映出你正在消耗多少热量。在短时间之内，"不活动"消耗的热量最少，"有氧运动和娱乐活动"消耗的热量最多。当你增加了"每日活动"后，你会惊讶于热量的消耗。在周末戴上你的腕带和计步器/表，它们将告诉你消耗了多少热量。

代谢当量（METs）是特殊活动强度的估计值，它是基于你静止代谢率（或者说在休息的时候，你的身体消耗的热量）的估计值。MET 越高，当你活动的时候，消耗的热量就越多。

● 坐着不动需要不到 2.0 的 METs，这无法让你减重。

● 中等的活动量需要 2.0 ~ 2.9 的 METs。这比你静坐不动会消耗更多热量，但没有高强度的运动健康。

● 高强度的运动需要 3.0 或以上的 METs 水平。这会让你的身体有负重，有助于你减肥。

建立健康身体意象的 8 个步骤

步骤 1：发现你身体意象里积极的一面和消极的一面。你有独一无二的面容，以及你对自己长相的看法。即使其他人有不同的看法，但你对你自己的看法是我们关注的重点。

步骤 2：为什么你会有消极的身体意象？我们知道，身体意象来源于你过去的成长经历，也来源于现在生活中发生的事情。我们将关注你身体意象的信念从何而来。

步骤 3：消极的身体意象会带来消极的情绪。对长相的觉得别扭、甚至于羞愧会让你感到难以控制自己的生活。

步骤 4：你能感到你在想什么。你的信念影响着你对自己长相的感知。大部分人对长相的重要性有假设——有时这会带来困扰。我们讨论这些假设或传说以及它们的对立面。

步骤 5：在这个步骤中，我们将讨论第二次会谈介绍过的消极思维模式，并且学习如何识别这些心理上的小问题。确定出你消极思考的次数是让你的自我感受更好的第一步。

步骤 6：消极的身体意象能够保护你不去经历那些不舒服的感受（例如，不去和朋友玩，因为你不喜欢他们看你的方式）。回避有时会让你的身体意象更加消极——毕竟，它会阻碍你拥有快乐。改变的重要一步是，明白回避行为其实是在自我防御。

步骤 7：建立一个积极的身体意象十分重要。常常（有时十分频繁），消极想法会重新回来，但重要的是，发现它们，挑战它们，然后获得一个更加健康的替代想法。

步骤 8：对于保持健康很重要的一步是为可能遇到的挑战做计划。继续检查你的想法，确保你自己留在"正轨"上。

变得觉察

小活动：

假设你在一间屋子里，只有你一个人，门锁上了。墙上有一套旋钮，每个旋钮上有不同的标签：愤怒、伤心、高兴、嫉妒、自信、贪婪、幽默。

当你转动每个旋钮时，你就能感受到每种情绪。你能够选择旋转任何旋钮。你也能决定你要把每个旋钮开多大。

你会选择哪个旋钮？你会将它们开到最大吗？让我假设一下，你走出了屋子，回到了现实生活中。你能对自己的心情有更多的觉察吗？你能在离开屋子后选择保持住某几种情绪中吗？

改变对食品的选择、身体活动、心情的第一步，就是增加你对现有生活习惯的觉察。通过写日记，你便正在做这件事。你可能已经从你记日记的经验中发现，记日记是提升很多方面觉察的重要工具，比如哪些食物能给你能量、让你更加满足，哪种身体活动让你很享受，什么时候你会感到很积极。我们鼓励你坚持记日记，这会帮助你增加对自己需要的觉察。

记日记还能让你看到，你不需要通过"保持节食"或者"时刻运动"来减肥，让生活健康均衡的方法能够给你最好的身体和情绪感受。

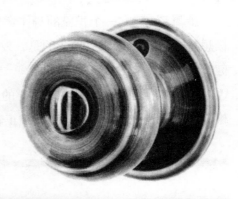

活动效果

你已经坚持了很长一段时间了。我们想知道你在这个过程中的收获。

■ 是什么让你有了积极的改变？

■ 这个过程如何帮助到你？

■ 和刚开始加入会谈时的自己做个比较，你有什么改变？

■ 在整个过程里，有没有谁，让你很想表达一下你的谢意？如果有，说明理由。

■ 你能够给整个干预做些反馈吗？这样有助于我们完善项目。
　　● 有什么改变是你很想推荐的吗？
　　● 和你的教练在一起工作，感觉如何？
　　● 你会将这种干预推荐给其他人吗？

■ 对这个过程，你还有什么想和我们说的？

第十二章

破坏性行为障碍

John E. Lochman　哲学博士，ABPP
Nicole P. Powell　哲学博士
Caroline L. Boxmeyer　哲学博士
Rachel E. Baden　文学硕士

本章关注儿童和青少年的破坏性行为障碍（disruptive behavior disorders，DBD），包括对立违抗障碍（oppositional defiant disorder，ODD）和品行障碍（American Psychiaric Association，2000），以及攻击性、违规违法的行为模式。通常，具有这些反复出现的敌意行为、不服从行为以及违规行为的儿童不太有能力对遗传而来的冲动性和反社会行为进行自我调节和抑制。这些外化行为会引发来自外界的社会强化。有时，孩子周围的成人和同伴会不知不觉地给予强化。同时，这些行为会通过孩子的社会认知过程得以保留（Matthys and Lochman，2010）。

实证研究

有些综述检验了针对儿童和青少年品行障碍的心理治疗的有效性，将其与无治疗组或等待组的情况进行了比较（Kazdin，2005；Lochman and

Pardini，2008）。这些综述表明，对于儿童的品行问题，绝大多数实证支持的治疗都是建立在行为疗法或认知行为疗法的理论框架上的（Brestan and Eyberg，1998；Farmer et al.，2002；Kazdin and Weisz，1998；Nock，2003）。由于许多传统的行为治疗项目都具有认知行为的成分（例如，在父母行为训练过程中的压力管理会谈），同时多数认知行为治疗项目也都具有实质性的操作性强化成分，因此，在这一精神病理学领域内很少有只涉及行为的或只涉及认知的项目。元分析的综述显示，针对品行问题的认知行为干预有着中到大的效应值（0.47 ～ 0.90）（详见 Nock，2003）。此外，研究表明，同时包括儿童干预部分（有关社交问题解决和社交技能发展）和父母管理训练部分的认知行为干预，相比于单独包括其中一部分的干预而言，具有更强的积极效果，且随着时间的推移，对行为改善的维持效果也更好（Kazdin et al.，1992；Nock，2003；Webster-Stratton and Hammond，1997）。然而，这些干预中的父母部分已被证实能够尤为稳定地减少品行问题和不良行为（Beauchaine et al.，2005；Lochman and Wells，2004）。关于认知行为治疗项目的研究检验了同时包括父母和孩子干预部分的认知行为干预，以及只针对父母或只针对孩子的认知行为干预。在患有破坏性行为障碍的儿童较为年幼时，家庭可能会更愿意接受只针对父母的干预。

在下面一部分，我们首先会简单地对应对力项目（Coping Power Program）干预研究的结果进行总结。应对力项目是一个针对具有破坏性行为的青春期前儿童的认知行为治疗项目。我们也会回顾其他一些治疗与预防项目的治疗效果。这些项目针对的是有破坏性行为障碍的儿童，同时在项目中具有实质性的认知行为成分。它们针对许多认知、情绪和行为的过程，而这些过程正是认知能力项目的焦点。同时，作为一个集合，这些项目覆盖了三个不同的发展阶段（Matthys and Lochman，2010）。在本章的后半部分，我们会对应对力项目的治疗成分进行讨论，从而为探讨破坏性行为障碍儿童的认知行为治疗技术提供支持。

应对力项目

应对力项目源自早期有关愤怒应对项目（Anger Coping Program）的研究（Lochman，1992），具有儿童和父母的认知行为部分（Lochman et al.，2008；Wells et al.，2008）。该项目最初是为学校或诊所中四至六年级儿童设计的，但被成功地推广到了年龄更小及更大的儿童中。

相比于两个单独样本中（一个样本只有男生，另一个样本男女生都有）的随机控制组，在干预结束一年后的后测中参与应对力项目的被试自我报告的违法行为、物质滥用和在学校的攻击性行为都有所减少（Lochman and Wells，2003，2004）。结果表明，在一年后的后测中，相比于控制组，参与应对力项目干预的被试的犯罪行为比率和父母评价的物质使用比率都较低。对于那些接受了完整的包含孩子和父母干预部分的应对力项目的孩子和父母来说，效果是最明显的（Lochman and Wells，2004）。然而，对于男生来说，老师评价的后续一年内，在校行为改善主要受到应对力项目中对儿童干预部分的影响。使用路径分析技术的中介分析表明，孩子因为干预而产生的在以下方面的改善对两个干预组一年后的干预效果起到了中介作用。这些方面是孩子内在的控制点，他们感知到的父母一致性，孩子的归因偏差，对人的感知，以及孩子认为攻击没有效果的想法（Lochman and Wells，2002）。

一项在荷兰进行的使用临床样本的传播研究中，相比于常规护理，应对力项目能够减少门诊中对立违抗障碍儿童或品行障碍儿童的蓄意攻击行为（van de Wiel et al.，2007）。对于这一样本在干预结束四年后的长期随访分析显示，应对力项目也具有预防效果。相比于接受常规护理的儿童，参加了应对力项目的儿童的大麻和香烟的使用率较低（Zonnevylle-Bender et al.，2007）。其他传播研究已经发现，在以下情境中，相比于控制组而言，应对力项目能够显著减少儿童的外化行为问题。这些情境包括：在城市和郊区由正规的学校辅导员实施应对力项目（Lochman et al.，2009）；以一种更简短的 24 次会谈的形式应用于攻击性儿童（Lochman et al.，2006a）；将其应用于波多黎各的破坏性行为障碍儿童（Cabiya et al.，2008）；将其应用于特殊人群，如住家情境下的有攻击性问题的聋哑儿童（Lochman et al.，2001）。应对力项目的传播研

究也发现该项目能够减少孩子在学校因违纪而受到的停学处罚（Cowell et al.,
2008；Peterson et al., 2009）。

学龄前和童年期的项目

通用预防项目

促进替代性思维策略（Promoting Alternative Thinking Strategies）项目是
一个教师教授的通用预防项目的例子，旨在提高小学儿童的一般社交—情绪
能力，并促进他们认知技能的建立（Greenberg and Kusché，2006）。1 年及 2
年以后的随访结果表明，相比于控制组儿童，那些接受促进替代性思维策略
干预的儿童更擅长理解情绪和解决问题，同时儿童自我报告和教师报告的品
行问题和外化行为问题都减少了（Greenberg and Kusché，2006；Greenberg et
al.，2001）。

治疗和针对性预防项目

顽劣年纪（Incredible Years）项目包括父母训练部分、儿童训练项目（恐龙
学校），以及教师部分。它被用于患有破坏性行为障碍的儿童（Webster-Stratton,
2005）。关于顽劣年纪项目中父母、儿童和教师三个训练的独立效果和综合效果
已经在多个样本中得到了重复验证。相比于等待组的控制条件，父母训练部分
已经被重复证实能够显著减少儿童在家中的品行问题，以及在学校中与老师和
同伴相关的品行问题。同时，该部分能够减少消极的养育方式，并增加积极的
养育方式（Webster-Stratton and Hammond，1997；Webster-Stratton et al.，2004）。
除此之外，证据显示，由父母干预引起的儿童行为问题的总体改善在 3 年后的
随访中仍然存在（Webster -Stratton，1990）。相比于等待组的控制条件而言，顽
劣年纪项目中的儿童干预也被证实能够显著减少儿童在家和学校中呈现的品行
问题数量，同时提高他们社交问题解决的技能（Webster-Stratton and Hammond,
1997；Webster-Stratton et al.，2004）。在一年后的随访中，同时包括儿童和父母部
分的干预对于儿童行为的改善最为显著（Webster-Stratton and Hammond，1997）。

青春期前的项目

通用预防项目

西雅图社会发展计划（Seattle Social Development Project，SSDP）是一个通用预防项目，旨在通过创造一个积极的校园环境来减少攻击性行为。该计划涉及对教师的训练，从而提高他们对非惩罚性教室行为管理策略（如正强化）的使用。最近的干预版本中也包括了父母的训练和儿童问题解决及社交技能的训练（Hawkins et al.，1999）。纵向研究已经发现，西雅图社会发展计划能够显著地预防或减少酒精的使用（Hawkins et al.，1999；Lonczak et al.，2001），减少犯罪行为，降低性交频率，减少性伴侣数量，并且减少女性怀孕及男性致孕的报告（Hawkins et al.，1999）。此外，相比于控制组，那些接受预防项目的学生报告了更积极的感受和对学校更强烈的承诺感。这些学生的学业成就得到了提升，并且学生报告的在学校的不良行为较少（Hawkins et al.，1999）。

治疗和针对性预防项目

问题解决技能训练加父母管理训练（Problem-Solving Skills Training Plus Parent Management Training，PSST + PMT）项目的结构和应对力项目类似，它针对的是青春期前年龄范围内的儿童。与应对力项目类似，这一项目有一个父母训练的部分，和一个针对破坏性行为障碍儿童亲社会问题解决技能的部分。该项目针对的是有严重反社会行为的学龄期（7—13 岁）儿童。虽然问题解决技能训练已被发现对于提高孩子在学校中的社交能力，并减少自我报告的攻击行为和犯罪行为方面比父母管理训练更有效，但是理想的方案是将两种治疗结合起来，从而得到最佳的疗效（Kazdin et al.，1992）。在统计和临床显著性上，相比于单纯的问题解决技能训练或父母干预，两者的结合在减少儿童攻击行为和犯罪行为方面能产生最大的改善（Kazdin et al.，1992）。

青春期的项目

通用预防项目

生活技能训练项目（Life Skills Training Program）是一个通用预防项目的例子，旨在预防青少年的物质滥用（Botvin and Griffin，2004）。该项目是为初中学生开发的。一系列的随机控制疗效试验和两个有效性研究已经证实，生活技能训练项目能够非常有效地减少酒精、烟草、大麻和多类药物的使用。

治疗项目

自我控制的艺术（Art of Self-Control）是一个认知和行为取向的团体（和个体）青少年控制项目（Feindler and Ecton，1986）。这一项目的疗效研究包括多次被停课的青少年、住院青少年以及在监狱中的青少年。结果显示，他们的攻击行为和破坏行为显著减少，问题解决能力、社交技能、认知反应以及由成人评价的冲动和自我控制均得到了改善（Feindler and Ecton，1986）。

多系统疗法（Multisystemic therapy，MST）是一种高强度的、基于家庭和社区的治疗项目，它已经被用于习惯性和暴力性的青少年犯、物质滥用的青少年犯、青少年性犯罪者、处于精神病风险（行凶的、自杀的、精神病性的）或虐待家庭的青少年中（Henggeler and Lee，2003）。多系统疗法是一种个体化的干预，它聚焦于青少年和能影响他们反社会行为的多元环境系统之间的交互作用，涉及同伴、家庭、学校和社区（Henggeler et al.，1992）。尽管在这些治疗策略中使用的技术有很多种，但是其中许多技术本质上都是行为的或是认知行为的（例如，突发事件管理、行为契约）。针对习惯性和暴力性少年犯的多系统疗法的有效性评估结果非常具有前景。有一些调查已经发现，相比于其他的治疗条件，那些接受了多系统疗法的家庭，报告的青少年行为问题水平更低，治疗后家庭功能出现了改善，同时4年后的随访显示行为问题的再犯也较少（Borduin et al.，1995；Henggeler et al.，1992）。

概念化框架

许多针对破坏性行为障碍儿童和青少年的认知行为治疗项目建立在情境社会认知模型的基础上。该模型基于那些根据实证确定的风险因素。这些风险因素能够预测儿童的反社会行为（Lochman and Gresham，2008）。随着孩子的发展，他们会体验到风险因素的积累，这增加了他们最终表现出严重的反社会行为的可能性（Loeber，1990）。那些被整合进认知行为治疗干预的可改变的风险因素包括在家庭情境下、同伴情境下，以及社会认知过程和情绪管理中的风险。

家庭因素

许多家庭中的因素都会影响儿童的攻击行为，这些因素包括贫穷，更多的家庭常见压力和争执等（Loeber and Stouthamer-Loeber，1998）。儿童的攻击行为与一般性的家庭背景因素相关，例如，父母的犯罪行为、物质滥用和抑郁、贫穷以及压力性的生活事件。所有这些家庭风险因素之间互相联系，互相促进，并且反过来通过作用于父母的养育方式来影响儿童的行为。父母的养育方式与儿童的攻击性行为相联系（Patterson et al.，1992），这些方式包括：①在一岁时反应性较差的养育方式，即父母反应的速度和一致性没有满足孩子的需要；②从孩子蹒跚学步时开始出现的强制的、逐步增强的恶性循环，在这一循环中由于孩子的不服从，父母会提出严厉的要求，从而更增强了孩子的不服从，尤其是对于那些脾气不好的孩子；③严厉且不一致的管教；④不清楚的指引和命令；⑤温暖和情感投入的缺乏；⑥当孩子进入青春期时父母监管和监控的缺失。父母因素和孩子攻击行为之间的关系是双向的，孩子的性情和行为也会影响父母的行为（Fite et al.，2006）。

同伴因素

那些有破坏性行为的孩子很可能被同伴拒绝。相比只具有攻击性或只被同伴拒绝的孩子，那些既被社交拒绝又有攻击性的孩子呈现出了更严重的反社会行为（Lochman and Wayland，1994）。在同一课堂中，不同种族的学生和同伴之间的竞争会对学生体验到的社交拒绝的程度产生影响（Jackson et al.，2006），种族和性别似乎能够调节同伴拒绝和青少年未来消极后果之间的关系。举例来说，Lochman 和 Wayland（1994）发现，在多种族课堂内的非裔孩子对于同伴拒绝的评分并不能预测之后青春期出现的外化问题，然而白人孩子对于同伴拒绝的评分却和未来的破坏性行为相关。类似的是，尽管同伴拒绝能够预测男孩严重的犯罪行为，但却不能对女孩进行预测（Miller-Johnson et al.，1999）。

当有品行问题的孩子进入青春期后，他们会倾向于和有行为偏差的同伴交往。对于那些由于缺乏适当的社交技能而持续被亲社会同伴群体拒绝的青少年而言，他们会转向反社会的群体从而获取社会支持（Miller-Johnson et al.，1999）。这种具有攻击性的孩子之间相互交往的趋势增大了他们之后发生严重反社会行为的可能性（Fite et al.，2007）。

社会认知

基于孩子的气质、生物学倾向和有关家庭、同伴和社会的前期经验，孩子开始对社交信息的加工和情绪的管理形成稳定的模式。基于社会信息加工理论（Crick and Dodge，1994）的情境社会认知模型（Lochman and Wells，2002）强调了孩子内在对问题情境的认知评价、对找出已知问题解决方法的努力、孩子的生理唤醒以及他们的行为反应这四方面的相互关系。生理唤醒的水平取决于个体被唤醒的生物易感性，同时会根据个体对事件的解释而产生变化（Williams et al.，2003）。唤醒的水平会进一步影响社交问题的解决，增强战斗或逃跑反应，并阻碍解决方法的产生。由于交互作用的持续性和相互性，孩子很难将自己从攻击性的行为模式中脱离出来。

攻击性的孩子在符号化输入的社会信息，以及准确解释社交事件及他人的意图方面存在困难，因此他们在社会认知加工的评价阶段会有认知歪曲的现象。在信息加工的评价阶段，攻击性孩子回忆的与事件相关的非敌意线索较少（Lochman and Dodge，1994）。对应的，他们会有敌意性的归因偏差，即他们会过度地推断，认为其他人以一种挑衅敌意的方式对待自己（Dodge et al.，1997；Lochman and Dodge，1994）。

攻击性孩子在社会认知加工的问题解决阶段也有认知缺陷。他们倾向于拥有控制和报复导向的社交目标（Lochman et al.，1993）。当孩子针对已知的问题产生了一些适应不良的、行动导向及非言语的解决方法时，这些目标就会对这些解决方法产生引导（Dunn et al.，1997；Lochman and Dodge，1994）。攻击性孩子的言语技能常常较差，这导致他们难以提出适当的言语主张和折中的解决方案。在下一加工阶段，当他们针对具有社交挑战的情境思考可能的解决方法时，他们以一种积极的方式来评估攻击性行为（Crick and Werner，1998），并期望这一行为会为自己带来积极的结果（Lochman and Dodge，1994）。在信息加工的这一阶段，有缺陷的信念正是这些有主动攻击行为模式的青少年（Dodge et al.，1997），和具有与精神病早期阶段相一致的情感冷漠特质的青少年的特点（Pardini et al.，2003）。实际上，孩子图示化的信念和期待会对每个信息加工的阶段都产生影响（Lochman and Dodge，1998；Zelli et al.，1999）。

应用

认知行为干预常常用于治疗具有品行问题的儿童和青少年，为了这一目的，许多认知行为治疗项目被开发出来。像在之前提到的那样，认知行为治疗项目可用于学龄前、学龄期和青春期的孩子。有些认知行为治疗项目聚焦于品行问题的预防，而另一些则用于治疗那些已经达到临床诊断标准的青少年。各个认知行为治疗项目之间还有其他的区别，包括包含成分的不同（例如，父母训练、教师辅导）以及项目长度的不同。尽管如此，大多数针对具有品行问题青少年的认知行为治疗项目还是综合了一些常见的成分，如目标设定、奖励、愤怒管理以及问题解决。在下一部分，我们会以应对力项目为例，对治疗中的认知行为成分进行描述。

应对力项目儿童干预部分

应对力项目的儿童干预部分（Lochman et al., 2008）是一个手册化的认知行为干预，包含 34 次会谈，主要针对有攻击性或其他破坏性行为的四到六年级学生。这一项目最初的设计目的是在学校中对小型学生团体进行治疗，但之后被成功应用在个体身上，并能在临床情境下实施。经过一些小的修改，这一项目也能适用于小学更低年级以及初中的学生。应对力项目团体一般包括五至七名学生和两名组长。其中一名组长负责传授项目内容，另一名组长则对团体的行为进行监测和管理。应对力项目团体的组长每月都会与每个学生单独会面，从而建立治疗关系、评估和确保孩子对材料的理解，并且在需要的时候对项目进行个体化的调整。在学校情境下，组长也需要与教师保持定期的沟通。

应对力项目的儿童干预部分的课程包括七个主要焦点：目标设定、组织和学习技能、情绪觉察、愤怒管理、观点采择、社交问题解决以及处理同伴压力（这些活动的例子会在本章的"主要焦点"部分进行讨论）。每次会谈都是高度结构化的，遵循一套标准的框架。这套框架包括开场活动和结束活动，并包含基于主题的、每次会谈特定的活动。

团体行为管理

该项目包含了一个团体行为管理系统，该系统整合了对适宜性行为的奖励和对破坏性行为的惩罚，以代币制作为基础。当学生遵守团体规范，恰当参与团体活动，并在会谈间隙完成与项目相关的活动（例如，像之后"目标设定"部分中描述的那样，向自己的目标努力）时，他们都会得到代币。组长对一些不合适的行为提出警告或"击打"，而学生则会在三次这样的警告后失去获得代币的机会。如果实施这一惩罚后破坏性行为仍然持续，那么组长就会要求学生退出剩下的会谈。在每次会谈结束时，学生都有机会去看看项目的奖励盒。小的奖励只用较少的代币就可获得，但组长会鼓励学生延迟满足，继续努力积累更多的代币从而购买自己更想要的奖励。

开场活动

在每次会谈开始时，组长邀请学生回忆上次会谈的要点，并简短回顾上次的会谈内容；接下来，要求学生拿出自己的每周目标工作表进行回顾。目标工作表是应对力项目的一个组成部分，是学生在会谈间隙练习目标行为的主要工具。它也会针对学生在课堂上的行为进展给学生和组长提供反馈。每周，学生和组长一起找出一个个体化的、有操作性定义的目标行为（例如，"我会在玩电脑前完成数学作业"）。每天，教师都会向孩子提供书面和言语的反馈。在每周结束时，学生将他们的目标工作表带到应对力项目会谈中，组长对每个达成目标的日子都奖励一个代币。

结束活动

在每次会谈结束时，组长要求每个学生对团体中的另一个学生提供积极的反馈，对该名学生在会谈中的亲社会行为进行评论，或者对他在前次会谈和本次会谈间隙使用的合适的应对方法进行评论；接下来，对每个学生在会谈中得到的代币进行回顾，宣布总代币数，然后允许孩子花掉或省下他们的代币；最后，对于所有在会谈中表现出适宜行为的学生，奖励他们一段简短的自由活动时间。这一活动一方面可以做学生的奖励，另一方面也给组长机会去观察同伴互动，并在需要的时候提供指导和支持。而对于那些不能自由活动的学生，他们要用这段时间和组长讨论自己的困难，并通过问题解决的方式为未来的会谈找出更好的行为选择。

主要焦点

目标设定　应对力项目的儿童干预部分最初的会谈会向孩子介绍目标设定的概念，这是一个在整个项目中一直持续的主题。治疗师先从老师那儿获取信息，然后帮助学生识别出当前学年自己需要努力达成的长期目标。这些长期目标是个体化的、有意义的（例如，成绩从 C 提高到 B，升入高年级）。

组长协助学生将这些长期目标分解为容易操作的步骤。比如，一个努力想要提高自己成绩的学生可能会识别出自己日常的短期目标，例如，准确地记下家庭作业，把课本带回家，完成并上交作业；然后他就可以将这些短期目标使用在每周目标工作表上。学生们可能用1周或几周的时间努力完成这个短期目标，直到他们已经掌握了这个目标，或者对于他们取得成功而言，这个目标明显需要进行调整了。

目标设定中的其他活动包括让学生采访一个成年人或听一个成年人的访谈。这个成年人在年轻的时候制订了目标，并在之后完成了这些目标。对于这一任务而言，社区领袖、本地企业家以及大学生运动员会是很有用的榜样。

组织和学习技能　鉴于在学校情境中，学生的外化问题常常会和行为上的困难同时发生，因此应对力项目的儿童干预部分包括了两次直接处理学生学习习惯的会谈。治疗师会让学生讨论组织在取得学业成就上的重要性，并让他们参加一些活动。这些活动能够向孩子强调，好的组织是会带来好的结果的。例如，请学生带着书包来会谈，让他们尽可能快地从书包里找出一个常见的东西（如铅笔、单词拼写表）。接下来，治疗师帮助学生对自己的物品进行组织，然后再次进行上述活动。在这个过程中，让学生注意到书包里的东西被组织过以后，再去寻找那些东西所花费的时间和精力都会减少。其他的活动包括识别有帮助和无帮助的学习习惯，以及为完成一个更大的任务而进行计划。为了更加生动地将这些概念传递给学生，治疗师可以使用游戏和角色扮演。

情绪觉察　有些会谈作为愤怒管理训练的前导，是用来对学生的各种情绪体验进行正常化的，同时帮助他们准确地识别并命名自己的感受。治疗师帮助学生根据相关的生理感觉、行为和认知对各种情绪进行描述。接下来，让学生使用情绪温度计的类比，帮助自己识别情绪发生时的强度范围。对于情绪温度计上不同水平的情绪赋予名称（例如，底部是"烦躁"，中间是"生气"，顶端是"暴怒"）。有些学生可能会以一种全或无的形式体验自己的感受，他们不能识别自己体验的强度范围，因此错过了管理愤怒的早期机会。对于这些学生而言，上述活动会很有帮助。随后，治疗师使用情绪温度计帮助学生意识到，不同的事件会引发他们不同水平的愤怒。例如，课堂上的喧闹可能会导致他们感觉很烦躁，老师的斥责可能导致他们感觉很生气，而当同伴诋毁他们的家人时，他们则会变得暴怒。

愤怒管理　学生在愤怒管理单元会学到一些自我控制的主动策略，包括分散注意力，放松以及应对性的自我陈述。假设学生们在情绪觉察会谈中已经学会了识别自己愤怒的早期信号，那么在自己被情绪淹没之前，在愤怒仍处于可管理的水平之时，他们可以使用愤怒管理技能。为了帮助学生管理低水平的愤怒，治疗师会让他们进行一些分散注意力的练习。在这些练习中，学生学习把自己的注意力从烦人的情境中移开。例如，当学生在进行一项记忆任务时，其他的团体成员可以制造一些噪声或者嘲弄这名学生。通过将注意力集中在这项任务上，这名学生发现自己能够阻止愤怒的加剧。同时，他也会发现思考或者做一些其他的事情是控制愤怒的一种有效方式。此外，治疗师还会教授放松技术，如渐进式肌肉放松练习及引导想象。

治疗师要在项目中设立一系列越来越具挑战性的活动，从而教授学生使用应对性的自我陈述（例如，"我不会让这件事发生在我的身上"）来管理他们的愤怒。在最初的活动中，治疗师让学生使用玩偶来练习使用自我陈述以应对同伴的嘲弄。使用玩偶能使任务保持客观，从而使学生在不引发强烈感受的情况下聚焦于技能的学习。当学生表示自己已经熟练掌握玩偶任务后，治疗师应把任务的挑战性提高一些，让一名学生使用应对性的陈述来对其他团体成员直接的嘲弄做出反应。治疗师要密切监测这个活动，因为它的目的是引发学生轻到中度水平的愤怒。如果学生表现出了难以掌控当下情境的问题，治疗师需要提供指导或中断这个活动。虽然这个活动对于组长和学生而言都很具有挑战性，但是在真实贴近生活的情境中，适当的愤怒管理经验对于学生而言是特别重要和有纠正效果的。

观点采择　接下来的一组会谈针对的是观点采择的问题，这些问题在有破坏性行为问题的孩子中很常见。治疗师可以让学生参与到讨论和角色扮演中，从而举例说明每个人在观点看法上的差异。例如，治疗师让学生们表演一个情境，然后采访每个学生，了解他们对于事件的观点。这些不同的观点强调了不同的人是如何对同一个事件有不同感知的。治疗师再带领学生进行一些角色扮演和游戏，从而使他们觉察到准确理解另一个人的意图有多么困难。由于在应对力项目的参与者中，对他人意图做出敌意性推断的倾向是很常见的，因此治疗师要鼓励学生去思考出更多善意的替代性推断。治疗师可以带领孩子进行一些活动，这些活动涉及在同伴关系中和与教师互动中的观点采择。例如，治疗师可以让学生去采访老师，询问一些问题。这些问题会允许老师纠正一些学生常见的关于纪律和课堂管理的误解。

社交问题解决　治疗师和学生一起努力，帮助他们掌握在问题情境中对结构化社交问题解决模型（PICC）的运用。PICC 模型包括三个步骤：①问题识别（Problem Identification）；②选择（Choices）；③结果（Consequences）。第一步，帮助学生学习仔细评估问题情境，并以一种客观的、行为的方式对问题进行定义。第二步，让学生找出可用来应对该问题的可能的选择。鼓励学生对这些选择进行充分思考，并且接受这些选择（甚至是那些"糟糕的"选择）作为下一步讨论的要点。在第三步也是最后一步，要求学生对之前提出的每个选择可能带来的结果进行讨论，帮助学生弄清选择亲社会性解决方法的好处，并阐明与攻击性和反社会性解决方法相关的消极后果。最后，让学生对各种选择及其结果进行评分，并找出最有可能成功的解决方法。治疗师使用假想的问题情境，以及孩子自己生活中问题的例子来举例说明 PICC 模型的使用，包括同伴冲突、与兄弟姐妹的问题以及老师和学生之间的问题。

作为社交问题解决单元的最后一个活动，治疗师和学生一起创建一个视频，对 PICC 模型的使用进行解释和阐述；请学生确定一个问题情境，对该情境下可能的选择及结果进行描绘，并形成一些想法；然后写成剧本，并在视频中将他们的想法表演出来。这个活动让学生用参与其中的方式对自己的理解进行巩固，并获得额外的练习机会来使用 PICC 模型。

处理同伴压力　项目中的最后一部分会谈聚焦于同伴关系。这一单元的主要目标是让学生学会识别并有效管理同伴压力的情境。治疗师和学生讨论同伴压力的含义，以及他们可能屈服的原因；帮助他们识别出抵抗同伴压力的各种方式，比如找借口推托，并寻找其他的朋友一起玩；在角色扮演中引导学生练习使用这些策略；同时和学生一起讨论可能发生在校外（比如，在学生居住的社区）的同伴压力，必要的话还可以讨论常见的社区问题（例如，暴力和帮派活动）；请学生对自己在群体或小圈子里的卷入程度进行讨论，并鼓励他们思考不同的群体可能给他们带来的不同后果；邀请学生对自己的优点和领导能力进行自我识别，并讨论该如何使用这些能力参与到亲社会的同伴群体中。

应对力项目中的父母干预部分

应对力项目的父母干预部分包括 16 次 90 分钟的会谈，这些会谈和孩子会谈同时在 16～18 个月的时间内完成。父母的团体由两名组长带领，包括最多 12 名父母。应对力项目父母会谈的许多成分来源于一些成熟的父母训练项目，它们聚焦于培养积极的养育技能。父母会谈也包括压力管理、建立家庭亲密度和家庭沟通、以及家庭问题解决这些焦点。此外，父母会谈的一个额外的目标是教会父母如何强化孩子在团体中学到的技能。虽然在每次会谈中治疗师都会向父母介绍新的内容，但是所有的会谈都会包括对之前会谈内容的回顾，以及对促进技能泛化的活动（例如，互动工作表、角色扮演、家庭作业）的回顾。组长灵活地进行干预，目的是使会谈活动与团体成员所呈现出的特定问题相适应，从而最佳地处理这些问题。下文描述的是应对力项目父母干预部分的各个成分，这些成分在大多数针对破坏性行为障碍青少年父母的项目中很常见。

家庭中的学业支持

组长将家庭作业完成制的概念介绍给父母，这个制度会增加父母和老师之间有关家庭作业的沟通，从而促进孩子的学业成就。会谈头脑风暴出可能的制度（例如，一本作业记录本，老师会在本子的每个家庭作业上签字），并探讨父母和老师之间的家长会如何能为孩子提供额外的学业支持。治疗师给父母提供可在家长会中询问的问题，并和父母进行角色扮演；向他们强调，要提高孩子完成家庭作业的可能性，额外的支持是必须的。关于什么样的支持可能会有用，治疗师和家长一起进行筹划（例如，保证孩子做家庭作业的时间，在这段时间里不接电话也不看电视）。同时，治疗师也和父母一起探讨他们该如何监测孩子的进展。对于实施这些策略所要求的时间和精力水平，父母会存在担忧，治疗师需要认识到这些担忧，这很重要。治疗师要努力帮助父母建立这一制度，对于他们特殊的需求而言，这一制度会对他们很有帮助；

鼓励父母建立家庭作业的制度，同时接受来自孩子的意见。

压力管理

治疗师通过对压力进行定义，从而将压力管理的主题介绍给父母；引导他们进行探讨，从而了解压力是如何破坏他们积极的养育行为的；询问父母该如何照顾自己从而减轻压力；将主动放松作为减轻压力的一种方式介绍给父母，让他们在会谈中进行练习，并请他们在会谈间隙继续练习。在第二次会谈中，治疗师将时间管理作为减轻压力的另一种方式，与父母进行讨论。同时治疗师将压力的认知模型和心境管理介绍给父母，从而使他们发展出针对压力事件的认知应对策略，并学会识别认知观点和信念以及相关情绪之间的联系。在回顾这个模型的过程中，治疗师和父母一起探讨在养育孩子时想法是如何影响感受和之后的行为的；与父母一起角色扮演一个有压力的亲子情境，使他们识别出导致自己做出过度行为反应的那些想法和感受。

基本的社会学习理论、表扬以及改善亲子关系

治疗师使用 ABC 图将基本的社会学习模型呈现给父母，将 A 即先行事件（Antecedents）、B 即行为（Behavior）和 C 即结果（Consequences）的概念介绍给他们；和父母探讨，对孩子好的行为给予积极的奖励或对其行为进行修正。和父母一起找出积极的奖励（例如，孩子最喜欢的甜点、对孩子的夸奖），并介绍给他们一种监测的体系。通过这一监测体系，父母更容易觉察到孩子的积极和消极行为。同时，治疗师要让父母了解"亲子时间"的重要性，帮助他们为接下来一周中的亲子时间设立目标（例如，每周和孩子一起进行特定活动的次数）。

忽视轻微的破坏性行为

此处的焦点在于通过忽视来管理孩子轻微的破坏性行为。首先，对轻微的破坏性行为进行定义（例如，重复更换电视频道），并将这些行为从那些更为严重的无法忽视的违法行为（例如，毒打兄弟姐妹）中区分出来。然后探讨如何适当地进行忽视。虽然这些讨论奠定了重要的基础，但这一部分的核心在于角色扮演。组长应先示范一个亲子的互动，在这个互动中，父母忽视

了孩子逐步升级的行为；然后让父母在一个类似的情境中进行角色扮演。在这些角色扮演过后，组长让家长参与讨论他们对于忽视的看法以及对于角色扮演的感受；准备好处理父母对于忽视这一概念可能存在的消极反应。

先行事件控制：给予有效的指导并建立规则和期待

重新回顾 ABC 图，治疗师要指出指导成为顺从行为或逆反行为的先行事件的方式。无效的指导常常发生在孩子的逆反行为之前，而清晰的指导常常发生在孩子的顺从行为之前。治疗师要对"好"和"不好"的指导的特点进行定义，并和家长一起识别出具体的例子。"不好"的指导包括被掩盖的指导（这类指导被掩藏在其他不相关的谈话中）、链条式的指导（一次出现太多指导）、模糊的指导，以及间接的指导（以问题的形式给予指导）。治疗师鼓励父母去练习给出好的指导，并监测自己的孩子在随后是否听从了这些指导。

规则和期待之间存在区别。行为规则确定了孩子应该减少的行为（例如，打人），而行为期待则确定了孩子应该增加的行为（例如，铺床）。治疗师在和父母讨论规则和期待时要向他们强调，跟孩子指出哪些是违规行为很重要（例如，"汤米，你刚才打了你妹妹，这是违反咱们的行为规则的"），这样孩子才能对规则有更好的觉察。同时治疗师要向父母强调，他们的期待需要和孩子的年龄相适宜。治疗师应指导父母如何在家建立行为规则和期待，并鼓励他们监测孩子的顺从情况，监测自己对于顺从行为的积极强化以及对于不顺从行为的识别。

管教和惩罚

治疗师介绍惩罚的概念，提供惩罚的定义，并解释为什么体罚常常不能阻止孩子的不良行为；征求父母对于惩罚的看法；介绍罚时出局程序（Time-out procedure），描述罚时出局的步骤，和父母一起筹划如何处理孩子在即将出局（隔离）时和已经出局（隔离）时的不良行为，并讨论家长对于罚时出局程序的反应和态度。治疗师请父母识别出那些会导致罚时出局的行为，并确定自己的罚时出局程序（例如，隔离的地点、时长）；介绍其他管教的技术，比如移除特权和做家务。治疗师对父母针对这些管教技术以及孩子的反抗进行角色扮演。这些角色扮演会给父母提供额外的练习机会，并有助于技能的泛化。同时，针对一些常见不良行为的惩罚，治疗师与父母进行开放式的谈话，从而帮助父母找到除了体罚和冗长无针对性的说教以外的其他选择。

家庭亲密度的建立、家庭问题解决以及家庭沟通

治疗师请团体成员邀请自己的配偶、重要他人，或者孩子生活中其他重要的照顾者参与到这次会谈中。随着孩子的成熟，父母会对他们有一些担忧，治疗师针对这些担忧进行讨论；向父母强调，随着孩子的成长，一种积极健康的亲子关系会变得越来越重要；让家长头脑风暴出一些策略方法，使家庭能够在家中（例如，家庭的游戏之夜）和家外（例如，去公园）建立亲密度；鼓励父母把握住这些能够建立家庭亲密度的活动。

治疗师将问题解决 PICC 模型的步骤呈现给父母；描述（并展示）孩子的工作表和角色扮演视频，让父母了解孩子是如何学习这一问题解决模型的——同时也鼓励父母使用这一模型来解决家庭的冲突。

治疗师通过讨论家庭当前的沟通模式来对父母进行引导。家庭成员是否有办法互相讨论自己的担忧？当某人想要改变既定的规则时，该如何进行商讨？家庭成员是否满意目前的沟通方式？治疗师介绍家庭会议的概念，将其作为确保孩子生活中积极的父母参与以及在问题发生前监测潜在问题的一种方式；通过讨论自己如何设立家庭会议来对父母进行指导；同时，向父母呈现一种沟通方式，从而帮助他们监测孩子在外与同伴相处的情况。

文化问题

文化胜任的治疗师能够预期到那些与文化相关的，会适合或阻碍针对儿童和家庭的常见评估和干预程序的因素。种族和社会的因素要求在针对有破坏性行为障碍儿童和青少年的认知行为治疗中，治疗师需要进行一些适应性的调整（Lochman et al., 2006b），尤其是在低收入人群中。父母可能自身会

对体罚有依赖，并且当遭遇躯体或言语的攻击性情境时会主动教孩子去报复，于是便示范并促进了身体侵犯性的问题解决策略。这些父母努力想去保护孩子，以免其陷入来自邻近贫困街区的危险，同时他们努力向孩子灌输责任感从而确保安全和个人权利。因此，他们就可能出现上述示范和促进身体侵犯性的问题解决策略的现象。另一个可能妨碍认知行为治疗技术进行轻松传递的因素是，孩子可能接收到来自父母和其他权威人物（如学校的教职员工）的有关攻击的使用和价值的相互矛盾的信息。因此，当和少数族群的儿童及家庭工作时，治疗师应该留意情境变量是如何对问题行为产生影响的，同时这些变量又是如何影响儿童和家庭找出与其文化相关的问题解决方法的。这些区别需要讨论，同时在干预初期，治疗师可以关注特定环境中（如学校）攻击性较低的解决方法是否有效的问题。

案例

下面的两个案例阐述了针对有破坏性行为障碍儿童的认知行为治疗中的关键点和挑战。案例来自于应对力项目的儿童干预部分和父母干预部分。

应对力项目的儿童干预部分

蒂姆是一个 15 岁的男孩，他被诊断患有对立违抗障碍和注意缺陷／多动障碍。他正在看精神科医生，用药物治疗他的注意缺陷／多动障碍。当使用中枢神经兴奋剂后，蒂姆持续地出现行为问题，因此他的医生将他转介过来接受门诊的认知行为治疗。

临床挑战：责怪他人，难以承担行为的责任，易怒。

呈现的认知技术：减少敌意归因偏差，提高从他人视角看问题的能力，进行应对性的自我陈述，监测情绪激活，产生替代性的解决方法。

呈现的行为技术：功能性行为评估、行为演练、技能获得、技能泛化。

治疗师：你妈妈说昨天你在学校惹了些麻烦。告诉我发生了什么。

蒂　姆：我的老师对我太不好了。她总是批评我，远比批评别人多。

治疗师：所以你觉得你的老师批评你太多了。那昨天她批评了你什么，导致你被停课？

蒂　姆：我就知道老师批评我太多了。我昨天只不过站起来削铅笔而已，她就在板子上记了我的名字。

治疗师：你站起来削笔，老师记下了你的名字。这足以让你停课吗？你妈妈说昨天后来的时间你都待在副校长的办公室里。

蒂　姆：我被停课是因为我不尊重老师。她总是批评我而不批评其他人，我讨厌她这样。

治疗师：听起来好像当老师在板子上记下你的名字时，你开始感到很愤怒。你一定说了或做了些让她觉得自己不受尊重的话或事，而这些话或事足以让你被停课。那么在她记下你的名字后发生了什么？

蒂　姆：我把铅笔扔了，但它意外地磕到了课桌，然后反弹打到了老师。我也骂了她，但我根本没对着她骂，我只是说给自己听而已。如果她没有正好站在我旁边，她根本不会听见。她应该退后点，让我自己待着。

治疗师：我们可不可以这么说：是记下你名字后发生的那些事——你变得生气，用铅笔打了老师，并骂了她——导致你被停课？

蒂　姆：是这样的，但这都是她的错。她允许其他同学在任何时候削铅笔。如果她没有小题大做，那这些事就不会发生。

治疗师：好，让我们来看一下。你还记得那时候你为了更好地了解她，而对她进行的访谈吗？

蒂　姆：记得。

治疗师：那你还记得自己从那次访谈中对她了解到了什么吗？

蒂　姆：当她读小学时，她不喜欢太多的家庭作业。有时她甚至会因为在课堂上说太多话而引来麻烦。

治疗师：是的。那么关于她为什么要制订课堂纪律，她是怎么说的呢？

蒂　　姆：这样我们才知道大人期望的行为是什么，从而有助于我们学习。

治疗师：很对。那她说她对学生最大的希望是什么呢？

蒂　　姆：她希望我们可以爱上学习，并获得好成绩，这样我们才能在以后获得更好的教育，并过上幸福的生活。

治疗师：这听起来很像她说的话。让我们再思考一下昨天发生的事。你觉得她记下你的名字，只是为了让你生气吗？

蒂　　姆：不是。

治疗师：那你觉得她记下你的名字，只是因为她不喜欢你吗？

蒂　　姆：可能吧——我很确定，大多数时间她都不喜欢我。

治疗师：你能想出其他可能导致她记下你名字的原因吗？

蒂　　姆：嗯，我猜她可能只是想努力执行她制订的纪律。她说她希望我们能好好地坐在位子上，尤其是即将要考试了。当贾马尔请求上厕所时，她批评了他。

治疗师：哦，所以你不是唯一一个因为离开座位而惹麻烦的学生？

蒂　　姆：是的，我刚刚才想起来她批评过贾马尔。

治疗师：所以你有没有想过她可能只是在努力执行她的纪律，随着考试临近要求你坐在座位上。现在她更严格地执行这项纪律，而你和贾马尔正好成了头两个惹麻烦的。

蒂　　姆：是的，可能是这样的。

治疗师：好的，让我们想一想，如果你是这样告诉自己的，那情况会有什么不同呢？顺便问一下，当老师记下你的名字时，你跟自己说了些什么呢？

蒂　　姆：我说，"她是个（我不能再说一次）"我说，"她真小气，总跟我过不去"。

治疗师：那当你跟自己说这些时，你的愤怒在情绪温度计上出现了什么变化？

蒂　　姆：我变得非常生气，就在那个时候我扔了铅笔。

治疗师：好的，你给出了一个非常好的例子，这个例子正好说明了我们的想法是如何与感受相联系的。当你告诉自己老师很小气而且总是跟你过不去时，你变得非常生气，并且扔了铅笔，还骂了她，而正是这些导致了你被停课。现在，请你想一下，如果你注意到自己要生气了，并且对自己说了一些应对性的陈述而不是那些话，那可能会发生什么情况呢？

蒂　姆：比如哪些陈述？

治疗师：比如，你本来可以对自己说，"斯蒂芬斯夫人似乎很紧张我们的标准化测验，她真的非常希望我们在接下来几天中能好好地坐在座位上。我现在不应该小题大做，而是应该坐回到座位上并试着向特里借一根铅笔。"

蒂　姆：可能那么说会更好。

治疗师：这是应对性陈述的一个例子，你可以在与教师一起的情境中使用它来控制你的愤怒，并远离麻烦。谈论如何使用应对性陈述来保持冷静会比在现实生活中实际运用容易得多。所以让我们来扮演一下昨天的情境，然后看看会发生什么，好吗？假装我是斯蒂芬斯夫人，然后因为你离开了座位，所以我把你的名字记在板子上。假设开始时你做出和昨天一样的反应，但之后尝试控制自己并且使用应对性的陈述，怎么样？我们花一点时间扮演完剩下的情景，然后看看会发生什么。

（治疗师和蒂姆对情景进行角色扮演。）

治疗师：你有什么看法？

蒂　姆：情况好一些了。

治疗师：当我记下你的名字时，你尝试使用应对性的陈述来控制愤怒，感觉怎么样？

蒂　姆：开始时有点难，因为我想反驳你。但是当我想到贾马尔已经惹了麻烦，同时你是紧张即将到来的测验时，我冷静了下来。

治疗师：很好，所以这是一个例子，它说明了你能使用一些想法来帮助自己不要变得那么愤怒，从而避免做些会惹麻烦的事。作为在角色扮演中你的老师，我注意到你做出了和通常不一样的反应，我为你感到骄傲，因为你没有生气，也没有小题大做。这对你而言似乎是一个很大的进步。你觉得这能帮助你控制愤怒并更常使用这种方式吗？

蒂　姆：嗯，很可能。

治疗师：那么，你准备怎么使用我们今天所谈的来帮助自己度过更好的一周呢？

蒂　姆：我可以尝试去想其他人的背景是什么，并使用应对性陈述来保持冷静，避免生气。

治疗师：听起来是个好主意。我们等着看结果如何。你会挑选它作为本周目标工作表上的目标吗？那样你可以因为努力完成它而得到代币，并且帮助你得到来自父母和老师的反馈，从而了解自己做得如何。

蒂　姆：好的。

治疗师：邀请你母亲进来并告诉她我们讨论的内容，这样她就知道这周该怎么帮你完成目标了，你觉得怎么样？

蒂　姆：好的。

治疗师：好，在你母亲进来前我们还有什么需要讨论的吗？

应对力项目的父母干预部分

内奥米是一名34岁的单亲母亲，她有三个孩子。之前为了处理她自身的心境障碍和过去的一段虐待关系，她已经接受过了心理健康服务。目前她正在为最小的女儿安娜（8岁）寻求治疗。安娜因为在学校打架和拒绝遵守纪律而惹了麻烦。内奥米在家很少和安娜说话，因为当她下班后，她总是太累了，无法去处理安娜的"态度"。目前安娜大部分的空闲时间都待在自己的房间里。安娜的父亲住在另一个州，她每年只能见他一到两次。

临床挑战：过度参与的、自身有心理健康和社会支持需要的母亲；因频繁发生冲突的亲子互动而导致的糟糕的亲子关系；需要更清晰的行为突发事件应对策略来促进孩子在家的依从性；在治疗中平衡母亲和孩子的参与度。

呈现的认知和行为技术：亲子时间、压力管理、行为监测、行为突发事件、正强化、消退和计划中的忽视。

内奥米（和安娜及治疗师一起在等待室）：你今天是想和我还是和安娜谈？

治疗师：今天我想用一部分时间和你们两个人单独谈一谈，然后再花一些时间和你们一起谈一谈。

内奥米：好的。你想先和谁谈？

治疗师：安娜，你希望我今天先和谁谈呢？

安　娜：我不在乎。

治疗师：那好——安娜，因为上周我先和你谈了，那今天我就先和你母亲谈一下吧。在等待室里有一些游戏，你可以在这段时间里玩这些游戏。凯茜应该一直会在前台，所以如果你需要你母亲或者需要其他什么，都可以告诉她，好吗？我们会确保在 25 分钟内叫你进来。

安　娜：好的。

治疗师（进入治疗室后转向内奥米）：那么，请你告诉我这周过得怎么样。

内奥米：相当艰难。周三和周四，我不得不从学校把安娜带回家，因为她打架了。当我周五送她回学校时，校长严厉地训斥了我一顿。这两天我完全没有收入，所以不用说，我对安娜相当生气。

治疗师：哦，听到这个消息我很难过。听起来你这周的确过得很不容易。上周，我们谈到要帮助你用两种方式重新和安娜建立联结。我们谈到让你试着留出一些特殊的时间和安娜一起做些你认为她会喜爱的活动，从而帮助你们两个重新建立起积极的关系。我们也谈到使用监测表格来捕捉她做得好的方面，从而确保你注意到了她遵守纪律的时候、努力做作业的时候以及帮你打理家务的时候。那这周对你而言这些事情进行得如何？

内奥米：不怎么样。我本来准备周三晚上带她去逛街购物的，但她那天
在学校惹了大麻烦，我觉得那样奖励她并不是一个好主意。之
后我不得不加班工作，弥补我没去上班的那几天，所以我们还
没有机会去做那个。

治疗师：听起来这些的确阻碍了这周你和安娜一起去做些特别的事情，
比如带她去逛街购物。但是重要的是，不要放弃让你们两个共
同度过一些积极时间的目标。所以让我们一起想一想，这周你
怎么才能做到呢？你觉得你能做些什么呢？

内奥米：呃，可能需要一些不怎么花钱的活动，因为现在手头太紧了。

治疗师：好的。重要的是你给予这件事一定的优先权，并且专门留出时
间，而且这件事需要是你们俩都喜欢做的。

内奥米：我们都喜欢看电视上的一个歌唱比赛，所以我想去问问她想不
想和我一起看，而不是自己在房间看。

治疗师：听起来这是一件你们可以一起做的不错的事情。你也可以找一
件你们俩在一起做的过程中可以有互动的事情，那也会很棒。
我知道，也许每天晚上你下班回家后都会感到筋疲力尽。有没
有你早回家或者不那么忙碌的晚上呢？

内奥米：我努力在周五下午早些下班。

治疗师：那么那天会不会就是个合适的日子去和安娜一起试着做些什么呢？

内奥米：的确是的，因为她的哥哥姐姐周五放学后会去他们的阿姨家待
几个小时。

治疗师：好的，太棒了。那么，你觉得什么事是有趣且不昂贵的，而你
和安娜在周五可以做的呢？

内奥米：嗯，她一直求我同意她去做个足疗。我没有钱让她去沙龙做足
疗，但我有所有的工具，可以给她在家做一个。

治疗师：听起来很不错。你以前做过吗？你觉得安娜会喜欢吗？

内奥米：嗯，我本来几周前就准备做的，但安娜因为某件事大发脾气。
我都记不起来是什么事了。但是就再也没有做过足疗了。

治疗师：所以好像为了要做成这件事，你必须事先努力对安娜保持相当

愉快的心境，从而不出现大的情绪爆发。

内奥米：是的……我能怎么做呢？

治疗师：嗯，有时为了让亲子的特殊时间保持特殊性，对于那些你通常不愿意忽略的关于安娜的事情，你不得不随它去。例如，假设当你开车接上她时，你不赞成她的发型，别太在意。对于她提出的要求，如果你可以谨慎做出反应的话，也会很有帮助。例如，如果她告诉你她在学校度过了糟糕的一天，你可以说"很抱歉听到这个消息，亲爱的"，而不是跳起来质问她一些诸如"为什么？你是不是做了一些不好的事"之类的问题。如果你可以保持好的心情，这会帮助你和安娜之间平静地互动。我们在几周前讨论过，养育孩子是很有压力的，而且我们自身对压力的感受会影响我们的心境以及我们和孩子的互动。如果我们能给自己一些恢复活力的时间，那么我们会更容易对孩子有耐心。在周五你和安娜一起活动之前，你能不能给自己一些时间呢？

内奥米：我有个同事，她总在午休时间邀请我和她出去散步锻炼。我真的很想去，但从来没有腾出时间。或许我可以在周五去，这样当我和安娜在一起的时候，我会更放松。

治疗师：听起来是个非常不错的主意。为了确保你有时间去散步，有什么需要做的吗？

内奥米：我只需要像其他约会一样把它记在我的日程表上就行了。

治疗师：你想不想现在就拿出日程表记下来？

内奥米：嗯，好了，写好了。

治疗师：太好了。我下次会回头检查一下，看看你的散步和与安娜的亲子时间过得如何。另一件我们要跟进的事情是，你是不是注意了安娜做出的我们为她设定的目标行为的频率，比如，遵守纪律，更努力地做作业，以及帮你打点家务。告诉我这周情况如何。

内奥米：嗯，我不得不承认，我完全忘记了你给我的工作表，直到我们来这儿之前我才记起来。抱歉，这一周也就那样。

治疗师：虽然你没有填表，但是你对安娜的行为有没有更加留意呢？

内奥米：这周早些时候，在她在学校惹麻烦之前，我的确更加留意她的行为了。我的确注意到，她做了相当多的家务，而我常常忽视这点。

治疗师：比如？

内奥米：嗯，因为我去上班了，许多时间她都很好地照顾了自己。早上她自己穿戴整齐去上学，并自己解决早餐。我想她有时在我下班回家前也会帮哥哥姐姐洗碗，同时她也会把自己的房间收拾得相当干净。

治疗师：似乎你注意到了她已经做的许多家务，而这些你以前并没有意识到。那么关于这些，你跟安娜说过些什么吗？

内奥米：没有，因为我觉得这些事都是她应该做的，因为她是家庭的一部分，我们都要做自己这部分的工作。

治疗师：期望孩子帮忙做些家务，这是很合适的。但区别在于，为了努力提高安娜在家的依从性，需要认识到她已经在某些方面表现出了努力，并提供一些正性的强化，这很重要。快速具体地表扬她，比如，告诉安娜你很欣赏她在早上努力为自己做好准备，并在晚上努力帮忙收拾厨房。这让她知道你注意到了，并很欣赏这些事情，从而能帮助她感觉被鼓励。

内奥米：是的，这周我会试着多表扬她。

治疗师：我希望的是，这周你可以尝试对她努力做家务的表现进行一些表扬，然后留意这些表扬对她做家务的意愿有什么影响，同时对你们关系的改善有什么影响。我们下次会跟进一下，看看是否会有些不同。另外，我们上次谈到，对于一些小的令人烦恼的，却可能导致情绪爆发的事情，忽视它们会很有帮助。告诉我这周情况如何。

内奥米：这周我的确试了几次。

治疗师：很好，能给我举个例子吗？

内奥米：可以，安娜洗完澡后在门厅留下了很多水渍，等她刷完牙后也不管水槽又脏又黏就离开了，这让我很抓狂。在过去，当我试

　　着让她回来收拾干净时，就会在睡觉前导致一场大战。这周有几次我决定放任不管。结果比我预料的要好。这周有几个晚上我们可以在睡前一起度过一段美好的时光，而我觉得这比有一个完美干净的浴室要重要得多。安娜甚至一度自己洗干净了水槽。

治疗师：好极了。那你学到了什么呢？

内奥米：我学到要有选择地"战斗"，尤其是对于安娜，即使是最小的事也可能导致我们之间出现大裂痕。

治疗师：这似乎是很重要的一课，未来你可以利用在这里学到的经验。差不多是时候把安娜叫进来了。你想不想利用一些时间告诉她，你对于她帮忙做家务感到很欣慰，同时也告诉她，你周五想和她一起做的事？

内奥米：听起来不错。我们还需要讨论一下周三在学校发生的事。

治疗师：是的，我们也会讨论的。或许我们可以把它作为一个机会，让安娜向你展示一下她学到的当自己生气时如何暂停和找出问题最佳解决方案的方法，这样你可以帮助她在家使用这个方法。

内奥米：不错，我去叫安娜进来……

总　结

　　本章对获得研究支持的破坏性行为障碍的预防和治疗项目进行了概括。详细描述了用来对攻击型儿童进行针对性预防和治疗干预的应对力项目。应对力项目建立在情境社会认知模型上，并经过了一系列疗效和效果研究的检验。应对力项目的儿童和父母干预部分的主要焦点在本章中得到了描述，并通过案例进行了阐述。

☐ 本章要点

- 有问题的教养方式包括严厉的惩罚、不一致的管教、缺乏温暖和积极关注，以及薄弱的监管，这些教养方式会与孩子的攻击性行为相关。

● 会促进孩子攻击性行为发展和维持的同伴因素是高水平的同伴拒绝，以及在行为有偏差的同伴群体中的高参与度。

● 儿童的社会信息加工和问题解决过程可能存在问题。与同伴相比，具有攻击性行为和破坏性行为的孩子在社交情境中较少留意到非敌意性线索，之后他们就会对其他人存在敌意性的归因偏差。当和同伴进行对比时，他们所产生的言语主张较少，对于社交问题折中的解决方法也较少。当对他们的反应进行评价时，他们会认为攻击性的解决方法是可被接受的，并且他们预期攻击性的解决方法会给自己带来积极的结果。

● 大多数认知行为治疗项目的主要成分包括关注孩子的行为目标、情绪觉察和自我管理、观点采择和归因训练、社交问题解决技能训练以及回避有行为偏差的同伴群体。

● 对于大多数基于实证的、针对具有品行问题的孩子的认知行为治疗项目而言，社交问题解决是其中一个尤为常见的成分。可以通过讨论、角色扮演、家庭作业练习，以及诸如视频之类的治疗工具来教孩子。

● 正强化不仅能够提高适宜性行为的数量，也能够减少不适宜行为的数量。治疗师和父母可以对那些与不适宜行为正好相反的适宜性行为进行强化。

□ **自测题**

12.1. 一名在家和学校有攻击性、破坏性行为史的 10 岁男孩被转介来接受心理治疗。对于他的转介问题而言，下列哪一项会是最有效的治疗方法？

A. 单独的父母训练

B. 单独的儿童的认知行为干预

C. 同时有父母和儿童干预部分的认知行为干预

D. 针对儿童的关系治疗

12.2. 大卫是一名 10 岁男孩，他参与到个体治疗中，来处理自己的对立违抗障碍。当治疗师询问他的感受时，他的回答仅限于"开心"

和"生气"。在试图拓宽他对各种感受状态的认识时，治疗师应该帮助他了解下列哪一项？

A. 生理感觉

B. 行为

C. 认知

D. 上述所有

12.3. 11 岁的阿曼达因为常常发脾气而被转介过来接受治疗。当她平静时，她能够对一些诸如同伴嘲弄之类的问题做出清晰适当的回应，但当遇到现实生活中的问题时，她就会变得很有攻击性。阿曼达的治疗师首先应该关注下列哪一个领域？

A. 社交问题解决

B. 观点采择

C. 愤怒管理策略

D. 识别攻击性行为的后果

12.4. 在本章的一个临床案例中，15 岁的蒂姆认为，当老师因为自己离开座位削铅笔而记下自己的名字时，老师是在"针对他"。蒂姆的认知行为治疗取向的治疗师试图帮助他从老师的角度看待问题，从而调整他最初的 _____。

A. 间歇性爆发性障碍

B. 敌意性的归因偏差

C. 反应性依恋

D. 关系性攻击行为

12.5. 在本章的另一个临床案例中，内奥米为减少女儿安娜的破坏性行为而寻求心理健康服务。这个家庭的认知行为治疗取向的治疗师要求内奥米表扬安娜的亲社会行为（比如，遵守纪律、帮忙做家务），同时忽略一些轻微的破坏性行为（比如，不彻底清洗水槽）。治疗师可能尝试帮助内奥米使用下列哪一项？

A. 行为规则和期待

B. 心境管理

C. 管教

D. 突发事件管理

❑ 参考文献

American Psychiatric Association: Diagnostic and Statistical Manual of Mental Disorders, 4th Edition, Text Revision. Washington, DC, American Psychiatric Association, 2000

Beauchaine TP, Webster-Stratton C, Reid MJ: Mediators, moderators, and predictors of 1-year outcomes among children treated for early onset conduct problems: a latent growth curve analysis. J Consult Clin Psychol 73:371–388, 2005

Borduin CM, Mann BJ, Cone LT, et al: Multisystemic treatment of serious juvenile offenders: long-term prevention of criminality and violence. J Consult Clin Psychol 63:569–578, 1995

Botvin GJ, Griffin KW: Life skills training: empirical findings and future directions. J Prim Prev 25:211–232, 2004

Brestan E, Eyberg S: Effective psychosocial treatments for conduct-disordered children and adolescents: 29 years, 82 studies, and 5,272 kids. J Clin Child Psychol 27:180–189, 1998

Cabiya JJ, Padillo-Cotto L, Gonzalez K, et al: Effectiveness of a cognitive-behavioral intervention for Puerto Rican children. Interam J Psychol 42:195–202, 2008

Cowell K, Horstmann S, Linebarger J, et al: A "vaccine" against violence: coping power. Pediatr Rev 29:362–363, 2008

Crick NR, Dodge KA: A review and reformulation of social information-processing mechanisms in children's social adjustment. Psychol Bull 115:74–101, 1994

Crick NR, Werner NE: Response decision processes in relational and overt aggression. Child Dev 69:1630–1639, 1998

Dodge KA, Lochman JE, Harnish JD, et al: Reactive and proactive aggression in school children and psychiatrically impaired chronically assaultive youth. J Abnorm Psychol 106:37–51, 1997

Dunn SE, Lochman JE, Colder CR: Social problem-solving skills in boys with conduct and oppositional defiant disorders. Aggress Behav 23:457–469, 1997

Farmer EM, Compton SN, Burns BJ, et al: Review of the evidence base for treatment of childhood psychopathology: externalizing disorders. J Consult Clin Psychol 70:1267–1302, 2002

Feindler EL, Ecton RB: Adolescent Anger Control: Cognitive-Behavior Techniques. New York, Pergamon, 1986

Fite PJ, Colder CR, Lochman JE, et al: The mutual influence of parenting and boys' externalizing behavior problems. J Appl Dev Psychol 27:151–164, 2006

Fite PJ, Colder CR, Lochman JE, et al: Pathways from proactive and reactive aggression to substance use. Psychol Addict Behav 21:355–364, 2007

Greenberg MT, Kusché CA: Building social and emotional competence: the PATHS curriculum, in Handbook of School Violence and School Safety: From Research to Practice. Edited by Jimerson SR, Furlong M. Mahwah, NJ, Erlbaum, 2006, pp 395–412

Greenberg MT, Domitrovich C, Bumbarger B: The prevention of mental disorders in school-aged children: current state of the field. Prevention & Treatment, March 2001

Hawkins JD, Catalano RF, Kosterman R, et al: Preventing adolescent health-risk behaviors by strengthening protection during childhood. Arch Pediatr Adolesc Med 153:226–234, 1999

Henggeler SW, Lee T: Multisystemic treatment of serious clinical problems, in Evidence-Based Psychotherapies for Children and Adolescents. Edited by Kazdin AE, Weisz JR. New York, Guilford, 2003, pp 301–322

Henggeler SW, Melton GB, Smith LA: Family preservation using multisystemic therapy: an effective alternative to incarcerating serious juvenile offenders. J Consult Clin Psychol 60:953–961, 1992

Jackson MF, Barth JM, Powell N, et al: Classroom contextual effects of race on children's peer nominations. Child Dev 77:1325–1337, 2006

Kazdin AE: Child, parent, and family based treatment of aggressive and antisocial child behavior, in Psychosocial Treatments for Child and Adolescent Disorders: Empirically Based Strategies for Clinical Practice, 2nd Edition. Edited by Hibbs ED, Jensen PS. Washington, DC, American Psychological Association, 2005, pp 445–476

Kazdin AE, Weisz JR: Identifying and developing empirically supported child and adolescent treatments. J Consult Clin Psychol 66:19–36, 1998

Kazdin AE, Siegel TC, Bass D: Cognitive problem solving skills training and parent management training in the treatment of antisocial behavior in children. J Consult Clin Psychol 60:733–747, 1992

Lochman JE: Cognitive-behavioral intervention with aggressive boys: three year follow-up and preventive effects. J Consult Clin Psychol 60:426–432, 1992

Lochman JE, Dodge KA: Social-cognitive processes of severely violent, moderately aggressive and nonaggressive boys. J Consult Clin Psychol 62:366–374, 1994

Lochman JE, Dodge KA: Distorted perceptions in dyadic interactions of aggressive and nonaggressive boys: effects of prior expectations, context, and boys' age. Dev Psychopathol 10:495–512, 1998

Lochman JE, Gresham FM: Intervention development, assessment, planning and adaptation: importance of developmental models, in Cognitive-Behavioral Interventions for Emotional and Behavioral Disorders: School-Based Practice. Edited by Mayer MJ, Van Acker R, Lochman JE, et al. New York, Guilford, 2008, pp 29–57

Lochman JE, Pardini DA: Cognitive-behavioral therapies, in Rutter's Child and Adolescent Psychiatry, 5th Edition. Edited by Rutter M, Bishop D, Pine D, et al.

London, Blackwell, 2008, pp 1026–1045

Lochman JE, Wayland KK: Aggression, social acceptance and race as predictors of negative adolescent outcomes. J Am Acad Child Adolesc Psychiatry 33:1026–1035, 1994

Lochman JE, Wells KC: Contextual social-cognitive mediators and child outcome: a test of the theoretical model in the Coping Power program. Dev Psychopathol 14:945–967, 2002

Lochman JE, Wells KC: Effectiveness study of Coping Power and classroom intention with aggressive children: outcomes at a one-year follow-up. Behav Ther 34:493–515, 2003

Lochman JE, Wells KC: The Coping Power Program for preadolescent aggressive boys and their parents: outcome effects at the 1-year follow-up. J Consult Clin Psychol 72:571–578, 2004

Lochman JE, Wayland KK, White KJ: Social goals: relationship to adolescent adjustment and to social problem solving. J Abnorm Child Psychol 21:135–151, 1993

Lochman JE, FitzGerald DP, Gage SM, et al: Effects of social-cognitive intervention for aggressive deaf children: the Coping Power Program. Journal of the American Deafness and Rehabilitation Association 35:39–61, 2001

Lochman JE, Boxmeyer C, Powell N, et al: Masked intervention effects: analytic methods addressing low dosage of intervention. New Directions for Evaluation 110:19–32, 2006a

Lochman JE, Powell NR, Whidby JM, et al: Cognitive-behavioral assessment and treatment with aggressive children, in Child and Adolescent Therapy: Cognitive-Behavioral Procedures, 3rd Edition. Edited by Kendall PC. New York, Guilford, 2006b, pp 33–81

Lochman JE, Wells KC, Lenhart LA: Coping Power Child Group Program: Facilitator L01 Guide. New York, Oxford, 2008

Lochman JE, Boxmeyer C, Powell N, et al: Dissemination of the Coping Power program: importance of intensity of counselor training. J Consult Clin Psychol 77:397–409, 2009

Loeber R: Development and risk factors of juvenile antisocial behavior and delinquency. Clin Psychol Rev 10:1–42, 1990

Loeber R, Stouthamer-Loeber M: Development of juvenile aggression and violence: some common misconceptions and controversies. Am Psychol 53:242–259, 1998

Lonczak HS, Huang B, Catalano R, et al: The social predictors of adolescent alcohol misuse: a test of the social development Model. J Stud Alcohol 62:179–189, 2001

Matthys W, Lochman JE: Oppositional Defiant Disorder and Conduct Disorder in Childhood. Oxford, UK, Wiley-Blackwell, 2010

Miller-Johnson S, Coie JD, Maumary-Gremaud A, et al: Relationship between childhood peer rejection and aggression and adolescent delinquency severity and type among African American youth. J Emot Behav Disord 7:137–146, 1999

Nock MK: Progress review of the psychosocial treatment of child conduct problems. Clinical Psychology: Science and Practice 10:1–28, 2003

Pardini DA, Lochman JE, Frick PJ: Callous/unemotional traits and social cognitive processes in adjudicated youth. J Am Acad Child Adolesc Psychiatry 42:364–371, 2003

Patterson GR, Reid JB, Dishion TJ: Antisocial boys. Eugene, OR, Castalia, 1992

Peterson MA, Hamilton EB, Russell AD: Starting well: facilitating the middle school transition. Journal of Applied School Psychology 25:183–196, 2009

van de Wiel NM, Matthys W, Cohen-Kettenis PT, et al: The effectiveness of an experimental treatment when compared with care as usual depends on the type of care as usual. Behav Modif 31:298–312, 2007

Webster-Stratton C: Enhancing the effectiveness of self-administered videotape parent training for families with conduct-problem children. J Abnorm Child Psychol 18:479–492, 1990

Webster-Stratton C: The incredible years: a training series for the prevention and treatment of conduct problems in young children, in Psychosocial Treatments for Child and Adolescent Disorders: Empirically Based Strategies for Clinical Practice, 2nd Edition. Edited by Hibbs ED, Jensen PS. Washington, DC, American Psychological Association, 2005, pp 507–555

Webster-Stratton C, Hammond M: Treating children with early onset conduct problems: a comparison of child and parent training interventions. J Consult Clin Psychol 65:93–109, 1997

Webster-Stratton C, Reid MJ, Hammond M: Treating children with early onset conduct problems: intervention outcomes for parent, child, and teacher training. J Clin Child Adolesc Psychol 33:105–124, 2004

Wells KC, Lochman JE, Lenhart LA: Coping Power Parent Group Program: Facilitator Guide. New York, Oxford, 2008

Williams SC, Lochman JE, Phillips NC, et al: Aggressive and nonaggressive boys' physiological and cognitive processes in response to peer provocations. J Clin Child Adolesc Psychol 32:568–576, 2003

Zelli A, Dodge KA, Lochman JE, et al: The distinction between beliefs legitimizing aggression and deviant processing of social cues: testing measurement validity and the hypothesis that biased processing mediates the effects of beliefs on aggression. J Pers Soc Psychol 77:150–166, 1999

Zonnevylle-Bender MJS, Matthys W, van de Wiel NM, et al: Preventive effects of treatment of disruptive behavior disorder in middle childhood on substance use and delinquent behavior. J Am Acad Child Adolesc Psychiatry 46:33–39, 2007

第十三章

遗尿和大便失禁

Patrick C. Friman　博士

Thomas M. Reimers　博士

John Paul Legerski　博士

　　尽管大小便失禁一直是造成美国儿童虐待问题的主要原因之一，但今天遗尿和大便失禁的孩子们和过去相比，日子过得可要好多了。其实，这一问题在本质上并不是特别坏，但是那时候为了增强大小便控制能力而采取的措施可谓是简单粗暴，让人心惊胆战。针对大小便失禁所采取的诸多治疗方法令人厌恶，其中包括绑着阴茎、烧屁股和骶骨或者是穿极吸尿的睡衣（Glicklich，1951）。也许在过去的年代，大小便失禁对健康的威胁比现在的更大，这可能在某种程度上解释了为什么过去的治疗手段如此严酷。在那个时候，长期大小便失禁对健康造成的影响可能是极其严重的，因为当时清洗床单、被套和衣物的条件有限，而且缺乏处理感染的有效方法。另一个原因可能是室内空气不流通，有孩子尿液或大便的床单、衣物会散发出难闻的味道，让人极其不舒服。幸运的是，对于很多大小便失禁的孩子来说，现在大多数的医生和父母都摈弃了过去严酷的治疗大小便失禁的方法，而改用一种对孩子的身体来说更加人性化的、疗效更显著的方法，不过，并不是所有的孩子都能得到这种人性化的治疗。

　　尽管有很多因素促成了儿童大小便失禁治疗方法的转变，但其中最强有力的推动力还是行为理论的提出，以及从中衍生出的条件反射类型的治疗方法（conditioning-type treatment）。在研究和治疗遗尿方面，行为理论和治疗方法开创了行之有效的新范式，它同样也对大便失禁这一领域的研究和治疗产生了重要影响。例如，行为理论避免了从过去道德、性格或者是病理学视角解读大小便失禁，行为理论赞同生物行为的观点，强调遗传基础和环境因素的相互作用，而已有证据表明，生物行为观点至少是在两个方面优于其他理论：第一，生物行为的观点不像道德、性格和病理学的观点那样贬低备受大小便失禁困扰的孩子；第二，生物行为的观点和治疗方法的选择直接相关。临床治疗师并不能够直接接触孩子的灵魂、性格或者是心灵，但是他们可以了解引起或者维持大小便失禁的条件。本章将要介绍的是对遗尿以及大便失禁这一问题的认知行为治疗。对大小便失禁的认知行为治疗包括对环境、情境巧妙地采用各种策略以形成对大小便的控制能力。尽管在这一过程中，认知行为疗法中的认知维度所占的比例会相对少一些，但是认知的作用仍是必不可少的。因此，我们把在这一章里介绍的对大小便失禁的治疗仍称作认知行为治疗。本章分为两个部分：一部分是遗尿，一部分是大便失禁。每一部分的内容都会包括对情况的简单介绍（比如诊断）、概述实证研究的支持证据、为治疗提供基础的理论、最佳的治疗方法组合、多样性的启示以及治疗遇到的挑战。

遗尿

诊断及发病率

遗尿是一个统称，用于描述在完成大小便训练的常规年龄之后发生的长期排尿不正常。在 DSM-Ⅳ-TR（American Psychiatric Association，2000），遗尿的诊断标准是在儿童 5 岁或者是达到 5 岁的发展水平（针对有发展障碍的儿童），一周至少有两次反复排尿到床上或衣物上，且这样的情况持续至少 3 个月。此外，遗尿的出现一定不是由于某种物质（比如说利尿剂）或者是一般的药物直接引起的，这样才符合诊断的标准。DSM 把遗尿分成原发性个案

（儿童从来都没有掌握过大小便控制能力）和继发性个案（在儿童获得大小便控制能力一段时间之后出现了大小便失禁），并且进一步细分为三个亚型：夜间型、白天型以及夜间和白天混合型。本章的内容主要聚焦于夜间型遗尿，原因有三个：①因为夜间型遗尿是呈现在儿童身上最普遍的类型，远远多于其他两种类型；②实证研究表明，对原发性遗尿和继发性遗尿采取的治疗方法是相同的，如同治疗夜间遗尿症的方法和治疗混合型中的夜间遗尿的方法是相同的；③在目前出版的资料中，很少有关于治疗白天型遗尿症的研究。

　　在 6 岁男孩中，遗尿症的发病率估计值高达 25%，6 岁女孩的发病率高达 15%（Gross and Dornbusch，1983），而且尽管遗尿在青少年中的发病率较低，但是它并不少见。比如说，多达 8% 的男孩和 4% 的女孩在 12 岁时仍然会遗尿（Byrd et al.，1996；Friman，2007，2008）。

实证支持

　　在所有具有实证证据支持的针对遗尿的认知行为治疗中，首要激活的成分是排尿警报系统。回顾已有研究，我们发现与其他方法相比，基于警报系统的治疗方法成功率更高，而它的复发率也比任何一种方法（包括药物疗法和有实证证据支持的非药物疗法，比如保持—控制训练）要低。基于警报系统的治疗方法成功率高达 80%，复发率低至 17%（Christophersen and Friman，2010；Friman，2007，2008；Mellon and McGrath，2000）。解读基于警报系统的疗法的一个问题在于，很多辅助性的成分往往也掺杂其中，起到了提高疗效的作用，形成了治疗包。在接下来关于理论视角的部分，我们会详细介绍具有最多实证研究支持的疗法包括哪些成分、治疗方案是怎样的。但是，由于单独使用排尿警报疗法时成功率高达 70%，而且它是主要治疗包的核心成分，因此排尿系统警报疗法被看作针对各种类型的遗尿（包括夜间型、混合型以及白天型）的、有最多实证研究支持的疗法。

理论视角

早期的心理理论把遗尿的原因归于心理内部的因素（Sperling，1994）；但是，科学的不断发展极大地减少了心理病理学的视角和遗尿之间的关联（Christophersen and Friman，2010；Friman，2007，2008）。促成这一转变有许多因素，其中之一是基于心理病理学的治疗方法没有科学研究的支持，而认知行为治疗的疗效则有充分的证据支持（尤其是基于警报系统的疗法有充分的证据，当然其他疗法也有证据支持）。研究结果也表明，无论备受遗尿困扰的孩子是否和同样会遗尿的血亲住在一起，遗尿的家族史对遗尿问题的产生有重要影响。在 20 世纪 90 年代的一段时间里，对遗尿的认知视角随着一份关于认知疗法的报告的提出而产生，这份报告把条件反射作用疗法作为对照组，有力地说明了认知行为治疗更有效果（Ronen et al.，1995）。这份报告的研究团队也发表了另外两篇论文，都是关于成功运用认知疗法的（Ronen and Wozner，1995；Ronen et al.，1995），但它们本质上都报告了同样的结果。最开始的研究之后逐渐产生了关于遗尿的认知理论，但是相关性慢慢减少至零，这主要是由于四个方面的原因：① 15 年过后，最初的研究结果仍然没有在其他研究中复制出来，尽管该方法应用起来非常容易；②研究结果在很大程度上是不一致的，50 多年来的研究表明，用行为的方法治疗遗尿通常是行之有效的，而单纯的心理治疗则通常不起作用（Christophersen and Friman，2010；Friman，2007，2008；Houts 1991，2000；Mellon and McGrath，2000）；③研究者从来没有尝试去解释为什么单纯的认知疗法能够如此有效地解决这样一个有基本的生物学基础的难题；④最后一点，初始的研究在方法学上有几点错误（详细的点评可参见 Hounts，2000）。目前，对遗尿的主导理论视角是生物行为模型，该理论认为，遗尿是由于遗传易感性（genetic predisposition）和可操纵的环境事件相互作用引起的（Christophersen and Friman，2010；Friman，2007，2008）。正是这些可操纵的环境事件为成功进行认知行为治疗提供了行为方面的材料。

然而，在治疗遗尿症的过程中，认知也扮演了重要角色，尽管只是一个支持性而非直接起主导性作用的角色。具体来说，大小便失禁的孩子往往会参与治疗过程中的各种讨论——孩子对情况的理解、病症可能的进程、治疗带来的益处以及完全遵从医嘱的重要性，都对于治疗最终取得理想的效果是非常重要的。更重要的一点是，让孩子意识到当下的情况并不是由于他们在心理上或者是性格上存在缺陷，这也是一个认知层面而非行为层面的问题。

治疗组成部分

尿液报警器

床上装置　尿液报警器采用湿度敏感开关系统，当接触到渗透了尿液的寝具时，该系统就会启动一个低压电路，激发一个从理论上来说足够叫醒人的刺激（比如，蜂鸣器、响铃、亮光、振动器）。床上装置一般来说会有两个铝箔垫，其中一个是穿孔的，两个铝箔垫中间有一个布垫。这一床上装置会放在尿床的目标儿童的床单下面，并且穿孔的铝箔垫在上。孩子尿床之后尿液渗透到在上面的穿孔铝箔垫，继而渗透到中间的布垫中，尿液和底部的另一个铝箔垫充分接触，形成一个电路，警报系统随之激活。理论上，被叫醒的孩子会关掉警报开关，完成一系列的治疗步骤。但是实际上，至少是在最开始的时候，警报系统叫醒的往往是父母，他们醒了之后会叫醒孩子，引导他们完成一系列的训练步骤。

睡衣装置　睡衣装置和床上装置发挥着类似的作用，但是在设计上要比床上装置简单。睡衣装置可以缝在孩子睡衣的口袋里，或者用别针别到睡衣上。警报装置的两根电线连接到睡裤上，或者是靠近睡裤的位置。当孩子晚上尿床时，尿液渗透到睡衣上，这样在两根电线之间就形成了一个电路，警报系统随之激活。睡衣装置可以用的刺激有很多，包括蜂鸣、响铃、震动或者是发光。

聚焦于儿童和聚焦于父母的方法　实际操作中的警报可以分成不同的方法，取决于儿童和父母在其中所扮演的首要角色。在聚焦于儿童的方法中，警报系统叫醒的是孩子，他们将独立完成所有治疗步骤。而在聚焦于父母的方法中，警报系统叫醒的是父母，他们会叫醒孩子，引导他们完成治疗步骤。具体的治疗步骤在不同的书中有不同的描述和指导，但是一般都会包括把孩子完全叫醒、上洗手间完成（或尝试）排尿、更换床单和睡衣、重新设置警报系统，最后再回到床上睡觉。聚焦于父母的方法明显取决于警报刺激的显著程度，比如，床上装置的电线可以连接到父母听觉范围可及的位置（比如他们的卧室）。对于睡衣装置来说，很响的警报声或者是定期的检查都可以让父母做好准备应对孩子的尿床。根据我们的临床经验，只有在聚焦于父母的方法中才可以获得最好的治疗依从性。

排尿控制训练

人们在临床观察中发现，很多遗尿的儿童功能性膀胱容量往往会减小。减小的膀胱容量会造成儿童频繁地排尿，但是每次量都很少（Muellner，1960，1961；Starfield，1967）。基于这样的观察结果，排尿控制训练（Retention-Control Training，RCT）逐渐发展起来。排尿控制训练是让儿童饮用过量的液体（比如，500毫升的水或果汁），尽可能不去排尿，通过这样的方式增加儿童白天排尿的量，延长他们夜间排尿的间隔时间（Muellner，1960，1961；Starfield and Mellits，1968）。为了进行排尿控制训练，治疗师需要固定一段时间，在每天的某个时刻开始训练，而且保证训练至少要在儿童睡觉前的几个小时结束。治疗师要鼓励儿童尽可能多地喝他们喜欢的饮料，并且尽可能久地不去排尿。当他们实在憋不住的时候，治疗师让他们尿到一个可洗的容器里，这种容器是为测量液体容积而设计的；要向儿童解释：每次排尿的目标是要排出比上一次多的尿液。治疗师可以采用奖励机制（我们会在本章的后面讨论这部分内容）来激发儿童的动机；当儿童喝的饮料有所增加，两次排尿的时间间隔增大，或者是排尿量比上一次多时，都可以给予儿童奖励。

凯格尔练习和尿液中断练习

凯格尔练习（Kegel exercises）包括有意识地控制相关的肌肉以提前终止排尿或者是收缩骨盆底的肌肉（Kegel，1951；Muellner，1960）。这些练习最开始是为压力性尿失禁的妇女设计的。凯格尔练习的一个版本叫作尿液中断练习，多年来已经成为治疗遗尿症的方案中的一部分。临床心理治疗师让儿童在排尿过程中多次开始排尿及停止排尿，这样的练习至少一天一次。心理治疗师们就是通过这样的方法让儿童掌握凯格尔练习的。当儿童掌握了"湿的练习"时，治疗师再教他们运用在"湿的练习"中采取的泌尿生殖器收缩方法完成"干的练习"。教会儿童在休息5分钟之后肌肉保持5～10秒的收缩，在一天中的3个不同情境下进行10次这样的练习。

唤醒时间表

该治疗组成部分包括唤醒遗尿的儿童并引领他们到洗手间排尿。这样做有很多潜在的益处，包括唤起的改变、有更多干爽的夜晚、在睡眠较浅的阶段处理排尿冲动、缩短儿童必须要忍着不排尿的时间长度等。起初的时候，唤醒时间表的实施通常要求将儿童完全唤醒，完成一些要求在深夜完成的步骤。后来，人们对程序进行了修改，只需要进行部分唤醒，只需要在父母正常休息时间之前完成步骤就可以了，而且这样做并没有削弱唤醒时间表的疗效。实施唤醒时间表，要让父母中较晚睡觉的那位把小便失禁的孩子带到洗手间排尿。如果床已经湿了，第二天晚上就要提前15分钟叫醒孩子。如果一周之内孩子都没有遗尿，父母在下一周就提前半小时叫醒孩子。父母要不断把叫醒孩子的时间提前，直到最后达到了孩子正常上床睡觉的时间。

过度学习

过度学习是排尿控制训练的一个夜间版本。和排尿控制训练类似，过度学习的方法也要求儿童饮用过量的液体，但饮用时间是在睡前而非白天。过度学习的方法只是一个辅助的策略，在实施了基于警报的方法取得一定治疗效果之后再使用该方法，可以起到加强治疗效果的作用。所以，应该在达到干爽标准（如有7个干爽的晚上）之后才开始运用此方法（Houts and Liebert，1985）。

清洁训练

在实证支持的遗尿治疗方案中，一个常规的部分包括尿床之后某种形式的努力尝试，如把尿湿了的床、床单被罩以及睡衣恢复到没有尿湿前的状态。目前并没有对这种形式的努力进行单独的评估，所以它对最终治疗效果的贡献到底有多大尚不清楚。但是，该方法对治疗逻辑的贡献是显而易见的，因为它同样训练了儿童的责任感。因此，我们推荐把这一方法纳入到所有遗尿治疗方案中去。

奖励机制

尽管不定时的奖励本身不可能治愈遗尿，但是它们往往被纳入各种有实证支持的治疗方案中，而且，在描述有效的治疗方案的文献中，这些奖励方法通常是备受推崇的（Christophersen and Friman，2010；Friman，2007，2008）。依据目前的文献，如果要确定奖励本身在治疗中所发挥的作用是很困难的。一种比较可信的说法是奖励维持了遗尿儿童参与治疗的动机，尤其是当奖励机制强化了每一小步的成功时，这样的促进作用更加明显。如果最开始儿童就很少有干爽的夜晚，当其参与治疗的动机开始减弱，治疗师可以把遗尿尿湿的面积减小作为赢得奖励的一个标准。要测量面积减少了多少，只需要把复描纸放在尿湿的地方，把痕迹复制在纸上，将其与之前的痕迹做比较，就可以了。

在遗尿治疗方案中，我们经常用的一个奖励机制的例子就是圆点图。儿童或者是父母画一幅某个物品的圆点图，这个物品是儿童喜欢而且父母也愿意为他们买的物品。要决定图上有多少个圆点，就要先确定父母允许孩子每天可以获得多少钱，然后把该物品的价格除以每一天的钱数即可。每次儿童达到一个特定标准的时候（例如，没有遗尿的夜晚，尿湿的面积更小），就让他们把一个圆点连起来。当所有的圆点都连起来的时候，父母就可以去把这个物品买回来给孩子。运用这个方法可以让父母奖励他们小便失禁的孩子所取得的每一个小小的进步，孩子们最终将获得控制大小便的能力。因此，这种方法也极可能增加儿童的动机（该奖励机制也可以用于大便失禁治疗方案中没有大便失禁的夜晚或是顺利排便的时候）。

液量限制

把液量限制和其他已经被证实有显著疗效的治疗方法列在一起仍然显得有些怪异，尤其是从来没有任何一个研究能够证明液量限制可以为治疗方案成功治愈遗尿做出贡献。我们之所以在这里提到液量限制，是因为尽管完全没有证据支持它的功效，但它仍然是大部分治疗中不可缺乏的组成部分。即使没有证据，但基于一些极具说服力的原因，我们仍然要强调它的重要性。

第一，液量限制很可能是世界上应用最广泛的治疗遗尿的手段。第二，它很可能是最简单易行的一种治疗方法。第三，如果说液量限制有任何效果的话，那它的效果是相对来说比较容易测量的。尽管液量限制有上述这些特征，它仍然缺乏实证研究的证据支持。因此，我们坚持只在一种特殊情况下才把液量限制纳入治疗计划当中。具体来说，如果一个遗尿的儿童在临睡前饮用过量的液体，那么他的液体摄入量应该减少——不是因为他会遗尿，而是因为他摄入的液体过量了。

药物

用于治疗遗尿的药物主要有两种：盐酸丙咪嗪（丙咪嗪）和去氨加压素（DDAVP）。盐酸丙咪嗪是一种三环类抗抑郁的药物，其减少尿床的机制尚不清楚，似乎是让膀胱对存留的尿液没有那么敏感，因此可以在有排尿冲动之前存留更多的尿液。去氨加压素是一种合成的尿液分泌抑制剂，它可以浓缩尿液，以此减少尿液体积和膀胱内的压力。但一些令人忧心的报告称，服用过量的丙咪嗪有毒害心脏的潜在风险（Herson et al.，1979），同时，丙咪嗪还有其他的副作用。因此，去氨加压素一度成为治疗遗尿最理想的药物（Christophersen and Friman，2010；Friman，2007，2008）。然而，2007年美国食品和药品管理局发布的报告警示公众要注意去氨加压素带来的潜在危险，尤其是其最常见的摄入方式——鼻腔喷雾。具体来说，一些服用去氨加压素的人很有可能会出现血液中缺钠，医学上称之为低钠血症，而该病症可导致中风或死亡。接受遗尿治疗的儿童往往采用鼻腔喷雾的方法摄入去氨加压素，这些儿童极易患低钠血症和中风。因此，美国食品和药品管理局规定，遗尿治疗中不允许采用鼻腔喷雾的方式摄入去氨加压素，同时，服用去氨加压素药片也要非常谨慎（U.S. Food and Drug Administration，2007）。由于遗尿问题普遍存在，加上去氨加压素作为治疗的药物之前被广泛使用，美国食品和药品管理局的这些规定对遗尿的治疗有着深远的影响。心理治疗师们或许可以充分利用这些规定所造成的结果，即药物生产商们可提供的治疗手段愈发有限，向公众提供本书所讲的基于实证研究的认知行为治疗，以代替之前的药物治疗。

实证支持的治疗方案

最早为人所知的实证支持的治疗方案是"干床单"训练（dry-bed training；Azrin et al., 1974）。起初，这一方法的使用对象是一群精神发育重度迟滞的成年人，后来它被多次系统地复制并用于儿童群体中。除了床上警报之外，它起初的组成部分包括过度学习、密集的清洁训练、（对尿湿床单之外其他方法的）密集的正性练习、每隔一小时的唤醒、密切监测以及对成功达成目标的奖励。在之后的推广当中，唤醒时间表和清洁训练实施起来逐渐没有起初那么严格，人们把正性练习从方案中剔除出去，并增加了排尿控制训练。其他类似的方案也逐渐开发出来，最为人所知的，同时也是最具实证证据支持的是全方位家庭训练（full-spectrum home training, FSHT；Houts and Liebert，1985）。全方位家庭训练方案包括警报的运用、清洁训练、排尿控制训练以及过度学习。该方案很多的变式现在都可以运用（Christophersen and Friman，2010；Friman，2007，2008）。对"干床单"训练和全方位家庭训练方案都进行成分分析，结果显示，警报是方案中的关键部分，而且随着方案中组成成分的增加，成功治疗的可能性也相应增加（Bollard and Nettelbeck，1982；Houts et al., 1986）。

最理想的治疗计划

表 13-1 呈现的是一个最理想的治疗计划。在评估阶段（第 1—4 步），临床治疗师首先要考虑的是掌握儿童遗尿病史。一些证据表明，遗尿频率较低或者只在夜间遗尿的儿童预后较好（Houts et al., 1994），遗尿的类型（无论是原发性的还是继发性的）似乎并不会削弱治疗的效果。然后，临床治疗师提供关于遗尿的信息，包括家长对遗尿最有效的应对。例如，儿童和家长应该要知道，许多儿童都深受遗尿的困扰，其中很多孩子可能就在患者的街区或者学校。儿童在场的时候，治疗师要坚决地指导家长不要因为尿床而责备、羞辱或者惩罚孩子。随后，要让孩子配合参与治疗，和孩子以及家长一起制订治疗计划。但是，在身体检查没有做完之前，没有排除病理生理学方面的

因素，不宜直接进行治疗。

表 13-1 遗尿治疗方案示例

评估
1. 把儿童交给医生进行身体检查。
2. 在进行治疗的一到两个礼拜之前，开始搜集相关信息，包括干爽或尿床的晚上、对尿湿床单的面积大小的记录（用复描纸）。
3. 评估儿童在身体发展上是否适合进行治疗，以及是否有充分的动机参与。根据结果调整治疗方案。
4. 和家长、儿童讨论撤除惩罚。
初期治疗
5. 设定一个预治疗阶段。
6. 帮助家长和儿童选择并购买需要用到的警报装置（参见表 13-2）。
7. 如果儿童和家长愿意并且有能力实施，与其协商纳入尽可能多的治疗成分。
监测进展并计划终止治疗
8. 初期的干爽目标完成时（比如，一个礼拜），加入过度学习这一步骤。
9. 实现连续 14 天干爽，即终止警报、排尿控制训练和过度学习。
10. 通过继续运用已结束的治疗中的成分来预防复发。

在初始治疗阶段（表 13-1 的第 5—7 步），治疗师根据儿童的情况、儿童与家长的意愿以及家庭资源（参见表 13-2，以了解相关信息，例如与警报相关的信息），尽可能囊括唤醒时间表、奖励机制以及用警报来训练责任这几项治疗成分。一段时间后，"用滴定法测量"治疗成分，使其与家庭资源和动机保持一致，直到治愈遗尿方可停止。例如，在一个单职工双亲家庭，收入处于中等水平，有一个尿床但是治疗动机强烈的孩子，而家长也同样积极配合治疗，治疗师可以在该个案中立刻运用所有治疗成分（如警报、唤醒时间表、凯格尔练习、过度学习、排尿控制训练、清洁训练、奖励等）。

表 13-2　尿液警报装置样例

装置	类型	制造商	价格
遗床报警器 （Wet-Stop）	睡衣，蜂鸣器	Potty MD Knoxville, TN (877) 768-8963	$50.00
如厕传呼机 （Potty Pager）	睡衣，蜂鸣器	Ideas for Living Boulder, CO (800) 497-6573	$75.00
干爽睡眠 （Sleep Dry）	睡衣，蜂鸣器	Star Child Labs Santa Barbara, CA (800) 346-7823	$53.95
玛莱姆尿床警报 （Malem Bedwetting Alarm）	睡衣，各种声音和 光的组合	Bedwetting Store Ashton, MD (800) 214-9605	$84.95
尿床信号 （Wet Call）	床垫，蜂鸣器	Bedwetting Store Ashton, MD (800) 214-9605	$84.95
尿床震动警报 （Vibrating Enuresis Alarm）	睡衣，振动器	Enabling Devices Hawthorne, NY (800) 832-8697	$65.95

注：生产商及价格信息容易变动，在写作本书时已在变化。

　　如果家庭参与治疗的资源较少，或者动机不那么强烈，治疗师可以指定少一些的治疗成分，但是要保证必须将警报纳入治疗当中。如果家庭环境后来发生改变，使得动机增强或者激活了更多资源，则治疗师要重新协商治疗计划，纳入更多治疗成分（要记住，警报这一成分很有效，如果加入了其他治疗成分，效果会更加显著）。在少数情况下，儿童的动机很强烈，但是家长却没有那么投入，这时候治疗师指定一些可由儿童单独完成的成分即可。不过这可能会将警报这一成分排除在外，因为父母不会购买警报装置，或者儿童自己难以在没有帮助的情况下运用这一成分。如果可以获得警报成分的话，经过临床治疗师或者是临床工作团队培训之后，年纪稍微大一些的孩子或者是年纪稍小但发展极好的孩子也是可以独立运用该成分的。如果最终不能获得警报成分，则治疗师指定一些确定可以单独运用的成分（例如，凯格尔练习、自我监测、排尿控制训练，或者是由儿童的闹钟来启动唤醒时间表也可以）。如果使用的治疗成分很少，治愈的概率就会相应低很多（尤其是在警报成分没有纳入的情况下），但比起根本不采取治疗措施，治愈的概率还是要高一些的。而且，儿童的积极参与可能会增加父母参与的主动性，这样的话就可以增加更多的治疗成分了。

治疗的最后几个步骤包括监测进展和计划终止治疗（表 13-1 的第 8—10步）。如果治疗一直停滞不前，治疗师则加入辅助性的成分，但还是要突出排尿控制训练和排尿中断训练的作用。当实现了连续 14 天的干爽，治疗师即终止警报的运用。和大多数遗尿治疗一样，复发的可能性是一件需要认真关注的事情，所以治疗师要把后期的随访作为治疗的常规要素纳入治疗方案中。

多样性的启示

在遗尿研究中，多样性的一个主要问题和性别有关。遗尿的男孩要比遗尿的女孩多，两者的比例可达到 3∶1。有充分的证据证明这个差异的存在。基于此，一群流行病学研究者提议修改 5—8 岁男孩遗尿的诊断标准，因为 5 岁女孩中遗尿的比例相当于 8 岁男孩中遗尿的比例。这一情况给我们的启示是，对于符合诊断标准的 5 岁男孩，如果明显缺乏治疗动机，或者是发育不完全，难以从治疗中获益。在这样的情况下，我们建议临床治疗师考虑延迟对他的治疗。跨文化的研究也表明，相比欧洲以及其他发展中国家，包括泰国和中国等，遗尿在美国是更普遍的现象，但是在另一些发展中国家，例如尼日利亚，遗尿也更加普遍。同时，在经济社会地位较低的或者是心理状态极其异常的群体中，遗尿也相当普遍，例如在收容所环境中的儿童（关于这方面的文献综述，参见 Friman 1986，2007）。

治疗的挑战

在对遗尿的治疗中，一个巨大的挑战就是生理病理学（physiopathic cause）因素（如糖尿病、泌尿系统感染）引起的遗尿症，这一可能性很小，却真实存在。尽管由这些因素导致的遗尿症只有不到10%的案例，但是在这些案例中使用警报治疗是不恰当的。考虑到这种情况，在正式开始认知行为治疗之前，治疗师首要的事情是把所有的儿童患者转介到内科医生处进行身体检查。排除了生理病理学因素之后，年龄、发展水平以及动机水平就是主要考虑的因素了。例如，我们建议在男孩7岁大、女孩5岁大以后才进行认知行为治疗（只有在儿童动机水平非常强烈的情况下，年纪较小的儿童才可以参加）。两者在年龄上的差异是由于和男孩相比，女孩要更少尿床、有更高的动机水平、发育得更成熟。如果遗尿的儿童动机水平不高，应暂停治疗3～6个月，并且治疗师应计划在那之后对儿童和家长进行随访。

治疗面对的另一个挑战与惩罚有关。我们之前提到，大小便失禁是导致虐待儿童的主要原因。在没有进行有效的治疗之前，父母要面对子女长期的大小便失禁问题，当孩子尿床的时候，父母很容易对孩子做出具有惩罚性的反应，包括直接或间接地表达失望。甚至是躯体上的管教。接受有效的治疗可以减少虐待儿童的风险，但是如果要根除虐待的问题，我们建议临床治疗师了解父母惩罚儿童的历史，从父母处获得言语的承诺（要当着遗尿的孩子的面），保证不再惩罚甚至是批评孩子尿床。

最后一个挑战是儿童与父母其中的一方或者双方都无法坚持治疗。为保证儿童坚持治疗，治疗师要评估参与的动机以及实行所安排的治疗步骤的能力，要避免给儿童安排他们不愿意或者不能够实行的步骤。为了增强动机，治疗师运用一个机制来奖励儿童每一个小小的进步——例如，干爽的晚上，尿湿的面积减小，甚至是遵从医嘱运用了治疗成分。为保证父母坚持治疗，治疗师也可以采用类似的步骤：评估动机水平和能力，只安排那些父母愿意并且可以实施的步骤。治疗师要帮助父母识别儿童进步的标志，这对一些儿童来说意味着是出现多个干爽的夜晚，而对另一些儿童来说，完成治疗步骤就已经是进步了。在更一般的情况下，治疗师向父母讲述大小便控制能力其实是一种通过不断练习治疗步骤就可以获得的能力；要讲清楚干爽的夜晚可能来得很慢，尤其是对于那些常常尿床的孩子来说更是如此；要计划进行支持性的临床探访或者是电话询问以监测进展。

案　例

　　汤米是一个 8 岁的白人男孩，他和自己的父母、两个弟弟妹妹住在一起，妹妹 5 岁，弟弟 3 岁。他的病史、精神状况、发育情况以及受教育经历都没什么异常。他现在读二年级，成绩低于他的正常水平，但一般也可以达到 B 左右的水平。他在学校很受欢迎，有至少两个好朋友。在家里，除了稍微不按时睡觉之外，汤米没有任何行为问题。父母说他和弟弟妹妹的关系是积极的。被送来治疗的主要原因是夜间遗尿。根据汤米父母的说法，汤米自出生以来就遗尿，他们准确无误地记得汤米没有一天晚上不尿床。实际上，这对父母抱怨他一晚上不止尿床一次，而是好几次。尽管汤米因为尿床被爷爷奶奶、叔叔阿姨还有父母责备，要求他晚上尽量不要尿床，但是汤米对控制排尿一直没什么兴趣，直到最近一次的露营时他又尿床了才有所改变。他和一个朋友一起参加了那次的露营，被朋友发现了他尿床，汤米感到十分尴尬。所以从那时候开始，他就开始十分关注如何不尿床。

　　汤米的父母带他去看一位内科医生。医生对汤米进行了常规检查，包括验尿，并且排除了导致夜间遗尿的所有器质性原因。在了解家族史的时候，医生了解到汤米的爸爸也有过夜间遗尿的历史，并且在 9 岁的时候才结束。身体检查结束之后，内科医生介绍汤米和他的爸爸去看一位专门研究认知行为治疗的心理治疗师。那位心理治疗师对汤米和他的父母进行了一次共同的访谈，开始了对汤米的治疗。

　　心理治疗师解释了家族史在遗尿症形成的过程中所扮演的角色，并且说精神病理学的任何一种形式都不可能在其中发挥决定性的重要作用。但是，心理治疗师也说到，父母、家庭以及社会对儿童尿床的反应如果是厌恶的，且长期以往都是这样的话，可能会造成儿童的心理问题。随后，他请汤米参与治疗，并且概述了现有的每一种治疗成分，包括尿液警报、排尿控制训练、唤醒时间表、责任训练、一个奖励机制以及凯格尔练习。同时，心理治疗师当着汤米父母的面，向汤米解释说尿床的孩子不应该因为尿床而受到惩罚。此外，他也提到汤米在睡前喝水是没有问题的，只要不喝过量即可。他向汤米的父母解释说，一直以来，液量控制对减少尿床概率的效果甚微，除非是尿床的孩子喝过多的水才需要控制液体摄入量。最后，心理治疗师画了一幅膀胱的图片，并且解释了排尿的过程是如何进行的，以及警报系统等治疗成分将如何改变汤米的排尿系统，从而帮助汤米学会不再尿床。

汤米和他的爸爸妈妈一起选择了心理治疗师提到的所有治疗成分。在奖励机制上，汤米的父母选择了圆点图，而汤米则选择了一种新的电动玩具作为奖励。在医生的办公室里，汤米和妈妈一起画了一张电动玩具的圆点图。心理治疗师则给了汤米的父母一份关于奖励机制的材料，让他们带回家去看。心理治疗师同时让汤米的父母和汤米一起监测进展，把一份日历贴在冰箱上，这样父母和孩子都可以很容易看得到。汤米的父母也要求在治疗计划中加入其他的成分，目前还没有证据显示这一成分在治疗遗尿的过程中发挥作用，但是它可以很好地增加治疗的社会接纳度。具体来说，汤米的父母问心理治疗师，汤米在晚上的时候祷告是否有帮助。心理治疗师觉得没有问题，并且认为这是个不错的主意。汤米的父母从尿床用品专卖店（Bedwetting Store）的官网上网购了尿液警报器。他们选择的牌子是 Nytone，和睡衣的牌子是一样的。

尽管汤米在第一个月左右的时间里没有一天晚上不尿床，但该案例的结果仍然非常成功。事实上，汤米的父母在最开始的时候抱怨不已，他们说当尿液警报器响起来的时候其他人都被吵醒了，而汤米依然在睡梦中，他们只好把他叫醒，带他去厕所。但是，随着治疗方案的推进，警报器可以把汤米叫醒了，醒了之后，汤米会主动上厕所，不过他也会叫醒父母中的一个来帮助自己。治疗继续进行，警报器可以在短时间内唤醒汤米，汤米醒了之后会把警报器关了。他尿床尿得很少，所以他根本不需要做什么事情，只要等正常的起床时间到了之后再处理床单就好了。再后来，汤米可以整晚安然地熟睡，不需要醒来关闭警报器了，慢慢地他一周会尿床一到两次，到最后是一个月只尿床一到两次。这个时候，心理治疗师终止了治疗，并且建议汤米的父母在出现问题的时候立刻与其联系。尽管临床会谈的次数因人而异，但对于这个个案来说，心理治疗师在最开始的会谈中与汤米以及他的父母面谈，然后在接下来的两次会谈中见了汤米和父母中的一个，其余的情况都是通过电话随访了解的。

小结：遗尿

遗尿是儿童报告的最让人痛苦的经历，其痛苦程度仅次于父母离婚和父母打架（Van Tijen et al., 1998）。如果不治疗的话，遗尿极有可能持续好几年，在一些情况下甚至会持续到成年早期。遗尿会带来很多负面的社会影响，扰乱正常的家庭生活。尿液警报治疗是一种操作简单、疗效显著的治疗遗尿这种最普遍的慢性儿童疾病的方法。对于遗尿的儿童来说，该治疗方法是一个重大突破，因为：①该方法不像传统的治疗方法那样有让躯体厌恶的体验；②该方法的疗效削弱了遗尿症长期以来被冠以的病理心理学特征；③该方法克服了药物治疗的高花费、高复发率以及潜在的副作用等缺点。而且，单独运用尿液警报治疗时，其疗效非常显著；而与其他任何的一种或者是所有的治疗成分一起运用时，治疗效果更理想（Houts et al., 1994）。基于警报的治疗发展至今日，我们完全可以非常肯定地说，尿液警报治疗应该是每一位治疗儿童遗尿症的儿科医生所应该掌握的知识。如果有医生无法提供这些知识，我们似乎应该尖锐地问清楚原因为好。

大便失禁

诊断及现状

在 DSM-Ⅳ-TR（American Psychiatric Association，2000）中，大便失禁的诊断标准包括：①反复把大便排泄到不适合的地方（例如衣物上或者是地板上），无论是故意的还是无心的；②这样的事情 1 个月至少发生 1 次，持续 3 个月以上；③儿童的实际年龄至少有 4 岁（或者是达到 4 岁的发展水平）；④确定失禁行为不完全是因为某种物质（如泻药）或者是一般疾病引起的躯体反应，除非是与便秘的机制有关。《疾病和相关健康问题的国际统计分类》（第 10 版；*International Statistical Classification of Diseases and Related Health Problems*，10th Revision，ICD–10；World Health Organization，2007）也提出了相似的诊断标准。

DSM- Ⅳ -TR 列出了大便失禁的两种亚型：伴有便秘和溢出性失禁的大便失禁（787.6）和不伴有便秘和溢出性失禁的大便失禁（307.7）。对于伴有便秘的亚型，应由内科医生进行躯体检查以证明，或者是确定其在很长的一段时间内，每周的排便次数最多只有 3 次。患该亚型的个体排泄的大便往往是不成形的，白天大便会外流的情况在晚上则很少发生。并且只有很少量的大便是在厕所内排泄的。成功的治疗方案包括一些医学治疗成分，旨在缓解便秘（如借助灌肠剂、通便药）。在没有便秘的大便失禁个案中，大便的外形均匀，间歇性地堆积在马桶内。患有不伴有便秘的大便失禁的儿童通常会共病情绪或行为问题。因此，针对该亚型的治疗主要集中在矫正心理和行为问题（Friman，2008）。

据估计，大便失禁在美国的患病率是 1% ～ 3%。，其中男孩患病的比例是女孩的 3 ～ 6 倍(Schonwald and Rappaport,2008)。在儿科初级保健(Primary Care Pediatric) 的环境中，大便失禁的患病率已达到 4.4%（Loening-Bauck，2007）。一项基于荷兰人口的调查显示，4.1% 的 5—6 岁儿童以及 1.6% 的 11—12 岁儿童每个月都会有一次因为大便弄脏裤子（van der Wal et al.，2005）。在英国，发生的比例也相近（Joinson et al.，2007）。

实证支持

大便失禁的认知行为治疗在实证研究支持方面遇到的困难与其跨学科、生物行为的研究方法有关，而该研究方法是应用最广泛的。实际上，根本没有办法理清单独的认知、行为或者是生物医学成分，因为成功的治疗几乎包括所有成分（Christophersen and Friman，2010）。生物反馈代表了第四种生物医学—认知行为治疗的方法，但是该方法较少为人们使用。与行为—药物治疗手段相比，这种方法的疗效似乎没有那么显著（Brooks et al.，2000）。药物治疗一直以来关注三个方面：①清理大便；②通过辅助性药物鼓励按时排便；③控制饮食摄入量（Christophersen and Friman，2010）。

认知行为治疗最基本的形式强调运用积极的强化来激励儿童坚持参与治疗，成功进行适合的排便训练。有时候，治疗也会用到轻微让人厌恶的治疗成分，这是以过度矫正练习的形式开展的。进行过度矫正练习的儿童要在一次大便失禁之后把自己清理干净，并且清洗弄脏的衣物（Reimers，1996）。很多认知行为治疗还包括刺激控制、强化节律、强化健康教育以及各式的监测等步骤。这些认知行为治疗的方法往往是独立使用的，或者是作为正在进行的生物医学疗法的补充。

已有大量研究对这些不同的治疗模式效果做了检验。McGrath 等人（2000）的元分析发现，当时发表的研究结果都没有达到标准，所以都没有被心理治疗师经常使用以确定哪一种治疗方法能够宣称是具有实证支持的（Chambles and Ollendick，2001）。有两个研究综合使用药物和行为的疗法，结果表明效果极有可能是显著的。也有两个研究采用广泛的行为疗法结合药物疗法，结果显示，治疗效果达到了治疗便秘和失禁的疗效标准。

同时发表的另一篇文章（Brooks et al.，2000）是一篇对采用随机对照组方法进行研究的文献综述，涉及的内容包括治疗学龄前儿童和学龄儿童大便失禁、功能性便秘以及拒绝上厕所，采用的治疗方法包括药物疗法、行为疗法以及生物反馈疗法。这篇综述发现，采用肛门括约肌的生物反馈治疗小儿排便功能障碍的效果不如用综合的药物—行为疗法治疗大便失禁或是功能性便秘。此外，肛门外括约肌的矛盾收缩似乎并没有对生物反馈疗法或是药物—行为疗法的效果产生任何影响。尽管这两种方法的结果相似，但是考虑到药物—行为疗法使用的方法一般来说比生物反馈疗法更容易让人感到不那么冒犯，所以药物—行为疗法会更具有优势。

另一个采用随机对照实验的研究比较了认知行为治疗的效果和采用传统方法取得的疗效，包括使用通便药物、记录排便日记以及进行教育（van Dijk et al., 2008）。研究者发现，认知行为治疗的疗效和传统方法的疗效可以相提并论。该研究的诸位作者指出，在某些情况下，应该要考虑采用认知行为治疗或者是转诊到心理医生处，特别是当儿童呈现出行为问题的时候。接下来，我们会详细介绍可以很好地评估并治疗大便失禁的一些认知行为治疗技术。

理论视角

在历史上，关于大便失禁有很多的理论视角，但目前占主流地位的是综合了生物、学习／行为以及认知成分的观点。为了与本书的主题保持一致，我们称之为认知行为治疗的视角。历史上，人们长期以来都认为早期不愉快的如厕经历会决定一个人的人格和行为（Freud，1905/1953）。尽管并没有任何实际的研究证明或者支持这种观点，但是直到今天，该观点尽管有变化，但依然继续存在（Friman，2002）。这种观点已经完全融入到旧的理论当中，并且丝毫不受大量与其相悖的科学研究证据的影响。所以，即使它被作为一种毫无意义的观念丢弃了，也不会受到任何指摘（Sperling，1994）。这种观点的弊端和它与精神动力学理论的联系密不可分。最初，这种观点包括婴儿性欲（Freud，1905/1953），后来随着观点的演变，纳入了认为排便训练和大便失禁具有性特征的视角（Aruffo et al., 2000；Sperling，1994）。下面这个例子可以说明这种主流思想的明目张胆让人不安。在 DSM- Ⅳ -TR（American Psychiatric Association，2000）中，尽管没有科学证据支持，却依然纳入了肛门自慰这一条目。

初期阶段，一些人努力尝试对大便失禁进行概述，并使其与认知行为治疗的理论视角一致。Levine（1982）及其同事描述了因为排便动力失调（而非因为心理动力失调）而造成的发展轨迹，以及这种动力失调之后对排便行为产生的影响。不出所料，在这样的描述中最主要的因素是便秘，因为它增加了排便的难度以及不舒服的感觉。回避排便时不舒服的感觉对抗拒如厕而言是一种负强化。反过来，成功地抗拒如厕导致大便储留，而这对排便的影响其实是和便秘本身一样的——所以，我们更应该考虑的可能是对排便的抗拒而非便秘本身。但是，对这个问题的研究却表明，便秘通常是先于抗拒如厕出现的，因此抗拒如厕很有可能是便秘带来的最主要的影响。另一个研究表明，抗拒如厕的儿童往往有痛苦的排便史或者是便秘（Luxem et al., 1997）。总的来说，认知行为治疗模型是最具实证支持的理论模型，同时也是最直接、有效的治疗方法。认知行为治疗强调的是排便动力、排便失调以及抗拒如厕（Christophersen and Friman, 2010; Friman, 2007, 2008）。

评估

很明显，评估是运用认知行为疗法治疗任何一种障碍时一个非常重要的维度，但是很重要的一点是要进行全面的评估，在制订治疗计划前，治疗师要对儿童的行为、家庭以及如厕训练情况进行深入了解。此外，也是最关键的一点，对于大便失禁的所有个案而言，治疗师必须要让初级保健医师进行身体检查之后再开始进行治疗（这和遗尿症是一样的）。我们认为没有必要带儿童去看肠胃炎方面的专家，因为过早去的话会让儿童经历完全不必要的不愉快体验和价格不菲的生物医学评估。我们建议临床治疗师把是否要让专家参与进来的决定权交给初级保健医师。对孩子的评估，我们建议可以先和家长进行，然后再和孩子（4 岁及以上的儿童）进行。这样做的话可以让家长和孩子在谈论敏感信息（如家族精神病史、孩子的不良行为或者是负性的个性特征）时不那么拘谨。

家长的初始访谈

下面，我们会强调几个一般性的问题，这些问题在标准的临床评估中很可能会被问到。我们也会强调和评估以及治疗大便失禁相关的一些问题。尽管了解孩子对这些问题的看法在很多时候是很有帮助的，但是考虑到孩子的年龄以及问题的敏感性，临床治疗师可能会选择保留这些问题，仅仅了解父母的意见即可。

是否有延迟发展的问题？ 很重要的一点是儿童要掌握必要的发展技能，以便有效地完成如厕训练。一般来说，我们要求儿童已经会走路了，而且他们可以独立地脱裤子，当有排便的意愿时，他们能够走到（或者是跑到）卫生间。所以，儿童需要至少达到 2 岁的发展水平。如果检测到发展水平显著延迟，或者认知和说话 / 表达能力低于 2 岁的水平，治疗师可以参考延迟发展干预计划中的建议。

是否有相关的医学问题? 各种和医学相关的状况很有可能对孩子的便秘或者是与排便有关的问题产生重大影响。先天性巨结肠症、幼童慢性营养吸收不良症、克罗恩氏病以及其他相似状况等相关的医学诊断或病史，并不能把大便失禁的行为疗法排除在外，但是它们绝对是有医学意义的，而且，与医学专业工作人员密切合作是十分必要且迫在眉睫的一件事。此外，如果儿童有结肠扩张或巨结肠症的病史，或者有长期的大便阻塞和便秘现象，治疗师要和他们的初级保健医师一起进行密切的监测和定期的随访。

是否有便秘史? 如果孩子有便秘的现象，治疗师一定要在开始行为治疗之前处理这种情况。有便秘史或是大便阻塞的儿童通常也会有结肠扩张史，在一些情况下，还会有巨结肠症史。有上述病史的儿童对结肠储存的粪块容量方面的信息可能只有很有限的反馈，甚至没有任何反馈。一些便秘的儿童同样也会经历这样的情况，即在他们的结肠里有一块坚硬的粪块，但他们仍然继续排便，因为粪块会在大便嵌塞周围运动，这样儿童就可以排出一些比较疏松或是柔软的大便。在这样的情况下出现疏松或柔软的大便会让家长误以为孩子并没有便秘。因此，让家长检测并记录孩子排便的模式（参见图13-1）可以帮助临床治疗师监测孩子的排便频率，也可以给孩子的初级保健医师提供宝贵的信息。

近期或者是长期便秘的儿童很有可能在服用一些处方泻药。聚乙二醇（Miralax）是当下使用得最广泛的治疗儿童便秘的一种冲剂。如果临床治疗师开的是聚乙二醇或者是其他的通便剂，治疗师要让家长记录所开的药物剂量以及每天服药的时间。通便剂的服用时间有时候也会影响儿童排便的模式。

姓　　名：＿＿＿＿＿＿＿＿＿

出生日期：＿＿＿＿＿＿＿＿＿

大便评估

日期						
厕所里大便的量						
排便的次数						
大便的浓度 [a]						
难度等级 [b]						
服药情况						
药物剂量						

[a] 从下图的大便浓度连续体中选择一个数字填写

[b] 参考排便难度等级表

排便难度等级表

排便是否有困难？

　0　没有任何困难　　1　有一些困难　　2　有很大的困难

大便浓度连续体

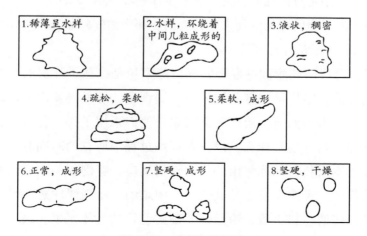

图 13-1　大便评估图表

孩子的饮食质量怎么样？每日的运动量有多少？ 孩子的饮食习惯和运动量都会影响他们排便的频率以及大便的浓度。一般来说，知道孩子有"一般的"饮食水平和运动量就很可能已经足够了。但是在一些情况下，让家长提供对孩子典型的一天中饮食和运动量的描述或日志是很有帮助的。这样的描述有助于评估孩子的饮食中脂肪含量是否过高、纤维的摄入是否不足。脂肪和纤维的摄入量都可以影响孩子的排便习惯。尽管人们会把一些发生在孩子身上的大便嵌塞或者不经常排便归咎于高脂肪饮食，但其实高脂肪饮食的影响是因人而异的。不过，如果孩子的饮食结构一直以来就不太正常，偏向一边或者另一边，那么治疗师可能就需要和家长谈谈如何平衡饮食结构，可以的话，最好增加运动量。

是否有任何行为上或者情绪上的问题？ 一些研究（Cox et al., 2002）表明，大便失禁的孩子共病行为问题的概率更高。这些行为问题对治疗计划的开展会有一定的影响。无论采用哪种标准化的行为检查清单（如儿童行为检查清单，Achenbach and Edelbrock，1983）都可以为识别相关的问题行为提供一个很好的基于行为的概述。如果儿童不能够很好地接受指导、行为水平过分活跃或者是有对抗性行为，会增加治疗大便失禁的挑战性。如果临床治疗师要和这些共病行为问题的儿童一起工作，那么在从行为层面上处理大便失禁的症状之前，首先要和家长以及孩子一起努力，增强指导的控制力，同时减少儿童不合作甚至是对抗性的行为。这些工作是非常有必要的。另一方面，如果让人头痛的行为问题是大便失禁特有的，那么治疗师就完全可以继续执行制订好的大便失禁治疗计划了。

孩子有怎样的如厕训练经历？ 弄清楚家长是在孩子几岁的时候开始进行如厕训练的，家长是重点关注尿液控制训练，还是排便训练，还是两者兼顾，达到的水平如何。治疗师询问家长他们采用了哪一种方法，采用的积极强化和惩罚分别是什么，以及在训练过程中所花的时间有多少。治疗师了解孩子对家长为训练付出的努力有何反应，特别要关注家长是如何应对孩子的反抗、大便失禁以及其他一些困难的。特别要注意的是，如果家长采用过任何的惩罚手段，治疗师要确定惩罚的具体水平。最后，很重要的一点是要确定孩子在尿液控制训练或排便训练中是否取得了部分或者是完全的成功。有一些孩子在排便训练方面从来没有过成功的经历，但是有一些孩子在开始大便失禁之前就曾经有过好几个月甚至是好几年的排便训练的成功经历。

孩子失禁的频率怎么样？ 评估孩子排便的情况有多大比例会弄脏衣裤。一些大便失禁的孩子偶尔会有成功排便的情况，而另一些孩子则是每次排便都会弄脏裤子。一些孩子的情况可能真的可以称为"意外"，他们要么因为大便太稀所以不小心将其弄到衣物上，要么是因为有想上厕所的感觉时没来得及尽快赶到厕所解决问题。对一些孩子而言，排便弄脏衣物明显是和他们的意志控制有关的。比如说一些孩子故意在排便的时候躲在自己的房间或家里某个安静的角落，一些孩子则不论身处何处都会不脱裤子就排便，没有一丝意愿或兴趣到厕所排便。

处理孩子如厕的一般程序是怎样的？ 家长采用的如厕程序很有可能和最开始运用的如厕训练程序有所不同。儿童没有成功排便或者是开始出现大便弄脏衣物的情况很容易让家长感到沮丧、失落，他们因此也会想出很多的办法去应对儿童的排便习惯。治疗师让家长描述他们用于应对儿童排便习惯的那些方法，问他们是否计划过儿童上厕所的时间，当孩子示意要去上厕所的时候，他们是如何反应的，以及孩子上厕所的时间大概有多长。

孩子是否很抗拒靠近浴室和卫生间？ 同样很重要的一点是评估儿童是否对浴室或卫生间本身很抗拒。儿童往往会因为各种各样的原因对进卫生间或坐在马桶上很抗拒。一些儿童会表现出很明显的抗拒，因为过去排便有过痛苦经历，或者是因为服用灌肠剂或栓剂带来的不舒服。这种回避行为很有可能导致的一个结果是抗拒如厕、便秘以及排便疼痛的交替转换（Borowitz et al., 2003；Levine, 1982）。

家长对孩子抗拒如厕有何反应？ 家长应对孩子抗拒坐在马桶上以及抗拒排便时的态度是治疗计划不可或缺的一部分内容。家长对孩子抗拒的行为做出的反应往往在哀求和体罚两者之间交替。对处理孩子的脏裤子感到十分沮丧的父母经常会用言语训斥、体罚或者是暂时放弃的方法。所以，确定家长在处理孩子大便失禁过程中所采用的惩罚频率、时长以及严重程度非常重要，因为孩子经受了重重的惩罚，父母即使运用了各种方法，仍然很可能会出现大便储留或者更频繁地把大便排在裤子上的情况。所以，获取家长如何处理孩子抗拒行为的详细信息可以从侧面了解儿童回避行为的严重程度，也有助于理解造成儿童负性行为的一切可能事件。

父母对成功排便行为有何反应？治疗师记录下家长是否运用了言语赞美表达肯定，用美食、实物的奖品或者是一些活动作为奖励；同时，和家长一起确定奖励的计划和强度。例如，一些家长可能会制订一个不现实的目标（如1个月不出现大便失禁），但相应的奖励却小得可怜，而另一些家长则有可能会为一个很小的目标（如每成功排便一次）提供一份极大的奖励。一般来说，治疗师需要确定哪一种行为是父母期待实现的（如坐在马桶上、排便），他们提供了怎样的奖励，以及发放奖励的频率。

孩子一般穿什么样的内裤？儿童穿的内衣裤类型往往会对他们是否能成功应对大便失禁产生重要影响。在儿童已经过了用尿布的年龄还给他们换尿布，这将会抑制他们使用卫生间的动机，也会妨碍治疗计划的成功。一些孩子坚持在排便的时候穿上拉拉裤（Pull-Up），而且要求父母一定在旁边。治疗师需要向家长了解使用尿布、拉拉裤（给脱离尿布不久的幼儿穿的）以及一般内裤训练孩子良好便溺习惯的情况，还有在一天当中上述这些物品的使用情况。

儿童的初始访谈

单独进行儿童初始访谈的评估可以让临床医生获取儿童在不受父母影响的条件下的更多信息和他们自己的看法。治疗师要了解家长和孩子描述排便和合适的如厕训练时所用的词语。在儿童有排便冲动时，会有一些躯体方面的线索。治疗师要了解儿童对这些躯体线索的理解是非常重要的。有了这个信息，治疗师就可以和儿童讨论他们对这些线索做出的反应。比如说，儿童是否会忽略这些线索？是否寻求父母的帮助？是否努力尝试独立排便？治疗师和儿童一起回顾一下他们对一个计划好的如厕时间安排的认识，他们对如厕训练中的个人责任有何看法，大便失禁之后会有什么后果，以及成功排便之后可以获得的奖励是什么。最后，和儿童单独见面提供了一个很好的机会，使治疗师能够以儿童可理解的方式去与其讨论治疗目标，包括帮助他们成功地在卫生间完成所有排便行为。这个内容也应该向家长重申。

治疗

对大便失禁的治疗和治疗其他疾病的流程并不一样。例如，治疗焦虑症、抑郁症、注意缺陷 / 多动障碍包括了对构成该障碍的症状群的评估和治疗。而对大便失禁的评估和定义更具体——也就是说，儿童要么是百分之百地成功在厕所里排便，要么就做不到。一些大便失禁的儿童从来没有过在厕所成功排便的经历，而有一些儿童在如厕训练中有很成功的经历，后来也只发生过几次失禁。因此，每个儿童各自在排便连续体中所处的位置都是不一样的。正因为如此，针对儿童在排便过程中最难以克服的问题来制订计划或许是较为谨慎的做法。因此，我们设计了一个任务分析程序，以便让临床治疗师确定他们的患者在排便过程中能够顺利完成哪一些步骤，而在哪一些步骤上需要干预。下列的几个步骤是我们经常使用的任务分析的组成成分。

（1）关注预先的躯体线索。
（2）走进卫生间，脱裤子，然后坐在马桶上。
（3）成功排便。
（4）用厕纸清理干净。
（5）穿好裤子，冲水，洗手，离开卫生间。

进行大便失禁评估的儿童在上述的某个步骤中是存在问题的。因此，治疗步骤和初始治疗会谈的本质都将取决于儿童处于任务分析连续体的哪一个位置上。相应地，我们在下面列出了很多治疗步骤，重点介绍教育性的、具有前瞻性的以及矫正性的方法。它们可以单独使用，也可以相互结合运用到实践中。

教育法
肠胃系统 大部分的家长对肠胃系统如何运作并没有一个全面、深入的了解。肠胃系统示意图（如 Levine，1982）或者是视图辅助工具是非常有用的，它们可以帮助家长了解肠胃系统大体上的运行机制以及大便嵌塞和便秘对结肠的影响。非常重要的一点是，家长要明白，如果孩子的结肠因为大便嵌塞被撑大，他们就很有可能失去结肠的感知觉，正常的排便行为也会因此受到损害。这样的解释同样会帮助家长明白在大多数情况下，孩子的大便失禁并非蓄意行为，而是由明显的躯体因素造成的，需要采用行为干预的方式解决这一问题。家长对结肠的机制以及保持孩子大便柔软的重要性认识得越多，就越有可能遵从医嘱，保证孩子遵守医生制订的日常生活规定，服用通便剂，践行医生建议的行为。

力学条件 年幼或者是身材较小的儿童坐在马桶上时，脚往往够不着地。这样的坐姿让他们在尝试排便的时候难以放松，也很难调动全身的肌肉。为了避免这个问题，要保证在儿童试图坐在马桶上排便的时候，脚下有一个固定支撑物。在儿童成功排便所需的力学条件上，一个小板凳就能够发挥重要作用。

饮食和运动 如果儿童在饮食中摄入的液体或者是纤维不足，或者没有进行足够的运动，那么治疗师就必须和家长讲解平衡饮食结构、增加液体摄入量以及多进行运动的益处。这三个因素都会促进正常的排便行为（Dwyer，1995）。通便剂、饮食以及运动是治疗方法中至关重要的部分。治疗师要让家长知道，在这几个方面做出必要的改变非常重要。

家长的行为 当家长带着大便失禁的孩子去看医生的时候，他们很有可能已经对此感到很沮丧了。因为大便失禁，他们可能已经对孩子嚷过、吼叫过，甚至可能打过孩子。以惩罚性或是极其负性的方式应对大便失禁会妨碍治疗进程，或者导致继发性的负性行为，例如大便储留、隐藏弄脏了的内裤，或者是藐视医生对如厕的安排。治疗师要帮助家长认识到，保持行为的中立和实事求是有利于他们把重心放在孩子如厕过程中的行为以及选择上。

家庭以外的看护者 如果孩子是在托儿所或者正在上学，治疗师就要给老师、托儿所的人员介绍相应的知识，包括大便失禁的常识以及医生对如厕时间的安排，这是非常必要的。治疗师要向老师解释，孩子可能需要更多中途休息时间去上厕所，有可能的话还需要用托儿所工作人员的卫生间。另外，在学校或托儿所里多备一套衣服对很多孩子来说都是很有帮助的。

积极的或有预见性的方法

对躯体线索做出反应　大便失禁的孩子通常对要排便的躯体线索的反应不太一致。有一些孩子的感知觉能力很有限，而另一些孩子有正常的感知觉，但却因为很多原因忽略了这些躯体线索。无论出于什么原因，儿童都要对反映排便欲望的躯体线索做出一致、及时的反应，这一点非常重要。没有这样的反应，治疗没有办法取得成功。对于临床治疗师来说，强化儿童对躯体线索和欲望做出反应的重要性是很有必要的。在排便之前，很多儿童会做出某个特定的姿势，或者一声不响地走到另一个房间。如果父母观察到了这些行为，应该敦促孩子到马桶上坐着，或者主动提出要陪孩子上厕所。如果孩子抵抗的话，父母不应该强拉着孩子到厕所去，甚至直接把孩子放到马桶上。这样做只会造成或加剧躯体线索和坐在马桶上或者是遵从排便安排的负性联结。一个替代的做法是让孩子明白在规定的时间坐到马桶上出现的正性结果要比负性结果多得多。一些可能的做法在后面的"成功排便"部分会有描述。

塑造和计划上厕所的时间　形成一个固定的程序让孩子在规定的时间内上厕所是很重要的。治疗的目标应该集中在让孩子在每顿饭后的 5 ～ 10 分钟可以在任何一个地方蹲上 15 ～ 20 分钟。为了达成这一目标，父母帮助孩子感到坐在马桶上很舒服并且进入一个有利于促进成功排便的方式状态就显得至关重要了。对于年龄较小的孩子，父母可以"锻炼"他们在马桶上坐很短的时间（30 ～ 60 秒）。这样的锻炼可以在一天当中进行多次，父母可以口头上赞扬孩子或者是给予一些小小的奖励。使用计时器可以帮助促进孩子的配合，因为这会提醒孩子他们坐在马桶上的时间是有限的。随着孩子配合程度不断提升，时间可以相应加长，直到孩子基本上都可以在马桶上坐 5 ～ 10 分钟。一旦孩子能够很配合地在马桶上坐 5 ～ 10 分钟，临床医师就要帮助家长制订一个固定的程序让孩子定期上厕所。正如前面提到的，让孩子上厕所的理想时间是固定在饭后的 15 ～ 20 分钟，坐上 5 ～ 10 分钟。在饭后让孩子上厕所是为了配合进食之后肠胃系统活动的增加，这样会大大增加孩子在厕所排便的可能性。随着治疗的进行，人们要逐渐淡化计划好的上厕所时间，促进并强化孩子的独立性。不过，计划上厕所的时间在最初的时候是很重要的。对于年幼的儿童而言，小的、实物的奖励能够有效地促进配合。而持续地使用计时器来限制上厕所的时间在很长一段训练内都是不可或缺的部分。人们可以用上述方法以及其他一些塑造技术教会孩子在一段时间内配合地坐在马桶上，以便让他们有机会放松并排便。一旦孩子很配合地坐在马桶上，人们接下来就可以朝着促进成功排便的方向努力了。

成功地排便　一旦儿童可以配合地坐在马桶上，或者完成得更好，能够对要排便的躯体线索做出反应，自觉地坐到马桶上，这时候，促进和强化成功排便的机会就一下子大大增加了。由于大便失禁的儿童很自然地会抗拒坐在马桶上，特别是在马桶里排便，所以一些实物的奖励似乎能够发挥比较大的作用，促进成功排便行为。在上厕所和成功在马桶里排便之间的联系没有明显建立起来之前，人们可以使用一些奖励机制来鼓励儿童坐在马桶上并且成功实施排便的行为（van Dijk et al., 2008）。下面是一些可以用来鼓励儿童的实物奖励：

- **糖果机**。这往往对年纪较小的儿童特别有效。糖果或食品奖励的好处在于它立竿见影、有意义而且相对来说比较经济实惠。而且，食品奖励的分量不会太大，所以不会让在乎儿童营养的父母担心。我们建议把糖果机放在卫生间的一个柜子里，或者是放在一个孩子看得见但是不容易拿到的地方。这样的奖励方法既可以促使孩子坐在马桶上，也可以促进他们排便。例如，如果孩子坐在马桶上就可以得到一个棒棒糖（或者是其他类似的小糖果），而在马桶里排便就可以得到好几颗。我们在这里主要强调的是，对年纪较小的儿童来说，上厕所或排便之后给予的可视化、即时的奖励是非常必要的。

- **图标示意图**。图标示意图的使用能够激励、强化上厕所和排便行为。是否采用该方法取决于孩子的动机水平以及对赢得图标的意义是否有比较清晰的认识。对于可以数数到某个数字的儿童或者是对数量有一定了解的儿童，可以考虑在他们赢得了一套图标之后给予其额外的奖励。例如，临床治疗师可以让一个 4 岁大的儿童在一张纸上画四个圆圈，然后给它们上色，用它们来记录上厕所和排便的次数。每一次儿童在马桶排便之后，就在其中一个圆圈上贴一个图标。等儿童赢得了所有四个图标之后，他们就可以获得一份额外的奖励（这并不是轻易就可以得到的）。这一种策略可以让儿童在每一次成功地坐在马桶上并排便之后得到即时的奖励，同时，也为累积的进步提供了间接的奖励。

● **包装好的奖品**。这样的奖品通常对3—6岁的儿童很有用。让家长在当地的精品店里买一些不贵的小装饰品，然后用铝箔纸或其他的一些彩纸包装好。奖品应该放在一个儿童可以看到但是不能够轻易接触到的篮子里。父母要告诉孩子，每次他们在马桶里排便之后，就可以获得一份奖品，而且他们可以立刻打开它。许多孩子都会因此有更强烈的动机，因而加倍努力地争取在马桶里排便，以便获得那份"神秘奖品"。

● **奖品罐**。对于大一些的孩子（5岁或者更大一些）来说，使用奖品罐的方法可能更适合一些，不过这种方法要和直接的、实物奖励的方法结合起来。为实施这一策略，家长先要选择一个罐子，并且在里面放上一些代币。家长要和孩子商量活动的种类以及他们想要获得的奖品，最开始的奖品可以稍微小一些，慢慢地会更大一些。确定了4～5种奖品之后，家长就要和孩子一起给奖品评级，从最便宜、激励性最低的奖品到最贵、最激励人的奖品进行排序。然后，家长要把物品的名称写在胶带上，把它们按顺序贴在罐子上。最开始贴的是最便宜、激励性最低的奖品，它们贴在最底下，最后贴的是最贵、最激励人的奖品，它们贴在罐子最上面。孩子每次很配合地坐在马桶上的时候，就可以获得一枚代币，如果是成功排便的话则可以获得两枚代币。代币可以是硬币、弹珠、筹码、棉球，等等。代币的大小取决于罐子的大小，也取决于家长希望孩子获得奖励的快慢程度。孩子既可以在坐在马桶上或排便之后继续获得即时的实物奖励，也可以不断地往奖励罐里添加代币。代币应该放在可以看得见的地方，最理想的是放在卫生间里。家长要和孩子一起回顾他们的进步，看看距离下一个奖项还有多远。如果孩子赢得的代币把奖励罐装满了，并且他们也愿意继续选择这种方式，那就重新开始，孩子选择新的奖品就可以了。

● **参加特殊活动或得到特殊物品的机会**。这一技术可能最适合年纪稍微大一些的儿童（5岁或以上），不过也可以用于年纪小一些的儿童。

家长确定儿童可以获得的一个活动或物品，但只有当儿童成功地在厕所完成排便之后才能够得到，而且只能在一段限定的时间内拥有。活动可能会包括一本特别的书、一款电子游戏、一场电影或者其他一些能够暂时搁置在一边，一旦孩子成功排便之后就可以享受的活动。为了保证该活动或物品的价值，家长要限定儿童可以享受它的时间。例如，如果家长买了一本特别的书，在孩子成功排便之后，家长和孩子可以坐下来一起花 15 ～ 20 分钟看那本书，随后便把书放回原处，直到孩子下一次成功排便之后再继续看。很多其他的活动和玩具都可以用这样的方式作为给孩子的奖励。

● **逐渐弱化奖励**。奖励机制应该落实到位，以便激发和塑造行为，同时也有利于保持良好的排便习惯。一旦行为建立起来之后，治疗师就要和家长一起工作，帮助减少干预成分。实现这个目标最好的方法是增加儿童获得相同奖励的难度（例如，更长的上厕所时间或排便时间），或者是逐渐减少对没那么重要的行为（例如，上厕所）的奖励。如果采用的是奖励罐，则减少儿童完成之前的目标行为所获得的代币数量，或者增加要获得相应奖励的代币数量。

清洁技术　许多大便失禁的儿童总会继续遇到几次较小的弄脏裤子的事件（如"急刹车的痕迹"）。很多这样的事情往往是由于儿童擦屁股的技术不够好。家长可能需要检查一下年幼的孩子（5 岁以下）当下所用的擦屁股的方法，以确保他们能够擦干净。对于大一些的孩子，父母则应该提醒他们要擦干净。家长可以通过定期检查孩子的内裤来监测这一情况。当发现孩子的内裤很干净的时候，治疗师要指导家长给孩子一些强化（例如，请吃一顿饭，得分或者是言语上的赞扬），以加强孩子对监测程序的遵从。

如果可以的话，治疗师要帮助家长理解由于个人卫生水平差造成的轻度弄脏内裤的情况以及由于使用通便剂造成的轻微弄脏内裤的情况的区别。在医生把纤维和聚乙二醇（或其他的通便剂）安排到儿童的日常生活后，一些儿童会出现偶尔排出少量大便的情况。治疗师应该要让家长知道，只有促进正常排便所需的通便剂剂量减少时，这样的轻微弄脏内裤的情况才不会再出现。

矫正法

家长需要一种有效的方法应对孩子弄脏裤子的情况（Reimers，1996）。无论失禁的行为是有意的还是无意的，对失禁事件的有效应对是成功治疗的一个重要部分（也可以参考本章后面"治疗的挑战"部分）。过度矫正技术是和儿童失禁紧密相连的一种有效的方法。使用这种方法可以使家长无须使用其他效果甚微的惩罚方法，如体罚或言语谴责。一般来说，发生了失禁事件之后，家长可以采取下列步骤：

（1）定期检查孩子的内裤，保证孩子没有因为排便弄脏衣物。

（2）如果真的出现了弄脏衣物的情况，家长应该让孩子重视这件事情，告诉他们需要在清洁这方面做出改变。

（3）治疗师应和家长强调，他们在能力范围之内保持一种中立的、实事求是的态度很重要。这样能够有效地减少孩子的回避行为，有利于把关注点放在孩子行为的结果上。

（4）我们希望孩子能够在他们实际年龄和发展水平力所能及的范围内清洁自己、清洗干净自己的衣物。过度矫正程序的原理是让孩子承担失禁事件的责任，同时也给失禁事件施加一个轻微到中度负性的后果。由于该结果和孩子弄脏衣物的事件在逻辑上有关联，所以这就避免陷入采用惩罚措施的误区，也就是把和孩子弄脏衣物事件无关的结果与事件本身联系在一起。

（5）治疗师向家长强调，他们要尽一切努力让过度矫正程序"极不方便"。换句话说，家长不要让清洁的过程很简单、可以在短时间内完成。家长要专心花20～30分钟才能完成清洁的过程。这会强化儿童的一个观念，即坐在马桶上排便比起花时间清洗自己和衣物要省事多了，时间也不用那么长。一种拓展过度矫正程序的方法是让儿童坐在装有十几厘米深的水的浴缸里（没有玩具、肥皂泡，不是洗泡沫澡）。这样浸泡的目的是为了防止孩子得荨麻疹。一些孩子经常穿着弄脏了的裤子，还有一些孩子会长期出现失禁的情况。对于这些孩子而言，他们需要坐浴，以免患上荨麻疹。这样的活动也会强化过度矫正程序的效果。

（6）孩子把自己清理干净，并且把弄脏的裤子放到了合适的地方之后，就应该要回到卫生间，坐到马桶上待一会儿，练习恰当地排便。要让孩子在这个时候排便是不可能的，但是家长要强化对孩子的期待，这一点很重要。之后，孩子就可以穿上干净的衣服，继续参与到日常的活动中去。

多样性的启示

对大便失禁流行病学的研究并不如对遗尿症的研究多。不过和遗尿症一样，男孩的大便失禁比例要比女孩高。就文化变量对大便失禁的影响而言，在该领域的文献中很少看到这方面的结论，除了一些研究暗示在经济收入较低的家庭中，大便失禁可能出现的概率更高（van der Wal et al., 2005）。尽管这样的暗示和我们自己的经验也是一致的，但是也有一些人质疑这一结论，他们认为，这只是反映了取样存在误差罢了（Fritz and Armbrust, 1982）。至少一些早期对大便失禁流行病学的研究表明，大便失禁在男孩群体中要比在女孩群体中更为普遍，两者的比例在 3∶1 到 6∶1 之间（Fritz and Armbrust, 1982；Wright et al., 1978）。其他的一些相关研究在国外开展（Bellman, 1966），不过选取的样本主要是工业文化下的白人，因此和在美国进行研究时所选取的样本在本质上并没有太大的差别。总的来说，根据现有的文献资料来看，在人类多样性方面，我们并没有要强调的东西。

治疗的挑战

治疗过程中最经常出现也是最大的挑战就是抗拒和不遵从医嘱。一些儿童非常抗拒坐在马桶上或进卫生间，因为在过去的训练过程中，他们有过痛苦的排便经历。对于这些连进卫生间都表现得很抵触的儿童来说，一些塑造的方法是非常有帮助的，因为这些方法首先就是要建立和厕所本身的正性联结。该方法可包括看书、听音乐、玩游戏或者是其他一些好玩的活动，以此帮助减少在厕所里的负性联结。一旦儿童可以在卫生间里进行的一些很有趣的活动，人们就可以把努力的重心转移到塑造他们坐在马桶上的行为了。比如，开始的时候儿童可以不脱裤子坐在马桶上，家长可以在旁边进行一些简单的活动，如给孩子读书、和他们一起听音乐等。对大一些的孩子，则可以让他们坐在马桶上玩电子游戏机或看杂志。家长可逐渐增加对孩子的期望，比如说让他们从不脱裤子坐在马桶上做到脱了裤子坐在马桶上。对年纪较小的孩子，给予一些小的实物奖励（如棒棒糖、小零食）有利于激励他们遵从父母的指导。孩子只要出现任何抗拒的行为，就不能够参与他们喜欢的活动了。这时候，家长要提醒孩子，他们可以选择坐在马桶上玩或者根本就不玩。

对很多孩子来说，运用一些简单的偶发事件管理的方法（前面提到过）可以很有效地激励他们遵从家长的要求坐到马桶上。我们的建议是，在条件允许的情况下，避免罚孩子面壁思过，因为这会形成和如厕的负性联结，也可能会增加父母和孩子之间的冲突。此外，很多孩子宁愿被罚面壁思过一个人待着也不愿意坐在马桶上。大多数的孩子会为了参与喜欢的活动而选择在马桶上坐几分钟。一旦这样的情况出现了一次，人们就会有更多的机会去塑造孩子愿意配合坐在马桶上的行为，而且坐的时间会更长。对于十分抗拒坐在马桶上或进厕所的孩子，治疗师可能需要花一些时间和父母一起去探讨更有效的教养方式，重点关注如何提高在多个方面的指导和掌控的水平。这些目标一旦实现了之后，比较谨慎的做法可能是把重心重新放在对大便失禁的处理上。

案　例

山姆是一个 5 岁大的男孩。他多次因为大便把裤子弄脏而被送至诊室治疗。在如厕训练中，他从来没有过成功排便的经历。山姆的药物史没什么不同寻常的地方。除了因为周期性的便秘服用聚乙二醇通便剂之外，他几乎不吃药。正如预期的那样，他达到了所有发展性指标水平。除了大便失禁之外，山姆的父母没有发现他有其他任何行为问题。除了上厕所这一条要求之外，山姆几乎都能够满足家人对他的所有要求。

当山姆 2.5 岁的时候，他的父母就开始对他进行如厕训练了。就在那个时候，他开始有一些大便储留的行为，结果导致便秘，排便也变得异常痛苦。医生给山姆开了聚乙二醇通便剂治疗便秘。但是山姆一直以来都很抗拒父母对他进行如厕训练，所以山姆的父母每六个月就更换如厕训练的方法。到目前为止，他们已经尝试过无数种训练方法了。他们尝试过正性强化的方法和惩罚，来解决山姆把裤子弄脏以及对坐在马桶上的抗拒。惩罚的方法包括关禁闭、打屁股以及失去一些特权。但是，他们发现这些方法对促进山姆在马桶上排便没有任何显著的效果。山姆会在马桶里小便，但是他从来不会在那里大便。

尽管山姆在服用聚乙二醇通便剂，不过他总是会尽可能地储留大便。这样做的后果就是他每隔 2～3 天就会排一次便，量很多，而且一天当中会有多次的大便失禁，大便明显地溢出来。在排便的时候，山姆会把自己藏起来，他偶尔还会把弄脏了的内裤藏起来。这样的行为无疑让他的父母越发沮丧，而且导致对他惩罚的手段越来越多。前不久，山姆到医院看了一位肠胃专家，他让山姆到医院进行大便嵌塞清理。儿科医生则继续监测山姆的便秘情况和排便难度。考虑到长期以来的失禁和排便困难，医生把山姆及其父母介绍给一位认知行为治疗心理治疗师处进行治疗（这里很重要的一点是，我们没有把山姆转诊以进行躯体检查，因为他是由他的初级保健医师转诊到我们这里来的）。

认知行为治疗评估

在初始评估阶段，心理治疗师和山姆的父母一起回顾了山姆的药物史以及他们对山姆进行如厕训练所付出的努力。治疗师要全面了解家长所采用的策略以及他们曾经使用过的所有惩罚方法。山姆的父母曾经用过图标、实物奖励等方法来鼓励山姆在马桶上排便。治疗师也了解到，每当山姆拒绝坐到马桶上或者把大便拉到裤子上，他们就会采用关禁闭、体罚或者不让他参加喜爱的活动等方式来惩罚山姆。在过去 6～12 个月内，这些惩罚的方法仍然在使用。山姆的父母表示，由于他们的努力始终不见成效，他们感到越来越灰心。

心理治疗师随后单独和山姆见面。正是在这次的会谈中，治疗师了解到，山姆很害怕坐在马桶上，他说因为当他坐在马桶上排便的时候"很疼"。山姆也承认说他不想让他的父母知道他把大便拉到裤子上，因为他不想"惹麻烦"。治疗师问山姆他是否觉察到有要排便的躯体线索。山姆说当他需要去"拉便便"的时候他会"肚肚疼"。治疗师问道当他肚子痛的时候，他是否会尝试坐到马桶上排便，山姆回答说："不，那样会很痛。"在初始评估之后，心理治疗师和山姆的父母见面，让他们搜集关于山姆大便失禁以及如厕训练的数据。

数据搜集

治疗师给山姆的父母一张表格，他们可以在上面记录山姆每一天的情况，包括：山姆在卫生间排便的次数、他把大便排在裤子上的次数、山姆大便的浓度（治疗师给山姆的父母一张帮助记录大便浓度的表格）、山姆排便的困难等级以及山姆现在所服用的任何药物及剂量。此外，父母也需要记录山姆有多少次把自己的脏内裤藏起来。他们也需要记录自己在促进山姆排便上所付出的努力，以及在山姆成功排便或者是把裤子弄脏后他们是如何应对的。

治疗会谈

第一次会谈 在第一次会谈中，治疗师了解到山姆每两天就会有一次较大规模的排便。他所有的排便行为都是在厕所里进行的，每次都是把大便拉到裤子里。他大概每天会有五次较小规模的遗尿。在第一个礼拜，山姆只有两次坐在马桶上。基于这些数据以及山姆的成长史，治疗师即将推荐实施下列的治疗方法：

（1）每顿饭后，要求山姆在厕所待5分钟。会有一个计时器提醒山姆，让他知道还要在马桶上坐多久。山姆的父母同意当山姆坐在马桶上的时候，给他读一本书或者让他玩电子游戏机。山姆也会因为配合坐在马桶上而获得一些小的奖励。在家的时候，山姆的父母很少给山姆糖果吃。不过他们现在同意如果山姆很配合坐到马桶上，他们就会给他一颗糖。他们买了一个小的糖

果机。每次山姆在马桶上坐了 5 分钟之后，他就可以得到一个
棒棒糖（山姆似乎对能够得到一个棒棒糖感到很兴奋）。

（2）山姆的父母同意买一些玩具和小礼品，如超人玩具，这些东西
对强化山姆使用卫生间是很有意义的。山姆的父母用铝箔纸把
这些玩具包起来，放在一个山姆可以看到却够不着的架子上。
他们告诉山姆，只要他在厕所里排便一次，他就可以得到一个
奖品。治疗师告诉山姆的父母，无论山姆排出的大便有多少，
都要给山姆一次打开奖品包装的机会。

（3）治疗师告诉山姆的父母，在山姆把大便排到裤子上的时候，不
可以有言语上的责罚或任何形式的惩罚。相反，治疗师指导他
们让山姆参与到把自己和衣服清理干净的过程中来，以及如何
在他能力范围内穿上干净的衣服。治疗师鼓励山姆的父母让整
个清理的过程显得有些让人厌烦，但是要尽量保持中立、实事
求是的态度。如果山姆多次把大便排到裤子上，父母担心他可
能会得荨麻疹，可以让山姆泡在浴缸里 5 ～ 10 分钟，以降低得
荨麻疹的概率。在这个过程中，不要给山姆拿任何玩具。

第二次会谈　在一周之后的随访会谈中，山姆对坐在马桶上的配合
度有所提高。现在，他有 70% 的时间对坐在马桶上都是相当配合的。山
姆的父母注意到山姆对上厕所的抗拒降低了。他还是经常把大便拉到裤
子上，而且在父母让他和他们一起把脏衣服和他自己清理干净的时候，
他变得越来越烦躁不安。有两次，他把他的脏内裤藏了起来，那是在他
出现了两次小的失禁之后。当山姆的父母发现了他藏的内裤之后，山姆
被剥夺了在当天剩下的时间到外面玩的机会。他现在都不在卫生间排便，
而是几乎每天都会有一次把大便拉到他的裤子上。

第三次会谈　山姆继续很配合地坐在马桶上，现在是在 90% 的规定
时间内都可以很配合。他的父母注意到，山姆现在不再藏他的脏内裤了。
他们感到很激动，因为在上个礼拜，山姆在卫生间成功排便两次（一次
小的，一次大的）。而山姆似乎对在马桶上排便本身更加兴奋，而不是因
为排便之后能够获得的奖励。山姆的父母还是会让山姆参与到清理他的

脏裤子的过程中去。山姆弄脏裤子的频率已经降低到一天大约两次。

第四次会谈 两周以后，山姆的父母报告了山姆的配合程度以及他在厕所排便的频率都有了显著提高。他们也没有再发现山姆偷偷在裤子里排便或者是把自己的脏内裤藏起来的情况了。在过去两周，山姆只出现了两次很小的大便失禁事件，而这两次都发生在他在外面玩得正高兴的时候。山姆表现得很配合，而且很清楚地表达了他对自己所取得的进步感到满意。他告诉治疗师，他在厕所里一共多少次成功地"拉便便"。他还给治疗师看在过去两个礼拜他得到了多少个玩具超人。治疗师和山姆的父母以及山姆一起回顾了治疗计划，治疗师让他们一个月之后再来面谈。

第五次会谈 山姆的父母报告说大便失禁的情况几乎没有了。山姆的内裤上偶尔会出现少量的呈液态的大便，不过他们认为这是因为山姆的大便本来就比较稀。现在山姆所有的排便都在厕所里进行。山姆自己也告诉治疗师，每次他觉得"肚肚疼"的时候，他都会去卫生间试着排便。在大部分时间，山姆可以独立排便。治疗师让山姆的父母终止为山姆每顿饭后固定的坐马桶时间给予奖励，而是在他每次独立在卫生间排便完才给予奖励。他们也要继续让山姆每次都参与清洗他的脏裤子。治疗师也建议他们咨询肠胃专家，是否可以考虑让山姆用滴定的方法服用聚乙二醇通便剂。山姆因为取得的进步得到了表扬，很显然，他对自己的成就感到非常自豪。

最后的会谈 8周之后，山姆再次出现在治疗室。他的大便失禁已经完全治愈了。他现在可以完全独立地在卫生间排便，也不再出现失禁的情况了。山姆的父母在和肠胃专家沟通，减少并最终停止让山姆服用聚乙二醇通便剂，这也会有利于避免山姆出现一些较小的大便失禁事件。治疗师再次和山姆的父母回顾了治疗成分，并且提供了最后的建议。治疗师鼓励山姆的父母在将来出现任何问题时随时联系。

小结：大便失禁

尽管大便失禁是儿童报告的最令人感到痛苦的经历之一（Van Tijen et al.,

1998），但不幸的是并没有相关的研究去了解对于深受大便失禁困扰的儿童而言，这一疾病到底有多让人感到痛苦。我们的临床经验告诉我们，大便失禁的儿童所受的痛苦要比患遗尿症的儿童多得多。而且，长期未治愈的大便失禁所带来的心理、情绪、社交以及与医学相关的并发症要比未治愈的遗尿症带来的并发症复杂得多。尽管对于大便失禁的儿童及其家人而言，对大便失禁的有效治疗方法要比治疗遗尿症的方法更让人觉得尴尬，但它却可以不需要那么多的投入。比如，在治疗中，父母是在白天参与治疗的，而对遗尿症的治疗来说，所有重要的投入都是在晚上进行的。目前，内科医生是治疗儿童大便失禁最主要的一线治疗师，不过他们所采取的方法大部分是生物医学的方法。我们希望读者能够明白针对大便失禁这一情况，还有一个极其重要的认知—行为治疗角度。就像用认知行为疗法治疗遗尿症那样，治疗大便失禁并不是认知行为治疗实践最典型的例子。经典的认知行为治疗应用实例包括对焦虑症、抑郁症或成瘾障碍的治疗。这些情况主要是涉及心理层面的，所以除了药物治疗以外，针对这些障碍的认知行为治疗关注点主要是在患者的认知和情绪性行为层面（cognitive and emotional behavior）。但是，对于大便失禁来说，这种情况很明显主要和生物医学有关，而它最主要的诱发因素——便秘，也是与生物医学有关的。尽管如此，有效的治疗总要包括认知和行为上的改变，所以对于有认知行为治疗培训背景的治疗师而言，大便失禁是一个不错的治疗对象，当然，他们还需要对排便的生理学知识非常了解。

总　结

几个世纪以来，患遗尿症和大便失禁的儿童一直备受误解甚至是虐待。幸运的是，20 世纪下半叶的科学家和实践者们开始用一种更准确、人性化且与治疗相关的角度对这些情况进行概括、描述。这些概述促进了在实证基础上的治疗，而本章描述的这些方法正是最为人所知的。尽管在这一章中，我们把这些治疗方法大致归类为认知行为治疗，但是在其他的一些文献中，认知行为治疗方法也被归为生物行为类（Christophersen and Friman，2010；

Friman，2007，2008）。对遗尿症和大便失禁的认知行为治疗理论视角和治疗方法优于传统的心理视角和治疗方法，也比更早些时候的道德和性格视角及治疗方法更优越。认知行为治疗的方法中纳入了排泄的生理学知识，尽管它也考虑到儿童的心理状态，但是并不会将心理变量看作必然的原因。相反，心理变量被看作积极参与治疗的关键因素，而认知行为治疗则提供了使用或调整这些变量来促进参与程度的方法。当出现心理异常时，心理变量往往被看作儿童遗尿症或大便失禁的结果而非原因。此前传统的心理视角实际上忽视了从生理学角度看排泄，而把心理变量看作主要的原因。除此之外，尽管传统心理学方法也把心理变量看作和参与治疗相关的因素，但是它没有提供相应的方法来使这些变量促进治疗的参与。

　　从认知行为治疗的角度来看，遗尿症和大便失禁的评估和治疗都需要内科医生的直接参与，不过最理想的治疗联盟应该包括儿童、家长、认知行为治疗师以及内科医生的四方配合。这种整合的方法，再配合具有实证支持的认知行为治疗，能够完美地缓解大小便失禁，而且可以消除或者极大地减少有害的过度解读和无益的治疗方式。过去的那些解读和治疗方法都曾经在治疗儿童大小便失禁的历史上让医疗手段留下恶劣的名声。

❏ 本章要点

遗尿症

● 在评估阶段应该包括对儿童的身体检查，包括尿液分析。

● 应该要摈弃对儿童遗尿的各种惩罚。

● 应该要教家长和儿童有关遗尿症的知识，重点讲述遗尿症的定义、原因、发病率以及可选治疗方案。

● 最具有实证支持和较大优势的疗法是基于警报的疗法。

● 由于治疗遗尿症的药物可能会有危害健康的风险，所以药物不应该是治疗的首选。

大便失禁

● 在了解大便失禁的行为之前，应该对儿童进行身体检查，排除大便嵌塞以及胃肠道疾病（如克罗恩氏病）等。

- 应该向家长和儿童讲解大便失禁的知识，重点讲述大便失禁的定义、原因、发病率以及可选治疗方案。
- 要避免因为大便失禁而惩罚孩子，因为这可能会导致其大便储留或者在行为计划中不合作。
- 任何一个治疗计划的核心都应该是通过积极的行为策略训练儿童坐在马桶上排便。
- 应该在治疗中密切监测儿童大便的浓度、顺利排便以及失禁。

自测题

遗尿症

13.1　下列哪一项关于遗尿症的描述是最恰当的？

A. 它是一种不构成任何威胁的状态

B. 它是一种病理心理学的状态

C. 从医学角度看，它是一种病理心理学状态，但是从心理学角度看并不是这样

D. 从心理学角度看，它是一种病理心理学状态，但是从医学角度看并不是这样

13.2　关于内科医生参与遗尿症评估的初始阶段，下列哪种说法最准确？

A. 由于遗尿症是一种心理状态，所以根本不需要内科医生参与

B. 由于遗尿症是一种躯体状态，所以只需要内科医生负责评估和诊断就可以了

C. 内科医生是否参与最好由心理治疗师自行决定

D. 所有遗尿症的个案都应该由内科医生进行初始的评估，以便查出可能的医学原因并给予治疗，或者是排除这些原因

13.3　下列哪一项缺乏有力的证据支持它是导致遗尿症的原因之一？

A. 家族史

B. 功能性膀胱容量减小

C. 难以从睡眠中醒来

D. 病理心理学

13.4　对夜间遗尿症基于药物的治疗，下列哪项描述是正确的？

　　A. 药物治疗遗尿症是非常有效的，并且应该始终作为首选的治疗手段

　　B. 药物治疗遗尿症的效果甚微，在制订治疗计划的时候都不用考虑

　　C. 药物和生物行为治疗方法都是治疗遗尿症首选的有效方法，治疗师应该在两者中选其一

　　D. 由于药物会有危害健康的副作用，加上其药效持续时间较短，因此药物只能作为治疗的辅助手段

13.5　在下列治疗白天遗尿的方法中，哪一种具有最多的实证支持？

　　A. 定期上厕所

　　B. 尿液控制训练

　　C. 基于警报系统的治疗

　　D. 液量控制

大便失禁

13.6　与遗尿症相比，大便失禁的发病率____。

　　A. 更低

　　B. 更高

　　C. 相似

　　D. 一般人群的信息暂时还无法获得

13.7　下列哪一个因素对大便失禁的形成没有影响？

　　A. 纤维的摄入量

　　B. 痛苦的排便经历

　　C. 有意识地储留大便

　　D. 钠的摄入量

13.8　研究表明，从治疗的角度来说，治疗大便失禁最有效的模式是：

　　A. 仅有药物治疗

　　B. 仅有行为治疗

　　C. 综合药物和行为治疗

　　D. 咨询心理治疗师，改变饮食

13.9 关于内科医生参与大便失禁的治疗，下列说法哪一项最准确？

    A. 所有大便失禁的个案都应该先让初级保健医师检查，排除可能的医学原因

    B. 所有大便失禁的个案可以自行决定是否需要让内科医生参与

    C. 心理治疗师可以自行决定是否需要让内科医生参与

    D. 由于治疗大便失禁中的行为成分占了较大的比例，所以不需要内科医生再参与

13.10 下列哪一项是对大便失禁最准确的描述？

    A. 这是一种由多种因素导致的状态，包括医学的、行为的以及营养学方面的

    B. 大便失禁主要是一种医学疾病

    C. 大便失禁主要是一种行为障碍

    D. 造成大便失禁的原因不太为人所知

13.11 下列关于生物反馈疗法所扮演的角色的描述，哪一项是正确的？

    A. 与传统药物治疗相比，它的长期效果更好

    B. 生物反馈疗法的治愈率并不高于仅采用传统疗法所达到的治愈率

    C. 没有证据支持生物反馈疗法的有效性，所以一般来说应避免使用

    D. 生物反馈疗法已被证明是一种关键的、非常重要的治疗成分，尤其是当把它和药物及行为疗法结合起来的时候更是如此

📖 参考文献

Achenbach TM, Edelbrock C: Manual for the Child Behavior Checklist and Revised Behavior Profile. Burlington, University of Vermont, 1983

American Psychiatric Association: Diagnostic and Statistical Manual of Mental Disorders, 4th Edition, Text Revision. Washington, DC, American Psychiatric Association, 2000

Aruffo RN, Ibarra S, Strupp KR: Encopresis and anal masturbation. J Am Psychoanal Assoc 48:1327–1354, 2000

Azrin NH, Sneed TJ, Foxx RM: Dry bed training: rapid elimination of childhood enuresis. Behav Res Ther 12:147–156, 1974

Bellman M: Studies on encopresis. Acta Paediatr Scand 170(suppl):1–137, 1966

Bollard J, Nettelbeck T: A component analysis of dry-bed training for treatment for bedwetting. Behav Res Ther 20:383–390, 1982

Borowitz SM, Cox DJ, Tam A, et al: Precipitants of constipation during early child-hood. J Am Board Fam Pract 16:213–218, 2003

Brooks RC, Copen RM, Cox DJ, et al: Review of the treatment literature for en-copresis, functional constipation, and stool-toileting refusal. Ann Behav Med 22:260–267, 2000

Byrd RS, Weitzman M, Lanphear NE, et al: Bed-wetting in US children: epidemi-ology and related behavior problems. Pediatrics 98:414–419, 1996

Chambless DL, Ollendick TH: Empirically supported psychological interventions: controversies and evidence. Annu Rev Psychol 52:685–716, 2001

Christophersen ER, Friman PC: Elimination Disorders in Children and Adoles-cents. Cambridge, MA, Hogrefe, 2010

Cox DJ, Morris JB Jr, Borowitz SM, et al: Psychological differences between children with and without chronic encopresis. J Pediatr Psychol 27:585–591, 2002

Dwyer JT: Dietary fiber for children: how much? Pediatrics 96:1019–1022, 1995

Freud S: Three essays on the theory of sexuality (1905), in The Standard Edition of the Complete Psychological Works of Sigmund Freud, Vol 7. Translated and edited by Strachey J. London, Hogarth Press, 1953, pp 136–243

Friman PC: A preventive context for enuresis. Pediatr Clin North Am 33:871–886, 1986

Friman PC: The psychopathological interpretation of routine child behavior prob-lems: a critique and a related opportunity for behavior analysis. Invited ad-dress at the 28th Annual Convention of the Association for Behavior Analysis, Toronto, ON, Canada, May 2002

Friman PC: Encopresis and enuresis, in Handbook of Assessment, Case Conceptu-alization, and Treatment, Vol 2: Children and Adolescents. Edited by Hersen M, Reitman D. Hoboken, NJ, Wiley, 2007, pp 589–621

Friman PC: Evidence based therapies for enuresis and encopresis, in Handbook of Evidence-Based Therapies for Children and Adolescents. Edited by Steele RG, Elkin TD, Roberts MC. New York, Springer, 2008, pp 311–333

Fritz GK, Armbrust J: Enuresis and encopresis. Pediatr Clin North Am 5:283–296, 1982

Glicklich LB: An historical account of enuresis. Pediatrics 8:859–876, 1951

Gross RT, Dornbusch SM: Enuresis, in Developmental-Behavioral Pediatrics. Ed-ited by Levine MD, Carey WB, Crocker AC, et al. Philadelphia, PA, Saunders, 1983, pp 575–586

Herson VC, Schmitt BD, Rumack BH: Magical thinking and imipramine poisoning in two school-aged children. JAMA 241:1926–1927, 1979

Houts AC: Nocturnal enuresis as a biobehavioral problem. Behav Ther 22:133–151, 1991

Houts AC: Commentary: treatments for enuresis: criteria, mechanisms, and health care policy. J Pediatr Psychol 25:219–224, 2000

Houts AC, Liebert RM: Bedwetting: A Guide for Parents. Springfield, IL, Thomas, 1985

Houts AC, Peterson JK, Whelan JP: Prevention of relapse in full spectrum home training for primary enuresis: a components analysis. Behav Ther 17:462–469, 1986

Houts AC, Berman JS, Abramson H: Effectiveness of psychological and pharmacological treatments for nocturnal enuresis. J Consult Clin Psychol 62:737–745, 1994

Joinson C, Heron J, Butler R, et al: A United Kingdom population-based study of intellectual capacities in children with and without soiling, daytime wetting, and bed-wetting. Pediatrics 120:E308–E316, 2007

Kegel AH: Physiological therapy for urinary stress incontinence. JAMA 146:915–917, 1951

Levine MD: Encopresis: its potentiation, evaluation, and alleviation. Pediatr Clin North Am 29:315–330, 1982

Luxem MC, Christophersen ER, Purvis PC, et al: Behavioral-medical treatment of pediatric toileting refusal. J Dev Behav Pediatr 18:34–41, 1997

Loening-Baucke V: Prevalence rates for constipation and fecal and urinary incontinence. Arch Dis Child 92:486–489, 2007

McGrath ML, Mellon MW, Murphy L: Empirically supported treatments in pediatric psychology: constipation and encopresis. J Pediatr Psychol 25:225–254, 2000

Mellon MW, McGrath ML: Empirically supported treatments in pediatric psychology: nocturnal enuresis. J Pediatr Psychol 25:193–214, 2000

Muellner SR: Development of urinary control in children: some aspects of the cause and treatment of primary enuresis. JAMA 172:1256–1261, 1960

Muellner SR: Obstacles to the successful treatment of primary enuresis. JAMA 178:843–844, 1961

Reimers TM: A biobehavioral approach toward managing encopresis. Behav Modif 20:469–479, 1996

Ronen T, Wozner Y: A self-control intervention package for the treatment of primary nocturnal enuresis. Child Fam Behav Ther 17:1–20, 1995

Ronen T, Wozner Y, Rahav G: Cognitive interventions for enuresis. Child Fam Behav Ther 14:1–14, 1992

Ronen T, Rahav G, Wozner Y: Self-control and enuresis. J Cogn Psychother 9:249–258, 1995

Schonwald AD, Rappaport LA: Elimination conditions, in Developmental-Behavioral Pediatrics. Edited by Wolraich ML, Drotar DD, Dworkin PH. Philadelphia, PA, Mosby, 2008, pp 791–804

Sperling M: The Major Neuroses and Behavior Disorders in Children. Northvale, NJ, Jason Aronson, 1994

Starfield B: Functional bladder capacity in enuretic and nonenuretic children. J Pediatr 70:777–781, 1967

Starfield B, Mellits ED: Increase in functional bladder capacity and improvements in enuresis. J Pediatr 72:483–487, 1968

U.S. Food and Drug Administration: Desmopressin acetate (marketed as DDAVP Nasal Spray, DDAVP Rhinal Tube, DDAVP, DDVP, Minirin, and Stimate Nasal Spray). FDA Alert, December 4, 2007.

van der Wal MF, Benninga MA, Hirasing RA: The prevalence of encopresis in a multicultural population. J Pediatr Gastroenterol Nutr 40:345–348, 2005

van Dijk M, Bongers ME, de Vries GJ, et al: Behavioral therapy for childhood constipation: a randomized, controlled trial. Pediatrics 121:E1334–E1341, 2008

Van Tijen NM, Messer AP, Namdar Z: Perceived stress of nocturnal enuresis in childhood. Br J Urol 81 (suppl 3):98–99, 1998

World Health Organization: International Statistical Classification of Diseases and Related Health Problems, 10th Revision. Version for 2007.

Wright L, Schaefer AB, Solomons G: Encyclopedia of Pediatric Psychology. Baltimore, MD, University Park Press, 1978

各章自测题答案

第一章

1.1 自动思维是核心信念最常见的表现形式。

1.2 负性图式是一种信息加工的"有色眼镜",受早期生活经历和负性生活事件影响。个体正是透过这个"有色眼镜"看世界,赋予新信息意义的。在一些情境中,个体因为想起了最初的经历而激活了负性图式,这些最初的经历造成了个体关于自己、世界以及未来的负性的、适应不良的信念。

1.3 合作性经验主义指的是治疗师和来访者仔细考察所有可获得的证据,识别那些可以支持适应不良认知的"线索"和不支持适应不良的想法或信念的"线索"。

1.4 在某种行为之后发生的事情、特别待遇、具体物品或行为是一种奖励,该行为就被强化了。消退指的是通过不给予奖励使行为发生的频率减少或者是行为完全消除。

第二章

2.1 错   2.2 C   2.3 B   2.4 错   2.5 D

第三章

3.1 C   3.2 D   3.3 B   3.4 A   3.5 C

第四章

4.1 B　4.2 C　4.3 D　4.4 B　4.5 E

第五章

5.1 C　5.2 C　5.3 C　5.4 D　5.5 D

第六章

6.1 B　6.2 D　6.3 C　6.4 B　6.5 A

第七章

7.1　D。选项 A、B、C 中所描述的来访者都是适合用认知行为治疗儿童和青少年焦虑。现有的针对儿童和青少年焦虑障碍的治疗手册适用于 4—17 岁人群。对于有学习能力差异和共病的青少年，可以灵活地开展认知行为治疗。

7.2　D。尽管行为激活是一些针对儿童抑郁的认知行为治疗方案的成分，但是它并不是治疗儿童焦虑的认知行为治疗中的核心成分。

7.3　C。尽管把父母作为共同的来访者纳入治疗中是一个很吸引人的想法，但是治疗的核心内容是让孩子逐步在害怕的情境中暴露——具体来说，是和父母分离。父母可以作为合作者参与到制订和实施暴露计划中。父母可以扮演顾问的角色，但是他们在这种情况下最好的角色是合作者。

7.4　D。这种应对性想法考虑到各种让人害怕的情境的可能性，是现实的。

7.5　B。这不属于对儿童和青少认知行为治疗的恰当的灵活运用，因为这个女孩在治疗室之外的环境中都不会面对她的恐惧。治疗师应该和父母一起去回顾一下暴露任务背后的原理，强调让孩子学会应对痛苦的重要性。A、C、D 选项都是个性化认知行为治疗的恰当方法，在治疗儿童焦虑的时候，应既保持灵活性，又考虑年龄、共病情况和文化等因素。

第八章

8.1 E　8.2 A　8.3 D　8.4 F　8.5 B

第九章

9.1 D　9.2 C　9.3 C　9.4 A　9.5 F

第十章

10.1　D。在运用认知行为治疗的时候，行为技术、认知技术以及家庭技术都是同等重要的，对于改善儿童的心境和积极应对能力的整体效果有重要作用。认知行为治疗是一个工具箱，最好的治疗能够为儿童应对将来可能会面对的情境提供好几种方法。

10.2　C。躯体疾病和心理过程的关系是双向的。这种相互的影响为实践中的这一做法提供了基础，即为了提高药物依从性、提升生活质量和健康水平，在采取药物治疗的同时辅以心理治疗。

10.3　D。选项 A 和 C 属于次级控制技术，专注于通过改变儿童的认知来改善心境。选项 B 属于初级控制技术，但是，放松训练并不是能够有效帮助儿童减少自我隔离行为的技术。活动时间表属于初级控制技术，因为它鼓励儿童采取新的行为方式来改变负性的情境。

10.4　C。选项 A、B、D 描述的都和技能与思维理论的内容有关，同时聚焦于改变负性认知和行为模式，而选项 C 描述的是人际治疗的方法。

10.5　B。治疗师在和青少年工作的时候，非常重要的两点是：建立一种共同协作的关系，以及把所呈现的技术和青少年对疾病的叙述中提到的要考虑的方面结合起来。做出这些调整很有可能会增强治疗的效果，因为青少年往往追求独立，因此在个体会谈中增加父母的参与度很有可能并不会促进治疗师和青少年建立融洽的关系。非常重要的一点是治疗师要向与之工作的各个年龄段的孩子既呈现 ACT 技术又呈现 THINK 技术。这些都是治疗的核心内容。

第十一章

11.1 D　11.2 C　11.3 C　11.4 B　11.5 C

第十二章

12.1 C　12.2 D　12.3 C　12.4 B　12.5 D

第十三章

13.1 A　13.2 D　13.3 D　13.4 D　13.5 C　13.6 A　13.7 D　13.8 C

13.9 A　13.10 A　13.11 B